临床医学适宜技术培训丛书

体外膜肺氧合技术
理论与临床实践

名誉主编　王锦权　罗晓明

主　编　邵　敏　刘　念

科学出版社

北京

内 容 简 介

本书根据国家卫生健康委员会对从事体外膜肺氧合（ECMO）技术的中高级卫生专业技术人员的技术和资质要求，结合目前的体外生命和ECMO支持技术发展状况，系统介绍了ECMO的发展历程、病理生理基础、设备、适应证、禁忌证、系统准备和不同治疗模式等。全书共分为20章，重点阐述了ECMO的操作技巧和运行管理中的各类问题，包含一系列代表性疾病和综合征的ECMO治疗，以及ECMO治疗过程中药物使用和相关感染的管理问题。内容以成人危重症为主，同时囊括了儿童和心脏重症等专科的ECMO治疗情况。

本书具有权威性、全面性和指导性，侧重于实用性，可作为ECMO从业人员的基础培训用书，也可以作为相关专业医疗技术人员提高ECMO及重症临床诊疗水平的工具书和参考书。

图书在版编目（CIP）数据

体外膜肺氧合技术理论与临床实践 / 邵敏，刘念主编. -- 北京：科学出版社，2024. 6. -- ISBN 978-7-03-078768-2

Ⅰ. R654.1

中国国家版本馆CIP数据核字第2024TX8452号

责任编辑：王灵芳 / 责任校对：张 娟
责任印制：师艳茹 / 封面设计：蓝正广告

科学出版社 出版
北京东黄城根北街16号
邮政编码：100717
http://www.sciencep.com
北京画中画印刷有限公司印刷
科学出版社发行 各地新华书店经销

*

2024年6月第 一 版 开本：787×1092 1/16
2024年6月第一次印刷 印张：18 1/4 插页：4
字数：430 000
定价：160.00元
（如有印装质量问题，我社负责调换）

《体外膜肺氧合技术理论与临床实践》
编 委 名 单

名誉主编	王锦权	中国科学技术大学附属第一医院
	罗晓明	安徽医科大学第一附属医院
主　编	邵　敏	安徽医科大学第一附属医院
	刘　念	安徽医科大学第一附属医院
副主编	潘爱军	中国科学技术大学附属第一医院
	鲁卫华	皖南医学院弋矶山医院
	汪华学	蚌埠医科大学第一附属医院
编　委	（按姓氏笔画排序）	
	王　涛	皖南医学院弋矶山医院
	王　楠	安徽省公共卫生临床中心/安徽医科大学第一附属医院北区
	王　翠	安徽医科大学第一附属医院
	王银凤	中国科学技术大学附属第一医院
	方　明	安徽医科大学第一附属医院
	方长太	安庆市立医院
	朱春艳	中国科学技术大学附属第一医院
	华天凤	安徽医科大学第二附属医院
	刘　念	安徽医科大学第一附属医院
	刘正东	六安市人民医院
	许伦兵	安徽医科大学第一附属医院
	许愿愿	安徽省儿童医院
	孙　昀	安徽医科大学第二附属医院
	孙曼丽	安徽医科大学第一附属医院
	李壮丽	解放军联勤保障部队第901医院
	李跃东	解放军联勤保障部队第901医院
	李筱丹	安徽医科大学第一附属医院

杨 旻　安徽医科大学第二附属医院

杨 翔　安徽医科大学第二附属医院

杨启纲　安徽医科大学第一附属医院

肖文艳　安徽医科大学第二附属医院

余 超　安徽医科大学第二附属医院

汪华学　蚌埠医科大学第一附属医院

沈雯雯　芜湖市第二人民医院

张 金　安徽医科大学第二附属医院

张 玲　安徽医科大学第一附属医院

张小丽　解放军联勤保障部队第 901 医院

陈尚华　芜湖市第二人民医院

陈金梦　蚌埠医科大学第一附属医院

邵 敏　安徽医科大学第一附属医院

金丹群　安徽省儿童医院

周 亮　安徽医科大学第一附属医院

周树生　中国科学技术大学附属第一医院

郑 瑶　安徽医科大学第二附属医院

查君敬　安庆市立医院

俞 凤　安徽医科大学第一附属医院

姜小敢　皖南医学院弋矶山医院

袁 晓　安徽医科大学第一附属医院

莫保定　安徽医科大学第一附属医院

徐前程　皖南医学院弋矶山医院

郭 伟　中国科学技术大学附属第一医院

陶小根　中国科学技术大学附属第一医院

黄 锐　安徽医科大学第一附属医院

龚 倩　安徽医科大学第一附属医院

笪 伟　安徽医科大学第一附属医院

鹿中华　安徽医科大学第二附属医院

韩 喧　安徽医科大学第一附属医院

鲁卫华　皖南医学院弋矶山医院

童 飞　中国科学技术大学附属第一医院

路 坤　蚌埠医科大学第一附属医院

潘爱军　中国科学技术大学附属第一医院

序　一

体外膜肺氧合（extracorporeal membrane oxygenation，ECMO）是一种先进的生命支持技术，通过将患者的血液引出体外，经过人工膜肺氧合装置进行氧合和二氧化碳清除，再将氧合后的血液回输患者体内，以维持患者的生命功能。ECMO技术在心肺衰竭、急性呼吸窘迫综合征等重症患者的救治中发挥着重要作用，目前正在快速发展。

该书是一本系统、全面介绍ECMO理论和实践的专业著作。在编写过程中，作者们对ECMO的基本原理、适应证和禁忌证、操作技巧和并发症等进行了深入研究和剖析，为临床医师提供了一本宝贵的参考书。无论是初学者，还是资深的临床专家，都能从中获得全面而深入的ECMO知识，提高ECMO的临床应用水平。该书的编写借鉴了国内外最新的研究进展和临床实践经验，同时结合了作者们多年的ECMO研究和实践经验，确保了内容的科学性和实用性。每一章节都经过精心设计，既有理论的深度，又有实践的指导。无论是对ECMO操作技巧的详细讲解，还是对ECMO在不同疾病和特殊人群中应用的讨论，都能够为临床医师提供宝贵的参考和指导。

由衷地推荐《体外膜肺氧合技术理论与临床实践》这本书，希望它能成为广大临床医师和ECMO从业人员的必备参考书，加快我国ECMO治疗团队的建设，紧跟国际步伐，推动ECMO技术的应用和发展。祝该书出版取得圆满成功，希望ECMO技术能够为更多患者带来生命的希望和重获新生的机会。

上海交通大学医学院附属瑞金医院

（陈德昌）

2024年2月

序　二

　　体外膜肺氧合（ECMO）技术作为一种体外循环的改良形式，主要为严重循环呼吸衰竭患者提供终极生命支持，该技术始于20世纪60年代，成熟于20世纪80年代，蓬勃发展于21世纪10年代。近20年来，随着我国全面建成小康社会，医疗卫生条件显著改善，社会保障制度更加健全，先进医疗服务体系覆盖面不断扩展，ECMO技术也得到了如火如荼的发展。

　　随着我国ECMO技术的迅猛发展和应用范围的不断拓展，ECMO技术当然也面临着诸多挑战，突出表现在专业技术人员的ECMO理论学习不深入，ECMO实践不规范，ECMO支持经验不足，迫切需要一本理论与实践并重，紧跟ECMO技术发展步伐的工具书，既能够纲举目张，又能够拾遗补阙，供读者在遇到ECMO相关临床问题时可以随时翻阅，按图索骥，解答疑惑。在此背景下，该书经过仔细选题、精心讨论、用心撰写、认真审阅等繁复过程，应运而生了！

　　该书在编写过程中始终秉承科学性、准确性、可读性的理念，力求做到浅显易懂、内容全面、突出内涵、兼顾前沿，首先从ECMO的病理生理基础知识入手，然后就ECMO的建立、管理、并发症防治及撤离各方面的内容进行详细梳理，最后详尽介绍了不同类型的ECMO患者临床关注重点及ECMO在具体疾病中的应用等多个方面，旨在从更加实用的角度解析ECMO建立和管理中的具体问题，确保危重症患者真正从ECMO技术中获益！

　　衷心希望该书有助于ECMO知识的传播和推广，为体外生命支持的认知与实践助力！

首都医科大学附属北京安贞医院

（侯晓彤）

2024年4月

前　言

体外膜肺氧合（ECMO）技术在过去40余年时间内得到了迅猛发展，在临床上得到了越来越广泛的应用，同时也受到临床多个学科的认可，但作为一项限制性诊疗技术，其管理的复杂性和管理过程中的相关并发症也限制了其被进一步推广与应用。

近年来，随着新型生物工程材料的不断研究和应用，以及ECMO设备的小型化及便携式设备的不断推广，体外生命支持（extracorporeal life support，ECLS）中心的数量及开展的相应病例数都呈现出爆发式增长，呼吸循环方面的适应证也在不断拓展。

在相关的基础与临床研究中，ECMO相关的研究工作也与日俱增。尽管ECMO的应用与研究在不断增多，但ECMO的临床管理仍主要基于各家医院的经验，在临床实践的诸多方面仍缺乏标准化的流程和方案。国际体外生命支持组织（ELSO）数据库、网站及多版的"红宝书"（"red book"），代表了目前最权威的临床指南，也有许多中心提供了不同的ECLS方案和管理指南。但研究人群和一些适应证来源于当地的病例资源，也没有进行定期的更新。因此，我们尝试进一步深入讨论ECMO管理各方面的内容，在不同的ECMO管理模式和代表性疾病中，以更加实用的角度解析技术问题。

本书系统介绍了ECMO的发展历程、病理生理基础、设备、适应证、禁忌证、系统准备和不同治疗模式等。全书共分为20章，重点阐述了ECMO运行管理中的各类问题，包含了一系列的代表性疾病和综合征的ECMO治疗，以及ECMO治疗过程中药物使用和相关感染的管理问题。本书所著内容以成人危重症为主，同时囊括了儿童和心脏重症等专科的ECMO治疗情况。

ECMO是目前重症医学的标志性技术，同样也在快速发展和改进，许多方面需要不断研究和优化。作为体外生命支持的极佳工具，在学习和管理的过程中，需要掌握扎实的病理生理知识，同时配备高规格的医疗团队和护理管理。

本书编写得到了王锦权教授、罗晓明教授的倾心指导，陈德昌教授、侯晓彤教授拨冗作序，在此特向各位专家和前辈表示深深的敬意和感谢！

　　作为一项新兴的技术，读者会在阅读本书的过程中发现许多值得更新及改进的地方，我们也欢迎广大读者对本书多提宝贵建议。衷心希望本书有助于ECMO知识的传播和推广，同时能够促进进一步的临床研究。

安徽医科大学第一附属医院

邵 敏

2023 年 12 月

目　录

第1章　体外膜肺氧合简介 …………… 1

一、什么是ECMO ………………… 1

二、ECMO发展历史 ………………… 1

三、ECMO基本原理及分型 ………… 1

四、ECMO应用范围 ………………… 2

五、ECMO禁忌证 …………………… 2

六、ECMO临床应用中出现的问题 …… 2

七、ECMO相关伦理问题 …………… 3

第2章　体外膜肺氧合生理 …………… 4

一、氧代谢与氧输送 ………………… 4

二、肺通气和肺换气 ………………… 5

三、体外膜肺氧合的气体交换 ……… 10

四、体外膜肺氧合的血流动力学影响 … 13

第3章　体外膜肺氧合病理生理 ……… 15

一、氧输送不足对机体的损伤 ……… 15

二、体外膜肺氧合氧代谢特点 ……… 19

三、体外膜肺氧合与炎症介质 ……… 24

第4章　体外膜肺氧合设备 …………… 30

一、驱动泵 ………………………… 30

二、空氧混合器 …………………… 31

三、管路与插管 …………………… 32

四、膜式氧合器 …………………… 38

五、变温水箱 ……………………… 40

六、安全辅助监测装置 …………… 41

第5章　体外膜肺氧合的模式 ………… 43

一、VV-ECMO …………………… 43

二、VA-ECMO …………………… 44

三、体外二氧化碳去除 …………… 46

第6章　体外膜肺氧合的建立 ………… 48

一、器官功能评估 ………………… 48

二、建立前准备 …………………… 50

三、体外膜肺氧合系统的建立和管理 … 68

四、体外膜肺氧合效果评估 ……… 73

第7章　体外膜肺氧合插管选择与外科
　　　　技巧 ………………………… 75

一、体外膜肺氧合插管 …………… 75

二、经皮穿刺插管技术 …………… 78

三、切开及半切开插管技术 ……… 81

第8章　体外膜肺氧合的呼吸支持 …… 87

一、概论 …………………………… 87

二、呼吸衰竭体外膜肺氧合适应证 … 89

三、体外膜肺氧合的评估要素 …… 91

四、体外膜肺氧合呼吸支持的血管
　　路径选择及建立 ……………… 92

五、机械通气策略 ………………… 95

六、VV-ECMO的运行管理 ……… 97

七、预后 ………………………… 100

八、总结 ………………………… 101

第9章　体外膜肺氧合的循环支持 …… 102

一、概述 ………………………… 102

二、重症心力衰竭的治疗原则及现状
　　…………………………………… 102

三、循环衰竭体外膜肺氧合适应证 ···· 103

四、体外膜肺氧合评估要素 ··········· 104

五、体外膜肺氧合循环支持的血管
路径选择及建立 ··········· 105

六、体外膜肺氧合运行管理 ········· 107

七、预后及总结 ··············· 111

第10章 体外膜肺氧合的监测 ·········· 112

一、体外膜肺氧合中的安全问题 ···· 112

二、体外膜肺氧合期间的血流动力学
监测 ··············· 113

三、体外膜肺氧合中内环境稳态监测
··············· 115

四、体外膜肺氧合设备安全性监测 ···· 120

第11章 体外膜肺氧合管理 ·········· 125

一、体外膜肺氧合患者镇痛与镇静
管理 ··············· 125

二、体外膜肺氧合出血与抗凝管理 ···· 130

三、体外膜肺氧合血流动力学调整 ···· 139

四、ECMO患者的营养支持 ········· 144

五、体外膜肺氧合与血液净化 ······· 149

六、ECMO撤离 ··············· 160

第12章 体外膜肺氧合的转运 ·········· 164

第13章 体外膜肺氧合并发症 ·········· 174

一、机械性并发症 ··············· 174

二、出血 ··············· 175

三、溶血 ··············· 178

四、中枢神经系统并发症 ········· 179

五、远端（末端）肢体缺血 ········· 180

六、水、电解质紊乱和酸碱失衡 ······· 181

**第14章 体外膜肺氧合期间的常见感染与
预防** ··············· 183

一、体外膜肺氧合医院感染的特点 ···· 183

二、体外膜肺氧合医院感染的预防
原则 ··············· 184

三、体外膜肺氧合常见相关感染 ······· 186

四、体外膜肺氧合常见感染抗菌药物
的临床应用 ··············· 193

五、体外膜肺氧合相关耐药菌防治
策略 ··············· 194

**第15章 体外膜肺氧合对药代动力学的
影响** ··············· 196

一、概述 ··············· 196

二、体外膜肺氧合对抗菌药物的影响
··············· 198

三、体外膜肺氧合对镇痛镇静药物的
影响 ··············· 202

四、体外膜肺氧合对普通肝素的影响
··············· 205

**第16章 重症超声在体外膜肺氧合中的
应用** ··············· 209

一、超声基本方法学 ··············· 209

二、心功能监测与评估 ··············· 214

三、重症超声在体外膜肺氧合期间的
应用 ··············· 222

四、肺部超声在体外膜肺氧合患者中
应用 ··············· 227

第17章 心脏外科使用体外膜肺氧合 ···· 237

一、心脏外科术后体外膜肺氧合的
管理特点 ··············· 237

二、心脏外科使用体外膜肺氧合的
时机 ··············· 239

三、心脏外科不同病种体外膜肺氧合
的循环支持 ··············· 241

四、心脏循环辅助装置 ··············· 242

第18章 体外心肺复苏 ··············· 246

一、概述 ··············· 246

二、体外心肺复苏适应证和禁忌证 ···· 246

三、体外心肺复苏的病理生理 ········· 248

四、体外心肺复苏的建立和管理 ······· 248

五、体外心肺复苏撤机指征 ··········· 249

六、体外心肺复苏的并发症和影响
预后的因素 ················· 249

七、建立体外心肺复苏体外生命支持
多学科综合治疗小组 ·········· 250

第19章　儿童体外膜肺氧合 ··········· 252

一、儿童行体外膜肺氧合心脏辅助
指征 ····················· 252

二、儿童行体外膜肺氧合呼吸辅助
指征 ····················· 252

三、体外膜肺氧合禁忌证 ··········· 253

四、体外膜肺氧合介入前评估 ········· 253

五、体外膜肺氧合运行管理 ········· 253

**第20章　体外膜肺氧合在具体疾病中的
应用** ······················ 264

一、体外膜肺氧合与急性呼吸窘迫
综合征 ····················· 264

二、暴发性心肌炎与 VA-ECMO ········ 274

三、体外膜肺氧合在其他疾病中的
应用 ····················· 277

彩图

参考文献（扫描二维码查看）

第1章　体外膜肺氧合简介

各种病因导致的心肺功能不全/衰竭是危重症患者入住重症医学科的主要原因之一,虽然近年来随着肺保护策略治疗技术及各种心肺辅助装备在临床的广泛应用,心/肺功能衰竭患者的预后在一定程度上得到了改善,但包括急性呼吸窘迫综合征(acute respiratory distress syndrome,ARDS)、难治性心源性休克等在内的急性心肺衰竭死亡率仍很高,如何帮助患者渡过这一难关一直是危重症医学亟需解决的医学难题。心/肺功能衰竭患者共同的病理生理学特征之一是患者依靠自身心肺功能不能满足机体所需的氧耗及不能及时排出体内的二氧化碳(CO_2),为解决这一问题,多种辅助性医疗技术相继被应用于临床,如体外生命支持(extracorporeal life support,ECLS)、体外膜肺氧合(extracorporeal membrane oxygenation,ECMO)即是ECLS中较为成功的一种辅助生命支持手段。

一、什么是 ECMO

ECLS是一个通用术语,被用来描述使用机械设备以临时支持心功能或肺功能,因其完全绕过正常人体心肺循环,故称体外循环。ECLS应用于危重症患者以增加患者的氧合、通气或心排血量时一般称为体外膜肺氧合(ECMO)。简单地说,ECMO设备是一种生命支持设备,被用于有严重的危及生命的心、肺功能异常的患者,在短期内帮助他们渡过难关。

二、ECMO 发展历史

ECLS最初是在20世纪50年代由约翰·吉本发明的,主要用来在体外循环的长时间手术中通过膜氧发生器给血液充氧。随着技术的逐渐成熟,开始被尝试用于病房内的难治性心力衰竭或呼吸衰竭患者。在20世纪70年代,有几篇报道证实了它在ARDS、成人毛细血管渗漏综合征和心肺衰竭中的成功应用,如1972年,Hill等首先报道了利用ECMO技术成功救治了1例22岁的ARDS患者。1974年第一个关于ECMO治疗ARDS的大规模临床随机对照研究获得批准,但直至1979年这一研究最终结束时,研究结果令人失望:ECMO并没有改善患者的死亡率,干预组和对照组的死亡率均超过90%,且接受ECMO治疗的患者并发症更常见,此后,ECMO的临床应用长期陷入低谷。21世纪初,随着技术的改进和重症医学其他方面的进步,ECMO的成功率显著提高了,尤其是2009年,ECMO技术被用于治疗甲型流感致ARDS获得突破性成功,其后ECMO技术在世界范围内开始重新获得大规模临床推广,截至目前,全世界已累计开展ECMO治疗例数近14万例,而ECMO治疗技术也成为难治性心肺衰竭危重症患者的首选治疗方式。

三、ECMO基本原理及分型

ECMO设备的基本组成包括血流管路、血流泵、膜肺(氧合器)及水温箱,其在血流泵产生的压力驱动下,通过放置在颈部和

（或）腿部大血管内导管将血流引出，并经膜肺（氧合器）将血液充分氧合并排除 CO_2 后，再通过管路回输至体内，以达到承担气体交换和（或）部分血液循环的功能，根据应用目的、置管部位、血液回流路径等不同，ECMO技术可分为静脉至静脉（VV-ECMO）和静脉至动脉（VA-ECMO）两种形式，其中前者具有辅助呼吸的作用，而后者同时具有辅助呼吸、循环的作用。对于各种病因导致的常规治疗手段难以纠正的心肺功能衰竭，ECMO技术可在一定时间内部分或完全替代原本由心、肺承担的气体交换和（或）血液循环功能，以便让受损的心、肺得以充分休息，从而为心功能和肺功能的恢复赢得宝贵治疗时间。

四、ECMO 应用范围

ECMO的一般适应证由国际体外生命支持组织（ELSO）发布。ECMO的应用标准因机构而异，但通常包括可能可逆且对常规治疗无反应的急性严重心力衰竭和（或）呼吸衰竭。可能促使启动ECMO的临床情况如下。

➢ 虽然优化了呼吸机设置，包括吸入氧浓度（FiO_2）、呼气末正压（PEEP）和吸呼气时间比（I：E），但氧合指数（PaO_2/FiO_2）＜100mmHg的低氧血症型呼吸衰竭。

➢ 高碳酸血症型呼吸衰竭，动脉pH＜7.20。

➢ 难治性心源性休克。

➢ 心搏骤停。

➢ 心脏手术后无法脱离体外循环。

➢ 作为心脏移植或放置心室辅助装置的过渡。

➢ 作为肺移植的过渡。

➢ 脓毒症休克，虽然有争议，但实际应用案例在持续增长。

➢ 难治性低体温，核心温度为28～24℃，心功能不稳定，或核心温度低于24℃。

五、ECMO 禁忌证

大多数禁忌证是相对的，需要充分权衡风险和潜在的好处。相关禁忌证如下。

➢ 不可逆转终末期疾病。

➢ 高龄，年龄＞70岁。

➢ 严重神经损伤、颅内出血、免疫抑制、不可逆多器官衰竭、无法治疗的恶性肿瘤。

➢ 主动脉夹层和严重主动脉反流的患者不能作为ECMO的候选患者，因为以上情况分别有促进动脉内膜剥离和左心室过度膨胀的风险。

➢ 对于ARDS患者，相对禁忌证包括需要损伤气道压力的长时间机械通气者。

➢ 对于体外心肺复苏（ECPR）和心源性休克，不可恢复的心脏病患者、停搏时间延长的患者、非移植或安装心室辅助装置的患者是较差的ECMO候选人。

➢ 其他不适宜接受ECMO治疗的情况。

六、ECMO 临床应用中出现的问题

虽然在过去的近10年间，ECMO治疗技术在全世界快速推广并被越来越多的医务工作者认可，ECMO技术的治疗效果也不断被临床实践所证实，但鉴于ECMO仍是一项较为复杂的临床干预手段，尤其是近年来随着ECMO应用范围的不断扩大及持续运转时间不断延长，ECMO技术的启动及日常管理中面临的问题也越来越多：①在ECMO候选人的选择上，高质量的研究表明在某些疾病（如ARDS）的治疗上，与传统的干预手段（如机械通气）比较，ECMO并没有给患者带来确实的额外受益且耗费了更多的医疗资源，ECMO最佳候选人的确立及启动ECMO治疗的时机也一直存在争议，并至今还在被广泛讨论；②在ECMO运转过程中，出/凝血问题一直是最常见并发症，血流感染也并不少见，如何采用合适的出/凝血监测指标指导临床以保证ECMO血流运

转顺利的同时不出现出血及血栓形成也是一个亟待解决的临床问题；③镇痛/镇静一直以来是ECMO临床应用中每天均需要面对的问题，镇痛/镇静的深度及药物的选择一直令人困惑，尤其是近年来随着ECMO运转时间的不断延长，这一问题越发急迫；④ECMO在功能上部分替代了心肺功能的同时，也对正常的呼吸/循环生理产生了显著的影响，呼吸机的应用使这一问题更加复杂化，如何寻找最佳的平衡也在被努力探讨中，其他如营养支持、容量管理等均在不同程度上影响ECMO治疗的最终结局，源于文化、医疗体制、资源分配及医疗技术水平的差异。目前，对于上述情况尚无统一意见，我们在前期的临床实践中既收获了丰富的临床经验，也发现了很多问题，在总结经验、吸取教训的基础上，结合国内外最新的研究成果，我们拟建立危重症患者接受ECMO治疗的标准化流程并考察其在实践中的效果。

七、ECMO 相关伦理问题

对于接受ECMO治疗的成年患者，长期并发症和生活质量目前缺乏相关研究，所知甚少。虽然有很多ECMO幸存者从重症中完全康复的案例，但有研究表明，超过50%的患者存在神经损伤和长期神经认知功能异常。此外，ECMO幸存者可能会经历较差的生活质量，包括焦虑、抑郁和创伤后应激障碍等。ECMO患者在重症医学病房（ICU）的住院时间通常较长，其费用通常比接受常规治疗的患者高得多，巨额的医疗费用对部分患者及其家属来说是一个沉重负担。因为并发症、成本和资源利用方面的诸多问题，再加上治疗效果可能达不到预期，所以在考虑ECMO治疗时需要非常仔细地考虑风险和受益，最大可能给予患者合理治疗。

（袁 晓 刘 念）

第 2 章　体外膜肺氧合生理

一、氧代谢与氧输送

从环境中吸入的氧气通过肺泡-毛细血管进入血液，其中97%与血红蛋白（Hb）结合，随后从肺部被运输至外周组织，然后从血液中释放，为需氧细胞代谢提供能量。这个过程包含氧合、氧输送和氧消耗。机体在呼吸、循环、血液及组织细胞的协作下，达到适合的氧供需平衡，从而维持良好的生命功能。

人体血红蛋白每克可携带1.34ml氧，动脉血氧含量（CaO_2）是动脉血中与血红蛋白结合的氧量与溶解的氧量之和，$CaO_2 = 1.34 \times Hb \times SaO_2 + 0.0031 \times PaO_2$，公式中的$SaO_2$指动脉血氧饱和度，Hb指血红蛋白，$PaO_2$指动脉血氧分压，正常$CaO_2$约为200ml/L。动脉血经体循环流经组织进行气体交换，最终流回右心房，右心房内的血为混合静脉血。混合静脉血氧含量（CvO_2）是混合静脉血中与血红蛋白结合的氧量与溶解的氧量之和，$CvO_2 = 1.34 \times Hb \times SvO_2 + 0.0031 \times PvO_2$，公式中的$SvO_2$指混合静脉血氧饱和度，$PvO_2$是混合静脉血氧分压，正常$CvO_2$约为150ml/L。

氧输送（DO_2）是单位时间内循环血流供给组织的氧量，主要反映循环系统的氧运输功能，由心脏指数（CI）和动脉血氧含量（CaO_2）决定。$DO_2 = CaO_2 \times CI \times 10$，正常值为$520 \sim 720$ml/（min·$m^2$）。

氧消耗（VO_2）是机体实际消耗的氧量，即组织在单位时间内摄取的氧量。VO_2可以通过Fick公式计算：$VO_2 = (CaO_2 - CvO_2) \times CI \times 10$。机体$VO_2$由代谢率决定，在麻醉和低温状态下$VO_2$降低，而在感染、体内儿茶酚

胺和甲状腺素增加状态下VO_2升高。人在清醒、静息状态下的VO_2为$110 \sim 180$ml/（min·m^2）。

氧摄取率（O_2ER）是动脉血在流经整个循环后被摄取的氧的比例，可以反映组织的氧利用，$O_2ER = (CaO_2 - CvO_2)/CaO_2$，正常值为$0.25 \sim 0.3$。

静息状态下，氧输送是氧消耗的$4 \sim 5$倍，即使氧输送在较大范围内变化，机体仍可以通过增加氧摄取率来保证氧消耗，氧摄取率最高可超过0.7。在动脉血充分氧合的情况下，SvO_2可以准确反映动脉血的氧释放程度，如果SvO_2大于75%，说明氧供多于氧耗或者氧摄取率减少；SvO_2在65%～75%提示心肺功能正常，氧储备适当；SvO_2低于65%说明氧供少于氧需或代偿性氧摄取率增加。如果氧输送下降至提高氧摄取率亦不能使其平衡的程度，则氧消耗会下降，此时的氧输送即为临界氧输送（DO_2crit）。氧消耗大于氧输送时就会出现氧债，如果机体没有充足的氧储备，组织代谢会从有氧代谢转向无氧代谢，这种失衡不尽快纠正，就会产生过多的乳酸并导致进行性酸中毒。

正常生理状态下，氧消耗和氧输送是互相匹配的，当代谢需求量增加时（如运动、妊娠），氧消耗增加，此时机体通过增加心脏指数提高氧输送，同时周围组织可以提高氧摄取率以满足供需平衡。只有当氧输送降至临界水平时，氧输送减少才会引起氧消耗减少，两者出现线性关系，此时为生理性氧供依赖。正常人麻醉后的临界氧输送为330ml/（min·m^2），此时氧摄取率为0.33。患者在危重状态下，即使氧输送高于生理的临界氧输送值，氧消耗也

与氧输送呈线性关系，表现为氧供依赖，此时为病理性氧供依赖，一般见于组织灌注不足、缺氧、细胞对氧需求增加而氧摄取和利用障碍，是产生氧债的结果，这时需要在治疗原发病的基础上，积极提高氧输送（输血、增加心排血量），同时降低氧消耗（低温、镇痛镇静、机械通气等），使机体达到新的氧供需平衡。

在临床实践中监测氧输送、氧消耗及其关系，可以了解组织灌注和氧合情况，指导临床治疗及评价疗效。

（郑　瑶　杨　旻）

二、肺通气和肺换气

（一）肺通气功能

肺的主要功能是进行肺通气和肺换气，肺与气道内的气体及外界气体进行交换的过程称为肺通气（pulmonary ventilation）。肺通气的动力是肺泡与大气间的压力差，肺通气是通过呼吸肌运动克服通气阻力完成的。

1. 肺通气的动力　气体进出肺取决于两方面因素的相互作用，一是推动气体流动的动力，二是阻止气体流动的阻力，而只有前者超过后者时，才能实现通气。

（1）呼吸肌：是产生呼吸运动的原动力，其由膈肌、肋间肌和腹肌组成，主要吸气肌为膈肌、肋间外肌和腹肌，主要呼气肌为肋间内肌和腹肌。膈肌是人体最重要的呼吸肌，承担60%～80%的通气支持功能，还需要胸锁乳突肌、斜角肌和斜方肌等辅助呼吸肌参与呼吸运动。

（2）呼吸运动：是指由呼吸肌收缩和舒张引起的胸廓节律性扩大和缩小的运动。吸气肌收缩时，产生吸气，因此吸气是主动过程。膈肌的舒缩在肺通气中起主要作用，平静呼吸时因膈肌收缩而增大的胸腔容积相当于总通气量的70%以上。膈肌舒缩引起的呼吸运动伴有腹壁起伏，称为腹式呼吸。肋间外肌的肌纤维起自上一肋骨的近脊椎端的下端，斜向前下方走行，止于下一肋骨近胸骨端的上缘。由于脊椎的位置是固定的，而胸骨可以上下移动，故当其收缩时，肋骨前端与胸骨上举，并使肋弓稍外展，尤以下位肋骨外展显著，从而使胸腔前后径、左右径增大，胸腔容积与肺容积增大，产生吸气。由肋间肌舒缩产生的呼吸运动，称为胸式呼吸。正常成人的呼吸大多是以腹式呼吸为主的混合呼吸。

平静呼气时，呼气运动不是由呼气肌收缩引起的，而是完全取决于膈肌和肋间外肌的舒张，此时肺依靠本身的回缩力量回位，并牵引胸廓缩小，恢复其吸气开始前的位置，产生呼气，所以平静呼吸时，呼气是被动的。

（3）平静呼吸和用力呼吸：机体处于安静状态时平稳而有规律的呼吸称为平静呼吸。每分钟平静呼吸频率为12～18次，潮气量为500～600ml。平静呼吸主要是通过吸气肌有节律地收缩和舒张完成的。当膈肌与肋间外肌收缩时，胸腔负压与肺容积增大，肺内压低于大气压1～2mmHg，大气流入肺内，形成吸气；膈肌与肋间外肌舒张时，腹腔器官回位使膈穹窿上移，同时肋骨与胸骨下降回位，使胸腔负压与肺容积减小，肺内压高于大气压1～2mmHg，肺内气体外流，形成呼气。可见，平静呼吸时，吸气是主动过程，呼气是被动过程。

运动、肺组织或气道病变、高原缺氧等因素将导致呼吸加深、加快，称为深呼吸或用力呼吸。这时除膈肌与肋间外肌加强收缩外，辅助呼吸肌也参与收缩，胸腔负压与肺容积更为增大，肺内压比平静吸气时更低，吸入的气体也就更多。用力呼气时，除吸气肌群松弛外，肋间内肌和腹肌等呼气肌群也参与收缩，使胸腔负压与肺容积更加减小，肺内压比平静呼气时更高，呼出的气体更多。可见，用力呼吸时，除吸气肌群加强做功外，呼气肌与许多辅助呼吸肌都参与了呼吸活动，所以吸气和呼气都是主动过程，因而消耗的能量更大，但需要强调在用力呼气过程中，被动运动仍起主要作用。

综上所述，可将肺通气的动力概括如下：呼吸肌舒缩引起的呼吸运动是肺通气的原动力，由于胸膜腔和肺的结构功能特征，胸膜腔内压周期性变化，肺随之扩张和回缩，肺容积的这种变化又造成肺内压与大气压之间的压力差，此压力差导致气体进出肺泡，是肺通气的直接动力。

（4）每分通气量和肺泡通气量：每分通气量（minute ventilation volume，VE）是指基础代谢状态或静息状态下每分钟呼出的气量，是潮气量（VT）和呼吸频率（RR）的乘积。肺泡通气量（alveolar ventilation，VA）是指静息状态下每分钟吸入的气量中能到达肺泡进行气体交换的气量，如正常情况下健康成人的VE约为6L/min，RR为12次/分，VT为500ml，其中约150ml气体在气道内不能进行气体交换，称为解剖无效腔（anatomical dead space），真正到达肺泡的潮气量仅350ml，进入肺泡的气体可因局部通气/血流比值（V/Q）等原因而不能进行气体交换，该部分气体称为肺泡无效腔（alveolar dead space），解剖无效腔与肺泡无效腔合称为生理无效腔（physiological dead space，VD）。

2. 肺通气的阻力　分为弹性阻力（静态阻力）和非弹性阻力（动态阻力）。①弹性阻力在气流停止的静止状态下仍然存在，属静态阻力，主要来自肺和胸廓的弹性，气道的弹性阻力可忽略不计。平静呼吸时，肺和胸廓的弹性阻力大小相当。②非弹性阻力只能在气流存在或有存在倾向的情况下存在，因此又称动态阻力。依阻力是否由摩擦产生，其又可分为非摩擦阻力和摩擦阻力。非摩擦阻力包括弹性阻力和惯性阻力。惯性阻力是气流在发动、变速、转向和组织变性时产生的阻力，一般情况下可以忽略不计。摩擦阻力又称黏性阻力，包括气道的黏性阻力（简称气道阻力）和其他部位黏性阻力，以前者为主。气道阻力来自气体分子之间和气体与气道壁之间的摩擦。其他部位的黏性阻力来自呼吸器官移位所产生的摩擦，如肺组织之间的摩擦。

（1）肺弹性阻力：肺弹性阻力来源于肺泡表面张力和肺组织的弹性回缩力。肺泡表面覆盖着薄层液体，与肺泡内气体形成液-气界面。由于液体分子间的吸引力远大于液体与气体分子之间的吸引力，便产生了一种使液体表面积减小、肺泡趋于缩小的力量，我们称此种力量为肺泡表面张力。表面张力在肺容积较小时，其作用约占总肺弹性阻力的2/3。随着肺容积增大，肺弹性成分的作用逐步增大，表面张力作用的比重减小。

1）肺泡表面活性物质（pulmonary surfactant，PS）：是复杂的脂蛋白混合物，主要成分是二棕榈酰磷脂酰胆碱（dipalmitoyl phosphatidyl choline，DPPC），其由Ⅱ型肺泡细胞合成并释放，分子的一端是非极性的脂肪酸，不溶于水，另一端是极性的，易溶于水。因此，DPPC分子垂直排列于液-气界面，极性端插入水中，非极性端伸入肺泡中，形成单分子层分布在液-气界面上，并随肺泡张缩而改变其密度。正常PS不断更新，以保持其正常功能。PS使肺泡液-气界面的表面张力下降，肺弹性阻力下降，有利于肺扩张；同时，减弱了表面张力对肺毛细血管中液体的吸引作用，防止了液体渗入肺泡，使肺泡保持相对干燥。此外，由于PS的密度随肺泡半径变小而增大，也随半径增大而减少，所以小肺泡的PS密度大，降低表面张力的作用强，防止了小肺泡塌陷；大肺泡的PS密度小，表面张力较大，防止其过度膨胀，从而维持大肺泡与小肺泡压力大致相等，保持大小肺泡稳定，有利于吸入气在肺内得到较为均匀分布。

2）肺弹性回缩力：几乎肺内所有成分都具有弹性，均参与弹性阻力的形成，其中弹性纤维和胶原纤维是肺弹性阻力的重要来源。肺弹性成分还包括网状纤维、组织细胞、上皮细胞、血管和小气道等。在正常肺中，血管、小气道及组织细胞占肺弹性成分的比例甚小；但当存在肺部病变（如充血或水肿）时，肺弹性阻力可明显增加。肺气肿时，弹性纤维被破坏，弹性阻力减少，残气量增大。

（2）肺内压和胸膜腔内压：肺内压是指肺泡内气体的压力，在呼吸过程中呈周期性变化。吸气之初，肺容积增大，肺内压暂时下降，低于大气压，空气在此压力差推动下进入肺泡，随着肺内气体逐渐增加，肺内压也逐渐升高，至吸气末，肺内压已升高到与大气压相等，气流也就停止。反之，在呼气之初，肺容积减小，肺内压暂时升高并超过大气压，肺内气体便流出肺，使肺内气体逐渐减少，肺内压逐渐下降，至呼气末，肺内压又降到与大气压相等。吸气时，肺内压较大气压低1～2mmHg，呼气时肺内压较大气压高1～2mmHg。一旦呼吸停止，便可根据这一原理进行人工呼吸，用人为方法使肺内压和大气压之间产生压力差维持肺通气。胸膜腔内压是指脏胸膜与壁胸膜之间的潜在腔隙（即胸膜腔）内的压力。正常情况下，密闭胸膜腔内无气体。仅有少量浆液使壁胸膜和脏胸膜紧密相贴，两层间可以滑动但不能分开。在人的生长发育过程中，胸廓的发育比肺快，因此胸廓的自然容积大于肺的自然容积，肺被牵拉而始终处于扩张状态。因此，胸膜腔受到两种力的作用，一是使肺泡扩张的肺内压，二是使肺泡缩小的肺弹性回缩压，胸膜腔内压就是这两种方向相反的力的代数和。即胸膜腔内压=肺内压-肺弹性回缩压，在吸气末和呼气末，肺内压等于大气压，因而胸膜腔内压=大气压-肺弹性回缩压，若以一个大气压为0，则胸膜腔内压=-肺弹性回缩压。可见，胸膜腔负压是由肺的弹性回缩压造成的。吸气时，肺扩张，肺的弹性回缩压增大，胸膜腔负压也更负；呼气时，肺缩小，肺的弹性回缩压减小，胸膜腔负压也减少。它使肺维持扩张状态，保证肺通气正常进行，降低中心静脉压，有利于静脉血和淋巴液回流。一旦密闭的胸膜腔与外界大气相通，空气便进入胸膜腔形成气胸，胸膜腔负压减小或消失，肺依自身弹性而回缩，影响肺通气。

（3）弹性阻力：弹性体对抗外力作用所引起的变形的力称为弹性阻力（elastic resistance），机体各组织（包括肺和胸廓）都具有弹性，均可认为是弹性组织。弹性阻力约占肺通气总阻力的70%，以肺弹性阻力为主要成分。肺弹性阻力可用肺顺应性（compliance of lung，CL）表示，肺顺应性（CL）=肺容积的变化（ΔV）/跨肺压的变化（ΔP）（单位为L/cmH₂O）。肺弹性阻力来自肺的弹性成分和肺泡表面张力，在肺扩张时产生弹性回缩力，与肺扩张方向相反，为吸气阻力、呼气动力。肺的弹性成分包括肺自身的弹性纤维和胶原纤维等结构，肺泡表面张力源于肺泡内表面液-气界面，其中肺泡表面张力约占肺弹性阻力的2/3。根据Laplace定律，$P=2T/r$，P为肺泡内液-气界面的压强，T为肺泡内液-气界面的表面张力系数，即单位长度的表面张力（单位为N/m²），r为肺泡半径。由于肺泡表面活性物质（PS）的存在，降低气-液界面表面张力，使大小不同的连通肺泡的压力相等，气体双向流动，肺泡内压力和容积保持相对稳定。PS主要在Ⅱ型肺泡细胞（ATⅡ细胞）的内质网中合成，然后被运输并储存在细胞质内的层状体，这些层状体迁移与质膜融合后释放到肺泡内液-气界面。PS为脂质（约占90%）和蛋白质（约占10%）的混合物，脂质中主要是二棕榈酰磷脂酰胆碱（DPPC），在降低肺泡气-液界面的表面张力方面起主要作用；蛋白质为表面活性物质结合蛋白（surfactant-associated protein，SP），大分子亲水性蛋白质SP-A和SP-D是宿主防御蛋白质的钙依赖性碳水化合物结合聚集蛋白家族的成员，与先天免疫和炎性反应密切相关；疏水蛋白SP-B和SP-C在DPPC的吸附和扩散中起关键作用，并有助于维持肺的稳定性，对于调节表面活性物质膜的形成和稳定性至关重要。SP-B所属的鞘脂激活蛋白样蛋白（SAPLIP）家族是一组高度同源的膜相互作用蛋白，具有显著的α-螺旋构象与脂质相互作用，激活可调节表面活性物质分泌的受体和通道，从而在肺泡空域建立高度传导的膜网络。层状体与ATⅡ细胞通过吸气期间肺泡的机械拉伸分别促使胞质钙浓度和胞外三磷酸腺苷（ATP）浓度升高，随后SP-B通过ATⅡ细胞释放的ATP介导P2Y2嘌呤能受体，从而促使Ca^{2+}依赖性表面活性剂分泌。SP-C的主要功能是保持脂质的生物物理表面活性。此外，编码内质网膜复合物亚基的基因*EMC3*也是表面活性剂功能所必需的，*EMC3*缺失会破坏SP-B和SP-C及磷脂转运蛋白（ABCA3）的合成和包装、层状体的形成，并导致错误折叠膜蛋白的积累，从而引发未折叠蛋白反应（UPR）。

（4）非弹性阻力（non-elastic resistance）：是气体流动时产生的，随气体流速增加而增加，包括惯性阻力（inertial resistance）、黏滞阻力（viscous resistance）和气道阻力（airway resistance），其中气道阻力是非弹性阻力的主要成分，占80%～90%。气流有层流和湍流形式，层流时，阻力主要来自相邻各层滑动时因黏性而发生的内摩擦力；而对于湍流来说，除了内摩擦力，还有由于微团横向脉动，微团混渗，引起微团间或微团与管壁间的碰撞和摩擦所造成的附加阻力，所以湍流时气道阻力更大。气流在气管和支气管分叉处通常呈湍流，在呼吸性支气管主要呈层流。根据流体力学的原理，气体在管道中以层流形式流动时，管壁对气流的阻力符合泊肃叶定律，即$R=8\eta L/\pi r^4$，式中R是气道阻力，η、L、r分别是气体的黏滞度、管道的长度、管道的半径。其中气道管径的大小是影响气道阻力的主要因素，主要受跨壁压、肺实质对气道壁的牵拉、自主神经系统的调节和化学因素的影响。气道平滑肌受交感神经和副交感神经的双重支配，副交感神经使气道平滑肌收缩，交感神经使之舒张；组胺、白三烯、内皮素等可以使气道

平滑肌收缩，气道阻力增加。气道平滑肌细胞（ASMC）是气道平滑肌（ASM）中的一种重要细胞类型，ASMC过度收缩会导致气道管腔变窄和气体交换受限，由激动剂（如乙酰胆碱、5-羟色胺等）诱导的ASM收缩通常依赖于Ca^{2+}溶度增加和Ca^{2+}振荡，这些振荡是由细胞内钙池释放的Ca^{2+}和细胞外流入的Ca^{2+}引起。研究发现，蒲公英中的醋酸乙酯提取物（EAED）通过抑制L型钙通道和瞬时受体电位通道C亚族3亚型（transient receptor potential canonical 3，TRPC3）和（或）Orai钙离子通道，分别减少高K^+和乙酰胆碱（Ach）引起的胞质Ca^{2+}浓度升高，抑制其激动剂引起的ASM持续收缩，减轻气道阻力。此外有研究表明，身体成分也会影响中口径气道，肌肉质量、瘦体重和体脂对肺功能的影响与用力肺活量（FVC）和第一秒用力呼气量（FEV_1）密切相关。脂肪组织是最可变的身体成分，过量脂肪堆积改变了肺、胸壁和膈之间的关系，减少了肺容积，与气道的横截面直径呈负相关；脂肪组织也可以作为内分泌和旁分泌器官，产生细胞因子和生物活性介质，促进促炎状态，从而影响气道平滑肌。

（二）肺换气功能

1. 呼吸膜（respiratory membrane，RM）即肺泡-毛细血管膜，又称气-血屏障，由6层结构组成：含Ⅱ型肺泡细胞（ATⅡ细胞）分泌的肺表面活性物质的液体层、肺泡上皮细胞层、上皮基底膜层、上皮基底膜和毛细血管基膜之间的间隙（间质层）、毛细血管基膜层及肺血管内皮细胞（pulmonary vascular endothelial cell，PVEC）层。气体的扩散速率与呼吸膜厚度（扩散距离）成反比，与扩散面积成正比。任何使呼吸膜增厚或扩散距离增加的疾病（如肺纤维化、肺水肿等）和有效扩散面积减小的疾病（肺不张、肺叶切除等）均可影响肺换气。基底膜由上皮细胞和内皮细胞的细胞外基质构成，肺组织细胞外基质由肺成

纤维细胞（FB）分泌的纤维蛋白（胶原蛋白、弹性蛋白）、结构蛋白或黏附蛋白（纤维连接蛋白和层粘连蛋白）组成，这些组成细胞外基质的大分子物质嵌合在透明质酸（HA）等糖胺聚糖的水合多糖凝胶中。成纤维细胞在炎性介质刺激下转变为肌成纤维细胞，肌成纤维细胞是Ⅰ型胶原蛋白（CoL Ⅰ）和Ⅰ型纤维连接蛋白（FN Ⅰ）的主要来源，成纤维细胞自身的异常增殖与转型，大量分泌细胞外基质，直接触发肺纤维化和作用于上皮细胞及一些炎性细胞间接参与肺纤维化进程，最终引起不可逆肺组织结构破坏及畸变，降低肺顺应性，导致肺容量减少，呼吸膜增厚，肺弥散功能下降，肺通气能力降低，造成肺功能异常或丧失。细胞因子转化生长因子-β（transforming growth factor β，TGF-β）调控重要的致纤维化信号通路，其浓度异常上调，可激活该通路下游Smad蛋白，促使其转运至细胞核内，诱导上皮细胞间质转化，导致细胞连接受损，上皮细胞黏附减弱，引起成纤维细胞增殖，大量胶原蛋白释放并沉积，促进纤维化病变进展。近年来研究发现糖蛋白抗原KL-6、趋化因子配体CXCL13可能也与纤维化病变相关。

2. 通气/血流比值 是每分钟肺泡通气量（V_A）和每分钟肺血流量（Q）的比值（V_A/Q），正常成人安静时V_A/Q约为4.2/5=0.84，比例适宜，气体交换率高。有效的肺气体交换需要气流和血流有效匹配，气流和血流区域变化之间的关系是肺部气体交换效率的关键决定因素。健康人的平均体动脉血压通常为90～110mmHg，而平均肺动脉压通常为15～20mmHg。由于肺部灌注的是整个心排血量，因此，在任何器官之中，肺是最低灌注压力下灌注流量最大的。肺循环中的血流是通过独特的机制调节的。作为对缺氧的反应，全身动脉趋于扩张，在全身水平上，这种反应是由中枢和外周化学反射等神经机制介导的；在局部水平上，代谢介导的血管舒张因子随着氧需求增加而释放。然而，肺动脉因肺泡腔低氧而

收缩，低氧性肺血管收缩（hypoxic pulmonary vasoconstriction，HPV）被认为是通气-灌注匹配的主要主动调节器，在通气-灌注匹配中，上游小动脉收缩，将血流从低氧供应区引开而使较多的血液转移至通气较好的肺，减少无效通气和功能性分流。其作用机制如下：①缺氧时，K^+通道关闭，使外向性K^+电流减少，膜电位下降，膜去极化，电压依赖性Ca^{2+}通道开放，Ca^{2+}内流引起肺血管收缩，缺氧亦可直接作用于细胞内钙库使其释放Ca^{2+}增多，增多的Ca^{2+}阻塞K^+通道使K^+外流减少，膜去极化。②缺氧时肺血管内皮细胞、肺泡巨噬细胞、肥大细胞合成和释放多种血管活性物质，其中包括血管紧张素、内皮素（ET）和血栓素A_2（TXA_2）等缩血管物质及一氧化氮（NO）和前列环素（PGI）等扩血管物质，以缩血管物质占优势，从而导致肺小动脉收缩。③缺氧时，Ca^{2+}通道激活导致细胞外Ca^{2+}向细胞内流动，同时膜上的磷脂酶C（PLC）被激活成为肌醇三磷酸（IP_3），IP_3与肌质网上的受体结合，开放Ca^{2+}通道，引起平滑肌收缩。不过HPV的分子基础仍然难以捉摸，一个常见的观点是氧气感受器、传感器和血管收缩效应器都必须包含在肺动脉平滑肌细胞内，一些包括调节内皮素信号传导和调节前列环素合成的途径被认为是HPV的分子整合子。Kuebler等提出HPV信号转导途径中一种氧敏感的鞘磷脂酶和囊性纤维化跨膜转导调节因子（CFTR）诱导TRPC6钙通道移位到灌注肺泡的微小动脉的血管平滑肌细胞，以及最近Dunham等提出的另一种HPV途径中烟酰胺腺嘌呤二核苷酸脱氢酶铁硫蛋白2（Ndufs2——线粒体复合体1的核心亚单位）产生的过氧化氢调节肺动脉平滑肌细胞上Kv1.5离子通道的活性。此外，体位对肺血流分布和V_A/Q匹配也十分重要，由于重力作用，从肺底部到肺尖部肺泡通气量和毛细血管血流量都在逐渐减少，以血流量更为显著，这些知识在临床环境中被利用，通过将患者移至俯卧位，从而改善患者的V_A/Q匹配和

氧摄取率。

（华天风　杨昊）

三、体外膜肺氧合的气体交换

（一）ECMO氧动力学

ECMO运行期间，大部分静脉血通过ECMO管路进入膜肺氧合后返回主动脉（VA-ECMO）或右心房（VV-ECMO），在此与未通过ECMO回路的静脉血混合。氧合主要由血流量和氧含量决定，而CO_2的清除则由气流量和血流量控制。在临床实践中，溶解的氧含量不到1%，因此常被忽视。氧含量很难直接测量，通常血气分析结果不会直接报告，不过测算血液中氧含量对氧供管理非常重要。血液中的氧含量是与血红蛋白结合的氧加上溶解在血浆中的氧。计算方法如下：$CaO_2=1.34\times Hb\times SaO_2+0.0031\times PaO_2$。动脉血氧含量（$CaO_2$）、动脉血氧分压（$PaO_2$）、动脉血氧饱和度（$SaO_2$）三者之间的关系如图2-1所示。

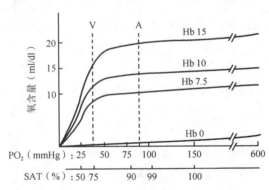

图2-1　CaO_2、PaO_2、SaO_2三者之间的关系

V. venous blood，静脉血；A.arterial blood，动脉血；PO$_2$.partial pressure of oxygen，氧分压；SAT.oxygen saturation，血氧饱和度；Hb.hemoglobin，血红蛋白

值得注意的是：正常血液PaO_2为40mmHg时的氧含量比贫血血液PaO_2为100mmHg时

的氧含量要高。而将PaO_2从100mmHg提高到500mmHg会导致氧含量仅增加1.2ml/dl。在ECMO期间，$DO_{2Total}=DO_{2ECMO}+DO_{2Lung}$，而$DO_{2ECMO}=ECBF\times(CaO_{2outlet}-CaO_{2inlet})$（ECBF指ECMO血流量）。因此，ECMO期间的DO_2、VO_2和气体交换是两种不同氧含量血流混合的结果。当自身肺损伤严重时，DO_2主要由ECMO提供。在ECMO中通过调整以下参数可以增加DO_2。

（1）增加ECMO血流量可增加DO_2，即通过增加气血交换面积增加DO_2。

（2）增加气流量中氧浓度来增加扩散的驱动压。

（3）提高血细胞比容可以增加血液的氧气携带能力，从而增加DO_2。

（二）ECMO氧输送

ECMO期间氧合的改善比清除CO_2更重要。膜肺的供氧量依赖于血流量、血红蛋白浓度及出口氧含量与入口氧含量的差值。假设自体肺无功能，循环动脉氧含量、饱和度和PO_2将由膜肺的氧合血流与进入右心室的自身静脉血流混合而产生。全身动脉血中的氧气量是这两种血流混合的结果。当两种不同氧含量的血流混合时，总静脉回流（心排血量）是机体自身静脉和回路流量之和，但所得的氧含量是两种血流中每一个氧量的平均值（而不是PO_2的平均值）（图2-2，附页彩图2-2）。

为了解ECMO期间全身动脉血氧饱和度及氧含量的变化，我们通过下面的病例说明原理，每个病例中我们假设改变其中一个变量，而其他变量保持不变。不过临床上，所有这些变量都可能同时发生变化，且变化速率不同。为了简单起见，我们假设自体肺没有功能，尽管当PO_2超过300mmHg时，溶解氧仍可能存在，但在计算出氧含量时，我们不考虑溶解的氧。

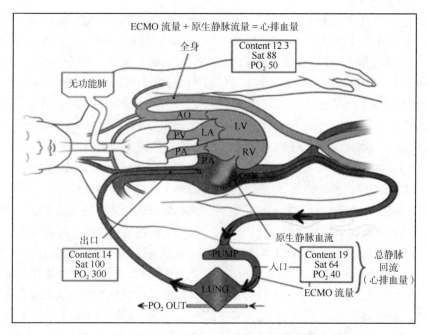

图 2-2 VV-ECMO 期间氧含量的示意图

Content. oxygen content，氧含量；PO₂.partial pressure of oxygen，氧分压；Sat.oxygen saturation，血氧饱和度；AO. 主动脉；PV. 肺静脉；PA. 肺动脉；LA. 左心房；LV. 左心室；RA. 右心房；RV. 右心室；PUMP. 驱动泵；LUNG. 肺

例1 典型的ECMO生理学： 假设无功能肺成人的体外流量为4L/min，全身PO₂为50mmHg，SaO₂为88%，氧含量为12.3ml/dl。血红蛋白为105g/L，静脉血饱和度为64%。患者的VO₂为200ml/min。离开肺膜的血液CaO₂主要由血红蛋白的浓度决定。当血红蛋白浓度为10.5g/dl，饱和度为64%时，膜肺入口氧含量为9ml/dl，出口氧含量为14ml/dl。供应给患者的氧气量为出口氧含量减入口氧含量（5ml/dl）乘以流量（40dl/min），等于每分钟供应200ml氧气。自体静脉流量以2L/min计算，因此心排血量为6L/min（自体静脉流量加循环流量）。自体静脉血中的氧含量与ECMO管路中的氧含量（9ml/dl）相同。动脉血的氧含量为12.3ml/dl。计算DO₂=12.3ml/dl×60dl/min=738ml/min。DO₂/VO₂比值为3.64（相当于约50mmHg的PO₂）。

例2 ECMO流量固定，而心排血量增加： 如果同一患者的心排血量（静脉回流）增加到8L/min，ECMO流量固定在4L/min，则

在64%饱和度时，会有更多的自身静脉回流与完全饱和的ECMO流量混合。全身动脉氧含量将下降到11.5ml/dl，饱和度将下降到84%，相当于PO₂为45mmHg。患者的氧含量相同（200ml/min），但全身血氧饱和度和PO₂较低。全身供氧量为920ml/min，DO₂/VO₂比值为4.6。尽管动脉血氧饱和度和氧含量降低，但由于心排血量增加，全身供氧增加。如果患者的全身耗氧量为200ml/min，即使动脉血氧分压为45mmHg，动脉血氧饱和度为84%，全身供氧也完全充足，有氧代谢完全能够得到满足。这时则不需要调整参数。ICU医师应该明白这时的低氧血症不需要干预。

例3 贫血： 患者血红蛋白稳定在105g/L，呈中度贫血。假设患者血红蛋白突然下降到80g/L。将ECMO静脉引流量固定在4L/min，心排血量6L/min，100%饱和度时出口含氧量为10.7%。由膜肺提供的氧气量是出口氧含量（10.7ml/dl）减去入口氧含量（9ml/dl）乘以流量（40dl/min）。在4L/min流量下，ECMO氧

供仅68ml/min，当静脉血流量仍为20ml/min，氧含量为9ml/dl。动脉氧含量从11.5ml/dl降至9.8ml/dl，动脉血氧饱和度80%，全身氧供则从738ml/min降至588ml/min。这导致DO_2/VO_2比值降至2.9（假设代谢率没有变化）。由于每分钟仅添加68ml氧气，且VO_2为200ml/min，因此导致静脉入口氧含量和血氧饱和度迅速下降。当入口流量降至5.7ml/dl（饱和度为50%）时，膜肺出口与入口氧含量差为5ml/dl，氧供仅为200ml/min。在40dl/min血流量下100%血氧饱和度的膜肺血流和50%血氧饱和度的自身静脉血流混合后，动脉血氧饱和度为75%，动脉流量为9ml/dl。全身供氧量为540ml/min，DO_2/VO_2比值为2.7。这时患者仍可以保持动脉血氧饱和度75%、静脉血氧饱和度50%的稳定状态，但当血红蛋白进一步降低或代谢率增加时将导致氧供依赖和乳酸酸中毒。

例4 代谢率增加：患者的代谢率增加至VO_2 250ml/min。静脉插管的大小决定了循环流量在4L/min时达到最大，因此循环供氧量限制在200ml/min。心排血量为6L/min。通过相同的算法，患者氧耗将增加50ml/min，静脉血氧饱和度将逐步下降（如70%～45%）。随着静脉血氧饱和度和氧含量降低，氧合器仍会将出口血氧饱和度增加到100%，氧含量增加到14ml/dl，因此回路出口氧含量减去入口氧含量，氧供将随着静脉血氧饱和度降低而升高。但由于流经心脏和肺的自身静脉血氧饱和度和氧含量降低，机体动脉血氧饱和度会降低。当静脉含氧量为7.5ml/dl，出口与入口氧含量差为6.5ml/dl时，DO_2 260ml/min，机体将达到动脉饱和度约为75%，PO_2为35mmHg的稳定状态。这时DO_2/VO_2比值为2：1，机体增加任何活动都会导致无氧代谢，从而导致乳酸酸中毒。最终将导致多器官衰竭和死亡。

那么，例3和例4中如何增加全身氧供呢？这时上调呼吸机吸入氧浓度（FiO_2）或支持压力都没用，事实上，ECMO的目标就是避免增加FiO_2或支持压力。那么就有四种方法：第一种方法是将血红蛋白提高至正常值（8g/dl或10.5～15g/dl），使全身DO_2达到930ml/min，6L/min血流量时动脉血氧饱和度恢复到95%，静脉血氧饱和度达到80%，这时患者得到的支持最佳。第二种方法是调整ECMO流量，使流量增加到5L/min。DO_2达到792ml/min，DO_2/VO_2比值达到3.9。第三种方法是通过镇静降低代谢率，将VO_2降到200ml/min。第四种方法是再增加一个膜肺，以增加气体交换面积，但氧气供应仍然受到血液流动的限制，所以这个作用不大。对比DO_2不足与死亡，输血的风险要小得多。在不改变血红蛋白的情况下增加血流量，增加血氧交换面积，这种通过增加吸入压力不仅增大导致溶血的可能性，还能引起高流量的高回流压力下回路爆裂的危险。一般来说，血流量越少，风险越低。增加另一个膜肺不会增加氧供，因为氧合依赖于流量，而不是膜表面积。通过镇静镇痛则有可能增加患者神经病变的风险，并且可能延长患者卧床时间，不利于患者自主呼吸与神经功能评估。ECMO支持的好处就是让患者保持清醒，能够自主呼吸和适量活动。那么在这个病例中，通过输血将患者的血红蛋白浓度提升到正常水平是解决问题的最好方法。

（三）ECMO对二氧化碳的清除

ECMO期间，CO_2的清除公式如下：$VCO_2 = VECO_2 + VLCO_2$（$VECO_2$指体外CO_2去除，$VLCO_2$指患者自身的CO_2去除）。膜肺出口的PCO_2取决于许多复杂因素相互作用，如入口的PCO_2、血流量、膜肺表面积、两侧的酸碱状态，尤其是气流量。

CO_2的产生量等于O_2的消耗量（当呼吸商为1时），因此每分钟交换的CO_2量与O_2量基本相同［成人约为120ml/（min·m²）］。由于CO_2在血液中的溶解性和扩散性比氧气强得多，在任何情况下CO_2的清除率都会超过氧合，因此所有ECMO管理都是以氧合为基础的。如果主要目标是清除CO_2，那么可以使用更低的血流量，而血红蛋白浓度并不重要。CO_2消除量是膜肺入口PCO_2（通常为50mmHg）和气流量之间的梯度函数。PCO_2是回路出口血液（PCO_2通常为30mmHg）与自身血液（PCO_2通常为45mmHg）混合的结果。与氧合不同，测量或计算ECMO实际交换的CO_2量并不重要；简单地调节气流量即可保持所需的循环内PCO_2（通常为40mmHg）。但需要注意的是，ECMO特有的肺膜气体侧的积水效应会导致氧合作用较CO_2清除更有效，其原因是充满水的中空纤维失去了CO_2转移的梯度，但由于水中充满了氧气，所以氧合继续进行。

理解通过ECMO控制CO_2的关键是，CO_2在血液中以3种形式存在：碳酸氢盐、碳酸和（相对较少量的）溶解的CO_2。在血气分析过程中测量到的PCO_2只反映物理溶解的部分，该部分与总CO_2含量保持平衡。膜肺只能通过中空纤维去除自由移动的CO_2。因此，膜肺清除CO_2在很大程度上由膜肺气流量控制。不过，增加通过膜肺的血流量也会增加CO_2消除，因为增加了CO_2气体交换表面积，但膜肺入/出口之间PCO_2则取决于气流量和血流量的相互作用，即膜肺的通气与血流灌注比值（图2-3）。

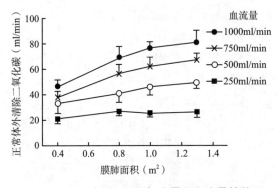

图2-3 PCO_2与ECMO气流量和血流量的关系

此外，CO_2的清除在很大程度上依赖于平衡时间，平衡时间是血流速率的反函数。进行体外CO_2去除的实验表明，CO_2的清除会在血流量从500ml/min提升到3L/min时呈对数增加。然而，将血流量从2L/min增加到3L/min或从3L/min增加到4L/min只会略微增加CO_2清除，因为高血流量显著减少了平衡时间。相比之下，CO_2清除在血流量100～500ml/min时随血流线性增加。

基于这些考虑，ECMO系统可大致可分为以下两类。

（1）血流量大于2L/min的高流量系统，提供氧合与CO_2清除作用。氧合主要取决于血流量，而气流量则取决于PCO_2。膜肺的通气与血流灌注比值越高，PCO_2下降就越大。因为ECMO血流取代了大部分的心排血量，ECMO出口血流与混合静脉血其实相似，因此，高流量系统在理论上能够完全取代自体肺。

（2）血流量小于2L/min的低流量系统，限制了氧合能力。在400ml/min的流量下，假设该系统只提供清除CO_2作用。由于ECMO血流量只相当于小部分心排血量，由此产生的混合静脉血将主要反映大部分膜肺未灌注的静脉血。因此，如果目标是在低血流量下去除尽可能多的CO_2，则需要更大表面积的膜肺（在相似的血流量和气流量下，不同膜肺当前清除CO_2可能为23～100ml/min）。膜肺出口的PCO_2可以达到甚至低于10mmHg，甚至低于标准血气分析仪的检测范围。虽然对清除CO_2有益，但显著增加溶血的风险。

（肖文艳 杨 旻）

四、体外膜肺氧合的血流动力学影响

ECMO进行呼吸或循环功能支持的原理是通过静脉引流管路将静脉血引流入ECMO系统，通过膜肺系统进行氧合及二氧化碳清除后，经患者动脉或静脉回输体内。根据支持方式的不同，主要有VA-ECMO和VV-ECMO两种模式。两者血流动力学改变最重要的区别在于动脉灌注压和系统血管张力维持水平不同。

（一）VA-ECMO 期间的血流动力学改变

VA-ECMO主要用于难治性心源性休克患者，提供暂时的心肺功能支持，一般循环辅助的80%由ECMO提供，20%由患者自身提供。VA-ECMO产生的血流为非搏动灌注，ECMO血流量越多，患者自身的左心室射血量越少，搏动灌注血流就越少，表现为有创动脉压搏动性消失。

目前对于搏动灌注血流与非搏动灌注血流孰优孰劣的讨论尚无定论，主流观点认为在能保证总灌注量足够的情况下，搏动性灌注血流不是必要条件。左心室面临的后负荷增加是VA-ECMO的主要血流动力学副作用之一，特别是在外周置管的VA-ECMO患者中更为常见。在这种情况下，如果搏动性灌注血流完全消失，通常意味着左心室射血完全丧失，血液在心腔内淤滞。即使充分抗凝，心脏还是存在血栓形成的巨大风险。同时，左心室后负荷增加会导致左心室压力和容积增大，心室壁应力和耗氧量随之增加，使心脏存在严重的缺血性心肌损伤风险。压力进一步传导会导致左心房压力升高，造成肺水肿或肺泡出血的出现。

临床上如出现搏动性灌注血流完全丧失，建议进行超声心动图监测以指导临床决策。在降低ECMO流量或改善心肌收缩力仍无改善的情况下，通过左心室减压改善经外周置管的VA-ECMO患者的左心负荷，可采用VA-ECMO联合主动脉内球囊反搏（IABP）或房间隔造口措施，而后者多用于儿科。联合IABP是目前常用的措施，有研究表明，其可以降低左心室后负荷、减轻肺淤血、改善生存率。如以上措施均不可行，可以采用外科手术或介入放置Impella的方式进行左心室减压。

VA-ECMO系统有利于降低心脏前负荷，使右心室得到休息。但前提条件是需要维持充足的前负荷来保证足够的辅助流量。同时，未经充分氧合的肺血流减少可能会导致心肌缺血发生，因为此时冠状动脉血供主要由支气管动脉供应。

（二）VV-ECMO 期间的血流动力学改变

VV-ECMO通过静脉管路引血，并将氧合的血液经过静脉回输体内，所以并不是真正意义上的心肺转流。由于静脉引出和回输体内的血流量相等，所以总体上VV-ECMO并不能降低右心室前负荷及减少左心房回血；左心室后负荷及左心室输出不会发生改变，对全身血流动力学并没有直接的影响。VV-ECMO仅提供气体交换，机体灌注取决于患者自身心脏泵功能，故应密切监测患者右心功能。如出现右心衰竭或右心顿抑，膨胀的右心室将挤压室间隔，导致左心室充盈受限，心排血量不足，此时应积极给予药物干预或改为循环辅助模式。

再循环是所有VV-ECMO患者都要面对的问题，在单腔插管中更为常见。再循环程度很难精确量化，但其显著降低了ECMO提供的氧合效率。当氧合不理想或怀疑有再循环发生时，应积极采取措施进行处理。而寻找影响再循环的因素比精确量化再循环程度更为重要和实用。常见的影响再循环的因素包括插管位置、套管的大小、泵流量、体外血流方向，以及患者的胸腹腔内压力、心排血量和血管内容量等。可以通过合理选择套管、优化静脉插管的位置等尽量减少再循环。泵流量、心排血量、血管内容量等因素相对容易控制，可以通过逐步调整泵流量、使用强心药物、纠正血管内低容量等措施降低以上因素对再循环的影响。

要点总结如下。

（1）理解氧输送及氧消耗的概念并熟知影响氧代谢的因素是临床管理ECMO的重要基础。

（2）掌握肺通气与肺换气的概念及其影响因素等呼吸生理的基本理论。

（3）熟知ECMO期间的氧合与CO_2清除的机制，结合病例分析掌握其影响因素。

（4）ECMO模式不同，其对血流动力学影响不同。需要了解VV-ECMO期间再循环问题。

（张　金　杨　旻）

一、氧输送不足对机体的损伤

（一）基本概念

1. 氧输送（DO_2） 指单位时间内机体通过循环系统向外周组织提供的氧量，氧输送＝心排血量（CO）×动脉血氧含量（CaO_2），正常值约为1000ml/min。动脉血氧含量指每100ml血中所含有的氧量，包括物理溶解的氧和化学结合的氧，其计算公式如下。

$$CaO_2 = 1.34 \times Hb \times SaO_2 + 0.0031 \times PaO_2$$

其中1.34是每克血红蛋白的含氧量，0.0031是氧的溶解系数。因此氧输送主要是由血氧饱和度（SaO_2）、氧分压（PO_2）、血红蛋白（Hb）和心排血量（CO）等决定。正常情况下动脉血的氧含量一般为200ml/L，当机体处于不同的代谢强度时，其氧输送的变化主要取决于心排血量，可以通过各种途径增加心排血量达到提高氧输送的目的。对于危重症患者除心排血量以外，动脉氧含量的管理同样重要，氧含量与氧饱和度、氧分压、血红蛋白之间的关系见图3-1，由此可见，血红蛋白的水平在其中发挥重要作用。

并且，机体本身存在一定的代偿能力，贫血及缺氧时可出现心率增快，心排血量增加促使氧输送达到正常水平；在慢性缺氧阶段，红细胞在红细胞生成素的作用下会出现增生，进而提高氧输送。

2. 氧消耗（VO_2） 又称氧耗，是单位时间内组织器官所消耗的氧量。当血液从心脏流向毛细血管时，与血红蛋白结合的氧气将被解离，并通过组织进入细胞，在生理条件下，组

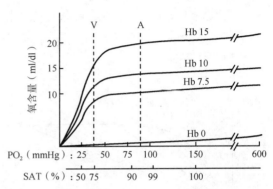

图 3-1 血液中氧分压（PO_2）、氧饱和度（SAT）、血红蛋白（Hb）、与氧含量的关系曲线

织消耗20%～25%的氧，剩余的氧将返回循环系统。由于物理溶解的氧在血液氧含量中几乎可以忽略不计，因此机体氧耗量通常用Fick公式计算：

$$VO_2 = 13.8 \times CO \times Hb \times SaO_2$$
$$-13.8 \times CO \times Hb \times SvO_2$$

可简化为 $VO_2 = 13.8 \times CO \times Hb \times (SaO_2 - SvO_2)$

VO_2 的正常值为200～250ml/min。VO_2 取决于组织细胞的代谢情况，但并不能代表组织对氧的实际需求量。在安静、麻醉、低温状态下氧耗降低，而在运动、感染和体内儿茶酚胺及甲状腺素增加的情况下氧耗增多。在氧供充足且外周可以有效利用氧时，VO_2 即氧需要量，当机体处于氧供不足状态时，VO_2 仅表示实际氧利用。

3. 临界 DO_2（DO_2crit） 通常 DO_2/VO_2 比值为5:1，而 DO_2crit 代表满足组织氧合所需要的最低水平 DO_2。如果 DO_2 低于这个水平，VO_2 就开始下降，进而出现无氧代谢。从理论上讲，这种情况发生于两者比值小于1:1时，但实际上机体的皮肤、脂肪及韧带也会消耗

一部分氧，故当两者比值小于2∶1时即可发生。在DO_2/VO_2比值的临界点2∶1到正常比值5∶1的区间范围内，氧供减少被增加血液氧释放的方式代偿，从而维持正常血流动力学和呼吸稳定，混合静脉血氧饱和度（SvO_2）可准确反映这个比值。如果动脉血充分氧合，静脉血氧饱和度降低部分就是动脉血氧释放部分，因此如果氧释放率为20%，静脉血氧饱和度为80%，如果氧释放率为33%，静脉血氧饱和度为67%（图3-2）。

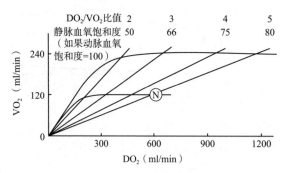

图3-2　不同代谢状态下 DO_2/VO_2 比值的关系曲线

4. VO_2 与 DO_2 的关系

（1）生理性氧供依赖：正常生理情况下，机体氧输送足以满足氧耗，氧耗大小主要由代谢状态决定，可以通过提高氧摄取率获得足够的氧，即氧耗不依赖于氧供即可满足机体需求，称为生理性氧供依赖。DO_2crit正常值约为8ml/（$min·m^2$），此时斜率即氧摄取率，最大可达70%。DO_2crit和DO_2依赖部分的斜率反映机体氧利用的效率。当组织氧需要量增加时，DO_2crit增加，斜率不变，当氧摄取障碍时，DO_2crit增加，斜率减少。

（2）病理性氧供依赖：正常时DO_2与VO_2之间存在呈线性关系的供氧依赖区及呈非线性关系的供氧非依赖区，两区相交点为DO_2crit。当DO_2低于DO_2crit时，VO_2依赖于DO_2，发生无氧代谢，称为病理性氧供依赖。病理性氧供依赖性氧利用受限可能与微循环改变及线粒体功能障碍，组织细胞对氧的亲和力及摄取能力降低有关。

（3）氧债：当DO_2低于DO_2crit时，VO_2随DO_2减少而降低，不能满足机体对氧的需求，即产生氧耗依赖性氧供的关系，此时实际DO_2与耗氧需求之间产生差异，形成VO_2氧债。就VO_2来说，低于正常值的时期代表持续存在缺氧，这就是氧债形成时期，超正常水平的氧耗量就是偿还发生于缺血期形成的氧债的偿还期。氧债形成并积累的时间长短和程度直接与患者器官衰竭的数量及术后死亡率密切相关。积累的时间越长，程度越重，器官衰竭的数量越多，死亡率越高。

（二）氧输送不足相关的因素

1. **呼吸功能不全**　大部分是由呼吸系统疾病导致的，其可以导致患者出现低氧血症，也称为低张性缺氧。危重症患者常由感染、创伤、误吸等原因造成肺损伤，特点为动脉血氧分压（PO_2）下降，动脉血氧含量（CaO_2）下降，组织供氧不足。毛细血管床中氧分压梯度不够，氧向组织、细胞弥散的动力不足。

健康人氧供在临界阈值以上，因此器官氧耗并不依赖氧供，这是因为局部代偿作用，灌注毛细血管截面积增加和氧摄取增加所致。氧供需失衡源于局部代偿机制耗竭，如重要器官毛细血管内皮损伤、组织水肿、弥散距离增大及毛细血管截面积减少等。治疗的关键在于控制原发病及其病因，制止炎症反应进一步对肺造成损伤；更紧迫的是要及时改善患者严重缺氧，避免发生或加重多器官功能损害。

2. **循环衰竭**　组织器官血流量减少或流速减慢时，可引起组织供氧不足，导致循环性缺氧，大致可分为两类，即缺血性缺氧和淤血性缺氧。前者是动脉压力降低或动脉阻塞使毛细血管床血液灌注量下降所致，常见于休克、心力衰竭、动脉栓塞等；后者则由静脉压升高，血液回流受阻，使毛细血管床淤血所致，常见于右心衰竭、静脉栓塞等。

当出现循环性缺氧时，通常PO_2、CaO_2、SaO_2是正常的，由于血流缓慢，血液流经毛细血管的时间延长，从单位容积血液弥散到组织的氧量较多，静脉血氧含量较低，致使动静脉氧含量差大于正常，但由于单位时间内流过毛细血管的血量下降，故弥散到组织、细胞的氧含量下降，导致组织缺氧。

3. 血液携氧能力下降　通常是由于血红蛋白含量减少或性质发生改变，导致血液携带的氧减少，血氧含量下降，或者血红蛋白结合的氧不易释放。此时动脉血PO_2基本正常，主要是因为PO_2由物理溶解于血液的氧所决定，与血红蛋白无关。

此类缺氧的常见原因：各种原因导致的贫血，使氧含量降低，通常血细胞比容<20%可引起组织氧供不足；亚硝酸盐等氧化剂中毒可使血中高铁血红蛋白含量明显增加，导致氧解离曲线左移，组织缺氧；一氧化碳（CO）中毒时，CO与血红蛋白的亲和力明显高于O_2，且可使2, 3-二磷酸甘油酸（2, 3-DPG）生成减少，氧解离曲线左移，加重组织缺氧等。

4. 组织氧耗增加　长时间剧烈运动、全身炎症反应综合征或败血症、痉挛、甲状腺危象、高热和恶性高热引起的代谢增加（高代谢）可能会导致组织需氧量增加。由于组织需氧过多引起缺氧时，组织氧耗量增加，静脉血氧含量与氧分压较低，使动静脉血氧含量差增加，使氧供的氧债更加突出。

5. 组织氧利用障碍　又称组织性缺氧，是组织、细胞氧利用障碍引起的，原因包括组织中毒导致细胞氧化磷酸化受抑制，线粒体损伤，呼吸酶合成障碍，组织性缺氧时动脉血氧分压、氧饱和度和氧含量一般均正常。由于组织不能充分利用氧，故静脉血氧含量和氧分压较高，动静脉血氧含量差小于正常。

（三）氧输送不足评价指标

1. 血乳酸和乳酸清除率　乳酸在能量产生和细胞代谢过程中起重要作用。在休克或组织低灌注时由于组织细胞供氧不足，线粒体氧化磷酸化受阻，细胞糖酵解加强，细胞质内丙酮酸转化为乳酸，当体内乳酸生成率超过清除率时，可测得血乳酸水平升高，因此可将乳酸水平作为反映组织灌注的指标，有助于评估病情和预后。

在2016年关于拯救脓毒症运动的指南中，建议将乳酸水平这一指标作为指导脓毒症相关高乳酸血症患者复苏的指标，以使其达到正常化。但当合并肝功能障碍或肝脏术后时，乳酸的清除能力下降，这时不能仅依据血乳酸水平评估组织缺氧情况，近年来更多研究用乳酸清除率代替单一乳酸水平来评价预后。有研究表明，脓毒症和脓毒症休克患者6小时乳酸水平和6小时乳酸清除率与30天死亡率相关。其中，6小时乳酸水平比6小时乳酸清除率和初始乳酸水平在预测患者预后方面更加有价值。尽管乳酸能够作为可靠的预后指标，但还需要更多临床试验证实以它作为全身感染复苏终点是否一定能够改善结局。

2. 静脉血氧饱和度　通过测定静脉血氧饱和度，反映组织氧合情况及灌注水平，混合静脉血氧饱和度（SvO_2）可用来代表全身氧供与氧耗的关系，但SvO_2的获得通常需要放置肺动脉导管，临床相对不易获得。

相较于SvO_2，中心静脉血氧饱和度（$ScvO_2$）更易获得，在正常情况下，由于肺动脉中存在混合血，其中包含来自上下腔静脉的血液及静脉窦的血液，$ScvO_2$比SvO_2低大约5%。但在严重全身感染或感染性休克患者$ScvO_2$则高于SvO_2（高出5%～8%），可能是因为前者未包括下肢及腹腔内器官氧摄取情况。两者均可反映组织灌注状态，具有同样的变化趋势，但又不完全一致。$ScvO_2$与氧供、氧耗、血红蛋白的含量及心排血量有关，正常范围为65%～75%，当机体出现氧输送降低或者氧耗增加时，$ScvO_2$降低，提示机体无氧代谢增加。而$ScvO_2$高于正常水平也提示患者预后不佳，此次可能出现组织器官氧利用障碍或微循环分流增加。在脓毒症休克目标导向治疗中将$ScvO_2 \geq 70\%$或$SvO_2 > 65\%$作为6小时复苏目标之一。

3. 中心静脉-动脉二氧化碳分压差（Pv-aCO$_2$） 理论上 Pv-aCO$_2$ 主要反映机体清除 CO$_2$ 的能力，是反映全身血流量情况的综合指标，可作为指导复苏终点的目标之一。正常范围小于 6～8mmHg。Pv-aCO$_2$ 与 CO 呈负相关，存在组织灌注不足时，如合并 Pv-aCO$_2$ ＞6mmHg，则提示机体 CO$_2$ 生成过多，机体清除能力下降，有必要提高心排血量，而 Pv-aCO$_2$ ≥10mmHg 提示 CO 严重不足。

4. 碱缺失（BD） 反映了组织低灌注时乳酸等无氧代谢产物的水平，其与氧消耗和氧利用减少有关，与氧释放无关。有研究发现，BD 与平均动脉压、心排血量、混合静脉血氧饱和度相比对休克复苏具有重要意义，是可反映创伤患者休克和输血需求的重要参数。对创伤性休克患者进行液体复苏后发现，死亡组 BD 情况较存活组更为严重，而 BD 的持续降低导致多器官损伤甚至衰竭/死亡的风险明显增加。

5. 胃黏膜 pH（pHi） 严重感染与感染性休克时局部组织灌注和氧代谢改变通常发生较早，而胃肠道黏膜是最先受到缺氧损害的，因此 pHi 和胃黏膜 CO$_2$ 分压 PgCO$_2$ 可以反映组织细胞氧合情况。有研究发现，对严重创伤患者进行 24 小时连续 pHi 监测，pHi≥7.30 组生存率高于 pHi＜7.30 组，且持续 24 小时 pHi 在 7.30 以下，病死率可高达 50%。有动物研究表明，PgCO$_2$ 水平在肠系膜血流明显减少时会升高数倍，随着灌注恢复，其可逐渐下降至正常水平，若 PgCO$_2$ 持续升高大于 3 小时，则提示组织出现不可逆损害，因此可将 PgCO$_2$ 作为低灌注引起组织永久性损害的早期诊断指标。

6. 组织氧饱和度（tissue oxygen saturation，StO$_2$） 是用近红外光谱在鱼际肌等处检测组织内氧合血红蛋白与总血红蛋白的比例，反映了局部氧供和氧耗之间是否平衡，在健康志愿者该值为 86%±6%。

StO$_2$＜75% 提示机体低灌注，低 StO$_2$ 提示机体对血液制品的需求量增加，其面临的感染及器官衰竭的风险也增加，与高死亡率具有相关性。在早期，StO$_2$ 多用于对创伤患者的评估，近期有研究表明，在严重全身感染或感染性休克患者中 StO$_2$ 也偏低，提示局部组织氧供与氧耗不匹配，持续偏低与不良预后呈正相关。尽管 StO$_2$ 无创且方便，但其影响因素多，包括温度、组织水肿程度、监测部位、肌肉活动及血管活性药物使用等，一定程度上限制了该指标的应用。

（四）氧输送不足对细胞的损伤

1. 细胞膜的变化 缺氧时 ATP 生成减少，细胞膜上 Na$^+$-K$^+$-ATP 酶功能降低，加上缺氧时细胞内乳酸增多，细胞出现酸中毒，使细胞膜通透性增加，导致离子顺浓度差通过细胞膜。

（1）Na$^+$ 内流：使细胞内 Na$^+$ 浓度上升，可激活 Na$^+$-K$^+$ 泵以泵出 Na$^+$，从而消耗 ATP；严重缺氧时，线粒体呼吸功能降低使 ATP 生成减少，Na$^+$-K$^+$ 泵运转能力下降，进一步使细胞内 Na$^+$ 浓度升高，从而促使水进入细胞内，导致细胞水肿，而血管内皮细胞肿胀可阻塞微血管，加重组织缺氧。

（2）K$^+$ 外流：使细胞内缺 K$^+$，而 K$^+$ 是蛋白质包括酶等合成代谢所必需的，因此会导致合成代谢障碍，酶生成减少，进一步影响 ATP 的生成和离子泵的功能。

（3）Ca^{2+} 内流：严重缺氧时，细胞膜对 Ca^{2+} 通透性增高，Ca^{2+} 内流，同时因为细胞膜钙泵和肌浆网对钙的摄取均为耗能过程，而缺氧时 ATP 生成减少，影响 Ca^{2+} 的外流和摄取，使细胞质 Ca^{2+} 浓度增高。Ca^{2+} 增多可抑制线粒体的呼吸功能，激活磷脂酶，使膜磷脂分解，引起溶酶体损伤及其水解酶释放；还可激活钙依赖的蛋白水解酶，使黄嘌呤脱氢酶转变为黄嘌呤氧化酶，从而增加自由基形成，加重细胞损伤。

2. 线粒体的变化 严重缺氧时，可产生大量氧自由基，诱发脂质过氧化反应，破坏线粒体膜的结构和功能，造成线粒体肿胀，脊断裂溶解，外膜破裂和基质外溢等，且缺氧时细胞内 Ca^{2+} 增多，线粒体摄取钙增多，形成磷酸钙沉积，抑制氧化磷酸化，ATP生成减少。

3. 溶酶体的变化 严重缺氧可造成酸中毒及细胞内钙超载，使磷脂酶活性增高，膜磷脂被分解，膜通透性增高，溶酶体肿胀、破裂及大量溶酶体释出。溶酶体内蛋白水解酶溢出引起细胞自溶，在进入血液循环后可进一步破坏多种组织细胞，造成广泛损伤。

（五）氧输送不足对机体的损伤

1. 对中枢神经系统的损伤 正常情况下脑组织耗氧量占全身总耗氧量的20%以上，葡萄糖的75%左右。其对缺氧极其敏感，一旦脑血流供应出现阻断，5～8分钟脑细胞发生不可逆损伤。在轻度缺氧或缺氧早期，机体血流重新分布以保证脑的血流供应，严重缺氧可引起脑水肿和脑细胞受损。缺氧时，脑血管扩张，脑血流增加，毛细血管通透性增加，引起间质性脑水肿，细胞膜钠泵功能障碍，引起水钠潴留，颅内压升高，进一步加重脑缺血缺氧。

2. 对循环系统的损伤 缺氧代偿期可刺激交感神经，使儿茶酚胺释放增加，引起心率加快，心肌收缩力增强，心排血量增加，肺血管收缩及血流重新分布，组织毛细血管密度增加；严重的全身缺氧可引起各种类型的心律失常，降低心肌的舒缩功能，出现心力衰竭，甚至心肌细胞变性坏死。肺泡缺氧可使肺血管收缩，增加肺循环阻力，造成严重的肺动脉高压。全身严重缺氧使机体乳酸和腺苷等代谢产物堆积，外周血管张力降低，回心血量减少。

3. 对呼吸系统的损伤 当 PO_2 低于60mmHg时可刺激颈动脉体、主动脉体的外周化学感受器，反射性引起呼吸加深加快，肺泡通气增加，肺泡内氧分压增加，同时促进静脉回流，增加回心血量，进一步提高心排血量。若持续缺氧，可出现肺水肿，影响弥散功能，导致氧分压进一步下降。

4. 对血液系统的损伤 慢性缺氧可刺激肾脏，导致红细胞生成素增加，促进骨髓造血，进而引起红细胞及血红蛋白生成增多，提高血氧含量，增加组织供氧，但也可引起血液黏滞度增加，外周阻力增加，心脏后负荷增加，导致弥散性血管内凝血。

二、体外膜肺氧合氧代谢特点

患者接受ECMO治疗前通常已处于严重心肺功能不全状态，器官灌注和组织氧供不足，单纯的血流动力学监测通常不足以帮助临床医师认知患者疾病严重程度的全貌，需要从氧代谢的角度进行动态观察以指导治疗。氧代谢监测理论和技术的发展改变了对危重症患者的评估方式和治疗策略，进而将对危重症患者的治疗由以往的血流动力学调整推进向氧代谢状态的改善，最终目标是纠正外周组织缺氧，使氧供与氧耗达到平衡。为了防止发生氧代谢障碍和氧债，在维持和改善循环功能和呼吸功能相关参数的同时，还应注意评估组织氧代谢状态，并以此调整相关治疗方案。

（一）ECMO支持前氧代谢特点

1. 氧消耗增大 缺氧状态下，机体会出现应激反应，表现为儿茶酚胺增加，交感神经兴奋，心率、呼吸增快，机体对氧和能量的需求成倍增加。此时如果氧供不能同步增加，机体可进一步通过提高心率、加快呼吸频率、加深呼吸运动进行代偿，同时通过血管紧张素 II 的调节，减少非重要器官的血流，确保重要器官的血供和氧供，而这些代偿同时又增加了一部分氧消耗。但多器官功能障碍综合征（MODS）和脓毒症晚期患者的氧代谢可能与上述呈不同表现，由于存在影响组织细胞氧摄取的因素，氧利用率明显降低，由70%～75%降至50%左右或更低，表现出静脉血氧含量反而增高的不正常反应。

2. 机体做功增加 危重症患者全身应激反应明显增强，使代谢率异常增高，突出表现在心率、呼吸增快及心肺做功增加方面。在一定范围内通过自身调节尚可代偿，但超过此限度，就会出现疲劳、失衡甚至衰竭。虽心率加快，但心肌舒张不够，心腔充盈不足，心排血量下降；呼吸浅快费力，无效腔增大，每分通气量反而下降，最终导致氧供不足。

3. 氧供效率降低 危重症患者通常存在诸多有损氧供的氧利用因素。休克使组织灌注降低，组织缺乏氧供和能量，进行着乏氧代谢。贫血减少了氧载体的数目，特别是合并急性心功能不全和ARDS时，使氧供明显减少。

4. 氧代谢监测指标不确定性 反映健康人氧代谢的监测指标不一定能真实反映非正常状态下组织细胞的缺氧情况。因为此时组织微循环已发生了显著的病理生理变化：肾上腺素增多，削弱微血管自身调节功能；全身炎性反应所致的内皮肿胀、组织水肿及体液中的血管活性物质平衡失调，可使部分毛细血管处于机械性阻塞和功能性痉挛的状态；红细胞凝集成微栓，改变血流分布，动脉、静脉短路降低毛细血管密度，血管内皮细胞损伤、基膜破坏，内皮细胞间隙增大、通透性增加，组织液外渗，加重了细胞间隙水肿；血液黏滞度增加，微血流缓慢、淤滞，妨碍氧输送弥散。这些都直接影响细胞摄取氧，构成了危重症患者病理性氧代谢的基础，出现常见的虽然动脉血气分析指标大致正常，但组织细胞仍然缺氧的现象。

5. 器官对缺氧反应的多样性 由于机体各组织器官的组织结构的差异，循环和代谢情况十分复杂，各组织器官的基础代谢和对病理变化的反应有很大不同，表现在器官对缺氧的耐受程度及对缺氧性损害的表现不一样方面。一般来说，组织的氧供与其代谢和功能相适应，心、脑等重要生命器官血流量高，氧耗量也大，对缺氧耐受性差。

（二）ECMO建立后氧代谢特点

ECMO的基本工作原理是将患者的静脉血引流至体外，经膜肺氧合后，再回输到患者的动脉或静脉，替代或部分替代心功能、肺功能，可在一段时间内持续维持患者基本生命体征，以争取心、肺病变得到治愈及功能恢复的机会。ECMO作为一种危重症患者的治疗手段，主要用于循环支持、呼吸支持及替代体外循环3个方面。

1. ECMO建立初期 ECMO建立初期的氧代谢特点是偿还氧债，这时需要充分氧合的血液，保障满足机体氧耗需要。ECMO建立后，部分替代心肺功能，机体循环状态改善，缺氧情况缓解。由于血液经过膜肺后可完全氧合，机械泵与患者心脏共同对组织进行灌注，氧供满足机体需要，微循环改善，细胞功能恢复，组织有氧代谢增强，患者氧代谢障碍逐渐恢复，蓄积的酸性代谢产物被机体清除，血乳酸水平迅速下降。在VA-ECMO和VV-ECMO两种不同模式下，其提供氧供的方式存在差异。

（1）VA-ECMO模式的氧供及影响因素：VA-ECMO模式对心脏和肺脏都有支持作用，ECMO灌注血流和左心室射出的血流在主动脉内混合，所以患者动脉血的氧含量和二氧化碳含量都是两种来源的血流混合的结果。VA-ECMO一旦建立，动脉和静脉血氧饱和度可以很快恢复到正常水平，ECMO流量是否足够，可通过监测体外循环的混合血氧饱和度来判断，一般维持在75%左右。

VA-ECMO模式下机体血氧含量＝体外灌注血液氧含量×（ECMO流量/总流量）+左心室血氧含量×（过肺血流量/总流量）。机械泵灌注的血液氧饱和度通常为100%，当患者自身肺脏没有气体交换功能时，左心室射出的血液氧饱和度与右心房的是相等的，约为75%，其氧分压约为35mmHg。如果血红蛋白含量为150g/L，ECMO灌注的血液氧含量约为200ml/L，右心房和左心室的血液氧含量都为150ml/L，动脉血气是自身过肺和体外灌注血液综合作用的结果（图3-3）。

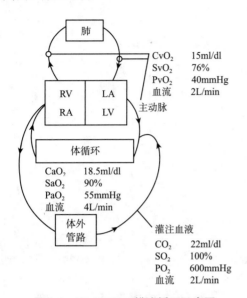

图 3-3 VA-ECMO 模式循环示意图

RV. 右心室；RA. 右心房；LV. 左心室；LA. 左心房；CO_2. 氧含量；SO_2. 氧饱和度；PO_2. 氧分压

在VA-ECMO模式循环下，50%的静脉血回流进入体外管路，另一半进入右心室、肺循环和左心室。在本例中，肺内无气体交换，因此肺动脉血、肺静脉血和主动脉根部血的氧含量是相同的。这种未氧合的血液和完全氧合的体外血液在主动脉弓混合，使体外循环动脉血氧饱和度达90%。

因VA-ECMO对血流动力学影响大，氧代谢会受到血流动力学改变影响。体外灌注血液和左心室射出血液相交的水平面称为"混合云"，如果混合云是在近端主动脉，血液到大脑和冠状动脉循环充氧良好。在股动脉通路中，混合发生在降主动脉时，上半身由来自左心室的血液灌注，下半身由机械泵灌注的完全氧饱和血液进行灌注，当患者同时合并呼吸衰竭时，来自左心室的血液不能得到有效氧合，处于低氧含量状态，称完全氧合的血液为红色血液，部分氧合的血液为蓝色血液，则机体的上半身被蓝色血液灌注，下半身被红色血液灌

注，这一现象称为南北综合征。通常可通过增加ECMO流量，使混合部位向升主动脉位移，以改善上半身灌注情况；或在机械灌注管上分流出一条灌注通路，连接到静脉端，使部分血液通过肺脏前已经得到充分氧合，即我们通常讲的VAV-ECMO模式。

血气分析结果的判读对氧代谢评估至关重要，而VA-ECMO动脉插管的部位和体循环血气的采样部位对血气分析结果的判定有很大影响。如股动脉、股静脉插管时，冠状动脉血流和右上肢的血流来自患者的左心室，是经过自身肺氧合后的血流，反映肺功能状态，而下肢血液主要是经过ECMO氧合后的血液。所以在股动脉、股静脉插管时，需要选择右上肢（右侧桡动脉）为采样部位进行血气分析结果判读，评估患者氧代谢情况。

（2）VV-ECMO模式的氧供及影响因素：VV-ECMO模式仅对患者的呼吸功能有支持作用，经过氧合器氧合的血液进入静脉系统，与体循环的静脉血混合，提高右心房血液的氧分压，混合血通过右心室、肺脏、左心进入体循环，如图3-4A所示（附页彩图3-4）。假设患者自身的肺脏没有气体交换功能，此时的氧供完全来自ECMO设备，在这种情况下，PaO_2和SaO_2与混合静脉血的值是相等的，SaO_2一般不会超过90%，通常在80%左右，PaO_2在40mmHg左右，也就是说，VV-ECMO并不能完全替代肺脏。如图3-4B所示，在血红蛋白不变时，VV-ECMO模式SaO_2取决于ECMO流量的比例、静脉血流量、心排血量；ECMO流量占比越高，SaO_2越高，所以可通过提升ECMO流量增加氧供，改善机体缺氧。当然，氧含量与血红蛋白、心排血量密切相关；当SaO_2处于低水平时，机体可通过心脏代偿，提升心排血量，以满足自身氧供需求；提升血红蛋白浓度（氧含量）可维持正常的全身氧输送。患者的自身肺功能改善后，动脉血氧饱和度将会提高，VV-ECMO支持时通过动静脉血氧饱和度的差异可以衡量自身肺功能状态。

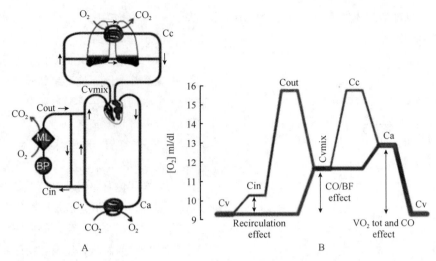

图 3-4　VV-ECMO 模式循环示意图

A.连接到 VV-ECMO 患者的示意图；B.连接到 VV-ECMO 支持的患者（Hb10g/dl）的血氧含量。静脉、动脉和体外循环的不同部分通过颜色和厚度来区分。蓝线代表缺氧血，红色代表含氧血。更厚的血液流动线对应着较多的血液流动。箭头表示 VV-ECMO 期间再循环比、心排血量和氧消耗对氧输送的影响。Ca.动脉；Cv.静脉；Cin.回路入口；Cout.回路出口；Cvmix.混合静脉；Cc.理想的非分流肺毛细血管；BP.血泵；ML.膜肺；Recirculation effect.再循环效应；CO/BF effect.心排血量/血流量效应；VO₂ tot and CO effect.总氧耗和心排血量效应

VV-ECMO模式下，再循环血流会严重影响氧合的效率。再循环血流即通过体外循环的血液回流至静脉系统，这部分血液也可能会再次回流到膜肺，氧合效率下降对氧供有不利影响，从而进一步影响氧代谢，从图 3-5 可以看出随着再循环血流比例增加，其对膜肺支持效果有极不利的影响。此外，再循环血流也解释了静脉血氧饱和度和进入膜肺的血液之间的氧含量的差异，其典型标志是低 SaO_2、高膜肺前氧饱和度。再循环血流的决定因素包括套管的类型、尺寸、位置；泵的流速、血流量、血流方向。VV-ECMO再循环血流难以避免，核心在于控制再循环量的大小，目前主要通过调整管路大小、位置及泵的流量减小再循环血流。

（3）膜肺对氧供的影响：在ECMO支持过程中，氧供受多方面因素控制，膜肺效能是其中重要的一环。膜肺氧合的能力主要由以下3个因素决定。

1）膜肺的固有特性：主要影响氧气被动扩散到血液，如呼吸膜构型、膜的材料、膜的厚度等。

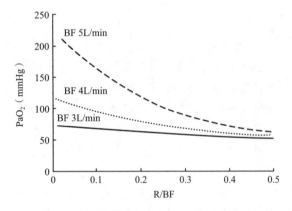

图 3-5　再循环对 VV-ECMO 效能的影响

动脉血液中氧分压（PaO_2）作为不同流量（BF）下再循环血流（R/BF）分数的函数。高再循环组对膜肺氧输送有极不利的影响

2）血液和气体之间的氧分压梯度：气体中的氧分压由氧浓度决定，通过膜肺的氧转移受通气/血流比值、血红蛋白浓度和转运时间的影响。当通过膜肺的血液中氧分压升高时，血红蛋白完全饱和，物理溶解的额外氧气可以进一步增加。

3）ECMO流量：是膜肺氧输送的主要决定因素。事实上，随着ECMO流量增加，膜

肺氧输送也呈线性增加，但受限于膜肺固有特性。我们将影响膜肺特性的因素都包含在一个指征中，即额定流量，又称最大血流量。额定流量是正常静脉血单位时间内通过氧合器血氧饱和度由75%上升至95%的量。膜式氧合器的气体交换面积为0.8m²和1.5m²时，其氧合器额定流量不同，其中膜肺气体交换面积为0.8m²时，氧合器额定流量为1L/min，实际氧转运为50ml/min。在实际运转过程中，流量一般都低于膜式氧合器的额定流量，血液流过膜肺后可被充分氧合，机体的氧供取决于灌注流量和氧摄取能力。每升血液携氧量=Hb（g/L）×1.39×（SaO₂-SvO₂）。当血红蛋白低或静脉血氧饱和度高时，血液经过膜肺后摄氧量降低，可以通过提高灌注流量来代偿；反之，也可以通过提高血红蛋白氧结合能力在较低流量的情况下增加氧供。

2. 氧代谢平衡期 ECMO建立后，氧供需平衡，组织代谢改善，机体各项氧代谢指标恢复正常后，就进入氧代谢平衡期。此时机体依赖ECMO辅助，机体受损的器官功能还没有恢复，ECMO支持所提供的氧供与机体的氧耗相匹配，这时主要是等待心肺功能恢复，预防并发症出现。

3. 氧代谢储备期 随着患者心肺功能逐渐恢复，对ECMO辅助流量和血液氧合的依赖减少，机体氧供/氧耗比值逐渐接近正常，氧代谢进入正常储备期。

（三）ECMO对不同器官氧代谢的影响

ECMO建立后，部分替代心肺功能，机体循环状态改善，缺氧情况缓解。由于血液经过膜肺可以完全氧合，机械泵与患者心脏共同对组织进行灌注，氧供满足机体需要。各器官功能氧代谢特点主要与ECMO对正常机体自身的血流动力学影响相一致。VV-ECMO模式对血流动力学几乎没有影响，无论是采用两根单独插管或一根双腔插管，静脉引流回来的血流量与输入体内的血流量相等。VA-ECMO模式对血流动力学影响显著，会对不同器官氧代谢产生影响，主要与非搏动性血流及南北综合征这两个因素相关。

1. 非搏动性血流 ECMO的离心泵持续提供连续性、非搏动血流，在VA-ECMO模式下，当患者的循环得到充分支持时，心脏射血几乎消失，随着血液通过体外循环越来越多，脉压会越来越小。连续性、非搏动血流对器官灌注的影响已被广泛研究，迄今为止对其潜在的负面影响尚未得出明确的结论。无论搏动还是非搏动血流都可能引起氧供不足、休克、无氧代谢和酸中毒。在循环血流量相对不足时，搏动灌注具有减轻低灌注和酸中毒的效应。原因在于非搏动血流对主动脉球和颈动脉窦压力感受器造成更大的刺激，使内源性儿茶酚胺释放更多，从而对微循环产生不利影响。临床和实验室参数都表明，在ECMO支持期间，搏动性血流在基本生理灌注方面可能有优势，然而到目前为止，并没有观察到其对死亡率的明显影响。肾脏是对非搏动血流最敏感的器官，非搏动血流可刺激球旁器产生轻度的抗利尿作用，不过通常小剂量利尿剂即可对抗这个作用。

但我们应该始终维持一定程度的搏动性血流——脉压，以防止左心室血液停滞、心脏内凝血形成和随后的栓塞风险。当应用小剂量正性肌力药物或减小泵流量时，左心室瓣膜开放不满意，IABP可能是一种有效的方法，其可以减轻左心室后负荷、增加冠状动脉灌注，有效形成搏动性血流。尽管有潜在的相关好处，但IABP对左心室减压效果的证据仍然薄弱，目前潜在的缺点限制了它的广泛使用。

2. 南北综合征 南北综合征的成因上述已有阐明，相关研究显示，不管ECMO流量如何，左心室每搏量大于28ml时所有主动脉弓分支血管的血流均来自心脏射血，每搏量小于5ml时，头臂干的灌注几乎全部来自ECMO。南北综合征一旦发生，影响最大的两个器官是心脏和大脑，因其耗氧量大，氧供不足会对心脑功能有严重影响，所以应严格避免南北综合征发生，同时监测右侧桡动脉血气以尽早发现南北综合征，尽早处理。

总而言之，在ECMO支持期间，所有的措施都旨在维持机体充足的氧供。ECMO建立后，无论VV-ECMO模式，还是VA-ECMO模式，血液经过膜肺充分氧合后可提供充足的氧供。但需要注意的是，ECMO并不足以完全替代心肺功能，机体在正常状态下氧供为750～1000ml/min，氧耗为200～250ml/min。假设血红蛋白为10g/dl，ECMO膜肺氧合后SaO_2为100%，氧分压为220mmHg，ECMO流量为3500ml/min，则ECMO总氧供为3500×14.1/100=493.5ml/min，仍然明显低于机体在正常状态下氧供。那如何改善氧的供需平衡呢？可以通过提高心排血量、提高血红蛋白水平改善，但两者都有上限。此时就需要综合手段，如优化呼吸机设置、镇静、镇痛、目标体温管理、控制感染、优化儿茶酚胺剂量等，结合实际氧耗，达到全身灌注氧供和ECMO转速流量及血液破坏间的最佳平衡。同时随着ECMO建立，对血流动力学存在一定的影响（特别是VA-ECMO模式），从而影响各器官和组织的氧代谢，应积极动态监测、评估，及时发现，尽早处理。

三、体外膜肺氧合与炎症介质

ECMO是一种心肺功能机械辅助技术，近年来在许多重症单元的使用率迅速增高，适应证不断拓宽。ECMO的并发症之一主要是机体对体外循环的炎症反应，类似于全身炎症反应综合征（systemic inflammatory response syndrome，SIRS）。患者血液暴露于非内皮化的ECMO管路导致体内免疫系统广泛激活，如得不到抑制，则会出现炎症及器官损害。

（一）ECMO建立前机体炎症反应

炎症是危重疾病复杂病理生理学的核心。

无论何种病因，危重疾病都会引发免疫系统的激活，导致SIRS。1991年，美国胸科医师学会和心脏重症医学会在协作会议上为了统一标准便于交流提出用SIRS来描述对炎症全身激活的生理反应。SIRS是基于对感染、炎症和危重症发生发展机制深入认识后提出的新概念。SIRS是机体对多种细胞因子和炎性介质的反应，机体受外源性创伤或感染等打击可促发初期炎症反应，同时机体产生内源性免疫炎性因子而形成瀑布效应。危重症患者因机体代偿性抗炎反应能力降低及代谢功能紊乱，最易发生SIRS，严重者导致多器官功能衰竭（multiple organ failure，MOF）。促炎细胞因子水平升高与创伤、复杂的手术干预、脓毒症、成人型呼吸窘迫综合征（adult respiratory distress syndrome，ARDS）和心源性休克的死亡率相关。此外，如果炎症反应失衡，抗炎反应会导致免疫抑制。已知的多器官功能衰竭是由于严重疾病引起的炎症介质的大量激活导致血管内皮损伤，渗透性水肿和线粒体氧供受损。随着现代ICU的出现，治疗干预和生命支持策略导致炎症介质显著减少，死亡率随之降低。体外生命支持（extracorporeal life support，ECLS）是一个术语，与ECMO可互换使用，但它包括所有体外技术，包括体外循环（又称心肺转流，cardiopulmonary bypass，CPB）、ECMO的所有模式和体外二氧化碳去除（$ECCO_2R$）。近年，ECMO在许多中心的使用率迅速增高，适应证不断拓宽。成人ECMO的适应证已从急性严重呼吸衰竭和心力衰竭支持扩展到体外心肺复苏（extracorporeal cardiopulmonary resuscitation，ECPR），并可作为肺移植的桥梁。

虽然在许多情况下ECLS可挽救生命，但其并发症，无论是与机械泵相关的、出血还是感染，都很常见，常导致发病率和死亡率增加。ECLS的并发症之一是ECLS相关炎症反应。ECLS开始后，促炎细胞因子快速上升被认为与先天免疫反应有关，严重时可能发展为多器官功能衰竭甚至死亡。

ECMO相关炎症反应是在ECMO支持期间，由于血液与生物材料的相互作用，补体和接触系统被激活所致。旁路途径（AP）主要负责产生过敏毒素C3a和C5a及攻膜复合物（MAC）。接触系统负责产生活化因子Ⅻ（FⅫa），它诱导内源性凝血途径，导致凝血酶形成。这些系统中的每一个产物都会促进促炎细胞因子产生，并对白细胞、血小板和血管内皮产生直接影响。特别是中性粒细胞被激活，导致组织中性粒细胞浸润增加，最终导致器官损伤。

某些疾病在ECMO之前就已经存在炎性反应，如脓毒症、ARDS、吸入性肺炎等，这些疾病存在其自身特有的炎性反应过程，作为对缺血、缺氧或炎性介质的反应，内皮细胞可以改变其表面特性从而允许炎性细胞黏附和通透，这些被认为是内皮活化，随后内皮细胞基因表达发生改变。这是对许多细胞因子、补体产物和活性氧（ROS）的反应而发生的。活化的内皮细胞反过来分泌促炎细胞因子并增加其黏附分子的表达，导致白细胞跨迁移增加，最终导致微血管屏障破坏和器官功能障碍。

（二）ECMO与炎症介质

ECMO引起的炎症反应是对血液暴露于体外循环的反应。全身因素和细胞因素都启动类似SIRS的级联反应。这些包括体液和细胞系统，最显著的是接触系统、内源性和外源性凝血系统，以及补体系统和内皮细胞、白细胞、血小板、细胞因子。

1. ECMO与接触系统及内源性、外源性凝血系统　接触系统由几种相关的血浆蛋白组成：因子Ⅻ（Hageman因子）、因子Ⅺ、高分子量激肽原（HMWK）和前激肽释放酶（Fletcher因子）。当这些蛋白质在循环的血液与体外循环接触时，因子Ⅻ被切割成两种蛋白酶，即因子Ⅻa和因子Ⅻf。因子Ⅻa将前激肽释放酶转化为活性激肽释放酶，将HMWK转化为缓激肽。这是一个快速的过程，ECMO回

路中的因子Ⅻa活性在启动后10分钟内达到最高水平。除了促进凝血外，激肽释放酶和缓激肽还会引起炎症反应。已知ECMO期间产生激肽释放酶直接激活中性粒细胞。最近，使用一种新型抑制性抗体中和因子Ⅻa已被证明可以减少体外和ECMO动物模型中的炎症。

接触系统激活最终触发内源性凝血途径。作为接触激活产物形成的因子Ⅻa将因子Ⅺ激活为Ⅺa。在接下来的步骤中，因子Ⅺa将因子Ⅸ转化为Ⅸa，进而激活因子Ⅹ，这是内源性凝血途径。因子Ⅹ的转化是内源性凝血途径和外源性凝血途径之间的凝血级联中的第一个常见步骤。传统认为外源性凝血途径在体外循环中发挥的作用较小，部分原因是外源性凝血途径需要组织损伤和损伤后组织因子（TF）暴露，尽管没有组织损伤，在促炎条件下，TF仍可能存在于体外循环中，活化补体诱导单核细胞表达TF的能力可能是介导这种效应的一种方式。Szotowski等已经描述了TNF-α和IL-6诱导可溶性TF内皮细胞表达的能力。

无论通过哪种方式到达共同途径，活化因子Ⅹ（FⅩa）都会将凝血酶原转化为凝血酶，然后将纤维蛋白原切割成纤维蛋白，从而导致随后的血凝块形成。除了在凝血中的作用外，凝血酶在炎症中也起着重要作用，增加内皮细胞P-选择素和E-选择素表达，增加中性粒细胞的黏附和活化。凝血酶还诱导内皮细胞产生血小板活化因子（PAF），其是另一种有效的中性粒细胞激活剂，并直接影响中性粒细胞表达促炎细胞因子。研究表明，当使用肝素结合的最小体外循环系统（MECC）时，凝血酶水平降低，并且这些系统在功能上与ECMO相似。

2. 体液病理生理

（1）细胞因子：ECMO的启动导致多种促炎细胞因子和抗炎细胞因子产生。这些小分子蛋白质在细胞信号传导中具有多种作用，并且是先天免疫反应的重要介质。在这个过程中几乎没有证据支持单一的"主"细胞因子，这

对选择治疗干预措施有影响。下面简单介绍与ECMO相关研究最多的细胞因子。

肿瘤坏死因子-α（TNF-α）是由炎症刺激多种细胞产生的。TNF-α对多种组织具有多效性；但也许最重要的是，它是中性粒细胞的有效激活剂。此外，它诱导内皮细胞表达黏附分子，增强中性粒细胞的活性。TNF-α还可以刺激巨噬细胞吞噬，增强前列腺素表达，增加凝血酶形成。在ECMO期间，人们认为大部分早期TNF-α释放来自肥大细胞中预先储存。在动物实验的ECMO研究中，McIlwain等确定肠黏膜肥大细胞是早期TNF-α释放的关键因素。较高水平的TNF-α与接受ECMO治疗的新生儿死亡相关。

白细胞介素6是一种复杂的细胞因子，具有促炎和抗炎作用。IL-6在促进T细胞的急性期反应、扩增和活化及B细胞分化的同时，还可能下调其他促炎细胞因子表达，上调抗炎细胞因子表达。针对炎性细胞因子的研究报道，ECMO期间IL-6水平持续升高。在动物模型中，VV-ECMO治疗后肺中IL-6水平也显示出升高，其中它们与实质损伤有关。有趣的是，鉴于IL-6在启动急性期反应中起关键作用，其浓度通常与C反应蛋白（CRP）的产生密切相关，McIlwain等在猪ECMO治疗期间未能证明两者之间存在任何联系。在Risnes等的一项联合研究中，涉及接受ECMO支持的儿童和成人，IL-6水平与生存率呈负相关，在ECMO支持2天后，幸存者和非幸存者之间的IL-6浓度存在明显差异：幸存者的IL-6水平正常，而死亡者保持持续升高。对于其他细胞因子，如IL1-β、IL-8或IL-10，没有观察到这种情况。

IL-8是一种有效的中性粒细胞激活剂，也是中性粒细胞、嗜碱性粒细胞和T淋巴细胞的化学引诱剂。使用模拟和动物模型及在新生儿中进行的研究表明，ECMO开始后IL-8会迅速升高。IL-8浓度的变化似乎遵循类似于TNF-α的时间趋势，在ECMO的前15分钟内增加。

许多其他细胞因子也与ECMO和体外循环的炎症反应有关。值得注意的是，低水平抗炎细胞因子IL-10（在ECMO开始时）与较低的生存率有关。

（2）血小板的活化：除了在止血中发挥作用外，血小板还是ECMO期间炎症的关键介质。在体外循环的一开始，活化的血小板就开始黏附在循环管路吸收的纤维蛋白原上。尽管补体激活和ECMO管路物理特性也起作用，但血小板激活主要影响凝血酶生成。黏附的血小板会改变其形状并释放颗粒内容物，血小板颗粒含有多种可溶性介质，包括趋化因子、促炎细胞因子、蛋白酶、黏附因子、生长因子、血管生成因子和止血因子。激活的血小板还能与单核细胞、中性粒细胞形成结合物，主要与单核细胞结合。这种血小板-白细胞相互作用诱导白细胞分泌促炎细胞因子和单核细胞表达组织因子（TF）。在ECMO期间，这些过程似乎是时间依赖性的，在一项研究中注意到其活性进行性增加。

3. 细胞病理生理

（1）内皮细胞活化：危重症患者内皮功能障碍是预后不良的重要标志。即使没有与体外回路直接接触，血管内皮在ECMO期间的炎症反应中也起着至关重要的作用。以类似于SIRS的方式，体外循环炎症介质的产生导致内皮细胞广泛激活，随后内皮细胞基因表达发生改变。这是对许多细胞因子、补体产物和活性氧（ROS）反应而发生的。活化的内皮细胞反过来分泌促炎细胞因子并增加其黏附分子的表达，导致白细胞跨迁移增加。

内皮细胞的早期激活是响应补体产物而发生的。这些因子作用于内皮细胞以诱导P-选择素上调。内皮表面P-选择素的表达反过来刺激活化白细胞的募集。这个过程发生得很快，因为P-选择素存在于内皮细胞的细胞质中。然而，补体介导的内皮激活是短暂的，因此，促炎细胞因子的循环水平增加是导致内皮细胞随后激活的原因。TNF-α和IL-1β可能是这一过程中最有影响力的细胞因子。任何一种机制的内皮激活都会导致激活的中性粒细胞的募集、"滚动"、牢固黏附和迁移。中性粒细胞浸润被认为是造成与ECMO相关的终末器官损伤的原因。

（2）补体激活：ECMO开始时，机体作为宿主首先发起"反抗"的是补体系统。人类补体系统包括9种不同类型的酶前体（C1～C9），这些酶通常处于失活状态，一旦被激活就作为炎性反应的重要放大器而发挥作用，它们可以由巨噬细胞和血管内皮细胞产生，并被多种不同途径激活。C3a和C5a刺激肥大细胞释放组胺，导致平滑肌收缩、血管通透性增加。C5a是一种高效的促炎介质，增加白细胞募集反应及血管通透性，刺激释放更多炎性介质。旁路途径是体外循环期间补体激活的主要方法，激活原因是血液接触回路的外源性物质。Graulich等研究发现，因ARDS进行ECMO支持的成人患者，体内C3b及末端补体复合物（TCC）水平快速增高，在ECMO开始的前15分钟内已较为明显，且在60分钟内达到峰值，180分钟前开始下降，2天后达到近基线水平。值得注意的是，作为经典途径的标志物，C4d水平则没有明显升高。但也有研究发现，TCC水平并没回到基线，同时，补体激活能导致内皮细胞激活。内皮细胞激活后，可改变内皮细胞基因表达，分泌促炎细胞因子并增加其表达。而TNF-α、IL-1β等促炎因子可能导致内皮细胞晚期活化，导致活化中性粒细胞的募集、牢固黏附和迁移。危重症患者内皮功能障碍是不良预后的重要标志。中性粒细胞浸润被认为与ECMO相关的终末器官损伤有关。

（三）如何减轻 ECMO 上机后导致的炎症反应

1. 药物　在儿科手术中，激素的应用可以减少CPB诱导的炎性反应，但并没有改善最终的临床结局。也有报道称术前应用他汀类药物可以减少体外循环后的炎性反应，并减少心脏术后的病死率，但Meta分析提示，他汀类药物并没有改善临床结局。

此外，还有研究发现蛋白酶抑制剂如西维来司他钠可以改善体外循环心脏术后临床结局。两项前瞻性随机双盲研究发现，西维来司他钠可以降低儿童CPB心脏直视手术围术期炎症反应，改善临床结局。针对急性主动脉夹层接受全弓置换术患者的研究表明，西维来司他钠可以减少CPB后的肺损伤，CPB前预防性使用西维来司他钠可以改善术后肺功能，缩短住院时间，但还需要进一步研究评估其效果。

2. 单克隆抗体　目前，人们对应用靶向因子XII作为一种新的抗凝手段很感兴趣。在这种情况下，应用因子XII抑制剂很有吸引力，因为它有可能降低或消除血栓形成的风险，而不会引起与当前抗凝剂相关的出血风险，同时可以抑制因子XII激活引起的接触介导性炎性反应。一种抑制F XIIa的重组人抗体3F7已在VA-ECMO动物模型中证实可以减轻ECMO引起的炎症反应。但因子XII抑制剂的安全性和有效性仍需要在大型ECMO动物模型中证明。

3. 间充质干细胞（MSC）　MSC疗法被认为是可能用于治疗多种急性炎症的潜在方法。MSC是在大多数中胚层起源组织中发现的多能成体干细胞，因其免疫调节作用而备受关注。MSC可以促进或改善炎症，这取决于当时的环境状态。MSC已在CPB的临床前模型中进行了研究，以作为减少与缺血再灌注损伤相关损害的一种手段。在这里，输注人MSC在3小时内显著降低了炎性细胞因子的水平。鉴于它们能够在级联反应的多个点及与当时环境一致的方式影响先天免疫反应，MSC有可能在ECMO诱导的炎症环境中有效。

4. 血液净化治疗　ECMO联合连续性肾脏替代治疗（CRRT）能够发挥各自优势，需要生命支持的危重症患者有可能会从中受益。在ECMO辅助治疗过程中，急性肾损伤（acute kidney injury，AKI）和液体超负荷（overload fluid，OF）是常见的并发症。2017年血液净化急诊临床应用专家共识提出，CRRT是ECMO辅助中AKI和OF的有效治疗手段。2012年体外生命支持组织的一项调查结果显示，ECMO同期进行CRRT治疗的适应证主要如下：OF（43%）、AKI（35%）、OF预防（16%）、电解质紊乱（4%）和其他（2%）。有文献报道，ECMO辅助的患者中50%～60%需要进行CRRT治疗。

研究提示，CRRT的3种方式传统的连续静脉-静脉血液滤过（CVVH）、连续静脉-静脉血液透析（CVVHD）或连续静脉-静脉血液透析滤过（CVVHDF）均能清除细胞因子，但缺乏应用时机、持续时间及频率的具体建议，需要大规模随机对照试验进一步证实。由于CRRT的证据级别较低，并且需要进一步研究证实CRRT不同技术的优缺点，因此，最新脓毒症及脓毒症休克管理指南不再推荐采用血液净化技术清除炎性因子。但近年来，有学者用oXiris、HA330、Cytosorb进行血液灌流吸附，结合血液透析或血液滤过治疗高炎症性疾病反应的研究。

oXiris膜经带正电的聚亚胺乙烯层修饰，能够吸附带负电的内毒素分子，该膜可用于CVVH或CVVHDF中。Stefan Andrei等报道了在需要VA-ECMO支持的心源性休克中评价oXiris膜的单中心、单盲、随机对照试验的研究方案，主要终点是治疗24小时后LPS血清水平，结果发现oXiris膜似乎有利于通过LPS去除来控制VA-ECMO诱导的缺血再灌注炎症。Broman等为了评估细胞因子和内毒素的清除，设计了一项前瞻性交叉双盲试验以oXiris过滤器或标准过滤器接受CRRT（NCT02600312）。两种过滤器都含有AN69。在治疗的首个24小时中，oXiris组中内毒素浓度下降得更明显。两组细胞因子（TNF-α、IL-6、IL-8和IFN-γ）均较基线显著下降。同时，oXiris组TNF-α浓度下降更明显，而IFN-γ

浓度下降较早。oXiris组的血流动力学变量如乳酸水平和去甲肾上腺素给药显著下降。但在第2个24小时治疗中，两组均没有进一步降低，因为在第二段治疗开始时，所有水平都已较低。该研究显示，使用oXiris过滤器的CRRT治疗降低了循环内毒素和细胞因子水平，并具有良好的血流动力学改善效果。然而，该研究的样本量小，这对其可信度有一定影响。

HA-330由苯乙烯-二乙烯基苯共聚物组成，在中国被批准用于治疗严重脓毒症和脓毒症休克，也可以与CRRT、CPB和ECMO等体外循环结合使用。最近报道的一项针对23例脓毒症合并AKI患者的前瞻性观察研究，评价了CVVHDF联合HA-330血液灌流的疗效。使用HA330每天进行2小时血液灌流，连续3天。逐天对比，去甲肾上腺素给药并未减少，而血红蛋白和血小板计数在治疗后显著下降。尽管该研究没有确定HA330血流灌流是否降低了如TNF-α、IL-1β、IL-6和IL-8细胞因子的水平，但测量了其他炎症参数。降钙素原（PCT）、白细胞计数及中性粒细胞计数没有显著降低，但观察到C反应蛋白（CRP）减少。通过联合使用间歇式HVHF和HA-330血液灌注3天，对比基线和HVHF联合CVVH，生命体征、实验室检查及去甲肾上腺素的用量都有所改善。包括IL-6、IL-10和TNF-α在内的血浆细胞因子，在首个24小时治疗后两组均有下降，组间差异具有统计学意义。HA330血液灌注联合组和CVVH联合组的28天全因死亡率分别为26.7%和40%，由于样本量小，差异无统计学意义。

体外细胞因子血液吸附装置Cytosorb旨在直接吸附中等分子量的炎症介质（10～60kDa）。抗炎因子、促炎因子、病原体和毒素均可被清除。Cytosorb血液吸附装置于2011年在欧洲获得批准，实际上可以作为一种独立的治疗方法使用，也可以与CRRT、CPB和ECMO等体外循环结合使用。Bruenger等报道了1例39岁的急性呼吸窘迫综合征和脓毒性心源性休克的患者，采用血液吸附和ECMO治疗。血液吸附装置安装在CVVH回路中，患者最初接受了VA-ECMO治疗，随后接受了左心室辅助装置和右心体外生命支持。在为期4天的3次血液吸附过程中，IL-6和降钙素原（PCT）的血浆水平下降，对血管活性药的需求也显著减少。Trager等报道了采用VA-ECMO联合血液吸附疗法治疗了1例45岁的重度ARDS患者。细胞因子过度增加的炎症反应伴随着严重的多器官功能衰竭，用细胞吸附剂和CVVHD的组合进行了总共3次连续治疗超过85小时。结果，可以观察到IL-6和IL-8血浆水平显著降低，伴随着毛细血管渗漏下降、血流动力学稳定和呼吸功能改善。所有这些病例报道都分享了用ECMO和血液吸附联合治

疗休克和明显的高炎症性疾病，最明显的效果包括细胞因子水平降低，伴有血流动力学稳定和血管活性药物减少。关于开始时间、持续时间和剂量的血液吸附治疗缺乏明确的建议和可靠的证据，因此需要进一步研究。

最近使用的oXiris、HA330、Cytosorb等显示出降低细胞因子水平或内毒素活性的作用，并改善了血流动力学参数，这可能是治疗高炎症性反应的有前景的治疗选项。但在临床应用中的证据有限且存在争议。需要更大样本量的随机对照试验（RCT）进行进一步研究，为这些技术应用在开始时间、适应证、选择最佳滤过膜或滤芯及CRRT模式方面提供更多的证据。

（王　楠）

第4章　体外膜肺氧合设备

一、驱　动　泵

驱动泵是ECMO设备的动力来源，负责向氧合器中泵入自体内引出的血液，进行气体交换后再回输到患者体内。一台合格的驱动泵需要满足以下条件：提供流量的原动力充足；血液损伤力求最小；无血液停滞；最小程度污染泵内永久部件；停电时可手动操作；可精确进行流量监测；泵的性能、安全性、易用性和使用成本需要综合考虑。滚压泵（roller pump）和离心泵（centrifugal pump）是目前常用的驱动泵。滚压泵作为第一代体外循环用血泵，由泵头、泵槽、滚轮压轴、管夹、泵盖、管路和手动驱动装置组成，其中泵盖为安全保护装置，揭盖则泵会自行停止运转，还能防止异物进入泵内损伤泵管；泵夹用来固定泵管，防止其移位影响灌注；手动驱动装置是为了停电时机器能继续运转，以维持血液循环。滚压泵工作原理是通过电机转动带动中心泵轴，再带动与中心泵轴连接的滚轴，滚轴在泵槽内旋转滚动，并挤压管道推动血液（图4-1）。当滚轴挤压管道推动血液向前移动时，后方会产生负压，从储血灌吸入血液。这种方式的驱动泵，泵体与血液不会直接接触，适合形成搏动流量，其优点之一为可降低婴幼儿低流量导致的溶血，因此，在婴幼儿的体外循环支持中应用较多。但由于滚压泵的泵头是一种用双滚压轴轮流挤压泵管的阻闭式泵，会对泵管内流动的血液造成挤压，对血液有形成分破坏大。因此，滚压泵一般用于短期辅助支持，如心脏手术的体外循环支持。

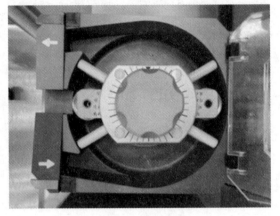

图 4-1　滚压泵

影响滚压泵流出量的因素有泵管内径、泵管弹性、泵的转速、泵轴的阻断压力和供血量。使用滚压泵必须根据患者体重选择不同内径的泵管，血液在管道内的流量随泵管内径的不同而不同，流量单位一般用"ml/rpm"表示，如体重为40kg的患者，使用内径1/2英寸（in）（1in=2.54cm）的泵管，流量约为40ml/rpm。流量高时，与泵速呈线性关系。除此之外，泵轴对泵管挤压过紧或过松均会对血液造成破坏，因此，要注意调节泵轴和泵槽之间的精密度，以保证每次挤出的血流量满足需求。

目前临床上应用较多的ECMO驱动装置是离心泵，其工作原理是具有一定质量的物体在进行圆周运动时会产生离心力，离心力的大小与质量及转速成正比。离心泵的设计是将固定于底盘上的几个小圆锥体环绕在一个圆形密闭容器中，而容器的中心和外周处各开一个小孔，当底盘高速转动时圆锥体则会产生离心力，此时中心为负压，可将血液吸入，而外周为正压，将血液泵出（图4-2）。随着现代生物医学技术的不断发展及生物相容性较好的材料出现，目前的血液驱动泵已经发展到磁悬浮离心泵（图4-3），它具有体积小、流量大、安全系数高等特点，外形为蜗壳状，保证血液层流，最大程度减少逆流和湍流；泵头没有金属支撑物，没有接缝及较重的轴承，因此其重量较轻，机械故障发生率较低，减少预充量和表面积；且本身符合物理学原理的曲线设计，剪切力降低，对血液破坏较小；内集成有流量计和气泡探测器，操作简便；可选择的涂层材料有肝素涂层或聚（丙烯酸-2-甲氧基乙酯）涂层材料，增加组织相容性。

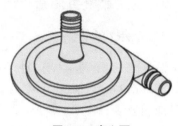

图4-2　离心泵

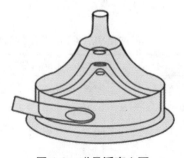

图4-3　磁悬浮离心泵

离心泵由驱动部分（电机和泵头）、控制部分（流量传感器等）、压力传感器、电源和手动驱动装置等组成。离心泵头为相互耦合连接的核心离心泵头磁性后室和带有磁性装置的电机组成，当电机高速运转时，它通过带动磁性转子高速旋转进而带动锥形泵头旋转产生离心力，驱动血液流动。相比于滚压泵，离心泵直接与血液接触，滚压泵与离心泵优缺点如表4-1所示。

表4-1　滚压泵和离心泵的优缺点比较

	滚压泵	离心泵
优点	流量稳定且测定简单	对血液有形成分破坏较轻，溶血和血栓的发生率较低
	可重复使用的泵；廉价的一次性泵管	驱动一定量血液时耗能小
	患者体重不同，泵管内径亦不同	极少有空气进入
	易于消毒	非阻闭性，不会产生泵管压力过高的情况
缺点	阻闭性，血液破坏较大（泵轴对泵管的挤压）	泵减速或停止时容易产生逆流
	对泵管压力要求较高，压力过高或过低均不行	管路易打折
	管路破裂致栓子形成；空气进入易造成空气栓塞	小流量时控制困难，因此需要流量计
	泵头影响血液流速并对血液造成损伤	价格较贵且泵不可重复使用

使用离心泵时，需要注意以下情况：备用电源定期检查，由于离心泵流量取决于泵前后负荷（前负荷即从患者体内引出多少血容量，后负荷即血液回流至患者体内的阻力）、离心泵转速及由离心泵产生的压力，因此，需要设置流量报警系统，并定期检查血流量计，因为流量过高和过低都会加重心脏负担。

二、空氧混合器

空氧混合器是一种调节氧浓度和流量的设备，它可使患者吸入氧浓度控制在一个安全范围内，避免纯氧吸入所致的氧中毒等并发症。空氧混合器应用范围广泛，不仅在ECMO中使用，最早在鼻导管、面罩中均有使用，目前应用领域还包括高流量氧疗装置、呼吸机、麻醉机和体外循环机。一般选择带有空气和氧气两者混合的装置即可（图4-4），要求可以测定气源压力。空氧混合器一般带有氧气浓度表和气体流量表两个部件，前者用来调节氧浓度，后者用来控制二氧化碳清除率（图4-5）。

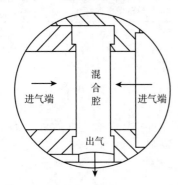

图4-4　空氧混合器工作示意图

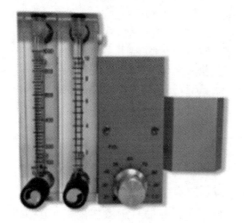

图4-5　空氧混合器

　　根据构造的不同，空氧混合器可分为集氧流量调节式、步机电机控制式、比例电磁控制式和电磁阀组合式4种。集氧流量调节式是一种需要人工手动操作、精度较低的纯机械式；步机电机控制式利用电机带动纯机械式气体混合器，并通过电机调节混合器气路中的比例杆，进而控制氧气和空气的进入比例；比例电磁控制式依靠空气流量阀和氧气流量阀完成，不仅可混合空气和氧气，内部还配有流量传感器和氧电池，具有控制和监测功能；电磁阀组合式的机械构造相对复杂，故障发生率较高。空氧混合器按照工作原理的不同，可分为浮标式、机械膜式和电子比例式3种。浮标式空氧混合器是由空气流量浮标计和氧气流量浮标计共同构成，两者相互独立，空气和氧气混

合后的气体即为所需氧浓度，这种空氧混合器特点是结构简单，价格低廉。机械膜式空氧混合器的氧气和空气分别从两个独立的接口进入混合室，进入的气体量由混合室的大小和空间比例不同决定，从而达到控制氧浓度的目的。电子比例式空氧混合器是利用闭环式控制系统，通过电磁混合控制阀调节输入信号（空气和氧气的流量）和输出信号（氧浓度）之间的输出比例，该模式中二次反馈系统的输出量与初始输入量的变化呈线性关系，其精确度也是最高的。

（李壮丽　李跃东）

三、管路与插管

（一）ECMO的管路

　　（1）根据管径大小国际上有3种标准规格，即1/4英寸（in）、3/8in和1/2in（1in=2.54cm）。一般前两种应用较多，临床上需要根据患者体重和ECMO运行的模式选择不同管径的管路（表4-2，表4-3）。

表4-2　不同体重VV-ECMO管路的选择

体重（kg）	管路（cm）	膜肺（m^2）
2～5	0.635	0.8～1.5
>10～20	0.635	2.5～3.5
>20～30	0.953	3.5～4.5
>30～50	0.953	4.5
>50	0.953～1.270	4.5

表4-3　不同体重VA-ECMO管路的选择

体重（kg）	管路（cm）	膜肺（m^2）
<2	0.635	0.4
2～5	0.635	0.8
>5～10	0.635	1.5
>10～20	0.635	2.5
>20～35	0.953	3.5
>35～70	0.953～1.270	4.5
>70	1.270	4.5

（2）设计ECMO管路一般遵循两个总的原则

1）管路越短越好：管路越长，阻力越大；另外，管路长短直接决定血液与异物接触的表面积，管路越长，血液与异物接触的表面积越大，预充液体量越大，热量损失就越多。

2）管路中的接头越少越好：接头越多，血液流动过程中形成湍流的概率就越大，而湍流形成的位置容易发生血栓，并且湍流处对血液中红细胞破坏较大，这些均会导致溶血发生率增加。因此，设计管路时应尽可能减少接头的数量。

（3）管路涂层技术：早年因为管路与血液接触产生的生物相容性问题，极大地限制了体外循环技术的应用，导致很多治疗的失败。人体会将ECMO管路及其部件视为异物，在与血液接触时，极易造成血小板黏附，补体激活，炎性介质激活、释放，并进一步产生级联反应，最终导致严重的全身炎症反应及多器官功能障碍等。随着组织医学、生物工程技术、高分子生物材料的发展，人们采用在管路表面涂覆肝素或其他生物相容性高分子材料的方式，不仅解决了血液引流至体外后凝血的问题，也很好地解决了人体血液与异物生物相容性的问题。不仅使ECMO治疗成为现实，而且治疗的持续时间也越来越长。目前常用的涂层技术按照是否为肝素涂层分为两大类。

1）肝素涂层技术：肝素起到两方面作用，一是增强管路抗凝效果，二是它可抑制血液成分激活，减少炎性因子释放。肝素固定于血液表面的方式是共价键或离子键结合。目前商品化的肝素涂层主要有Duraflo Ⅱ、Bioline、Carmeda等。Bexter公司开发的Duraflo Ⅱ涂层，是用离子键结合肝素-苄烷胺-氯化物复合物而成，在其接触血液或血浆时，可减少纤维蛋白原的吸附，减少血小板激活和黏附；另外它可以与抗凝血酶Ⅲ相互作用，抑制凝血和纤溶系统，阻止补体系统活化，最终抑制全身炎症反应。Bioline是Maquet公司的产品，它

以共价键和离子键方式将肝素结合到天然材料多肽上，既可减少纤维蛋白溶解激活，又能减弱炎症反应的水平。Carmeda的肝素涂层技术（CBAS）应用在Medtronic的管路和氧合器上，以端点共价键将肝素分子和亲水基质层结合的技术连接在一起，适用于各种材料表面。与血管内皮细胞一样具有负电荷的CBAS涂层中的肝素成分，其独特的端点共价键结合方式可以确保肝素分子的活性位点在接触血液几小时后仍然可以自由地进行生物反应，并且这种结合方式的肝素分子具有稳定、可再生的特点。需要注意的是，CBAS基底层较厚，可以覆盖中空纤维膜孔，影响氧气和二氧化碳等气体通过，因此，不宜在氧合器表面涂覆。其他的肝素涂层还有Corline涂层和Trilium Bio-passive Surface涂层等。

2）非肝素涂层技术：常见的有Mimesys涂层、X涂层和SMARxT涂层。Mimesys涂层主要成分是磷酸胆碱（PC），PC分子是一端带正电一端带负电的两性离子磷脂化合物。Chapman等学者研究发现一些人造膜在接触血液时表现出良好的血液相容性，并首次成功将PC与甲基戊烯酸和月桂基结合，并模拟细胞外层功能，结合而成的复合物可阻止蛋白质黏附。PC基团是细胞外膜的外层基团，也是组成细胞膜基本单元卵磷脂的亲水端基团。Mimesys涂层最初由Biocompatibles公司开发，经该公司许可后用于体外循环设备中的是Dideco公司（Sorin子公司）。X涂层的主要成分为丙烯酸-2-甲氧基乙酯（PMEA），故而又称PMEA涂层，PMEA是一种人工合成的无肝素成分同时又具有亲水性和疏水性的聚合物，涂覆在材料表面的PMEA表现为两重性（即它与材料接触面呈疏水性，而与血液的接触面呈亲水性），它可改善体外循环管路的生物相容性，抑制血浆蛋白吸附，抑制血液成分（白细胞和血小板）黏附和激活。SMARxT涂层的主要成分是聚己酸内酯-聚二甲硅氧烷-聚己酸内酯（SMA），SMA与聚合物共混时，可改

变蛋白质的结合位点，形成中性的稳定微域样结构，避免血小板和蛋白质激活，可增强血小板保护，减少纤维蛋白溶解和凝血酶生成，显著改善材料表面的生物相容性。其他的非肝素涂层还有Safeline涂层和Sofeline涂层等。

（二）ECMO插管

1. 插管前处理原则　对于需要行ECMO治疗的患者，首先明确患者在何处进行插管，如手术室、急诊科抢救室或ICU内，需要确定患者能否安全转移，以及护理是否到位；转运前确定患者一般情况，如生命体征是否平稳；插管前的准备，包括人员（除常规ECMO医疗团队外，还需要血管外科医师准备）、设备（包括动静脉插管和外科器械）和药品（包括镇痛药和抗凝剂等）是否齐全。另外，置管前需要经患者家属同意并签署授权委托书和知情同意书；通知血库备血（包括红细胞、血浆和血小板）；插管前应先给予肝素抗凝以预防管路中血栓形成。

2. ECMO常用模式　VV-ECMO和VA-ECMO是ECMO的两种常用模式。VV-ECMO是将静脉血引出至膜肺进行气体交换、氧合和排出二氧化碳，氧合后的血液再被回输至腔静脉，对患者进行呼吸支持。VA-ECMO是将血液自静脉端引出后，经血泵送入氧合器，进行氧合并清除二氧化碳后，再经由动脉导管回输至体循环动脉内，VA-ECMO模式可同时为患者提供循环和肺功能的支持。两种模式的不同如表4-4所示。临床上需要根据患者年龄、体重和病情选择不同的模式。

表4-4　VV-ECMO和VA-ECMO的比较

	VV-ECMO	VA-ECMO
插管位置	只需要静脉插管，位置可选择颈内静脉、股静脉，或者大隐静脉、右心房	需要静脉和动脉插管，静脉可选择颈内静脉、股静脉、右心房；动脉则可选择右颈动脉、腋动脉、股动脉、主动脉
氧分压（PaO_2）（mmHg）	45～80	60～150
最大流量［ml/（kg·min）］	100～120	80～100
氧合指标	PaO_2，脑SVO_2，经膜$DavO_2$	SvO_2，PvO_2
循环支持	无	部分或完全支持
再循环	有	无
中心静脉压	与机体容量有关，可准确评价血容量	与机体容量无关，指导意义不大
SvO_2	不准确	准确
动脉氧合（SaO_2）	最大流量血氧饱和度80%～95%	受ECMO流量影响
呼吸机参数	开始后缓慢调低	开始后迅速调低
动脉压力曲线	保持搏动	搏动减弱
全身栓塞	减少	可能

3. 插管规格　ECMO插管的粗细规格以法制单位French（F）来表示，F指插管的外径，1mm相当于3F。需要注意的是，不同厂家生产的外径相同的插管，由于插管的管壁厚度不同，内径可能相差较大，同时由于插管长度和侧孔位置的不同，插管的流量-压力特性相差较大。静脉插管一般在末端和侧面均有孔，这样即使末端阻塞，血流仍可通过。动脉插管一般仅末端开孔，侧面不开孔，以防止血管损伤。通常可以用M值来量化不同

口径的插管阻力（表4-5，表4-6），M值整合了流量和压力的信息，套管的M值越低，流量-压力关系越好，血流阻力越小。利用M值可以帮助估算某一特定压力时的预计流量（表4-7～表4-9）。

表4-5 各种插管的M值

生产商	长度（cm）	大小（F）	M值
动脉插管			
Bio-Medicus	25	8	4.40
	25	10	4.00
	25	12	3.55
	25	14	3.25
	37	17	3.05
	37	19	2.80
	37	21	2.60
Elecath	8	8	4.55
	12	10	4.10
	12	12	3.85
	12	14	3.60
	12	16	3.40
RMI	25	18	3.00
	15	20	2.80
	25	22	3.10
静脉插管			
Bio-Medicus	25	8	4.35
	25	10	3.90
	25	12	3.55
	25	14	3.35
	50	17	3.40
	50	19	3.15
	50	21	2.90
Elecath	12	8	4.45
	12	10	3.90
	12	12	3.80
	12	14	3.70
	12	16	3.30
RMI	52	18	3.20
	52	20	3.00
	52	28	2.30

表4-6 双腔静脉插管

生产商	长度（cm）	大小（F）	M值（静脉）	M值（动脉）
Origen	6	12	3.90	4.70
	8	15	3.50	4.30
	15	18	3.40	3.80
MAQUET	15	12	4.10	4.60
	15	15	3.60	4.60

表4-7 不同M值预测流量（单腔静脉插管）

生产商	大小（F）	M值	100cmH$_2$O时的流量（L/min）
Bio-Medicus	8	4.35	0.5
	10	3.90	0.9
	12	3.55	1.5
	14	3.35	2.0
	15	3.65	1.3
	17	3.40	1.9
	19	3.15	2.6
	21	2.90	3.2
	23	2.65	5.0
	25	2.55	6.0
	27	2.40	6.5
	29	2.30	8.0
RMI	18	3.20	2.0
	20	3.00	3.0
	28	2.30	8.0

表4-8 双腔静脉插管

生产商	大小（F）	M值（静脉）	100cmH$_2$O时的流量（L/min）	M值（动脉）
OriGen	12	3.90	0.9	4.70
	15	3.50	1.6	4.30
	18	3.40	1.9	3.80
Jostra	12	4.10	0.8	4.60
	15	3.60	1.4	4.60

表4-9　动脉插管

生产商	大小（F）	M值	100cmH$_2$O时的流量（L/min）
Bio-Medicus	8	4.40	0.5
	10	4.00	0.9
	12	3.55	1.5
	14	3.25	2.4
	15	3.30	2.2
	17	3.05	3.0
	19	2.80	3.8
	21	2.60	5.0
	23	2.40	6.5
RMI	18	3.00	3.0
	20	2.80	3.8
	22	3.10	2.9

ECMO辅助流量的大小取决于有效循环血容量、全身血管阻力、泵流速和管道内径等因素。其中，管道内径是影响ECMO辅助流量的主要因素之一，内径越细，管路阻力越大，流量越小。因此，为保证足够的流量，管径设计理论上越粗越好。但是，随着现在开展ECMO的中心及ECMO数量的增加，有研究发现，VA-ECMO中，使用管径较大（16～21F）的股动脉插管与管径较小者（14～15F）相比，临床结局无明显差异，但前者下肢缺血、出血、感染和血栓形成等血管并发症发生风险增加。因此，目前临床上选择插管尺寸需要结合患者性别、身高、体重、潜在病因、心脏基础情况及外周血管情况等。

值得一提的是，ECMO辅助流量的大小与左心室后负荷有关，流量越大，左心室后负荷增加越明显。因此，ECMO辅助流量一般维持在60～120ml/（kg·min）即可，目的是在保证患者充分供氧的同时，不增加左心室后负荷。可定期监测ECMO辅助期间血乳酸水平和ECMO环路内混合静脉血氧饱和度（S$_v$O$_2$）来指导调节ECMO辅助流量。另外，可进行连续床旁超声心动图检查了解患者左心功能状态及室壁运动情况等，防止左心后负荷过大造成远端肢体缺血。

4. ECMO插管技术　常见插管种类如图4-6～图4-8所示。

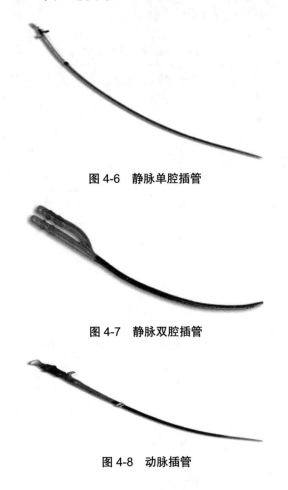

图4-6　静脉单腔插管

图4-7　静脉双腔插管

图4-8　动脉插管

插管方式有3种，即穿刺法、半切开法和切开法。半切开法即外科引导下的经皮穿刺，适用于新生儿ECMO插管；切开法为外科切开血管然后置管，是传统的插管方法，该方法需要血管缝合荷包线并且用套管固定，目前应用较少，一般作为经皮穿刺失败后的备选方法。临床上应用最多的是穿刺法，也是成人VV-ECMO首选方法，采用经皮穿刺技术（又称Seldinger技术），出血并发症发生率较低。临床上ECMO模式不同，插管方式也不同，下面分别进行介绍。

（1）VV-ECMO：成人VV模式的置管方

式包括以下几种。

1）股静脉-颈内静脉置管：指从股静脉引流出含氧较低的血液，经氧合器氧合，排出二氧化碳后，将氧合血液经颈内静脉回输至右心房。颈内静脉选择右侧颈内静脉，股静脉则选择两条中任一条。颈内静脉插管尖端位于上腔静脉或右心房，股静脉插管尖端位于下腔静脉。

2）股静脉-股静脉置管：自一侧股静脉引出血液，氧合后经另一侧股静脉回输至右心房，这种置管方式需要在下腔静脉和右心房交界处5～10cm位置插入引流套管，回输端通过对侧股静脉置入右心房，相比于股静脉-颈内静脉置管方式，这种方式更容易发生血液再循环，因而临床较少使用。

3）右颈内静脉置入双腔插管（dual lumen cannula，DLC）：这种方式早期主要应用于婴幼儿，原因在于婴幼儿股静脉太细小脆弱，无法容纳ECMO套管。适合成人的双腔静脉插管现有美国Avalon（图4-9，图4-10）和MC3。Avalon是一种16～31F双腔插管。这种双腔管只需要在右侧颈内静脉置入，引流管腔自上腔静脉或下腔静脉引流出缺氧血液，回输端位于右心房，套管管口位于三尖瓣上方，且要朝向三尖瓣。单一部位插管的好处在于显著降低了血液的再循环。另外，单一插管的感染风险降低，特别是在没有股静脉插管的情况下。最后，单一插管更有利于患者进行被动物理治疗。缺点在于需要准确定位引导插入，插入

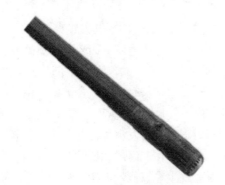

图4-9　Avalon双腔插管

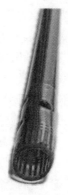

图4-10　Avalon双腔插管尖端

不当会引起移位和穿孔。有研究表明，单一部位的双腔置管可减少患者有创机械通气的使用，促进觉醒和康复。

VV-ECMO模式下需要注意再循环问题，再循环是指经过氧合器氧合后的血液回输至右心房后，由于引流管和回输管太近，血液被引流管立即从右心房排出，如前面所述的股静脉-股静脉置管方式。另外，胸腔内压、心脏内压和腹内压增加会阻碍静脉回流，也可导致再循环发生。影响再循环的主要因素还有心排血量、右心房容量、ECMO流量和插管位置。再循环现象在VA-ECMO中是不会出现的。目前已有计算公式量化再循环量。

$$再循环量（\%）=(S_{pre}O_2-SvO_2)/(S_{post}O_2-SvO_2)\times100$$

其中，$S_{pre}O_2$是进入氧合器的血氧饱和度，$S_{post}O_2$是离开氧合器的血氧饱和度，SvO_2在这里定义为在被ECMO循环排出之前回流至腔静脉的静脉血氧饱和度。$S_{pre}O_2$和$S_{post}O_2$可以通过无创血氧仪或通过血液进出氧合器的血气分析来测量。如果$S_{pre}O_2$等于SvO_2，则管路中没有再循环；如果$S_{pre}O_2$等于$S_{post}O_2$，则有100%的再循环。

（2）VA-ECMO：成人VA-ECMO模式的置管方式包括以下几种。

1）中心置管：指引流血的静脉管直接置于右心房，而回输端动脉管置于升主动脉。这种方式一般用于心脏术后心源性休克的患者，

优点在于管路可以更粗，以便提供更高的流量，改善血流，减少上肢低氧血症发生。缺点是需要开胸操作，感染和出血风险增大。

2）股静脉-股动脉置管：通常使用同侧的股静脉和股动脉，股静脉导管尖端置于右心房处，便于更好地引流血液，股动脉导管可置于同侧或对侧，尖端位于髂总动脉。这种置管方式的弊端在于经股动脉回输的氧合血逆流进入体循环（与生理心排血量血流方向相反），尤其在左心室功能障碍时，血液逆流会导致左心后负荷增加，进而导致左心室压力增加和血液引流不足，最终导致肺静脉高压、肺水肿和急性呼吸窘迫综合征。

3）右颈内静脉-股动脉置管：常用于一侧股静脉血管情况较差时。

4）右颈内静脉-锁骨下动脉置管：这种置管方式回输血液是顺流方向，可减轻左心室扩张，同时避免了股动脉插管的相关并发症；另外，这种置管方式可改善脑氧合效果。需要注意的是，由于锁骨下动脉位置较深，锁骨下方为臂丛神经和胸膜顶，因此锁骨下动脉置管有损伤臂丛神经和并发气胸的风险。

5）股静脉-腋动脉置管：选择腋动脉是基于股动脉回输血液逆流问题，以及股动脉插管易引起下肢缺血、出血及感染等相关并发症。而经腋动脉置管回输血液可以向全身提供顺行血流，且腋动脉通常比股动脉发生钙化等病变的概率低，不易感染等。已有研究证实，腋动脉插管是一种安全有效的替代股动脉插管的方法，尤其适用于腹股沟狭窄、严重周围血管疾病或心脏移植后原发性移植失败的患者。

（张小丽　李跃东）

四、膜式氧合器

膜式氧合器即气体交换装置，又称人工肺，是将含氧较少的血液自静脉导管引出后，在氧合器进行氧气交换，排出二氧化碳，并进行温度调节的人工辅助装置。众所周知，气体分子在做非定向运动时，如果不同区域存在分压差，气体分子将会从分压高的一侧向分压低的一侧移动，肺换气就是以这种方式进行的。影响肺换气的因素较多，主要包括气体分压差、呼吸膜厚度、呼吸膜面积、通气/血流比值。混合静脉血流经肺毛细血管时，肺毛细血管内氧分压较肺泡内氧分压低，在分压差作用下氧气由肺泡扩散至血液，直至静脉血与肺泡内氧分压接近，而二氧化碳在两者之间的分压差正好相反。所以，二氧化碳自血液向肺泡扩散。膜式氧合器的工作原理是模仿气体在肺内交换的过程，血液和气体不直接接触，氧气和二氧化碳通过弥散方式进行交换。血流进入氧合器后，分布在膜式氧合器的一侧，外源性进入的氧气则在膜式氧合器另一侧以相反方向流动，以此为基础，氧气和二氧化碳在膜两侧持续交换，直至两侧两种气体分压差接近，达到交换氧气、排除二氧化碳的目的。膜式氧合器的材料需要具备以下条件：血液相容性好；可渗透气体；热稳定性、耐酸碱性、耐氧化性、可成膜性及耐腐蚀性好。目前临床常用的膜式氧合器按分类方式的不同而种类不同，如按照膜的基本结构，可分为有孔型和无孔型。按照膜肺形状其可分为卷筒式、平板折叠式和微孔中空纤维式。而按照制造材质其可分为硅胶膜式氧合器和中空纤维膜式氧合器。

（一）硅胶膜式氧合器

硅胶膜式氧合器是较为经典的膜式氧合器，硅胶膜的气体通过率相较于其他高分子薄膜材料更接近于人工肺泡膜，是无孔膜肺的首选材料，适于长时间灌注。另外，由于没有微孔存在，气血完全隔离。因此，不会因气血两侧压力不对等而发生气体栓塞或血浆渗漏等情况。其优点在于组织相容性好、气体交换率高、凝血发生率较低及使用寿命较长等。鉴于此，硅胶膜式氧合器曾主导ECMO氧合器市场近30年。但此膜肺的氧合能力很大程度上取决于膜表面积，要想增加其氧合能力，就需要扩大其表面积，而随着表面积增大，其预充量扩大。为了克服这一问题，人们设计了针对不同体重患者的不同表面积氧合器，这无疑增加了其生产成本和制作工艺，且适应范围减小。除此之外，硅胶膜式氧合器本身较为笨重，血流阻力大，预充量大，且由于驱气过程较慢，预充操作较为烦琐，二氧化碳排出问题仍有待完善。在中空纤维膜式氧合器出现之后，硅胶膜式氧合器已经较少使用。目前只有美国美敦力公司生产的硅胶膜式氧合器是被美国食品药品监督管理局批准长期使用的膜式氧合器。该氧合器中心为聚碳酸酯材料，外周缠绕着硅胶膜，装入硅胶套筒内，膜表面修饰了基于聚环氧乙烷的复合涂层材料，以使气体交换率达到最大，同时可以降低酶对蛋白质的吸附和对血小板的黏附。临床上需要根据患者体重及预期血流量选择合适规格型号的氧合器（图4-11）。

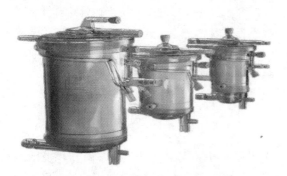

图4-11　不同规格的硅胶膜式氧合器

临床判断膜肺功能的指标包括膜前后压力和气体交换能力。决定跨膜压的因素包括患者血压、泵头松紧、泵流量等。膜前后压力增加提示氧合器阻力增加，可能原因有患者血压升高或动脉插管打折；如果膜前后压力下降，提示泵血流减少，可能原因有患者血压下降或泵头太松等；如果膜前后压力差变大，则提示氧合器阻力增大，可能原因有血栓形成。因此，临床上在治疗过程中需要监测膜前后压力。

（二）中空纤维膜式氧合器

中空纤维膜式氧合器是近年来发展较快的氧合器，其之所以能够广泛应用于体外循环技术，优点在于：①中空纤维束膜在单位体积内具有较大的表面积，利于气体交换；②由中空纤维制成的膜式氧合器有内外两个腔，类似于微血管的某些功能，两腔之间可通过膜进行物质交换；③用来制作中空纤维的膜材料不同，能通过膜材料进行交换的物质分子量大小不同，根据这个特点，临床可根据需要通过物质分子量不同选择不同的膜材料。

氧合器为ECMO的核心部件，而膜材料是氧合器的核心技术。用来制造中空纤维的膜材料要求成纤性能良好，常见的有醋酸纤维素、聚乙烯、聚丙烯（PP）、聚氯乙烯及聚-4-甲基-1-戊烯（PMP）等。这些材料的共同特性是成膜性好、热稳定性高、耐酸碱性好、化学性能稳定、抗氧化性佳、组织相容性较好、气体交换能力较强等，可有效排出二氧化碳。目前我国国内的ECMO设备分为进口和国产的，其膜多采用PP或者PMP。膜按照结构的不同可分为致密膜、微孔膜和复合膜三类。致密膜是较早被用于制作氧合器的膜材料，最常用的致密膜材料为聚二甲基硅氧烷（PDMS），解决了之前的诸如血膜式和鼓泡式氧合器中气血直接接触的缺点，血液通过致密膜进行气体交换，减少了对血液有形成分的破坏。但由于致密膜的机械性能较差，要增加其机械性能，就需要增加其厚度，而厚度增加的结局是气体交换效率下降。因此，致密膜目前已经较少被使用于制作膜材料，而多作为膜涂层材料。微孔膜是近年来研究较多的膜材料，与致密膜相比，微孔膜显著提高了气体交换效率，但由于微孔的存在，增加了血浆渗漏的风险。为防止通过微孔膜的血浆发生渗漏，现普遍采用在微孔膜上涂层的方式，构成复合膜，涂层材料目前多采用上述的PDMS。当前市场上大多数ECMO设备的膜式氧合器使用的膜材料均为复合膜结构，即将中空纤维作为支撑体，表面涂覆具有特殊功能（包括可以提高膜的生物相容性、减少凝血发生及提高气体渗透性等）的选择分离功能层膜材料，使中空纤维膜式氧合器交换效率提高，使用时间更长。例如，德国迈柯维公司生产的中空纤维膜式氧合器，膜表面采用涂覆肝素的方式来提高其生物相容性，另外，肝素涂层可以降低血小板和补体的活性，并具有抗炎作用。

中空纤维膜式氧合器根据血液流动方式可分为管内型和管外型，前者即管内走血、管外走气，后者为管外走血、管内走气。目前多采用管外型（图4-12），原因在于：①管内走血时，由于血浆和血细胞比重不同，在膜表面流动时血细胞流速较快而血浆流速较慢，产生层流现象，即流动较快的血细胞集中在管中央，而流动较慢的血浆集中在管周边，等同于增加了膜的厚度，从而影响气体交换效率，管外走血可以很好地解决血液层流问题；②血液在管内流动时需要较高的压力，血液成分易被破坏，而血液在管外流动则可减少血液在管内流动时产生的剪切力，减轻血液的损伤；③血液在管外走行时会在中空纤维之间不断改变方向，血细胞和血浆会进行充分混合，使气体交换率提高，氧合效果佳，使用的中空纤维少，减少了血液和膜的接触，而且预充量显著减少；④管内走血时，万一发生栓塞，则整根中空纤维管丧失氧合作用，而管外走血、管内走气时因气体密度较低，很少发生栓塞现象，为充分氧合提供了安全保障。

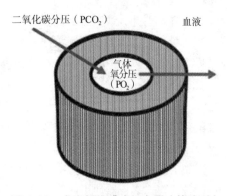

二氧化碳分压（PCO₂）　　　　血液

气体氧分压（PO₂）

图4-12　中空纤维膜式氧合器（管外型）

中空纤维膜式氧合器较硅胶膜式氧合器有诸多优点，如易预充、预充时间短、预充量小；单位体积的膜表面积较大、气体交换率高；跨膜肺阻力较硅胶膜式氧合器显著下降，显著减少了红细胞损伤破坏的风险。基于以上优势，目前硅胶膜式氧合器已有逐渐被中空纤维膜式氧合器取代的趋势。近年来也有新型的结合了硅胶膜式氧合器和中空纤维膜式氧合器两者的特点，采用PMP材料制成的具有毛细血管结构的膜式氧合器。这种氧合器保留了中空纤维膜式氧合器预充简便、跨氧合器压力低的优点，又有硅胶膜式氧合器不会随着使用时间延长而发生蛋白质渗漏、氧合器失效的优点。但其临床使用前景仍有待进一步研究。

ECMO管路的桥连接：一般在ECMO的动脉和静脉管路之间会保留一个桥连接管路，在ECMO运行期间它是夹闭的，如患者需要尝试脱离ECMO，可暂时通过桥连接管路进行内部循环，一旦脱离失败，则随时可以重新连接ECMO。桥连接管路需要定时冲刷以防止血栓形成。需要提出的是，桥连接管路打开会干扰患者体内血流，尤其颈部插管的患者，造成体内血流不稳定。因此也有ECMO中心并不建议使用桥连接。

五、变温水箱

血液在被引出体外后，暴露在环境温度下的管路和部件会导致患者体温迅速下降，而且血液在流入膜肺后，由于接触的膜表面积较大，热量丢失明显。另外，通过膜肺的高气体流量会进一步加重这种热量丢失。为使患者体温维持在一定范围内，需要在ECMO管路中加一个热交换器。诸多因素会影响热交换器的控温效能，其中以流过热交换器的水流量较为重要。因此，要使热交换器工作效率最佳，除变温器外，可以提供足够水流量的变温水箱同样至关重要。早期变温器和氧合器是分离的，现变温器多置于膜式氧合器后或整合在膜式氧合器中。变温水箱的变温性能多以变温系数来衡量，变温系数越高，变温性能越好。可以通过采用金属材料、扩大表面积、金属表面黑色处理等方式增加变温性能和热传导。首先，安装变温水箱水管时应注意水流方向，要求热交换器的水浴和血流方向相反，以保证热量可转移至血液中。其次，水流必须为低压（3～4psi，1psi=6.895kPa）以保证热交换器有破漏时，血液会流入水浴而不是水浴流入血液。最后，变温水箱水温一般设置在37～40℃，温度过高会导致气泡生成和溶血发生。

一般将连于膜肺和热交换器之间的聚氯乙烯（PVC）管置于整个回路最高位置，在两者之间拱起，可作为回路中最后一个气泡俘获器，有助于降低气体栓塞风险。热交换器不仅可用于ECMO，也广泛用于体外循环等一些胸外科手术中，不同于ECMO要求的正常体温，体外循环要求患者维持低体温以减少大脑和其他器官的代谢需求，热交换器可用来降低体温，并在手术结束后使体温恢复正常。

六、安全辅助监测装置

（一）持续性血气和氧饱和度监测

为及时有效评估膜肺氧合性能，一般需要连接一个持续性血气和氧饱和度监测仪。实时血气监测采用光纤技术对流经探头中的血液通过pH、氧和二氧化碳微型传感器进行信号传导，与血液中的氢离子、氧和二氧化碳量相对应，并计算得到动脉血碳酸氢根和氧饱和度。这些参数可提供关于泵流量、患者氧合、酸碱平衡状态及氧合器功能等情况。

ECMO系统可以在动静脉端持续监测血氧饱和度和多数的中心静脉血氧饱和度，反映患者氧供和氧耗的变化，为临床医师提供有价值的资料，以便早期干预。

（二）流量测定

超声流量测定装置在ECMO中的应用包括：①在运行过程中对泵流量进行校准；②当ECMO系统有旁路装置（如ECMO串联血液滤过装置）时，可用来监测患者真实灌注流量；③也可以作为一个气泡探测器的备用装置。

（三）气泡探测

气泡探测系统主要用来监测是否有空气进入管道内，避免意外的空气栓塞并发症。如果监测到管路中有空气进入，气泡探测系统就会触发系统报警。常用的气泡探测系统利用超声传感器发出信号，一旦超声探头捕捉到信号变化，就认为有空气进入，即会发出警报并停止血泵运转。

（四）凝血监测

进行ECMO治疗时需要定期监测患者凝血功能，防止血栓形成或出血等并发症发生。一般采用活化凝血时间（activated clotting time，ACT）量化凝血功能，ACT正常生理范围为90～130秒，进行ECMO治疗时，对于有活动性出血倾向的患者，ACT一般维持在120～160秒，而对于无活动性出血倾向的患者，一般维持在160～200秒。需要注意的是，由于现阶段市场上有不同的ACT仪，不同仪器由于机型不同，测定原理不同，其正常的ACT范围并没有统一的标准。

（五）压力监测

压力监测分为动脉端压力监测和静脉端压力监测。为防止动脉管路中压力过高而导致管路崩脱，必须对动脉管路压力进行持续监测，并需要设定报警和停泵阈值。动脉端压力监测包括氧合器血流入口（血泵后）和出口（氧合器后）的压力监测，用来了解血泵后至动脉管路和氧合器的效能。如果两处压力均升高，提示患者高血压或动脉管路发生打折或阻塞等情况。如果氧合器出入口压差增大，提示氧合器内阻力升高，多见于氧合器有血栓形成。

静脉端压力监测，即测量自静脉导管引流出血液的压力（即为血泵前压力），用来监测静脉端引流是否通畅，一般要求负压在30mmHg以内，如压力超出这个范围，需要及时查看管路是否通畅或调整导管位置，防止因静脉端管路阻塞而导致溶血发生。

（李壮丽　李跃东）

一、VV-ECMO

（一）发展与特点

1. VV-ECMO发展史　VV-ECMO由腔静脉（经股静脉或颈内静脉插管）引血，血液经膜肺氧合并排出二氧化碳后再回到静脉系统（经股静脉或颈内静脉插管），可以进行部分或全部肺支持。1972年Hill等首次应用ECMO成功救治1例ARDS患者，VV-ECMO治疗呼吸衰竭已有50余年的历史。1993年起，国内中国医学科学院阜外医院龙村和胡宝莲开始报道ECMO成功治疗急性肺损伤的患者。2009年CESAR（conventional ventilatory support versus extracorporeal membrane oxygenation for severe acute respiratory failure）试验结果的公布、2009年重症甲型H1N1流感在全球范围内暴发流行为ECMO的发展提供了前所未有的契机。2018年EOLIA（ECMO to rescue lung injury in severe ARDS）试验支持以下结论：最佳治疗（如小潮气量通气联合或不联合短期试验性俯卧位通气、肺血管扩张剂和神经肌肉阻滞）无效的严重ARDS患者应尽早使用ECMO，而不是在后期将ECMO作为补救治疗。2019年ECMO同样应用于危重型新型冠状病毒感染患者的挽救性治疗，截至2021年6月ELSO登记共6201名患者在90天内接受ECMO治疗，住院死亡率为48%。随着俯卧位通气、吸入NO和液体灌注疗法等治疗技术的推广，ARDS临床诊疗技术的进步，接受VV-ECMO行呼吸辅助治疗的病例的病情有加重的趋势。总体来说，ECMO有利于常规治疗无效的患者（如PaO_2/FiO_2持续低于70mmHg），并且ECMO应该在病程早期使用，而不是作为补救治疗。尽管重症患者的死亡率仍比较高，较高的并发症发生率也是应用推广面临的挑战，但ECMO的呼吸辅助功能为机体提供了良好的内环境，具有广阔的应用前景。

2. 特点

（1）对循环影响小：VV-ECMO较VA-ECMO对血流的搏动性影响小，对各器官的灌注和血管阻力的影响小，另外因为没有产生和主动脉对冲的逆向血流，不会增加左心的后负荷，从而导致左心室膨胀，加重心功能损伤，进而引起肺淤血、水肿。

（2）操作相对较简单：VV-ECMO操作较VA-ECMO简单、安全，仅经皮穿刺即可，避免了患者在建立和撤离辅助时动脉血管切开、修复等相关操作。近年来单根双腔插管（DLC）的应用将VV-ECMO再循环量降至3%～5%，极大降低了操作的难度，提高了呼吸辅助的有效性。

（3）栓塞并发症相对较少：当VV-ECMO循环管路出现血栓或气栓时，经过肺循环，减少了可能产生的体循环栓塞风险。

（二）适应证与禁忌证

近几年由于ARDS各种新治疗方法（如吸入一氧化氮、俯卧通气治疗、液体灌注通气疗法等）的应用，ARDS治疗的生存率有所提高，各中心治疗水平不一，应根据各自的实际情况制定ECMO辅助治疗的适应证，本文参照2021年ELSO指南推荐的标准。

成人VV-ECMO的适应证与禁忌证如下。

（1）适应证：体外静脉膜氧合的常见适

应证有以下一种或多种。

1）经过最佳医疗管理后，包括在没有禁忌证的情况下进行俯卧位通气，仍然存在低氧血症（$PaO_2/FiO_2 < 80mmHg$）。

2）经过常规的机械通气［呼吸频率35次/分，平台压力（Pplat）$\leq 30cmH_2O$］后，仍然存在高碳酸血症型呼吸衰竭（pH＜7.25）。

3）通气支持作为肺移植或肺移植后原发性移植物功能障碍的过渡。

具体的临床疾病：①急性呼吸窘迫综合征（如病毒性/细菌性肺炎和吸入性肺炎）；②急性嗜酸性粒细胞性肺炎；③弥漫性肺泡出血或肺出血；④严重哮喘；⑤胸部创伤（如创伤性肺损伤和严重肺挫伤）；⑥重度吸入性损伤；⑦大支气管胸膜瘘管；⑧肺移植围术期。

（2）体外膜静脉氧合相对禁忌证

1）中枢神经系统出血。

2）严重的中枢神经系统损伤。

3）中枢功能丧失。

4）不可逆的和丧失行为能力的中枢神经系统病理学改变。

5）全身性出血。

6）抗凝禁忌。

7）免疫抑制。

8）高龄（随着年龄增长，死亡风险会增加，但没有确定阈值）。

9）机械通气Pplat＞$30cmH_2O$和$FiO_2 >$ 90%超过7天。

二、VA-ECMO

（一）VA-ECMO辅助下心脏特点

VA-ECMO一方面可有效改善心源性休克患者的氧供，另一方面对患者心功能如心肌收缩力、前后负荷等也存在一定的影响。尤其外周动脉ECMO，回输管产生相对于主动脉根部的逆向血流，会对抗心脏射出的跨主动脉瓣的前向血流，从而增加左心室后负荷，严重者可导致主动脉瓣不能开放。另外，血液在左心

室、左心房和肺静脉中淤滞，使左心腔内压力升高，引起心内膜下缺血、心肌耗氧量增加和肺水肿，左心收缩力极差的患者更为明显，甚至可能增加左心室血栓的风险。

1. 左右心前、后负荷　对于左心而言，VA-ECMO期间，右心房的血液大部分引流入ECMO管路中，因此左心室前负荷降低，动脉回输管产生流向主动脉根部的逆向血流，对抗心脏射出的跨主动脉瓣的前向血流，产生高于正常生理状态的心脏后负荷，后负荷增加将导致左心室扩张、室壁压力增加，而高左心室舒张末压（LVEDP）导致持续的心内膜下缺血，后负荷增加也会导致左心室收缩力增加，心肌耗氧量增加，最终阻碍左心室功能恢复。一些报道显示，在ECMO辅助期间，后负荷会不变或升高。有研究认为升高的原因可能是ECMO辅助开始时刺激肾素-血管紧张素系统，导致患者体内儿茶酚胺类物质浓度升高。另外有监测室壁张力的研究认为，泵血流直接对向主动脉瓣阻止其开放，从而增加了后负荷。对于右心而言，血液从腔静脉流出，减少右心房前负荷，肺血流量和搏动性血流减少可能导致肺血管阻力增加，当左心室舒张末压升高，尤其肺水肿时（肺血管阻力增加会加剧低氧血症和高碳酸血症），右心室后负荷可能会增加，右心房前负荷减少和后负荷增加最终将导致右心室每搏量减少，临床上表现为肺动脉压降低（＜5mmHg）或呼气末二氧化碳分压降低。

2. 心肌收缩力　许多研究通过超声心动图发现VA-ECMO期间左心室收缩期指数（left ventricular ejection phase indices，LVEPI）降低，在ECMO运转后24小时内最为显著，如病情好转，则一般在ECMO结束后可以恢复。大多数学者认为，LVEPI降低由前负荷减少和后负荷增加引起，并且与ECMO的流量及左心室射血在整体心排血量（自身心脏射血与ECMO流量之和）中所占的比例成反比。有研究认为，ECMO迅速纠正先前存在的缺氧、酸中毒、大剂量正性肌力药的刺激和过度呼吸机辅助等因

素，会产生再灌注损伤，可能会影响心功能。另有研究发现，如不考虑前负荷、后负荷因素，心肌收缩功能在ECMO期间是正常的。此外，1988年Carter等首次报道了与ECMO相关的心肌顿抑。ECMO转流时心肌顿抑的发生率为2.4%～38.0%，持续时间为1小时到几天。ECMO辅助发生心肌顿抑的原因仍有争议，目前的主流学说有两种，一种是后负荷增加的血流动力学学说，另一种是ECMO刚建立时心肌缺血再灌注氧自由基损伤的代谢学说。大多数学者推测，心肌顿抑是后负荷骤然增加、心肌氧需增加和冠状动脉低氧供共同作用的结果。随着时间推移，一部分患者可恢复至正常心功能，各中心报道其死亡率为42%～100%。

3. 心肌血供　VA-ECMO期间管路回输至股动脉的氧合血液优先灌注下肢和腹腔器官，从心脏射出的血液将选择性地灌注心脏、脑和上肢。心脏、脑和上肢的血氧饱和度可能明显低于下肢和腹腔器官的血氧饱和度。因此需要监测右上肢动脉血氧饱和度。而冠状动脉血流在舒张期室壁张力降低时最高，在收缩期降低。心室收缩时室壁张力增高，因此灌注冠状动脉的血流主要来自收缩末期主动脉根部。研究显示，当VA-ECMO辅助循环流量＜85%且无主动脉病变时，即使只有少量血液经左心室射出，冠状动脉供血绝大部分（80%～99%）仍然来自自身心脏射血。所以患者自身肺氧合不好时，VA-ECMO辅助下本已衰竭的心肌仍然面临缺氧性损伤的风险。若上肢动脉血氧饱和度不佳，可以通过向右心房输注部分经过氧合的血液进行纠正称为静动脉-静脉（VA-V）路径。

VA-ECMO与VV-ECMO的区别如表5-1所示。

表5-1　VA-ECMO与VV-ECMO的区别

	VA-ECMO	VV-ECMO
插管部位	动脉及静脉插管，两个部位	静脉插管，可以一个部位放置双腔管
供氧能力	高	中等
外周动脉血氧饱和度、可达到的PaO_2值	依据置管方法、测量部位及患者自身心肺功能情况不同而不同；维持100%、60～150mmHg	相同；维持80%～95%、40～80mmHg
氧供监测指标	混合血SvO_2；患者PaO_2	静脉血SvO_2；跨膜O_2分压差；患者PaO_2，膜前SO_2的变化趋势
适应范围	循环及呼吸衰竭	呼吸衰竭
循环支持力度	部分或完全替代心功能	对循环无直接支持作用，可通过增加心排血量、冠状动脉血流量和改善肺循环间接对循环辅助
系统灌注	来自心脏及ECMO系统	来自心脏
对肺循环的影响	显著减少肺循环血流，肺动脉压受ECMO流量影响，易出现肺循环血栓	对肺循环血量无明显影响，增加肺循环血氧含量。对肺动脉压无直接影响，由于肺实变等肺部病变的影响，肺动脉压在VV-ECMO支持过程中可能升高
对体循环的影响	降低心脏前负荷，增加心脏后负荷，心脏搏动减弱，可发生心肌顿抑。脉搏搏动减弱，脉压降低	无直接影响
再循环	不明显	存在（15%～50%），受置管方法、导管位置、血容量、心功能等影响。经过优化可以减少但不能消除
中心静脉压	无明显意义	评价容量

	VA-ECMO	VV-ECMO
脉搏波形	脉搏搏动减弱	无影响
肺动脉压	与ECMO流量有关	不受ECMO流量的影响
右-左分流的影响	混合静脉血进入灌注血流中；降低动脉血液血红蛋白饱和度	无影响
左-右分流的影响	肺灌注量升高，需要增加灌注量；可能出现肺充血和低血压	对ECMO流量无影响
充足的气体交换所需流量	80～100ml/(kg·min)	相同，通常为80%～95%
并发症	外周动脉栓塞并发症高于VV-ECMO	
下肢灌注管	通常需要，以保证下肢血供	通常不需要
撤机	需要逐渐减少流量，密切观察减少流量过程中心功能变化，需要较长时间的观察判断	降低流量或关停ECMO气体后观察相对较短的时间就可以进行判断

（二）VA-ECMO适应证与禁忌证

1. ECMO辅助的目的

（1）等待功能恢复。

（2）等待决定：评估终末器官受损情况，做出下一步决定。

（3）获得短暂的血流动力学和器官灌注稳定，长期心室辅助装置。

（4）等待心脏移植。

2. ECMO的适应证

（1）心搏骤停。

（2）多种病因引起的心源性休克。

1）急性心肌梗死。

2）急性心肌炎。

3）缺血性或非缺血性心肌病进展。

4）肺栓塞导致的急性右心衰竭。

5）肺部疾病导致右心衰竭进展。

6）先天性心脏病进展。

7）心脏移植后原发性移植失败和急性移植排斥反应。

8）心脏毒性药物过量。

9）脓毒性心肌病。

（3）难治性室性心律失常。

（4）左心室辅助装置辅助期间右心衰竭。

（5）脱离体外循环困难。

3. ECMO的禁忌证

（1）绝对禁忌证

1）严重不可逆的除心脏外的器官衰竭，影响存活（如严重缺氧性脑损伤或转移性肿瘤）。

2）不考虑移植或长期心室辅助装置的不可逆心力衰竭。

3）主动脉夹层。

（2）相对禁忌证

1）严重凝血障碍或存在抗凝禁忌证，如严重肝损伤。

2）血管条件不允许（如严重外周动脉疾病、极度肥胖、截肢等）。

三、体外二氧化碳去除

$ECCO_2R$以ECMO为基础，血流量较ECMO系统降低，因此只能提供有限氧合，其主要目的是清除血液中的二氧化碳，主要原因为血液中绝大多数氧气均由血红蛋白携带，氧离曲线呈现"S"形，而二氧化碳主要以碳酸氢盐离子的形式溶于血液中，其解离曲线呈直线而无饱和现象，单位体积的血液中可溶解的二氧化碳多于氧气，在血流量相同的情况下，二氧化碳的排出远比氧合有效。根据连接方式的不同分为动脉静脉二氧化碳去除（arteriovenous carbon dioxide removal，AV-ECCO$_2$R）和静脉静脉二氧化碳去除（venous venous carbon dioxide removal，VV-ECCO$_2$R）。

（一）AV-ECCO$_2$R

AV-ECCO$_2$R技术又称无泵体外膜肺辅助技术，插管置于动脉和静脉（通常是股动静脉），膜肺直接连接在动静脉之间，血液借助患者自身的动静脉压力梯度流动。动脉血经膜肺气体交换后通过静脉插管回到体内，这种无泵系统对血液破坏较小，但需要的插管较大，并且要求患者动静脉压梯度＞60mmHg（1mmHg=0.133kPa），因此不能用于血流动力学不稳定的患者。

（二）VV-ECCO$_2$R

VV-ECCO$_2$R类似改良的静脉静脉ECMO（VV-ECMO），需要插管、泵和膜肺。VV-ECCO$_2$R系统分为两种：①泵与膜肺是分开的，使用时根据需要组装，而且血流量相对较大，＞1L/min；②泵和膜肺整合成一体，为了简化ECCO$_2$R系统，方便操作，目前已有泵与膜肺整合为一体的VV-ECCO$_2$R系统，其中Hemolung（Alung Technologies，Pittsburgh，USA）是ECCO$_2$R领域最新的技术，血流量较低，为400～600ml/min，二氧化碳清除率更高，其使用更小的双腔导管，减少置管损伤，成年人采用15.5F的双腔静脉插管经皮置入股静脉或颈静脉。Decap/DECAPSMART ISalerno，Italy）是使用膜肺和滚压式血泵联合一个血液透析滤器，具有二氧化碳去除和连续性肾脏替代治疗功能，能同时支持患者的肺和肾功能辅助。

（沈雯雯　陈尚华）

一、器官功能评估

体外膜肺氧合（ECMO）大多在各种疾病或事故导致严重的危及生命的情况下使用，可有效维持患者呼吸、循环功能稳定和挽救患者生命。但是，这类患者抢救的时间稍纵即逝，可能难以准确把握启动ECMO时机，如果过度放宽指征，ECMO的使用可能带来各种并发症，如血管损伤、出血、栓塞、感染、下肢缺血、癫痫和凝血功能障碍等并发症。因此，准确识别患者心肺功能受损情况能够有助于判断ECMO启动时机和避免部分不必要的ECMO建立，避免相关并发症发生。

（一）总体评估

使用ECMO的患者大多病情危重，并非仅仅存在呼吸和（或）循环功能衰竭，常合并多器官功能障碍综合征（MODS），如患者既往存在多种基础疾病或者合并症，可明显增加全因病死率。因此，全面了解患者既往病史，不仅可以帮助明确诊断，还可以进一步评估患者预后。但是目前尚无确切证据显示何种基础疾病或合并症是启动ECMO的禁忌证，实际上大部分单一的基础疾病或合并症并不是，也不可能是建立ECMO的禁忌证。但合并多种基础疾病或存在合并症可明显影响患者预后。有研究使用风险评分量表评估患者预后，对患者死亡风险进行分层，以优化患者的选择，如SAVE评分、ENCOURAGE评分、REMEMBER评分和CARDShock评分等，患者的一般情况，如年龄、体重、合并基础疾病或合并症、内环境指标、器官损伤指标占有重要的权重。

（二）心肺功能的评估

1. 循环功能的评估　主要基于以下两点：①循环功能是否严重到必须使用ECMO支持或使用ECMO对患者是否有益；②使用ECMO后患者循环功能是否可以恢复或有机会过渡到心脏移植，使用人工心脏等进一步治疗。但是，目前尚无有效指标可以准确判断启动ECMO的时机。因此，需要关注患者诊断是否明确，术前患者血流动力学情况，术后心内畸形矫正是否满意，冠状动脉循环建立是否确切，药物治疗是否得当，机械通气效果如何，需要内科、外科、ICU和麻醉科医师共同讨论进行评估。主要评估心功能分级，左、右心室功能状态，心脏节律，心脏大小，存在的病变。评估措施如下：①胸部X线片可初步判断心脏大小、是否有心包积液，同时可判断肺内和胸腔病变严重程度。②心脏彩超是目前评估心功能最为常用的检查，可以实时动态观察治疗过程中心功能的变化，指导血管活性药物的使用和容量管理。③有创血流动力学监测，如脉搏指示连续心排血量监测（PICCO）和肺动脉压监测可提供更为精确的血流动力学监测和管理信息。④动、静脉血气分析指标，可以反映机体循环状态和氧代谢状态，如静脉-动脉二氧化碳分压差（$Pv-aCO_2$）、静脉-动脉二氧化碳含量差（$Ca-vCO_2$）、动静脉血氧含量差（$Ca-vO_2$）、静脉-动脉二氧化碳分压差/动静脉血氧含量差比值（$Pv-aCO_2/Ca-vO_2$）、中心静脉血氧饱和度（$ScvO_2$）等。连续性血气监测将更有助于判定全身循环的变化趋势，血气分析结果进行性恶化、血乳酸持续升高是循环不能维持氧供需平衡的可靠指标。持续低$ScvO_2$、高乳酸血症与高死亡率明确相关。但是，上述指标对指导启动ECMO时机的界值尚无定论。

2. **呼吸功能的评估** 也主要基于两点：①肺功能是否严重到必须使用ECMO辅助或患者使用ECMO是否能够获益；②使用ECMO后患者肺功能是否可以恢复或有机会过渡到肺移植。急性呼吸窘迫综合征（ARDS）是使用ECMO最为常见的适应证，目前主要参考EOLIA试验的标准，满足以下标准之一即可考虑采用ECMO治疗：①$PaO_2/FiO_2 < 50mmHg$超过3小时；②$PaO_2/FiO_2 < 80mmHg$超过6小时；③动脉血$pH < 7.25$并伴有$PaCO_2 > 60mmHg$超过6小时。但需要理解此标准是在ARDS患者经正规治疗之后进行判断，同样需要避免早期启动ECMO而长时间给予高参数呼吸机支持，这可能导致肺损伤进一步加重。目前就呼吸机使用时间多久不宜ECMO支持仍然存在争议，一般认为超过1周时间的高参数呼吸支持是ECMO使用的禁忌证。但是，何种呼吸机参数对个体而言是高参数，目前尚无定论。因此判断ECMO启动时机和肺功能的可复性需要临床医师的经验和智慧。

（三）其他器官功能的评估

1. **合并恶性肿瘤** 被认为是使用ECMO的绝对禁忌证，但是越来越多的研究显示，对于部分既往身体素质较好的肿瘤患者，在出现严重心肺系统并发症后经过ECMO支持和对原发病治疗后是可以康复的。因此，对于恶性肿瘤患者，在需要使用ECMO时应该综合评估心肺功能的可复性和肿瘤的进展情况，对于心肺功能恢复可能性较大、预计肿瘤短时间内不会进展或经治疗后有恢复可能的患者，可以尝试采用ECMO辅助支持。但是，对于这类患者，救治的成功率是较低的，需要充分权衡利弊。

2. **神经系统功能障碍** 既往认为紧急心肺复苏超过30分钟的患者，发生神经系统损伤可能性大，瞳孔散大、左右不对称、对光反射消失等提示脑缺血时间长。因此，即使心肺功能在后期的辅助支持中能够得到恢复，也不建议使用ECMO。但是随着心肺复苏技术的普及和复苏后管理质量提高，部分患者即使经过更长时间的心肺复苏再使用ECMO后也并未留下神经系统后遗症，并且在决定是否使用ECMO的短时间内临床医师很难做出患者神经功能是否可能恢复的判断，并且随着器官移植技术的进步、国民观念的转变，对于有意愿进行器官捐献的神经系统障碍患者，ECMO辅助是维持其他器官功能的不二选择。因此，对于神经系统障碍的患者，是否应该使用ECMO不是根据30分钟的时间，而是综合考虑复苏的质量、初步的神经系统查体及家属的意愿。

3. **合并脓毒症** 既往认为ECMO作为有创性治疗措施，对机体内环境及免疫系统影响较大，在支持过程中发生感染是很严重的并发症，有可能导致感染进一步播散，出现脓毒症、脓毒症休克和MODS等并发症。因此合并严重感染的患者不建议行机械性辅助支持治疗，但是越来越多的研究显示脓毒症患者中10%~70%并发脓毒性心肌病和心源性休克，可明显增加脓毒症患者死亡率，而ECMO支持对脓毒症并发的心源性休克具有很好的治疗作用。Falk等进行的目前规模最大的关于ECMO治疗脓毒症休克患者的回顾性研究显示，对合并左心功能障碍的脓毒症休克患者，ECMO治疗的住院生存率为90%，长期生存率为75%，在不合并心功能障碍的患者中使用ECMO并无优势。另外，在儿童或新生儿脓毒症休克中ECMO治疗效果更加明显，考虑原因为重症感染的儿童和新生儿可能更易并发心功能不全。

因此，对于脓毒症休克并发心肌损伤的患者，经合适的液体复苏、血管活性药物使用等措施后仍然不能维持组织灌注时，可给予

ECMO支持治疗，帮助患者度过心功能不全、肺功能不全的危险期，避免重要器官不可逆性损害可能是合适的。目前关于在脓毒症患者中使用ECMO是否会加重感染尚无确切证据。

（四）确定治疗方案

经过综合评估后患者存在使用ECMO适应证，并且心肺功能预计在ECMO支持一段时间后有恢复的可能，或有下一步治疗方案，如手术治疗、心脏移植、安装人工心脏等措施，征得家属同意，经多部门会诊协商后可行ECMO治疗。

二、建立前准备

（一）确定支持方式

选择何种ECMO模式是需要我们当即决定的，一般肺功能损伤的患者首选VV-ECMO，心力衰竭的患者首选VA-ECMO。但是在特殊情况下，如重症肺炎并发ARDS、脓毒性心肌病和心源性休克，可以首选VA-ECMO，如氧合改善不明显，则可更改为VV-ECMO。另外重症哮喘是VV-ECMO的绝对适应证，但是在患者严重动态肺过度充气、酸中毒并发心搏骤停复苏后VA-ECMO可能更为优越，尤其是患者需要ECMO院外转运时，VA-ECMO更具有优势，可有效降低右心负荷，避免转运途中心搏骤停发生。

因此，对于ECMO模式的选择可能并非绝对取决于疾病的种类，根据患者病理生理改变决定何种模式更为合理，而且，在治疗过程中同样需要根据患者病情变化（好转或恶化）改变治疗模式，对患者可能更为有利。

（二）耗材、物品的选择和准备

1. 设备

（1）ECMO泵及其附属装置转运车：俗称Pump stand，是一架适用于床旁小巧而灵活的移动平台，转运车可以装载ECMO泵、监测及控制面板、电源或水箱、氧气瓶、氧饱和度仪、空氧混合器、输液架等设备。ECMO系统转运车是一种紧凑设计同时方便运输的装置，它能够提供院内转运（ICU至影像科、手术室等）所需的后备电源。图6-1是目前市场上常用的4种不同设计的ECMO转运车。

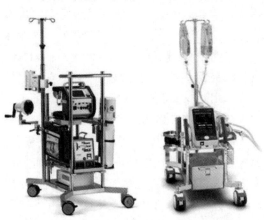
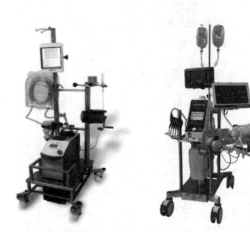

图6-1　目前市场上常用的4种不同设计的ECMO转运车

（2）气源：需要考虑气路连接、气压、接口、管路走行、气压报警、通气试验等一系列准备和检查工作，包括转运途中气源供应、氧气瓶准备，ICU、手术室、数字减影血管造影（DSA）室及相关检查科室的气源供应等问题。急诊床旁行ECMO治疗、转运、检查等可短时间内直接使用氧气瓶接减压阀供氧。

（3）空氧混合器：精确调控氧浓度和气流量，通常选择空气、氧气二联混合装置。但是部分医院的氧气和空气压力不匹配ECMO使用标准（每种ECMO机器所需的气体压力范围有所不同），如果直接连接，可出现报警、气体供给不足等情况，需要外接压力控制阀调节压力至合适的范围（图6-2是皖南医学院弋矶山医院所使用的压力控制阀）。图6-3是目前市场上常用的空氧混合器。

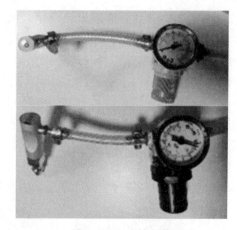

图 6-2 压力控制阀

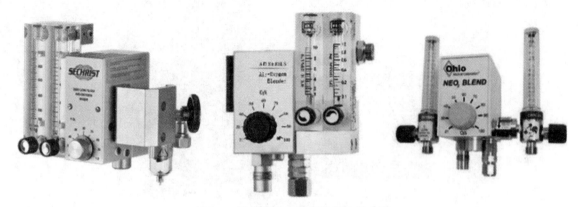

图 6-3 目前市场上常用的空氧混合器

（4）变温水箱：虽然有诸多因素影响热交换器的变温效能，但影响降温、复温速度较为重要的是通过热交换器达到最大效率的水流量。因此，为了能迅速达到满意的温度，不仅要有一个效能良好的变温器，而且还要有一个能提供足够水流量的变温水箱。一般热交换器达到最大效率的满意水流量为15～20L/min。图6-4是目前市场上常使用的2种水箱。

1）普通变温水箱：不具有自动降温、复温功能，而仅起加温和泵水作用。代表产品为Sarns水箱。加热有4个温度挡（30℃、38℃、40℃、42℃），可据需要选择。温度控制器在加热至42℃时能自动停泵和停止加热，超温报警灯亮，以防血温过高给患者造成损害甚至死亡。最大水压为0.77kg/cm²，但这种水箱仅是

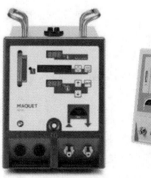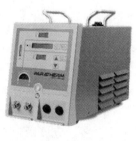

图 6-4 目前市场上常使用的 2 种水箱

一个泵水和加温系统，不能制冰制冷，因此降温时需要向水箱内加冰块才可达到目的。

2）全自动变温水箱：具有自动制冷、制冰、加温、温度显示及温控报警功能，多在体外循环中使用。

对于ECMO患者，通常只会应用升温功能，但在心肺复苏的患者中可使用目标性体温管理，目前市场上常使用Maquet变温水箱，温度调节范围为33～39℃，完全符合临床需求。

（5）氧饱和度监测仪：是ECMO运行期间唯一一个实时判定ECMO氧供和机体氧耗状态的监测仪器，具有十分重要的意义，确保动脉、静脉均配备氧饱和度探头，定期（通常每天2次）通过血气校对氧饱和度监测的准确性，以免误导管理。

（6）后备电源：明确后备电源各种指示灯及报警的具体含义，确保后备电源处于开机状态，保证其有效的直、交流电供应。需要定期检查电池的性能（每个厂商都有明确规定的电池检查间隔时间），如果可使用时间小于30分钟，则建议更换电池（一般外出检查的时间为20～30分钟）。

（7）活化凝血时间（ACT）监测仪：ECMO运行期间ACT、活化部分凝血活酶时间（APTT）监测是判定抗凝效果的常见方法，需要定时监测。由于ACT可床旁监测，使用最为广泛，目前国内广泛使用的为Hemocron 801 ACT监测仪及Medtronic公司的双管ACT监测仪，其性能均稳定（图6-5）。

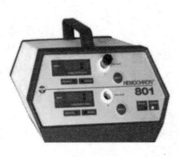 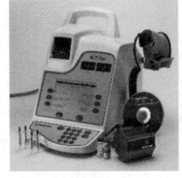

A   B

图6-5　目前市场上常使用的2种ACT监测仪

A. Hemocron 801 ACT监测仪；B. Medtronic公司的双管ACT监测仪

（8）便携氧气瓶：提供ECMO转运期间氧合器的氧源，安装前确保氧气充足、密封良好、供气通畅、流量可调。

（9）离心泵（手动驱动器）/滚压泵摇把：作为设备断电备用电池消耗殆尽时的临时处理设备，应该固定在ECMO转运车上，并与驱动泵同时转运。离心泵手动驱动器通过良好的扭力设计，手摇可以轻松维持离心泵2000r/min的转速。滚压泵摇把使用同常规体外循环方法。

（10）管道钳：5～6把。

2. 耗材

（1）泵头或泵管：作为血液驱动的接触材料，对其自身工艺、设计、结构的要求非常

高，既要考虑血液驱动力，又要防止血细胞破坏。滚压泵（图6-6）是最先使用的驱动泵。工作原理为管路放入泵槽中，通过滚轮压轴对泵管路外壁的滚动方向挤压，推动管内的液体向一定的方向流动，滚轴泵通过压迫管道而推动血液。当滚轴泵推动血液向前时，其后方产生的负压将血液从储血罐吸入管道。要求泵管路有很好的弹性和抗挤压能力，一般使用硅胶管路配合泵管使用，可以支持较长时间。为避免长期挤压后泵管老化、碎裂等风险，一般每7天更换1次泵管挤压位置，因此泵管设计为1.5m左右的长度，但是滚压泵存在各种各样的缺点，如血液破坏、产生负压过大、管路破裂等风险。随着离心泵技术的进步，可使用时

间延长，在ECMO中已不常使用滚压泵。但是滚轴泵可反复使用，可丢弃部分价格低廉，短时间内使用对血液的破坏是可以接受的，目前多用于体外循环手术中。

物体在进行同心圆运动时产生向外的力，其为离心力，其大小与转速和质量成正比，离心泵即是根据此原理设计的。在密闭圆形容器（泵头）的圆心和圆周部各开一孔，当其内圆锥部高速转动时，圆心中央部为负压，可将血液吸入，而圆周部为正压，可将血液甩出。与滚轴泵相比，离心泵的特点是驱动一定量的血液所需的能量较少，在高流量时需要的机械能较少。另外，通常不会产生过大的负压而造成血液空泡，也不会产生过大的正压。然而在高转速时，流入量突然减少会造成红细胞破坏。此外，离心泵能俘获少量气体，使其留在泵头中。虽然离心泵不会产生过大的负压或正压，它的安全性增强了。但如希望维持设定的流量，这些限制也就是缺点。任何流出阻力增加的情况都会减少流至患者的血流量。患者体循环血管阻力或血压上升、动脉插管扭折、患者翻转时压迫胸腔都会导致泵输出量明显降低。同样，血压或全身循环阻力降低、低血容量、静脉回流管路扭折也会导致泵输出量降低。此外，有研究报道在低流量（0.3L/min）时，相比滚轴泵，使用离心泵时溶血指标显著升高。这是离心泵的高转速和产生的热量所造成的。

目前常用的离心泵有Biomedicus、Delpin、St Jude、RotaFlow、Terumo Capiox、Nokkiso HPM-1。首先，离心泵具有血细胞破坏少、机械并发症少、不易产生气栓和微栓等优点，安全性能高。其次，离心泵工作效率依赖于负荷，流量与泵出口的压力呈负相关。因此，如果患者血压异常升高或泵后的管路扭折、阻塞，ECMO流量会下降，但可避免出现像滚柱泵那样灾难性的管路破裂并发症。

第一代离心泵头采用封闭、机械轴承及泵转子与驱动电机直接耦合的设计，这种设计导致泵内的不同位置速度不均，出口处容易

发生湍流，有显著的血液停滞可能，增加血栓形成风险，机械故障率相对较高。此类泵头的代表为Medtronic Biomedicus涡流式离心泵头，内部为3层锥体结构，中间有金属轴承，因此容易导致发热并且容易形成无效腔，而且预充量较大（57ml）。使用时需要密切监护，如出现抖动或异响，则需要及时更换，一般使用周期为5天。这时必须停止ECMO支持而重新排气、更换新泵头，此时的心排血量完全依赖自身心功能。因此，更换的过程风险较大，并显著增加了感染的风险。但是Medtronic Biomedicus涡流式离心泵头价格较低。

为了克服这种缺点，第二代离心泵泵头使用磁耦驱动和使用枢轴承，其中代表性的为Maquet Rotaflow和Sorin Revolution离心泵泵头（图6-6）。但是这两种泵头仍存在一定的差异，Sorin Revolution离心泵使用的泵头为叶轮式设计。由于叶片的存在使其可在低转速下获得大流量，但是由于剪切力大，相对容易造成血液湍流、血栓形成。Maquet Rotaflow离心泵使用磁悬浮技术，含灭活肝素的生物涂层，螺旋血流通路，单点支撑，发热量小，具有预充量小（≤32ml）、无血液淤滞等特点，可以提供10L/min的流量，对抗400mmHg的阻力。由于其不需要驱动轴，具有较低的溶血发生率，不需要经常更换泵头，非常安全，但是价格高昂。目前批准使用时间为14天，但临床使用时间远远大于14天，有研究报道最长使用时间为59天，且很少报道因为机械故障需要更换泵头。

第二代泵头仍有一定的可能性形成泵内血栓。为进一步减少血栓形成，增加流量与转速比，第三代泵头采用了类似血液流动的设计，使用"无轴承"全磁悬浮叶轮，如St Jude Centrimag。这显著减少了热量产生和泵内血栓形成的可能性。目前最常用于ECMO支持的泵头包括Maquet Rotaflow、Sorin Revolution和St Jude Centrimag（图6-6）。

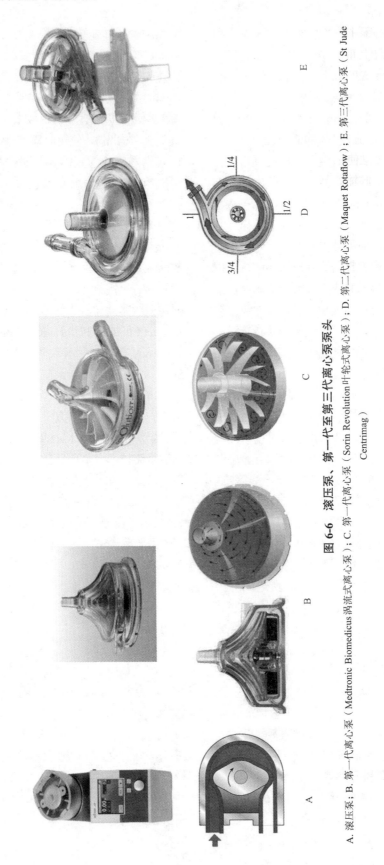

图 6-6 滚压泵、第一代至第三代离心泵泵头

A. 滚压泵；B. 第一代离心泵（Medtronic Biomedicus 涡流式离心泵）；C. 第一代离心泵（Sorin Revolution 叶轮式离心泵）；D. 第二代离心泵（Maquet Rotaflow）；E. 第三代离心泵（St Jude Centrimag）

较新的离心泵技术（也可称为对角线式泵）已在欧盟上市并获得CE批准，包括Medos Deltastream DP3，具有对角流动的叶片，这种泵具有安全有效、低血液破坏的特点，适合所有年龄段人群，其预充量更小（16ml），体积、重量也更小，流速为0～8L/min，压差为0～600mmHg，批准使用时间为7天。

Ension小儿心肺辅助系统（PCAS）：Ension公司将血泵和氧合器集成在一起且已经开发了一个集成的泵氧合器，即小儿心肺辅助系统（PCAS）。其用来解决ECMO现有设备的局限性，能够为儿童患者提供心肺支持。此设备集氧合器和血泵在单一套管，显著减少了设备尺寸和与血液接触表面积，同时最小化启动准备时间。PCAS血泵能够为5kg以下患儿提供足够的泵送能力，第7版PCAS将6个低剖面的叶片改成3个高剖面的叶片，相对于以前的版本增强了泵血的能力，在泵速4500r/min时相对于第5版PCAS在相同的套管下，流速增加了50%，能够为婴儿提供2.14L/min的流量。

目前正在研究，尚未应用于临床的血泵如下。

推进泵：采用一个可膨胀的较松弛的泵腔管延伸至滚轴上，会产生血流和压力，如果静脉引流不充分，泵腔塌陷也不会产生负压。当泵腔被充满产生较高流量时，经操作者调整后压力达到稳定水平。驱动泵不需要气囊和其他配件，简单方便，易于操作，它兼具离心泵和滚压泵的优点。因此推进泵被认为是ECMO最安全的泵。

集成型血泵：Gellman和Barry提出一个可以去气泡的集成氧合器的离心泵。德国Marseille和Oliver发明了集成体外氧合器气体交换装置的血泵。在这项发明中血泵为搏动性血泵，安装在同一壳体的气体换热器中，搏动性血泵和气体换热器连接到同一气源使血泵可由气体驱动。这个新型的ECMO系统设计简单、灵活。

（2）氧合器：ECMO支持治疗成功的关键是氧合器技术的进步，其甚至比泵的进步更为重要。因为氧合器的出现才使ECMO成为可能，所有的氧合器都造成了一定程度的血液破坏，早期的氧合器血液破坏更为明显。厂家使用的材料为硅胶膜和中空纤维（聚丙烯）。前者以Medtronic的固体硅胶膜式氧合器为代表（图6-7A），这种膜为无孔型氧合器，渗漏发生率低，使用时间可达21天，这种高稳定性使其备受青睐。但是，硅胶膜的厚度影响有效的气体交换，所以该类氧合器预充量相对较大，且排气困难，而且硅胶膜紧密缠绕使氧合器入口端和出口端的压差增大，因此硅胶膜式氧合器常需要配合滚压泵使用，以抵抗这种较高的跨氧合器压差，开放型离心泵为克服过高的后负荷需要增加转速，有增加血液破坏的风险，并且硅胶膜式氧合器存在高血栓形成率，这会导致氧合器早期功能障碍，从而影响其耐用性。随着离心泵使用的普及，固体硅胶膜式氧合器已逐渐被淘汰。

随后，中空纤维（聚丙烯）膜的开发允许更好的气体交换，同时明显缩小氧合器的尺寸。根据膜孔径其分为微孔型和有孔型两种。前者以Medtronic公司的CARMEDA涂层型为代表（图6-7B），但较容易发生渗漏，使用时间较短，目前其在ECMO中已经不常使用。后者以Maquet公司的Quadrox氧合器为代表，并且加用灭活肝素的生物涂层，使其性能更为优越，膜面积大于$1.8m^2$，预充量小于250ml，最大耐受压为750mmHg，生物相容性极好，抗渗漏，气体和热交换性能优越，被CE批准可连续使用14天（图6-7C）。另一种为Eurosets公司A.L.ONEECMO氧合器，使用时间可长达14天，其PC涂层可以显著减少血小板消耗，因此在生物相容性方面具有出色的特点。此外，由于无肝素，A.L.ONEECMO氧合器尤其适用于急性肝素诱导血小板减少症（heparin-induced thrombocytopenia，HIT）患者（图6-7D）。

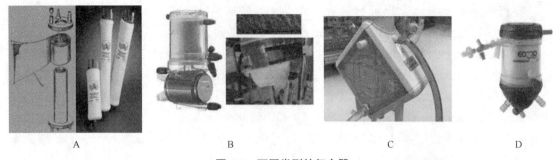

图 6-7　不同类型的氧合器

A. 硅胶膜式氧合器；B. 微孔型膜式氧合器；C. Quadrox 氧合器；D. A.L.ONEECMO 氧合器

　　将纳米多孔中空纤维与 PMP 结合使用已经彻底改变了氧合器技术，这些 PMP 膜具有的孔径极小（＜0.03μm）、透气性高和血浆渗漏罕见等优秀性能，从而明显延长支持时间，减少血液成分破坏、减少血小板活化、降低血栓栓塞和减少与设备相关的出血并发症。目前最常使用的 PMP 氧合器是 Maquet Quadrox D 和 Sorin EOSECMO（图 6-8A，图 6-8B），但也有 HiLiteLT（Xenios）和 Novalung（Xenios）。此外，最新的氧合器具有用于热交换的集成连接，有助于患者温度控制。

　　最近，已开发出集成的 ECMO 系统，该系统将第二代离心泵与 PMP 氧合器相结合，从而减小了 ECMO 系统的整体尺寸并增加了便携性。一般来说，第二代和第三代泵头与 PMP 纳米多孔氧合器的"点餐式"组合（"alacarte" combination）非常成功（Rotaflow/Centrimag 泵和 Quadrox D 氧合器或 Sorin Revolution 或 EOS 氧合器），但集成系统（Maquet CardioHelp 或 TandemLung）由于尺寸减小和便携性提高而变得越来越流行（图 6-8C，图 6-8D）。尽管有大量可选择的 ECMO 系统，但没有任何证据支持何种泵头和氧合器在 ECMO 治疗中具有改善预后的优越性。

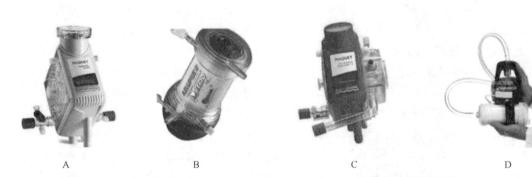

图 6-8　PMP 氧合器、氧合器与离心泵泵头结合的集成系统

A.Maquet Quadrox D；B. Sorin EOSECMO；C. CardioHelp 氧合器和泵头；D. TandemLung

　　（3）静脉血囊（Bladder Holder）：OriGen Bladder Holder 是用于 ECMO 系统静脉回路中监测静脉回流的安全功能装置，该装置可以感知血囊的直径以触发控制系统，开关 ECMO 系统中滚压泵的运行，从而避免静脉回流不畅而导致气栓形成，其感知血囊直径的大小可以根据使用者的要求进行调整，与 ECMO 泵联动，安全可靠、简便有效，是滚压泵 ECMO 系统中必需的安全控制装置。但是，目前使用滚压泵的 ECMO 少之又少，基本已被淘汰。

　　（4）管道包：成套设计的 ECMO 系统管路及耗材通常已经完全匹配，而且血液接触表面做了肝素涂层处理。管道连接也可根据患者情况及安装变动自行设计，将管道、接头、监测装置、侧路连接管等物品根据需要事先连接好（图6-9为Maquet PLS套包）。

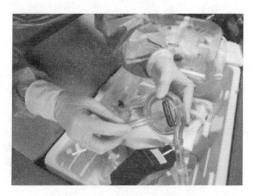

图6-9 Maquet PLS套包

（5）血液超滤器：由于患者在ECMO使用前心肺功能受损，再加上ECMO预充过程中的液体成分导致患者体内液体过负荷，因此为了减轻心肺的液体负荷及维持良好的氧供，需要在ECMO早期调整内环境、清除多余液体，尽快维持良好的循环状态和辅助效果。通常在ECMO安装过程中或ECMO启动初期，根据患者需要通过ECMO系统的侧路连接连续性肾脏替代治疗机（图6-10）。

（6）其他物品：包括三通、肝素帽、测压管路、静脉输液延长管。ECMO记录单详细记载ECMO安装过程中患者的病情和ECMO建立的过程及相关处理措施，此类记录可以为以后的医疗处理提供参考依据。另外，医用胶布、乳胶手套、一次性注射器等均必不可少。由于准备物品繁多，笔者所在中心建议使用物品准备清单，将所有物品放置在一个或几个可收纳的储物盒中（图6-11），定期核查，及时补充，避免临时准备物品。表6-1是皖南医学院弋矶山医院ECMO物品清单。

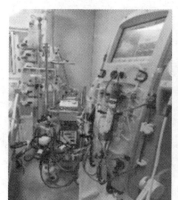
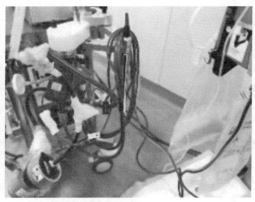
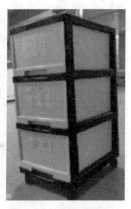

图6-10 ECMO外接连续性肾脏替代治疗机　　　　图6-11 ECMO物品收纳盒

表6-1 体外膜肺氧合（ECMO）治疗物品核查清单

项目	项目内容（包括生产日期）				备注
设备	主机	☐	床旁超声	☐	
	手摇泵	☐	电插板	☐	
	驱动泵	☐	水箱	☐	
预冲耗材	静脉营养袋（1）	☐	肝素帽（4）	☐	
	无菌纱布（1）	☐	注射器（2ml）	☐	
	无菌手套（6）	☐	管道钳（铁2，蓝2）	☐	
	扎带枪	☐			

续表

项目	项目内容（包括生产日期）				备注
穿刺 耗材	ECMO套包（1）	☐	备皮包	☐	
	静脉插管（2）	☐	剃头器	☐	
	动脉插管（2）	☐	无菌管道钳（6）	☐	
	超滑导丝（2）	☐	隔离衣（4）	☐	
	介入包	☐	三通（2）	☐	
	动脉连接管	☐	注射器（5ml、50ml）	☐	
	动脉鞘管（7F、8F）	☐			
插管 固定 耗材	持针器（1）	☐			
	针、线	☐			
	3M高黏固定贴（2）	☐			
	加压固定胶布（1卷）	☐			
	康惠尔水胶体透明贴（2）	☐			
	藻酸盐敷料（2）	☐			
	固定带（2）	☐			
	烧伤棉垫（2）	☐			
	换药碗（2）	☐			
	剪刀（1）	☐			
消毒液、 药品	碘伏（1）	☐			
	酒精（1）	☐			
	耦合剂（1）	☐			
	生理盐水（500ml）（4）	☐			
	5%碳酸氢钠溶液（250ml）（4）	☐			
	肝素钠（2）	☐			
	咪达唑仑（5）	☐			
	肾上腺素、去甲肾上腺素（5）	☐			

核查人签字：

核查时间：

（三）团队的管理与分工

ECMO的建立与管理是多学科团队合作项目，需要团队成员之间有良好的合作基础，有经过反复检验的流程，有需要出现各种意外情况的应急预案，团队成员各司其职、分工明确。团队一般由以下成员组成：队长、ICU医师、外科医师、麻醉医师、体外循环师、呼吸治疗师、护士。人员具体组成可根据本中心的习惯自由调整，如外科医师可由ICU医师替代置管，麻醉医师可由ICU医师替代术中管理，同样ICU医师可替代呼吸治疗师进行气道管理，受过培训的ICU护士和医师可替代体外循环师进行ECMO预充和管理。但是需要有外科医师参与，24小时待命，保证在ECMO穿刺置管失败后可紧急半开放或开放置管。

团队的质量控制可能更为重要，ECMO的建立与管理是技术含量高的操作，技术的提高需要大量病例的累积，但是鉴于各种原因，如技术壁垒、医疗费用、需求较少等，每个ECMO中心每年累积的病例较少，尤其是目前，在中国大部分开展ECMO技术的医疗机构仍然处于起步阶段，并且大部分市级三级医院尚未开展。大量研究证实，ECMO中心开展的例数与病死率成反比。因此，根据国际成熟的ECMO中心经验，需要ECMO团队在开始阶段（年开展例数＜20例）时每月开展ECMO演练，不断总结经验教训及优化流程，同样可以达到满意的治疗效果。

1. ICU医师或外科医师负责动脉、静脉插管　动脉、静脉插管需要有经验的2名外科医师或ICU医师完成（如果由ICU医师完成，需要有外科医师24小时待命）。一般选择超声引导下经皮穿刺置管，其在许多ECMO中心作为首选，此种方法简单、损伤小、置管迅速，同时避免置管血管被完全阻断而导致血供异常。经皮插管时需要对血管走行及粗细有准确的估计，通常可以利用床旁超声测定血管的直径及走行，指导插管的选择和置入。置管结束后还可以通过超声判定插管局部的血供情况和尖端是否达到目标位置。对于年龄小、体重轻及穿刺置管困难的患者，建议在严格无菌条件下由外科医师完成开放或半开放置管。

对于心脏术后或外周静脉无法穿刺的患者，根据体重大小可选择经胸右心房-升主动脉插管建立ECMO，或经腹股沟切口股动静脉切开插管。确保插管位置合适，静脉引流充分，动脉插管端口无阻力，管道经切口引出，确保固定牢固。但是目前术中手术台上越来越广泛使用经皮穿刺股动脉、股静脉置管，或者由外科医师切开显露股动脉，ICU医师在直视下经皮穿刺置管。这种方法较股动脉切开置管对血管的损伤小，出现感染、出血并发症的概率明显降低。

VV-ECMO需要选择一处（婴幼儿颈内静脉双腔静脉导管）或两处（股静脉-颈内静脉或股静脉-股静脉）作为支持通路。此类患者大多数选择经皮静脉穿刺并置管，但需要有经验的ICU医师或外科医师来完成。

插管进入动静脉管腔后需要根据ECMO辅助流量、动静脉端压力监测判定插管尖端的位置，确保位置合适，从而满足充分引流、泵转速理想的目标。以往通常在插管前即在患者背部放置好拍片用的X线背板，动静脉插管完成后，缝合固定插管前拍片判定导管尖端位置，并调整至满意为止。目前首选超声引导下置管，可在超声直视下将导管尖端放置在下腔静脉和右心房开口处（剑突下下腔静脉切面或经肝下腔静脉切面）。

2. ICU或麻醉医师负责整个ECMO建立过程中的麻醉及呼吸、循环管理　早期ECMO置管操作多数是在手术室内完成，因此手术期间的管理是由麻醉医师主导。但是随着ECMO的发展，多数患者在ICU内完成ECMO建立，主要是由于ICU大多数患者病情危重（部分患者正在心肺复苏中），需要在紧急状态下、短时间内完成ECMO建立。因此，手术期间的管理均由ICU医师主导，并且ICU医师对危重症患者的管理经验可能更为丰富。通常患者在ECMO建立过程中需要采用全身麻醉呼吸机或呼吸机辅助呼吸方式下完成，需要建立必要的有创动脉血压监测及快速输血、输液通路，为ECMO期间患者的生命体征监测做好准备。训练有素的麻醉医师或急救医务人员可以通过快速插管、有效呼吸支持而缩短患者的抢救时间，为后续治疗奠定良好基础。

3. 器械护士辅助医师完成手术操作　ECMO安装建立需要在高级别的无菌环境下完成。

通常手术室是首选安装场所，但是随着危重症患者的增多，使用场景目前已由手术室转移至ICU、普通病房、抢救室和户外，但尚无研究显示非手术室环境安装的ECMO感染发生率较手术室环境更高。手术器械包及所需消耗材料应该由外科手术室护士准备好，以备紧急之需。通常2名器械护士可以满足紧急ECMO建立期间的需要，为外科医师手术操作提供服务与保障。

随着ICU内ECMO紧急建立也越来越成为常规，通常需要完备的ECMO装备车和训练有素的ECMO团队支持，包括紧急床旁手术开展所具备的各项流程和配套设备，均需要在最短时间内由ICU护士准备完成，同时需要充当器械护士的作用，辅助ICU医师或外科医师完成床旁ECMO的紧急建立。

具体操作参考如下流程。

（1）人员准备：1名或2名护师。洗手，戴口罩、帽子、穿隔离衣；保证环境安全、光线充足，无人员走动。

（2）物品准备

1）仪器设备：MAQUET ECMO主机1台、氧合器、肺支架、水箱、空氧混合器、超声机。

2）预充用品：MAQUET ECMO PLS套包、500ml生理盐水（3瓶）、3L静脉输液袋（1只）、10ml生理盐水（1支）、12 500U肝素钠（1支）、10ml注射器（1支）、碘伏纱布、无菌干纱布（若干）、无菌手套（2副）、肝素帽（2个）、皮管钳（2把）、管道钳（2把）、

无菌剪刀（1把）、耦合剂（1瓶）。

3）穿刺、置管用品：15～17F动脉插管及21～23F静脉插管（各1套）、超滑导丝（260cm，1套）、穿刺组件（1套）、7F和8F鞘管（各1套）、鞘管延长管（1套）、备皮包（1套）、换药碗（1套）、无菌棉球（按需若干）、纱布（按需若干）、碘伏、无菌手术衣（4套）、无菌手套（4副）、50ml注射器（2个）、5ml注射器（2支）、肝素生理盐水（1U/ml）、超声探头无菌保护套（2个）、无菌剪刀（1把，ECMO套包内置）、无菌管道钳（6把）、三通接头（2个）、2%利多卡因注射液（5ml，2支）（图6-12）。

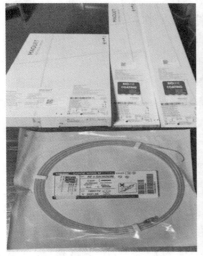
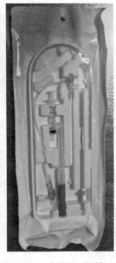
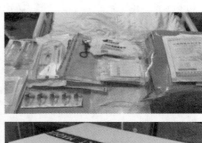
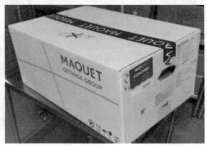

图6-12　穿刺、置管用品

4）固定导管用品：2-0外科缝线（3条）、无菌持针器（1把）、换药碗（1套）、无菌剪刀（1把）、无菌纱布、棉球若干、碘伏、酒精、藻酸盐敷料（1片）、3M透明敷贴（4张）、3M高黏敷贴（4张）、康惠尔透明贴（4张）、泡沫贴（4张）、3M无纺胶布、烧伤棉垫（中）（2份）、固定带（2个）、扎带（3个）、扎带收束枪（1把）。

（3）操作流程：穿刺置管。

1）第一步：洗手，戴口罩，穿隔离衣。

2）第二步：协助备皮，清除在场无关人员。

3）第三步：洗手、戴口罩，执行外科手消毒，穿隔离衣，戴无菌手套，协助医师消毒、铺巾。

4）第四步：整理器械台，保持台面无菌、整洁（图6-13）。

5）第五步：根据评估及转流模式确认所需型号的动、静脉插管及穿刺组件、鞘管（V-A），用物上台。

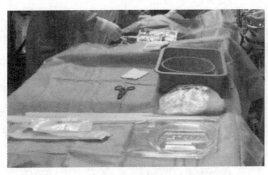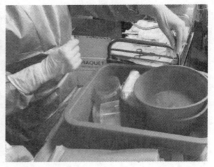

图 6-13 消毒、铺巾

6）第六步：准备碘伏纱布再次消毒手术野；准备肝素生理盐水（1U/ml）。

7）第七步：与台下护士配合套入超声探头无菌保护套，备用（图6-14，附页彩图6-14）。

8）第八步：ECMO不同的转流模式穿刺顺序有所差别，如果选择VA（股静脉-股动脉）转流模式，需要先配合医师置入股动脉鞘管，再行股动脉插管，后行股静脉插管；如果选择VV（股静脉-颈内静脉）转流模式，一般先行股静脉插管，再行颈内静脉插管。

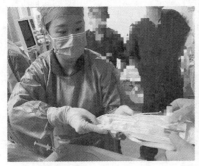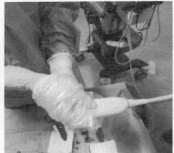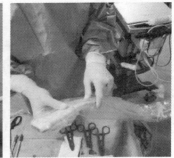

图 6-14 术中引导超声准备

（4）VA模式

1）保持超声处于持续备用状态。

2）打开鞘管穿刺组件，使用肝素生理盐水（1U/ml）浸润鞘管、扩张器内外面；穿刺成功后置入导丝，退出注射器，扩皮，置入排气后的鞘管。（图6-15，附页彩图6-15）。

3）准备2只50ml注射器抽取足量的肝素生理盐水（1U/ml）将动、静脉插管内外部浸湿；准备无菌管道钳4把。

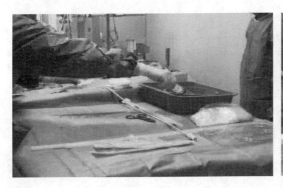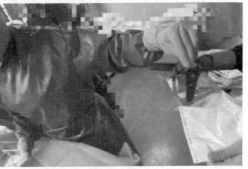

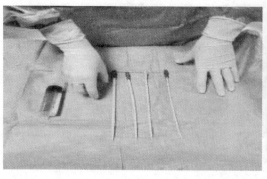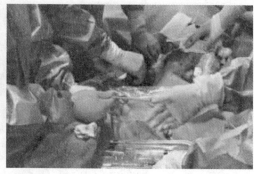

图 6-15 穿刺物品准备

4）打开插管穿刺组件，准备刀片，按从小到大的顺序依次排列好扩张器组件，使用肝素生理盐水（1U/ml）浸润扩张器内外部分。

5）应用5ml注射器抽取利多卡因，医师股动脉穿刺成功后递导丝置入。

6）退出注射器后递刀片切皮，清洁注射器后抽取利多卡因备用。操作医师使用扩张器由小至大依次扩皮。协助医师使用肝素生理盐水（1U/ml）清理扩张器内外血液后备用。

7）置入股动脉插管，拔除导丝，一边回抽导丝，一边清理导丝血液，备用。使用肝素生理盐水（1U/ml）封闭插管，递管道钳2把对向夹闭插管末端（图6-16，附页彩图6-16）。

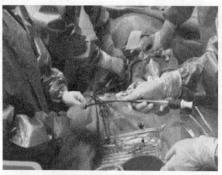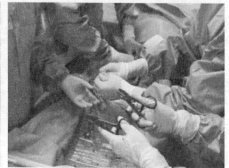

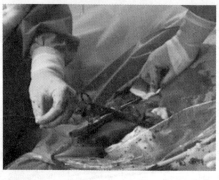

图 6-16 置入动静脉（股动脉、股静脉）穿刺导管

8）股静脉插管顺序及所需物品均同上述股动脉插管。

（5）VV模式

1）保持超声处于持续备用状态。

2）准备2支50ml注射器抽取足量的肝素生理盐水（1U/ml），进行股静脉、颈内静脉插管排气；准备无菌管道钳4把。

3）打开插管穿刺组件，准备刀片，按从

小到大的顺序依次排列好扩皮组件，应用肝素生理盐水（1U/ml）浸润扩张器内外部分。

4）应用5ml注射器抽取利多卡因，医师股静脉穿刺成功后递导丝置入。

5）退出注射器后递刀片切皮，再行扩皮；协助医师使用肝素生理盐水（1U/ml）清理扩张器内外面和导丝表面血液。

6）置入股静脉插管，拔除导丝，一边回抽导丝，一边清理导丝血液，备用。使用肝素生理盐水（1U/ml）封闭插管，递管道钳2把对向夹闭插管末端。

7）颈内静脉插管顺序及所需物品均同上述股静脉插管。

（6）操作流程：动静脉插管连接体外循环管路（图6-17，附页彩图6-17）。

1）第九步：打开ECMO套盒内无菌管路上台，递管道钳2把、剪刀1把，用2支50ml注射器抽取足量的肝素生理盐水（1U/ml）。

2）第十步：调整ECMO转速为1500r/min，应用2把管道钳夹闭ECMO管路，调整ECMO转速为0r/min。离断ECMO密闭管路，将引血管路、回血管路与对应插管紧密连接，过程中用50ml注射器在插管与ECMO管路残端相连接处连续推注肝素生理盐水（1U/ml）以排气；如为VA转流模式，连接动脉营养管路并与鞘管相连接。

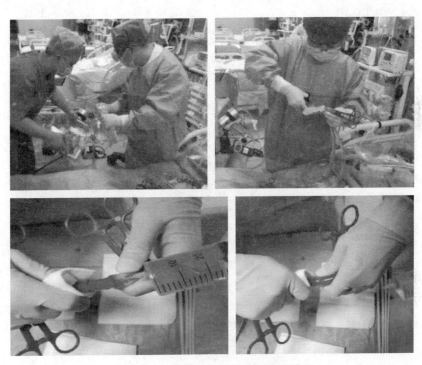

图6-17　动静脉插管连接体外循环管路

3）第十一步：超声确定导管位置，打开离心泵至1500r/min，松开各管道钳，开通氧源，观察氧合器后血液颜色是否转为鲜红，然后逐渐调整ECMO参数；整理器械台，防止污染，准备行管道固定，确定水箱是否打开、温度设置是否合适。

4）第十二步：管道固定，用直尺量取

ECMO导管外露长度并记录（指穿刺点到ECMO导管外露的第一个结点刻度），查看导管有无脱出或滑入。用消毒液消毒穿刺部位，消毒方式：以同心圆方式自穿刺点由内向外顺逆交替的方式消毒穿刺点部位皮肤3遍，直径大于30cm。消毒后再用安尔碘以穿刺点为中心由内向外顺逆交替消毒3遍，直径大于

10cm，待消毒液充分干燥后，将透明敷贴置于ECMO管道下方的皮肤上，再用透明敷贴进行覆盖，敷贴四周予以加压固定胶布封边，保证敷贴密闭和牢固。穿刺点固定完好后，用

固定带将ECMO管道固定在患者膝关节上5cm处，大腿周围皮肤用烧伤棉垫保护。（图6-18，附页彩图6-18）。

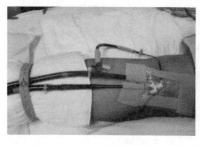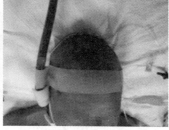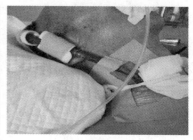

图6-18 不同部位插管的固定方法

5）第十三步：正确记录。

据实登记患者的信息留存。

记录建立ECMO的方式、建立过程中存在的问题。

记录ECMO的原始参数，包括转速、流量、空氧混合器气流量、氧浓度、水箱温度、ACT等。

记录患者ECMO支持前后生命体征的变化。

准确记录患者术中、术毕用药情况。

4. 体外循环灌注师或受培训的ICU护士或医师负责ECMO安装、预充　参考皖南医学院弋矶山医院制定的ECMO预充流程（以Maquet主机配合PLS套包预充为例，见视频）。

（1）人员准备：2名人员（体外循环师或受培训的ICU护士或医师），衣着整洁，戴口罩、帽子，执行手卫生，穿隔离衣。

（2）用物准备：Maquet ECMO主机、氧合器支架、手摇泵、水箱、空氧混合器、导电糊、Maquet套包、金属管道钳（2把）、蓝色塑料管道钳（2把）、生理盐水1500ml+肝素钠1500U（1袋）、无菌手套（1副）、弯盘（1个）、无菌纱布（1包）、碘伏（1瓶）。

（3）操作步骤

1）第一步：Maquet ECMO主机连接交流电源，检查体外循环套包型号为PLS 2050，并确定在有效期内，打开套包盒，再次确认型号及有效期（图6-19，附页彩图6-19）。

2）第二步：撕开套包内层包装，戴无菌手套，整理箱内物品，应用碘伏无菌纱布消毒离心泵头入口处，连接静脉引流管与离心泵头入口，注意连接至第二卡口处。

3）第三步：氧合器前后白色鲁尔接头连接血液透析连接管，注意无菌操作。

4）第四步：将氧合器与无菌管路一道取出，管路挂于支架，氧合器安装于固定架上（图6-20，附页彩图6-20）。

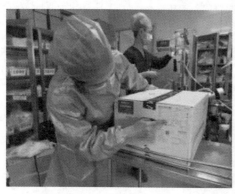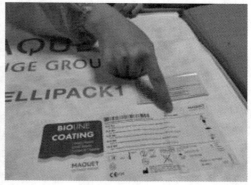

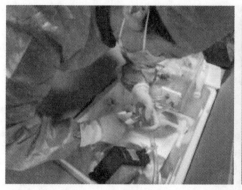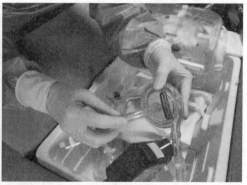

图 6-19 检查：核对 ECMO 套包和连接管路

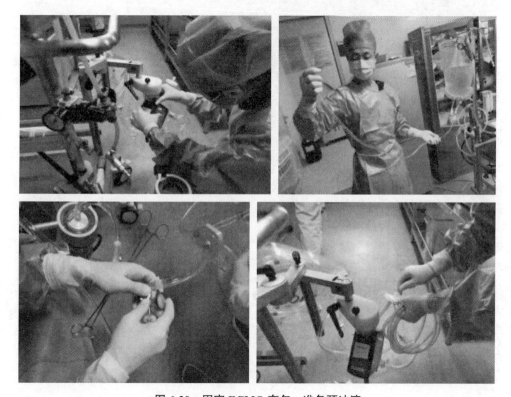

图 6-20 固定 ECMO 套包，准备预冲液

5）第五步：打开预充套件，在助手协助下将预充管路连接预充液，助手行预充管路排气，排气后连接靠近泵头的三通，将另一条管路连接于远离泵头的另一三通处，注意无菌操作。

6）第六步：连接氧气管路与空氧混合器，连接水箱，打开水箱电源，设置温度为37℃。

7）重力预充：打开氧合器上黄色鲁尔帽并取下，助手应用金属管道钳双向贴合夹闭"桥段"，旋转泵头处三通，一处与预充液相连，一处与大气相通。打开2条预冲管路夹，进行重力预充，液体将充满泵头管路、氧合器，待氧合器内充满液体后装上黄色鲁尔帽，当液体到达血管管路（蓝色标记端）三通处，旋转三通与预充管路相连，重力预充阶段要保证泵头处无气泡（图6-21，附页彩图6-21）。

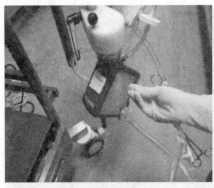
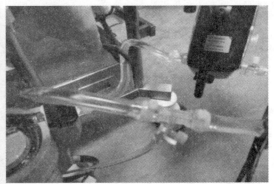
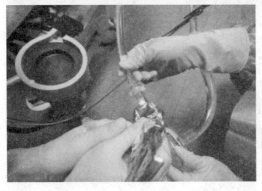

图 6-21　手动管路排气

8）第八步：①机器预充，待泵头预充完成后，助手应用蓝色塑料管道钳夹闭氧合器前后管路，于泵头流量监测管两端涂抹导电糊后装入离心泵泵头，打开主机，通过自检后，转速调零（按夹闭管道钳键、消音键，旋转泵速旋钮至0）。②低流速预充（"桥段"未打开，转速为1500r/min），打开蓝色塑料管道钳，预充过程中摇晃管路，注意"桥段"金属管道钳处大气泡排出，离心泵转动声音明显减弱时，说明大气泡基本排净。③高流速预充，调

节转速，逐步打开"桥段"，待流量上升至5L以上，利用高流速冲掉附壁小气泡，预充时注意观察金属管道钳处及管道内是否还有气泡附着（图6-22，附页彩图6-22）。

9）第九步：排气及预充后处理，打开膜肺液面白色鲁尔帽，待一滴液体溢出立即关闭。氧合器前后血液透析管路排气。关闭三通，撤除预充管路，连接肝素帽，所有三通均应旋至与管路相通方向，应用纱布包裹，应用胶带固定。

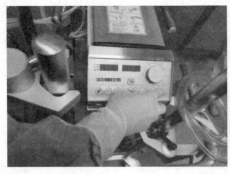
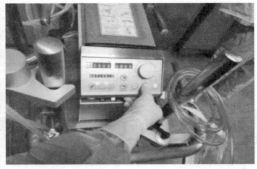

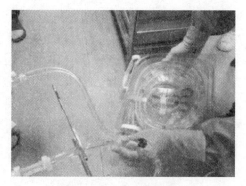

图6-22　机器预充管路

10）第十步：预充结束，静脉引流管与离心泵头连接处应用扎带固定（图6-23）。将机器推至床旁备用。准备上机时用物，协助床旁配合。

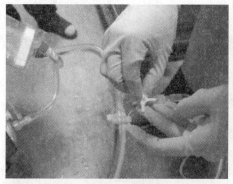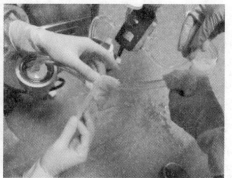

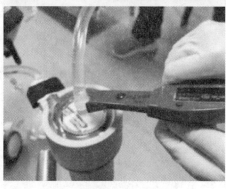

图6-23　扎带固定管路各连接处

（4）ECMO系统安装和预充注意点

1）压力测定装置连接口：离心泵入口负压监测是反映静脉回流的重要参考指标，负压过大将直接导致ECMO流量下降及血液破坏增加。滚压泵静脉端的负压监测更加重要，如果囊性BLADDER未能完全充盈，将停止滚压泵的转动，从而避免过大负压导致气体进入静脉系统，因此负压监测连接必须牢固并且确切。

2）动静脉血氧饱和度探头：动脉血氧饱和度可以实时反映人工肺氧合情况，是ECMO运行期间判定氧供的有效快捷指标，它可以快速指导机体氧供调节；混合静脉血氧饱和度是机体氧耗监测的唯一实时指标，在确保监测准确的情况下可以判定自身循环功能和呼吸功能的恢复情况。

3）三通接头：所有三通接头必须连接紧密，锁扣牢固。裸露的三通头为了以后连接管路或采集血液标本可以用消毒的肝素帽盖紧（但不建议从此处采血）。所有针对三通部位的操作需要遵循严格无菌原则，动静脉间的侧路在ECMO开始前必须保证关闭。

4）动静脉间短路：Medtronic肝素涂层化套包的动静脉间连接有短路，通常作为停机试验时使用。由于短路内容易形成血栓，并且停机试验的方法多种多样，目前多数中心已不再使用动静脉短路，另外大部分管路已无动静脉短路。

5）预充液的配制：成人ECMO系统用晶体预充液排气后可适当用人工胶体液维持ECMO预充液的胶体渗透压，从而避免大量晶体液导致血液黏滞度下降和组织间隙水肿发生，但是一般很少采用这种方法，可直接体内静脉输注。对于低体重患者，尤其是婴幼儿及新生儿，ECMO系统预充液（如Maquet Rotaflow PLS套包容量约为460ml）相对机体血容量较多，考虑到预充液成分对自身本已脆弱内环境的影响，需要对预充液进行适当调整。通常加入库存血、新鲜冷冻血浆、人血白蛋白等血制品，排除多余晶体成分，并根据预充液血气调节预充液酸碱度、重要离子浓度，维持胶体渗透压、晶体渗透压、血红蛋白水平接近正常，另外预充液置换完毕还需要氧合、保温，尽量避免大量预充液对婴幼儿血流动力学及内环境造成不利影响。

三、体外膜肺氧合系统的建立和管理

（一）患者准备

经ECMO小组讨论后，术前需要主管医师向家属交代病情，解释ECMO辅助的必要性及方法、可能发生的结果及并发症。如急诊抢救的患者清醒，则要说明手术的意义，减少患者的紧张情绪，需要机械性辅助呼吸的及早进行气管插管，维持呼吸道通畅。严格无菌操作，局部消毒，铺单。穿刺置管的患者可局部应用2%利多卡因浸润麻醉，患者要处于麻醉状态，可使用镇静药、镇痛药和肌松药，术前要给予芬太尼和肌松药作为基础麻醉。插管前5分钟监测ACT，根据ACT值静脉推注肝素，维持血液抗凝，ACT为160～200秒（目前抗凝的监测目标范围波动较大，各指南和ECMO中心的抗凝目标及监测指标均不相同）。

（二）ECMO方式及插管路径选择

需要在ECMO应用前确定循环呼吸辅助方式，通常VA-ECMO方式以其有效的循环呼吸共同辅助适用于心肺功能不全的患者，也可用于单纯呼吸辅助，同时减轻心脏做功。VV-ECMO方式以其单纯的呼吸支持特点适用于单纯肺功能不全、心功能良好的患者。动脉插管路径根据需要可以选择升主动脉、腋动脉、股动脉、颈动脉。静脉插管路径有右心房、股静脉、颈静脉。另外，还有双腔静脉插管和配合股动脉插管的下肢灌注插管。不同的插管部位对置管医师的要求不同，并且各有利弊，通常应该选择快速熟练的插管部位完成ECMO系统的建立，以便缩短建立时间，为患者赢得宝贵的黄金抢救时间。目前常选择外周插管，中心插管的比例越来越少。

确定插管部位后，需要根据不同部位的插管特点选择适合患者的动、静脉插管。通常选择插管的原则如下：动静脉插管口径在血管条件允许的情况下尽量选择大号插管（动脉插管小于动脉直径的4/5），目的在于尽量降低血液流动过程中产生的压差，从而减少血液破坏，达到血液保护的目的。但是在休克患者中外周血管剧烈收缩，插管直径的选择就不能参考上述标准，目前常规方法为选择壁薄腔大的插管和建立下肢动脉灌注管，可有效减少下肢缺血的发生率。根据中国医学科学院阜外医院的ECMO经验，体重在15kg以下的患儿建议在行VA-ECMO时选择右心房-升主动脉建立，体重大的患儿推荐股动脉-股静脉ECMO，从而尽量减少并发症及出血发生的风险。对于股静脉插管，也是建议在不影响下肢远端静脉回流的情况下，选择尽量粗的长股静脉插管。

1. **动脉插管选择原则** 全流量情况下，动脉插管的阻力压力在100mmHg以下即可，但是随着经皮穿刺置管应用越来越多（通常选择较小号的插管），如17F动脉插管的阻力压力通常在100mmHg以上，但尚无研究发现这种压力增高与血液破坏增加相关，而且较小号的插管可降低动脉穿刺损伤后并发症的发生率。

2. **静脉插管选择原则** 全流量情况下，静脉插管的阻力压力在40mmHg以下即可。VV-ECMO插管选择的原则同VA-ECMO静脉选择的原则。总体目标：可迅速方便建立插管，同时能够充分引流，达到有效辅助流量的目的。

3. **儿童和新生儿动静脉插管的选择** 参考第19章"儿童体外膜肺氧合"。

（三）ECMO 运转前设备检查

1. **机电部分检查** 电源，备用电源，离心泵手动摇把或滚压泵摇把，离心泵头是否安装到位；检查流量计安装方向，打开主电源，旋转流量开关观察泵头运转情况，判断有无震动和异常声音；检查流量报警设定，流量和压力调零点，检查动静脉血氧饱和度仪是否校正。

2. **管道部分检查** 检查管道各个接头是否牢固，管道是否扭曲打折，固定管道防止脱落；检查桥连管、预充管和内循环管是否夹闭；检查气源连接管路、氧气管连接无误，有气体流出，变温水管正确连接，无渗漏，水温正常；关闭血样采集三通，检查动脉、静脉压力监测管路连接牢固，确保动脉、静脉管道钳夹到位。

（四）ECMO 启动

动脉、静脉插管与动脉、静脉管道连接完成后，台上和台下分别查对动静脉管道，确保无误（务必动静脉不能反接，ECMO启动后可能导致血压迅速下降甚至心搏骤停），台上先松开动脉、静脉管道钳，台下再松开静脉管道钳，旋转流量开关，转速达到1500r/min以上后，再打开动脉管道钳，ECMO开始运转，观察血流方向和流量读数，打开空氧混合器（1～3L/min，FiO_2 80%），观察动脉血颜色，检查动静脉血氧饱和度读数是否正常，观察静脉有无抖动和负压读数（＜-30mmHg），检查氧合器和各个接头有无渗漏，观察患者动脉血压、中心静脉压、脉搏血氧饱和度。

（五）ECMO 启动后管理

1. **ECMO血流量的设置** ECMO辅助的初始阶段流量一般较高，在插管后开始VA-ECMO支持，逐渐增加泵流量，直到达到足够的流量，以提供足够的支持，满足细胞代谢需求，通常成人心排血量为4～6L/min，婴儿100～150ml/（kg·min），儿童为70～100ml/（kg·min）。目的是尽快偿还氧债，改善微循环，增加组织器官的供氧，使心肺得到休息，表现为脉搏和静脉血氧饱和度迅速升高，末梢循环改善，尿量增加，血乳酸水平逐渐下降，酸中毒减轻。尽量维持平均动脉压（MAP）为60～80mmHg，脉压大于10mmHg，中心静脉血氧饱和度大于65%。随着患者生命体征逐渐稳定，逐步下调，维持心排血量总量的80%，此阶段称为ECMO早期，主要目的在于偿还氧债、维持满意的血流动力学状态，使心肺得到充分休息，为功能恢复奠定基础。ECMO中期维持较长时间的恒定流量，目的是维持良好的内环境状态，使心肺充分休息，功能逐渐恢复。ECMO后期要为停机做准备，逐渐降低辅助流量，分阶段慢慢降低，观察1～2小时，观察患者生命体征的改变，当流量小于0.5～1L/min时可以考虑停机。

由于VV-ECMO不提供直接的循环支持，要使其达到与VA-ECMO相同水平的氧输送具有一定的难度。但是，当VV-ECMO的再循环比例降到最低，同时伴有良好心功能支持时，氧输送仍然可以达到与VA-ECMO相同的效果。在临床实践中，ARDS患者ECMO流量小于总心排血量的60%经常与$SaO_2 < 90\%$相关。对于VV-ECMO，起始流量一般始于20ml/（kg·min），而后在15～20分钟后增加流量、降低呼吸机支持力度，最终维持92%≥SaO_2≥88%，流量增加通常快于VA-ECMO，由于无法精确计算ECMO期间的氧供与氧耗，通常需要根据临床各项监测指标综合判定。

2. ECMO气流量和氧浓度的设置 当ECMO开始运转后先将氧合器氧浓度调至80%～100%，气流量与血流量比为（5～8）：10，必要时使用纯氧和高气流量，观察ECMO动静脉血氧饱和度，动脉血氧饱和度应达到98%以上，静脉血氧饱和度达65%以上，如果静脉血氧饱和度较低，要考虑辅助流量是否充分，体温是否过高，下半身高氧等因素，增加流量，适当降温，调高氧浓度等。但是对于高碳酸血症患者，气流量需要从0.5L/min开始，缓慢增加，避免二氧化碳过度呼出综合征、低血压发生。机械通气方面要降低呼吸参数（见"机械通气管理"），使肺得到充分休息。ECMO稳定期氧合器氧浓度调至40%～50%，仍维持较低的辅助呼吸指标，定期监测血气，维持较好的氧供和酸碱平衡。每天可定期将气流量调至10～15L/min，可促使氧合器内冷凝水流出，改善氧合器气体交换功能。ECMO后期降低流量的同时降低氧浓度，观察血气分析指标，为停机做准备。

3. ECMO启动后血管活性药物的调整 ECMO开始运转后正性肌力药物如肾上腺素和去甲肾上腺素要逐渐减量至停用，注意观察动脉血压和中心静脉压，可给予少量多巴胺和多巴酚丁胺，维持较为满意的血流动力学指标。减少正性肌力药物用量的目的是让心脏得到充分休息，充分发挥人工心肺的辅助作用，在ECMO支持下维持机体生理需求，以期心脏得以恢复。如外周阻力较高，则可适当给予扩血管药物，冠心病患者可给予硝酸甘油，增加冠状动脉血供，有助于心功能恢复。

对于心功能严重损害的患者，在ECMO高流量辅助下主动脉瓣难以开放，左心室内血液流动缓慢，容易造成血栓形成，发生率约为3.91%（11/281），左心室内大量血栓形成的死亡率近乎100%（11/11），因此，预防血栓形成就显得尤为重要，需要动态观察，实时调整ECMO流量、正性肌力药物用量或增加左心室减压措施（目前最常使用的为加装IABP），避免长时间主动脉瓣不能开放造成左心室血栓形成。大多数心源性休克患者在使用ECMO治疗后血压明显上升，此时管理的难度由低血压转为"高血压"，临床医师的惯性思维是高血压比低血压具有优势。但是高血压可明显增加左心室后负荷，增加心肌做功，短暂数天的高血压对心功能轻度损伤患者的影响是可以忽略不计的，但是对于心源性休克患者，可明显加重心脏损伤，达不到使用ECMO支持后"心脏休息"的目的，对于这类患者，MAP的确定目前尚无确切的标准，可参考感染性休克血压复苏目标（MAP≥65mmHg），或根据患者组织灌注情况调节血压，只要能维持组织灌注，应尽可能降低MAP，以降低左心室后负荷。但是，对于某些特殊的患者（如颅脑损伤患者），需要根据目标器官的需要调节MAP。

4. 机械通气的管理 VV-ECMO期间肺保护的一个关键原则是气体交换主要由体外回路支持，肺脏可以得到充分休息，因此呼吸机设置原则为避免呼吸机引起的肺损伤。然而，接受ECMO治疗的严重ARDS患者的最佳通气策略尚不明确。既往VV-ECMO期间的典型呼吸机设置是压力控制通气（PCV）模式，FiO_2为30%，平台压为20cmH_2O，呼气末正压（PEEP）为10cmH_2O，呼吸频率（RR）为10次/分，吸呼气时间比为1:1。在CESAR试验中，呼吸机设置逐渐降低以允许所谓的肺休息，使用PCV将吸气压力限制在20～25cmH_2O，PEEP为10cmH_2O，RR为10次/分，FiO_2为30%（表6-2）。在最近和迄今为止最大的ECMO试验（EOLIA）中，设置相似，平台压≤24cmH_2O，PEEP≥10cmH_2O，RR 10～30次/分，FiO_2 30%～50%。

表6-2 VV-ECMO治疗下呼吸机参数的设置

参数	可接受范围	推荐范围	评论
Pplate	<30cmH_2O	<25cmH_2O	降低Pplate至20cmH_2O可能会进一步降低VILI的发生和改善预后
PEEP	10～24cmH_2O	>10cmH_2O	低PEEP伴低Pplate和低潮气量可导致肺不张，PEEP设置可参考ARDSNet PEEP-FiO_2表、PEEP滴定等方法
RR	4～30次/分	4～15次/分	VV-ECMO可充分清除CO_2，减少RR，可降低VILI发生率
FiO_2	30%～50%	越低越好	VV-ECMO可提供充分的氧合，降低FiO_2可减轻肺损伤

Pplate. inspiratory plateau pressure，平台压；PEEP. positive end-expiratory pressure，呼吸末正压；RR. respiratory rate，呼吸频率；FiO_2. fraction of inspired oxygen，吸入氧浓度；VILI. ventilator-induced lung injury，呼吸机相关性肺损伤；ARDS. acute respiratory distress syndrome，急性呼吸窘迫综合征

5. 抗凝与监测 通常使用肝素抗凝，用量为2～30U/（kg·h），维持ACT 160～200秒和（或）APTT 40～60秒（具体ECMO期间的抗凝细节请参见本书第11章），根据ACT值调整肝素用量。肝素配制：将200U/kg肝素加入50ml盐水中，输入速度为1ml/h时，肝素用量为4U/（kg·h）。常用ACT监测抗凝效果，一般每3小时检测1次，早期调整肝素用量时每小时检测1次，也可使用血栓弹力图（TEG）监测凝血和血小板功能。当患者胸腔引流较多时，可以减少肝素用量，甚至暂时停用肝素，未开胸患者可以维持较高的ACT。当血小板小于$10×10^9$/L并有出血倾向时，考虑输入血小板，如果没有明显出血倾向，可暂不输入，动态观察血小板计数。

6. ECMO系统及患者的转运（院内或院际） 上下担架车物品、患者移动循序和设备的放置均需要提前设置预案，并放置在担架固定位置，不得随意修改。队长现场指挥、统筹兼顾。在此过程中需要注意以下事项：

（1）首先确保担架车各个关节必须卡死，避免晃动、车身歪斜。

（2）ECMO机器由ICU医师专人搬运，避免ECMO管路被牵拉和打折，注意流量下降。

（3）呼吸治疗师注意各种引流管、气管插管、呼吸机管路，避免牵拉、脱落。

（4）ICU护士搬运输液泵，减少不必要微量泵、输血，保留血管活性药物注射泵，注意管路的长度，避免牵拉脱落导致血流动力学波动。

（5）上下担架车前连接转运监护仪监测心率、血氧饱和度，避免监护存在"盲区"。

（6）注意医院的电梯、过道的宽度、长度，避免使用加长、加宽的改造后的担架车，除非与转诊医院提前沟通，可以正常可靠使用。

（7）做好与救护车电源、气源的切换。

（8）如为院际转运，救护车内空间有限，队长应该处于能够及时观察ECMO设备的位置，呼吸治疗师位于担架头端，管理气道与呼

吸机，ICU医师位于中间位置，监测生命体征、观察ECMO管路血液颜色变化，护士应该处于便于输液、调整微量泵的位置，并观察氧气的消耗量、与驾驶员沟通，并随时向ECMO中心汇报车内情况和达到时间（图6-24）。

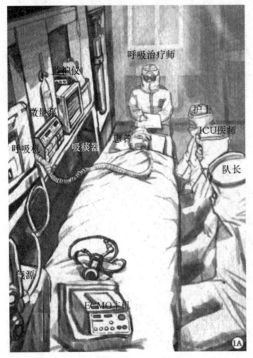

图6-24 体外膜肺氧合（ECMO）转运途中车内人员站位和物品摆放示意图

7. 转运途中的监测

（1）工作人员和患者安全的管理：一般来说使用ECMO转运，途中患者病情相对平稳，不建议救护车超速/闯红灯行驶，如遇到雨雪天气，应该减速行驶，所有人员需要系安全带，尽量避免需要解开安全带的操作。如遇到颠簸路段，更应减慢行驶，过度颠簸会导致离心泵去磁化、停转。

（2）ECMO监测：监测流量、转速，气流量与血流量是否匹配，管路中血液颜色的变化、管路有无打折，穿刺点有无渗血。需要注意ECMO机器底部存在散热孔，避免阻塞导致机器温度升高造成停机，尤其是放在担架床上被褥等，会阻塞散热孔。

（3）一般情况的监测：监测患者呼吸、脉率、血压、心率、血氧饱和度、瞳孔变化，头部和下肢有无肿胀、下肢有无皮温降低、足背动脉搏动情况。

（4）出凝血的监测：一般在途中无法行血凝监测，需要增加ECMO流量，肝素剂量维持在转运前的使用剂量，避免增加剂量。

（5）氧气使用量、输液量及管路、血管活性药物输注管路的监测：根据情况及时调整，如氧气消耗过快，可在途中的医院停靠增加氧气供给。血管活性药物、镇静镇痛药物需要根据预估转运时间提前准备，尽量避免在救护车上配备药物，以免造成医源性损伤。

（6）呼吸机与气道的管理：常规配备过滤器，选择封闭式吸痰管，深度镇静和镇痛，避免患者躁动和剧烈呛咳造成飞沫、气溶胶产生，减少病毒扩散和车内空气中病毒载量。需要避免气管插管打折及呼吸机管路受压、牵拉。

（六）质量控制：ECMO团队配合的优化

ECMO诊疗中心的医疗、护理团队需要根据既往经验总结，不断优化转运流程、物品准备及明确人员分工，做好应急预案，不断改善标准操作规程（SOP）。

转诊医院/科室是ECMO转运系统的节点单位，也是ECMO转运工作的发起点，可以是转运区域内任何级别的医院或本医院科室，要求该单位/科室具备初步识别ECMO使用指征的能力。早期识别需要ECMO支持的患者并与ECMO中心进行实时沟通，是ECMO治疗成败的关键。在国外的大量ECMO转运报道中，ECMO最终失败的病例中部分系缘于ECMO支持时机较晚，心和（或）肺的病变已难以纠正。所以ECMO中心应该定期总结经验，对近期ECMO治疗患者转运前、转运中、康复后等不同时期存在的问题进行交流，进一步优化流程。

四、体外膜肺氧合效果评估

（一）VV-ECMO效果评估

ECMO辅助开始后，即可根据实时监测的动静脉血氧饱和度判定辅助效果的好坏，结合患者动脉血气分析结果可以更确切地了解机体动脉系统血液的氧合及二氧化碳排除情况，通过ECMO流量、通气比、氧浓度等的调节，达到正常理想的呼吸支持功能。由于VV-ECMO的部分辅助特点，在ECMO早期氧合及二氧化碳排除的效果比较显著，随着氧债的偿还，VV-ECMO气体交换的作用会显得越来越小，这除了与循环逐渐改善有关外，也与右心房内动脉血混合可能导致血液ECMO再循环有关。这种再循环在双腔静脉插管ECMO更容易发生，再循环比例受ECMO泵流速、插管位置、心排血量及右心房大小的影响。①泵流量越高，再循环越多，两者几乎呈线性关系；②双腔插管尖端未能充分抵达右心房，容易造成上腔静脉内无效循环增加，而且随着颈部插管部位切口水肿、患儿头部位置移动可能导致双腔插管位置变化，将可能导致再循环比例增加，因此需要实时判定插管位置并根据需要调整，从而保证有效的ECMO呼吸支持；③心功能的好坏同样影响进入右心房的氧合血是否可以迅速经三尖瓣入右心室并被心脏泵入全身循环，心排血量增加将有利于心房内再循环血液比例下降；④右心房的大小影响再循环比例的原因是显而易见的，心房越大，动静脉血混合的程度越低；⑤股静脉-颈内静脉VV-ECMO模式下，下腔静脉插管过高或颈内静脉插管过深，可明显增加再循环比例，需要增加两者尖端的距离（图6-25）。

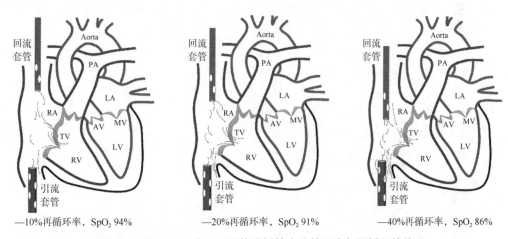

—10%再循环率，SpO₂ 94%　　　—20%再循环率，SpO₂ 91%　　　—40%再循环率，SpO₂ 86%

图6-25　VV-ECMO中上下腔静脉插管尖端的距离与再循环的关系

Aorta. 主动脉；PA. 肺动脉；RA. 右心房；LA. 左心房；TV. 三尖瓣；RV. 右心室；AV. 主动脉瓣；MV. 二尖瓣；LV. 左心室

（二）VA-ECMO效果评估和治疗调整

VA-ECMO开始运转后体内氧输送明显增加，可表现为静脉血氧饱和度逐渐升高，PaO₂可能上升，PaCO₂降低，乳酸水平降低，酸中毒好转，四肢转"暖"，尿量明显增加，表明ECMO呼吸、循环支持有效。如果辅助流量提升困难，动脉血压不升，静脉管道抖动明显，静脉端负压升高，提示可能存在容量不足或导管位置不佳，可以适当补充容量或调整导管位置，观察动脉血压和中心静脉压。当采用股动脉-股静脉插管进行VA-ECMO时，如果患者自体肺功能差，可能会造成下半身高氧合、上半身低氧合情况，我们称为南北综合征。监测显示桡动脉血气PaO_2低，这样可能会造成脑部缺氧，需要提高灌注流量，或加用腋动脉插管，提高上半身血氧分压，改善脑部低氧状况，或者增加颈内静脉插管，更换为VAV模式。如果患者意识清醒，肺功能良好，可以停用呼吸机，拔出气管插管，减少肺部感染概率。研究显示，"清醒ECMO"可明显降低肺部继发性感染发生率和病死率。但是需要综合评估患者的具体情况，清醒VV-ECMO的失败率仍然高达30%，因此需要谨慎评估。

ECMO早期胸部X线片改善通常不明显，很大可能会出现加重情况，随着辅助时间的延长，体内多余水分排出，炎症反应减退，胸部X线片显示肺纹理逐渐清晰，肺门影和心影缩小。胸部X线片还能准确显示插管位置，以便及时调整，目前管路位置的监测已被超声所替代。注意观察胸腔积液和心包积液情况。

超声心动图可以实时观察左右心室收缩和舒张情况，房室壁厚度，室间隔运动，心内血栓形成，畸形矫治情况。动态观察更加有意义，可以反映心功能恢复趋势，判断ECMO预后。

（鲁卫华　徐前程）

一、体外膜肺氧合插管

ECMO插管的内径、长度、设计及插管位置等影响ECMO环路的血流速度，临床上应根据患者的需求、置管部位、插管的技术参数、血管条件选择合适的导管。理论上，选择最大内径和较短的动静脉插管会减少环路压力递降。然而，在临床实际应用中，常需要在能够满足治疗需求与减轻插管损伤和并发症之间寻求平衡。

（一）插管类型

1. 静脉单腔插管　成人ECMO静脉插管，因生产厂家不同，具有不同的结构和流体特征（流速、压力等），相较于动脉插管，其直径和长度更大。例如，Bio-Medicus™（Medtronic）型号静脉插管的侧孔集中在导管的前端，且不含有薄壁弹簧丝。而BE-pvl 2155（Maquet）型号静脉插管为多级侧孔结构，且薄壁弹簧丝直到导管尖端，这种设计方便X线下导管远端定位并减少了管道压力递降，避免右心房负压过大而发生塌陷，减少抖管现象发生。有研究显示，选择合适的和较短的静脉导管，可显著降低儿科体外生命支持环路静脉管压，从而改善静脉引流。Paulsen等建议使用M值/UM值来表述不同插管的压力流动特性，UM值指压力梯度为100mmHg时达到的流量（Q）。一般静脉引流管的压力不小于-100mmHg，可以减少微小气栓及溶血发生，UM值有助于我们根据临床实际需求选择合适的导管（图7-1）。

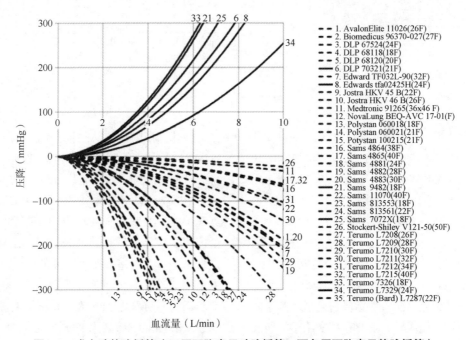

1. AvalonElite 11026(26F)
2. Biomedicus 96370-027(27F)
3. DLP 67524(24F)
4. DLP 68118(18F)
5. DLP 68120(20F)
6. DLP 70321(21F)
7. Edward TF032L-90(32F)
8. Edwards tfa02425H(24F)
9. Jostra HKV 45 B(22F)
10. Jostra HKV 46 B(26F)
11. Medtronic 91265(36x46 F)
12. NovaLung BEQ-AVC 17-01(F)
13. Polystan 060018(18F)
14. Polystan 060021(21F)
15. Potystan 100215(21F)
16. Sams 4864(38F)
17. Sams 4865(40F)
18. Sams 4881(24F)
19. Sams 4882(28F)
20. Sams 4883(30F)
21. Sams 9482(18F)
22. Sams 11070(40F)
23. Sams 813553(18F)
24. Sams 813561(22F)
25. Sams 7072X(18F)
26. Stockert-Shiley V121-50(50F)
27. Terumo L7208(26F)
28. Terumo L7209(28F)
29. Terumo L7210(30F)
30. Terumo L7211(32F)
31. Terumo L7212(34F)
32. Terumo L7215(40F)
33. Terumo 7326(18F)
34. Terumo L7329(24F)
35. Terumo (Bard) L7287(22F)

图 7-1　成人动静脉插管（正压下降表示动脉插管，而负压下降表示静脉插管）

2. 动脉单腔插管　成人ECMO动脉插管在长度和直径上都小于静脉插管，在插管远端，也有一些侧孔，但没有静脉插管那么多。不同厂家不同型号的动脉插管特性亦可以使用UM值描述（图7-1）。一般动脉插管的灌注压要求小于300mmHg，在安全压力范围内达到部分或全流量辅助。通常情况下，成人流量需求达到50～80ml/（kg·min），动脉插管要满足2.2～2.5L/（min·m²）的血流量，此时动脉插管通常为15～25F，静脉插管通常为19～25F。

3. 双腔插管　用于VV-ECMO模式，即通过单一血管路径同时实现ECMO血液的引流及回输，导管直径为13～33F。由颈内静脉插入，

导管的远端穿过右心房，进入下腔静脉，血液由上下腔静脉开口向体外引流，由中间开口回输入右心房。为减少再循环，中间开口必须正对三尖瓣，因此双腔插管的放置位置十分重要，需要X线透视或经食管超声心动图辅助定位（图7-2A，附页彩图7-2A）。双腔插管内部的柔性隔膜将插管分为引流管和灌注管，因此达到相同流量时双腔插管直径较大。以Avalon Elite型双腔插管（Maquet，德国）为例，其压力流量曲线如图7-2B所示，附页彩图7-2B。双腔插管具有创伤小、并发症少、方便管理等优点，同时有研究证实在移动ECMO患者中使用双腔插管是安全的，可减少意外情况发生。

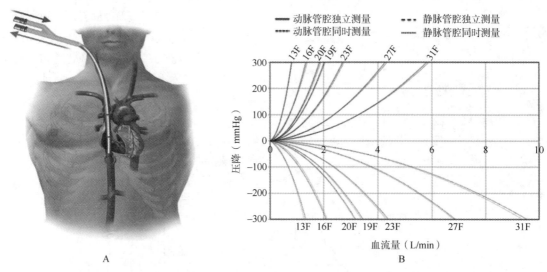

图 7-2　Avalon Elite 型双腔插管

4. 远端灌注管　在VA-ECMO辅助时，动脉插管逆血流方向置入，可能会导致动脉远端缺血，出现同侧肢体坏死，其是VA-ECMO较为严重的并发症。2021年体外生命支持组织（ELSO）成人心源性休克VA-ECMO指南推荐使用6～8F动脉鞘管顺血流方向置入，经鲁尔接头连接于灌注管，从而进行远端灌注以预防这种情况发生。

5. 新型插管　为解决远端肢体灌注不足的问题，一种新型双向股动脉插管问世。其不同之处为插管远端成120°角及有一个用于下肢灌

注的侧孔，该侧孔可以为下肢提供7%～10%的ECMO血流量。研究者对15例需要体外生命支持的患者进行测试，取得良好效果（图7-3A）。

在左心室扩张的病例中，VA-ECMO支持过程中的左心室减压可能是影响患者预后的关键因素。应用双腔动脉插管在VA-ECMO支持过程中进行左心室减压是一种可选的、直接的方法。双腔动脉插管原型是由23FAvalon Elite双腔插管（MAQUET）和120cm 10F猪尾导管（Cook Ireland Ltd）制作的，120cm 10F导管通

过双腔插管的引流腔插入，从插入点到达左心室，双腔插管的回输腔用于血液循环，而引流腔仅用于左心室减压。通过建立模型证明其是一种可行的微创左心室减压方法（图7-3B）。

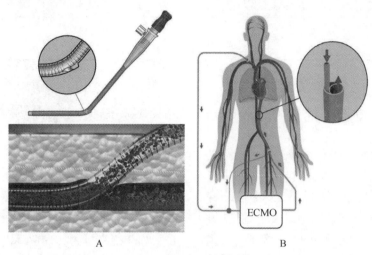

图 7-3　新型双向股动脉插管

此外，还有一种很少使用的新型VV-ECMO双腔插管——Protek Duo于2014年获得了美国FDA批准。Protek Duo也插入右颈内静脉，但与Avalon Elite相比，该套管的远端尖端插入肺动脉，因此，除了提供气体交换外，Protek Duo还可以对右心室进行减压（图7-4）。

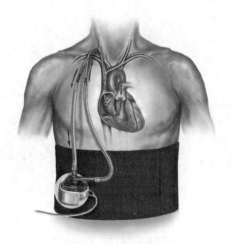

图 7-4　Protek Duo 型双腔插管

（二）插管选择

ECMO插管品牌和类型多种多样，但是衡量插管性能的参数却是一致的，即前文所述的压力流量曲线（M值/UM值）。临床上需要根据压力流量曲线、目标流量、置管部位、血管条件、插管方式等综合考虑选择插管。ECMO静脉插管是体外环路中阻力最大的部位，静脉引流管负压越小越好。因引流管流量大小直接与导管半径的四次方相关，所以静脉插管一般选择较大内径的导管。而动脉插管作为回输端可耐受较高的管路压力，考虑动脉插管的血管并发症及下肢缺血的危害，动脉插管一般略细。有研究显示，在外周VA-ECMO中，与大插管（16～21F）策略相比，小动脉插管（14～15F）策略显示了相似的临床结果，并减少了下肢缺血。插管过小不能提供足够的血流，插管过大则会增加与之相关的血管并发症，应根据患者潜在生理需求最大化选择，但通常插管大小以不超过血管直径的2/3为宜。临床上还常根据患者体重选择动静脉插管（表7-1）。

表 7-1　根据患者体重选择插管尺寸

插管类型	体重（kg）					
	<2	2～5	5～10	10～20	25～70	>70
动脉插管（F）	8	8～10	12～14	14～15	15～17	17～19
静脉插管（F）	10～12	12～14	14～18	18～20	21～13	23～25

（路　坤　汪华学）

二、经皮穿刺插管技术

建立血管通路是进行 ECMO 辅助治疗的关键环节，常规置管方式有外科切开置管和经皮穿刺置管。完美的置管通常意味着安全穿刺正确的血管，插入导管而不造成血管撕裂和周围血流阻塞，因此外科切开置管常是一线策略。然而，从 20 世纪 90 年代起，薄壁加强导管应用于临床，使经皮穿刺置管技术得到广泛应用，尤其是近年来随着超声的使用，经皮穿刺置管地位逐渐得到提升，即便是重度肥胖的患者（BMI > 35kg/m^2），经皮血管插管依然是可行的。近期一项基于 ELSO 注册数据的研究分析，对于接受股静脉 - 股动脉 ECMO 治疗的患者，经皮穿刺置管与外科切开置管相比具有更少的并发症及更低的死亡率。

（一）经皮穿刺插管准备

1. 患者准备

（1）明确患者的诊断及适应证，排除禁忌证，进一步完善动脉血气分析、血常规、凝血功能、肝肾功能、超声等检查，评价患者器官功能状态，必要时备血。

（2）与家属沟通，告知 ECMO 治疗利弊，授权委托人签署知情同意书。

（3）采取措施尽可能稳定患者生命体征，加强监护，为 ECMO 实施争取时间。

（4）在置管开始前提前留置动脉导管持续监测动脉血压，若患者拟建立股血管 VA-ECMO，动脉血压监测优选右侧桡动脉。同时需要留置中心静脉导管，用于监测及输液。

（5）超声测量并选择动静脉，床位护士

给置管部位备皮，注意避免皮肤损伤，保持皮肤完整性。

2. 物品准备

（1）药物：镇痛镇静药物、利多卡因注射液、肝素钠、生理盐水、碘伏、一代/二代头孢、常规抢救药品。

（2）无菌铺巾、无菌手术衣、无菌手套、无菌超声探头保护套、耦合剂、ECMO 动静脉插管、动脉鞘管、双公头管、静脉穿刺针、J 形导丝、多级扩张器、纱布、注射器、换药包、手术器械包、外科缝线等。

（3）对于需要行 ECMO 治疗的患者，通常病情极其危重，需要争分夺秒进行救治。所以 ECMO 设备和物品需要定点放置并随时处于备用状态，一旦需要，能够立刻启动物品供应。图 7-5 是笔者所在中心的 ECMO 设备间和治疗车。

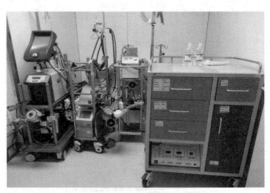

图 7-5　ECMO 设备间及治疗车

（二）VV-ECMO 经皮插管

由于穿刺难度及血管并发症难以控制，VV-ECMO 经皮穿刺置管主要选择颈内静脉、股静脉，锁骨下静脉和腋静脉很少选择。其置管方式主要有股静脉-颈内静脉路径、股静脉-股静脉路径、颈内静脉单点双腔插管路径。下面以最常见的右股静脉-右颈内静脉路径经皮穿刺置管为例，具体操作流程如下。

（1）患者镇痛镇静，取平卧位，大腿稍外展，头偏向左侧，显露穿刺部位。

（2）超声再次检查并定位穿刺血管，操作者戴口罩、帽子，外科洗手，消毒穿刺部位，消毒范围要足够大（包含管道固定部位皮肤）。

（3）先在穿刺部位周围铺小方巾及中单，再次外科洗手，穿无菌手术衣，戴无菌手套，铺无菌洞巾，无菌巾要覆盖整个病床，保证充足的无菌手术范围。

（4）ECMO护士将穿刺用的无菌物品打到手术台上，如纱布、注射器、无菌换药碗、动静脉插管等，助手检查并摆放物品，并使用肝素浸润导管及管芯。

（5）2名操作者使用超声定位股静脉，应用2%利多卡因局部麻醉，在超声引导下将穿刺针刺入股静脉，此时将J形导丝通过穿刺针置入下腔静脉中，导丝置入要足够深，注意观察有无心律失常。如果出现导丝进入不顺畅、有阻力，一定要及时排查原因，切不可强行置入导丝。置入导丝后，ECMO护士要及时给予患者50～100U/kg普通肝素钠或2500～5000U静脉注射，防止血栓形成。

（6）导丝到位后，如果条件允许，此时可以利用超声/X线检查确认导丝位置，退出穿刺针，使用血管扩张器，由小到大沿着导丝逐渐扩张皮下组织及血管壁，扩张过程中，用手术刀切开穿刺部位皮肤，保证扩张器及动静脉插管可以顺利通过进入血管。主操作者在扩张血管时，助手要把持导丝，保证导丝具有一定的张力，以避免导丝打折。

（7）当完成适当的扩张后，将含管芯的插管沿着导丝插入血管，置入过程中时刻保持导丝进出通畅，防止导丝打折。成人股静脉一般置入40～55cm，颈内静脉置入12～15cm，

可以在置管前在体外对比一下，保证引流管尖端位于右心房和下腔静脉的交界处，灌注管尖端位于右心房和上腔静脉的交界处，两管尖端应该被隔15cm以防止再循环（图7-6）。

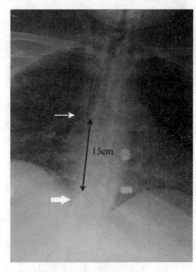

图7-6 右股静脉引流套管（粗箭头）和右颈内静脉灌注管（细箭头）

（8）当导管到位后，拔出导丝及管芯，操作者可以将插管末端稍向上抬起，让血液充满整个导管，此时可以根据导管内血液的高度测量中心静脉压。然后使用50ml肝素液注入插管内，防止插管内血栓形成，并用管道钳夹闭备用。

（9）操作者以同样的技术留置右侧颈内静脉插管，充分排气后与ECMO环路连接，启动ECMO治疗，利用床边超声或X线检查确认管路位置后，将插管缝合固定于皮肤，并覆盖无菌敷料。

VV-ECMO在置管时右侧颈内静脉和股静脉最为常用，因为在解剖上其到右心房角度最为直接。除上述路径外，双股静脉插管也被报道应用于临床，引流管从右侧股静脉置入肝下下腔静脉，灌注管从对侧股静脉置入右心房，两导管尖端要求相距5～10cm，尽可能减少再循环（图7-7），置管过程同上，但这种路径较股静脉-颈内静脉有更高的再循环率。

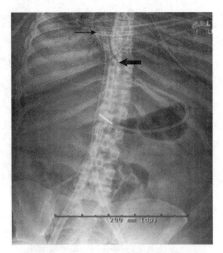

图7-7 双股静脉路径，引流套管（粗箭头）、灌注管（细箭头）

另外一种单一路径即双腔插管，从右颈内静脉置入，有利于患者动员和预康复，增加了患者舒适度，也可能降低腹股沟插管的感染风险，通常将患者头部抬高30°或更高的仰角防止插入部位出血或渗出。从导管设计来看，双腔插管的再循环率较低。根据导管的型号，可以选择经皮穿刺置管技术或外科切开置管，以Avalon Elite型双腔插管为例，因其引流管口和灌注管口位置和方向需要精准定位，在置管过程中需要利用X线检查或心脏超声进行定位，保证引流管的上下开口位于上下腔静脉，中间的灌注管开口位于右心房指向三尖瓣（图7-8）。

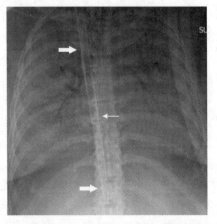

图7-8 双腔插管，引流套管（粗箭头）、灌注管（细箭头）

与传统的VV-ECMO插管相比，Avalon Elite型双腔插管明显更昂贵，国内尚未开展，其常见并发症包括管路移位、灌注开口旋转位移，因此移动及护理必须十分小心。

（三）VA-ECMO经皮插管

VA-ECMO用于严重心源性休克的抢救治疗，时间紧迫，需要在短时间内完成动静脉插管。经皮穿刺置管时引流管一般通过股静脉置于右心房，较少通过右颈内静脉，动脉灌注管通常通过股动脉置于髂总动脉，较少置于右锁骨下动脉或腋窝动脉，置管过程同上所述。但其与VV-ECMO不同之处在于其需要在大动脉内插管，可能导致出血、远端肢体缺血等严重并发症，尤其是患者存在血管变异、钙化、使用大剂量缩血管药物等危险因素时。有证据表明，通过血流动力学和实验室参数评估，较小的动脉插管（15F）可以提供足够的心脏支持，并显著减少插管部位的出血。一般推荐动脉插管选择15～17F，除非因脓毒症休克需要更高血流量时，可以选择17～19F。对于肢体缺血并发症，建议在放置股动脉灌注管前，将一个6～8F动脉鞘管或导丝顺股动脉血流方向置入进行远端灌注，研究证实，远端灌注管可以预防及减少下肢缺血发生。

（四）经皮穿刺插管注意事项

经皮穿刺插管首选超声引导下穿刺置管，置管期间建议使用透视、X线片、超声等检查，明确管路及导丝位置，防止插管失败或异位。

（1）若穿刺失败，建议及时更换为外科切开或半切开技术置管。

（2）送导丝及血管扩张时，要小心、缓慢、动作轻柔，避免导丝打折及造成血管并发症。

（3）团队分工明确，相互配合，操作过程注意无菌。

（路　坤　汪华学）

三、切开及半切开插管技术

（一）概述

1. 插管方式选择　现代ECMO治疗用于心脏术后、心脏移植、心脏急救或呼吸衰竭等，并且适应证还在继续扩大。可以通过中心插管和外周插管方式建立血管通路，建立血管通路方法包括经皮穿刺插管和外科方式插管，外科插管方式包括切开插管及半切开插管。应根据患者的具体病情及血管情况决定合适的血管通路及具体的插管方式。经皮插管的优点为快速、安全、并发症较少及减少镇静要求和降低胸腔内感染风险等。但如果患者出现穿刺插管失败、血管畸形、血管变异、动脉粥样硬化及钙化、动脉瘤、血栓、严重肥胖等情况，外科插管方式仍为重要的置管方式。

2. 切开及半切开插管特点　切开插管技术包括中心血管插管及外周血管插管。中心血管插管需要较为精确的手术视野，在开胸手术中充分显露心脏及血管，所以中心血管插管必须进行切开插管。而外周血管插管可以选择不同的插管方式，切开插管就是外科技术在外周血管的应用，可以充分显露血管，评估血管条件，从而选择合适的血管及插管部位，并进行充分的缝合止血。此外，还可以在血管上吻合"烟囱血管"进行插管，可以降低插管内的压力，如果在股动脉用"烟囱血管"置管，还可以避免肢体远端灌注不足。

半切开插管技术又称半Seldinger技术，它具有开放插管和Seldinger方法的优点，同时保持了微创入路，可以通过一个小切口观察到血管的情况，选择合适血管部位进行穿刺插管，优点是不需要像外科切开一样切开血管，而使用导丝和扩张器来实现，减少了外科切开造成的血管创口较大、容易出血的缺点，并且操作难度也进一步下降。

（二）中心插管

1. 适应证　中心插管需要在手术室进行，需要一个完整的手术团队（外科医师、麻醉医师、手术护士）。中心插管具有血流动力学优势，但需要切开胸骨敞开术野，除非血管移植物或插管穿过胸壁。它的主要优势是改善了心脏引流，在更大程度上减少了左心室扩张和氧气消耗。中心插管允许更高循环血流量，通常采用插入右心房的引流导管和插入升主动脉的动脉导管来建立（图7-9，附页彩图7-9）。中心插管常用于心脏术后休克，包括心肌顿抑及高剂量正性肌力药物和血管升压药支持仍无法脱离体外循环、发生恶性心律失常、心搏骤停等，这些患者通常有预先存在的心力衰竭、血运重建不完全、术中心肌保护不良或接受了技术困难的手术。在心脏外科手术中，从体外循环过渡到ECMO中心插管，由于插管已建立，可以保证快速启动。而对于外周血管无法建立者，中心插管也是一种额外选择，但需要进行开胸手术。如果外周插管出现流量不足及外周血管条件不佳、左心室负荷较重，也可从外周插管切换至中心插管。由于中心插管更加符合生理状态，且在较大血管通路内，因此可选择较大内径导管进行置管。

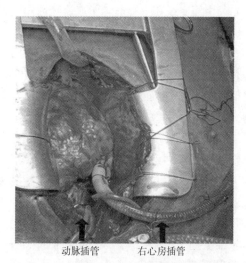

动脉插管　　　右心房插管

图 7-9　中心 VA-ECMO 插管方案，将多级静脉引流插管插入右心耳，动脉插管插入升主动脉

引自 Mazzeffi M A，Rao V K，Dodd-o J，et al，2021. Intraoperative management of adult patients on extracorporeal membrane oxygenation：an expert consensus statement from the society of cardiovascular anesthesiologists：Part I，technical aspects of extracorporeal membrane oxygenation. Anesthesia & Analgesia，133（6）：1459-1477.

2. 外科技术 主动脉插管部位位于升主动脉（心包反折内），常规触诊以避开局部增厚、主动脉粥样硬化及斑块处，缝合双荷包，缝合直径比插管直径大4～5mm，剪开荷包内血管外膜，注意清除结缔组织充分显露血管外膜，刀刃向内（勿朝向缝线）切开主动脉壁，导管置入远端主动脉，插管方向顺应血流使血流导向主动脉弓方向，注意收紧荷包缝线防止出血。

静脉导管一般从右心耳置入，缝合单荷包，切开插管部位，导管置入后充分收紧止血缝线以防止出血，顶端放置右心房中间。插管时注意尽量缩短时间，因为静脉插管时血液回流受阻，时间过长将干扰血流动力学稳定。

心脏术后常需要从体外循环过渡到ECMO插管，一般上述导管已提前建立，过渡到ECMO插管时夹闭导管，停止体外循环，从体外循环断开原有管路，连接ECMO插管后开放管路运行ECMO，操作时间应尽量短。管路建立后注意减轻左心负荷，左心引流是最常见的外科左心减压方法。对于左心引流，可经心尖引流、经右上肺静脉引流、经卵圆孔引流、经左心房上部或肺动脉引流。

术后应注意确定插管部位，可以利用胸部X线片、胸部超声或经食管超声心动图确定插管部位。注意监测引流管出血量及心脏情况。

3. 并发症及缺点 中心插管由于从主动脉部位置入，容易引起主动脉前后壁损伤甚至夹层。在插管朝向不正确情况下容易发生贴壁及朝向主动脉瓣，或插管至主动脉分支血管内，可以引起血栓、脑灌注不良或过量。由于需要劈开胸骨，与中心插管相比采用外周插管策略时出血、持续静脉-静脉血液滤过和输血产品的风险显著降低，但住院生存率相当。感染风险较高，尤其是纵隔感染风险增大，延长住院时间，增加预后不良风险。术后护理、转运、康复后拔管也较外周插管困难。

（三）外周插管

1. 适应证 外周插管是最常用的ECMO插管方式，不需要外科手术开胸，在不同地点不同环境需要立即启动ECMO，外周插管是重要的置管方式。各种原因引起的循环衰竭和呼吸衰竭、呼吸心搏骤停皆是其适应证，在ECMO置管期间，可以拔除气管插管行清醒ECMO治疗，从而有利于进行下一步康复治疗。外周插管也较中心插管更容易转运及护理。对于成人，股血管是最常用的插管部位，可以提供较大的引流和灌注，操作范围较大，较其他血管操作更为简便，推荐用于血管纤细或容易引起远端灌注不足患者（儿童及血管纤细、外周动脉疾病患者）、经皮插管后出现远端灌注问题的患者及股血管已经显露的患者。对于新生儿和婴幼儿，颈部血管是最佳插管部位，在其他患者群体中也被广泛使用。腋动脉插管的优点包括主动脉顺行血流、降低动脉栓塞风险、避免器官灌注不良。此外，还可以避免腹股沟固有的感染风险。因为与下肢血液供应不同，有丰富的侧支供应，避免了完全远端闭塞期间上肢缺血的风险，可作为备选方案。其他可选择插管部位还有锁骨下动脉、肱动脉、髂动脉。

2. 股血管外科技术

（1）股动脉切开插管：股动脉插管已经成为外周插管的普遍接受标准，股动脉距皮肤较近，较为表浅，且易于显露，血管内径较大，血管变异较少，通过触诊或超声可迅速定位血管，因此股动脉是ECMO插管最常用的血管。股血管切开是在腹股沟韧带下方，可做横行切口或纵行切口，一般推荐做横行切口，逐层分离皮肤及皮下脂肪，逐渐分离出股动脉和股静脉，通过套线环绕股动脉的近端和远端控制血管。肝素化后，夹闭股总动脉近端和远端，横向切开动脉后插入动脉导管，但要注意的是插管必须小于血管直径，以确保插管周围有足够的血液流动，从而避免下肢缺血。

也有术者主张使用人工血管进行插管（图7-10）。"烟囱血管"可从切口部位伸出或从切口远端另外做一切口伸出，"烟囱血管"材质为聚四氟乙烯（PTFE）或涤纶，然后将导管插入"烟囱血管"并缝合切口（图7-11）。这降低了下肢远端缺血和夹层的风险，也简化了拔管。但是此种方法较为烦琐，需要较长准备时间。有一种术式（图7-12）可缩短手术时间，具体操作方法为手术显露腹股沟血管。将股总动脉的前壁从周围组织中清除，并用中空针穿刺。先将一根导丝送入管腔，然后是扩张器，选择具有合适直径以套入动脉插管的密封人工血管，在其插管的远端略微倾斜，然后插入插管。然后插管穿过导丝线进入动脉管腔，确认回流后，用缝合线将插管暂时固定在皮肤上。当体外灌注稳定并且患者情况稳定时，将导管上的人工血管下降到股动脉上。假体与动脉吻合，可以小心地拔动动脉插管，将其远端定位在吻合口水平的人工血管内。通过吻合口的定位可以避免远端过度灌注。股动脉的拔管和重建是容易和安全的，在动脉上留下非常短的人工血管残端。

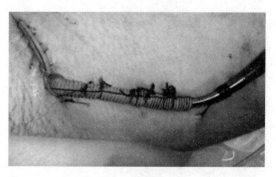

图7-11 15F NovaPort套管插入6mm涤纶烟囱人工血管，用于连接股动脉

引自Bürkle M A, Sodian R, Kaczmarek I, et al, 2012. Arterial chimney graft cannulation for interventional lung assist. The Annals of Thoracic Surgery, 94（4）: 1335-1337.

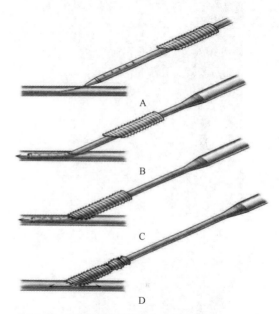

图7-12 新插管技术的4个主要步骤（A～D）（详细说明见正文）

插管（B）后立即开始灌注。在将插管拔入人工血管（D）后，远端灌注恢复

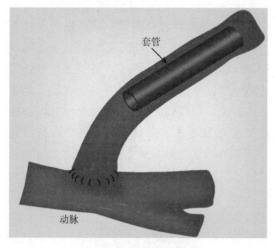

图7-10 烟囱移植技术

移植物以端到侧的方式缝合在动脉上，插管通过外部移植物连接 引自Roussel A, Al-Attar N, Khaliel F, et al, 2013. Arterial vascular complications in peripheral extracorporeal membrane oxygenation support: a review of techniques and outcomes. Future Cardiology, 9（4）: 489-495.

（2）股动脉半切开插管：在半切开技术中，在股动脉搏动最强处利用超声定位最佳切开部位，推荐横切口，纵切口可能导致后续插管困难，做一小切口，逐步向股动脉分离，显露出股总动脉（图7-13，附页彩图7-13），并在合适部位缝合荷包，在距离切口约2cm的远端用穿刺针穿刺入股动脉上方，刺入荷包内预留的股动脉穿刺部位，置入导丝，拔除穿刺针，并用扩张器扩张血管后插入导管（图7-14，附页彩图7-14），此与传统Seldinger技术无区别，然后将伤口缝合。这种插入方法可使插管尽量平行于动脉，避免导管在插管处成角或反折影响灌注，在股动脉插管过程中，有时建议在动脉流入的对侧获得静脉通路，以最大程度减少同一肢体的血管损害。此外，在插管到位的情况下，它可以更容易、更完全地闭合腹股沟伤口。

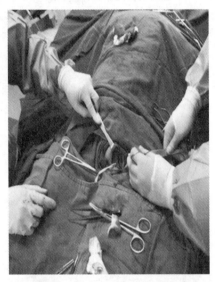

图7-13 股血管半切开后显露血管

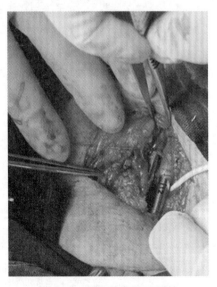

图7-14 股血管半切开置管

（3）股静脉切开与半切开插管：股静脉插管中经皮插管更为常见，在经皮插管失败时或股静脉已通过外科手术显露后，切开与半切开技术可作为备用选择。由于解剖关系，建议从右侧股静脉置入，这样更容易到达右心房开口处。有研究建议从对侧进行静脉插管，这样可减少并发症发生。皮肤切口和解剖技术与前述相同。首先行静脉插管，在静脉前壁缝一圈荷包缝合线，然后分别夹闭股总静脉近远端。在荷包内行静脉切开，插入静脉导管，解除近端和远端夹闭。导管最终推进至右心房。

（4）远端灌注管：股动脉插管常引起下肢缺血并发症，建议在置管之前通过显露血管可以估计置入插管直径大小，从而尽量避免下肢缺血，可以采用在同侧股动脉远端放置灌注管、通过插管胫动脉或者使用"烟囱血管"来保证远端灌注，有研究显示，在没有放置远端灌注管的情况下，肢体并发症发生率不会更高；然而，对于有肢体缺血证据的患者，延迟放置似乎是一种合适的挽救策略。也有很多新型插管运用到临床，如双向套管等，可以解决此类问题。

3.颈部血管外科技术

（1）颈动脉切开插管：需要颈动脉插管时，建议选择开放式方法，解剖颈内静脉和颈动脉，游离出来并加以控制。注意不要损伤位于颈动脉鞘中颈部血管后方的迷走神经。然后注射肝素。切开动脉后，插入插管并固定，插管的尖端放于无名动脉的开口处。在新生儿中，这种插管方法需要将插管部位颈静脉和颈动脉永久结扎。

（2）颈静脉半切开插管：经常用于右颈内静脉插管的外科技术是半Seldinger技术。患者取仰卧位，头部向左转。全身麻醉加神经肌肉阻滞可降低空气栓塞风险。颈内静脉通过胸锁乳突肌下1/3的横向切口显露。切开静脉，用吊带绕过近侧。在主切口处做一个小切口，在肝素化后，引导针通过这个切口进入静脉。显露静脉可以调整插管的大小，并监测扩张过程中的撕裂/撕脱。导丝穿过针，然后是扩张器，然后是插管，步骤同Seldinger技术，这种方法不需要结扎静脉，便于拔管。不结扎颈内静脉，可以将未氧合血液从同侧血管引流到插管中。这会减少再循环，能降低颅内静脉压和颅内出血的发生率。

4. 腋血管外科技术

（1）腋动脉切开插管：腋动脉一般有两种切开插管方式，一种是在锁骨内1/3做8～10cm水平切口，而另一种则是通过三角胸肌间沟顶部的6～10cm切口获得用于插管的腋动脉显露（图7-15，图7-16）。在锁骨下区域的中侧点做一个切口，切开胸大肌，显露胸小肌，将其分开或向外侧牵开，确保止血并保留胸侧神经，头静脉和胸肌血管可能需要分开。腋动脉位置高于腋静脉，通过触诊识别，可以看到动脉的情况。注意避开位于后方的臂丛神经。线圈套住动脉远近端以便操作控制动脉，如果动脉足够粗且显露好，可以直接插管，也可以于腋动脉前壁做一荷包缝合，肝素化后夹闭动脉，然后进行动脉横切开，插入导管。如果血管条件不好或较为纤细，也可吻合一段人工血管作为分支，"烟囱血管"可以从切开处伸出或从另一侧皮肤做一小切口伸出，然后将导管连接到人工血管，充分止血后闭合伤口。

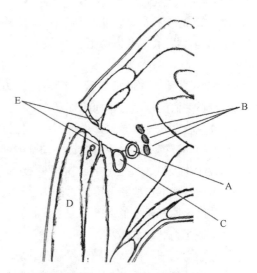

图7-16 腋动脉（A）的解剖关系、臂丛神经（B）和腋静脉（C）之间的解剖关系

箭头表示通过胸大肌（D）和胸肌筋膜（E）进行的手术通路

（2）腋静脉切开插管：腋静脉插管很少用于ECMO支持的患者。腋静脉位于相应动脉浅表，如果已经放置动脉导管，可以很容易获取腋静脉。在头静脉-腋静脉连接处行荷包缝合。游离的静脉段远端夹闭，荷包内纵向静脉切开，随后插入导管。

5. 并发症及缺点 股动脉插管最常见的并发症是远端肢体缺血和再灌注损伤，其他并发症包括假性动脉瘤、动静脉瘘、神经损伤、筋膜间室综合征、逆行夹层、腔内碎片移位栓塞、深静脉血栓，以及伤口并发症，如淋巴囊肿、感染和血肿。必须对插管部位远端的肢体进行适当的体格检查。体温降低、毛细血管充盈缓慢、脉搏或多普勒信号降低、颜色改变和肿胀是血液供应或静脉回流受损的迹象。触诊时发现小腿柔软，就能保证出现筋膜间室综合征的可能性很低。反之，如果小腿紧实，则提示有潜在的筋膜间室综合征，需要测量筋膜间压力，为了减少导管相关血管并发症发生率，临床医师需要充分进行术前评估，选择合理的插管工具及配件，制订严格的早期监测方案和及时的干预策略。使用近红外光谱监测肢体远端血流以评估组织氧合情况。拔管时，采

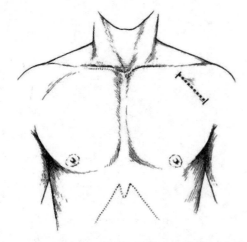

图7-15 用于显露左腋动脉的三角胸肌间沟切口部位

用补片血管成形术，以防止插管部位动脉狭窄，使用相关技术，可以降低肢体缺血的发生率。

从股导管流出的逆行血液所产生的压力会阻碍左心室血流排出，从而增加左心室后负荷，导致左心室和主动脉根部血液停滞。保持一定程度的心脏搏动对减少心内或主动脉根部血栓的发生率及减少左心室扩张是很重要的。心内或主动脉根部血栓是危险的，因为存在冠状动脉开口栓塞和闭塞的风险。左心室扩张导致左心室壁张力和缺血增加，以及二尖瓣关闭不全、左心房高压、冠状动脉流量减少、肺水肿和随后的低氧血症。此外，来自经肺血流的未被排出的血液将导致左心室扩张，特别是右心室功能有显著改善但左心室功能没有改善的情况下。通过优化血管升压药和正性肌力药物支持减少后负荷和改善心肌收缩力；确保静脉插管处于最佳位置以实现最佳引流；通过应用利尿剂或血滤排出液体可以改善左心负荷过重，IABP置入术、置入Impella、房间隔造口术是左心室减压方法。更高级的选择是将ECMO回路（VVA）的静脉-动脉配置升级为静脉-静脉-动脉配置，插入第2根插管用于静脉血液引流（通常通过颈内静脉）。增强的引流降低了左心室前负荷，从而最大程度降低了其扩张的风险。

颈部血管最常用的是颈内静脉，颈内静脉插管可能导致脑出血、脑水肿、缺氧等，局部症状常见为迷走神经损伤、血肿、出血、感染等。腋动脉插管的主要并发症是出血和上肢高灌注，筋膜间室综合征发生率较低，较常见的并发症是臂丛神经损伤及脑卒中。

（陈金梦　汪华学）

第8章 体外膜肺氧合的呼吸支持

一、概 论

体外膜肺氧合（extracorporeal membrane oxygenation，ECMO）是持续体外生命支持（extracorporeal life support，ECLS）技术之一，由传统的心肺转流（cardiopulmonary bypass，CPB）技术发展而来，用于部分或完全替代患者心肺功能，从而为原发病的诊治争取时间。其原理主要是通过泵（作用类似人工心脏）将血液从体内引至体外，经膜式氧合器（作用类似人工肺，简称膜肺）进行气体交换后再将血液回输入体内，完全或部分替代心功能和（或）肺功能，并使心肺得以充分休息。

ECMO实际上是心肺转流技术的扩展和延伸应用，最早是在1953年由Gibbon医师发明人工心肺机开始，他将体外循环技术首次用于临床心脏手术并获得成功，这使人工心肺机系统长时间辅助心肺有了可能。但早期的心肺转流用鼓泡式氧合器，它存在血与气的直接接触，其缺点是有一个血-气界面，对红细胞、血小板、血浆蛋白等血液成分会造成破坏，使用时间超过数小时，可能发生溶血、血小板减少、血浆蛋白变性。而后在1960~1970年，膜式氧合器出现，以及1965~1975年，抗凝技术完善，使心肺转流技术的延伸使用成为可能，膜式氧合器以半透膜将血气相分开，保护了红细胞、血小板，使ECMO能够较长时间安全地进行成为可能。

1971年，由Hill医师首次用ECMO救治1例24岁男性患者，由多发性创伤导致呼吸衰竭进行性加重，经过75小时的ECMO救治，患者脱离危险，抢救成功。1975年，美

国密歇根大学医学院Bartlett医师首次成功地用ECMO救治1例由胎粪吸入综合征导致呼吸衰竭的女婴。以后ECMO技术在新生儿应用的经验快速增加，但在成人呼吸衰竭领域的发展颇为曲折，1979年，美国国立卫生研究院（National Institutes of Health，NIH）报道了由9个中心完成的体外心肺辅助用于成人呼吸衰竭的首次前瞻性随机研究结果，原计划准备观察300例患者，但仅进行了90例后，此研究停止了，因为结果显示ECMO试验组和对照组（常规通气治疗组）的死亡率均超过了90%，而且研究者判断继续做完300例试验，结果不会有什么变化。研究者发现尽管大多数死亡原因与并发症有关，但是在尸检中发现肺均有广泛明显的不可逆性纤维化改变。因此他们认为，ECMO治疗组的死亡率高，主要问题不在于技术，而在于肺实质的不可逆性病变。这一研究的发表导致ECMO在成人呼吸衰竭治疗中的应用一度停滞了10年。

但是，意大利米兰的Gattinoni医师坚持进行ECMO对成人呼吸衰竭治疗的研究，他提出一些设想：通气的目的是排出CO_2，通过气道内吸氧，肺充气膨胀，达到氧合；成人呼吸窘迫综合征患者肺进行性损伤的原因，部分在于高压通气，或由于肺泡过度膨胀，当功能残腔严重减少时，剩余的肺泡可能过度膨胀，很快导致肺泡损害，肺纤维化，ECMO辅助系统应能去除高气道压力和高FiO_2对肺的不良影响；如果主要为了排出CO_2，又避免高压通气，可采用VV-ECMO达到。使用这种ECMO辅助技术时，即使肺有严重损伤，肺内有大量分流存在，仍应维持肺的正常血流。美国NIH

的ECMO研究中采用静脉-动脉转流，引起肺血流减少，导致肺血管内微血栓形成，妨碍肺愈合。Gattinoni及其同事根据上述设想进行了VV-ECMO研究，选择的成年患者与美国NIH的ECMO研究计划的标准一样，1986年他们报道了43例成年患者用ECMO辅助，生存率为49%，该结果激发了许多研究者的热情。

1989年，美国建立了体外生命支持组织（Extracorporeal Life Support Organization，ELSO），对世界范围内使用ECMO的病例进行注册登记，便于统计、分析和总结。自从ELSO及其数据库建立，有关ECMO的安全性和有效性的研究报道才得以不断在医学文献上发表。而2008～2009年世界范围内暴发的H1N1流感，使ECMO在更大范围内得到应用。近期发表的两项多中心随机对照研究分别是2009年的CESAR试验和2016年的EOLIA试验，其中CESAR试验是通过与常规机械通气治疗比较，以期确定ECMO治疗ARDS的安全性、治疗效果及成本-效益。该研究共纳入180例重症ARDS患者，意向性分析ECMO组纳入90例，常规治疗组纳入90例患者，实际接受ECMO治疗者68例（76%）。ECMO治疗者63%（57/90）无伤残生存至6个月，常规组为46%（41/87）。CESAR试验建议Murray评分＞3分或pH＜7.20的成年可逆性、急性重症呼吸衰竭患者转往具备ECMO治疗条件的医疗中心，可提高生存率并且无严重残障发生。

2016年的EOLIA试验评估了早期开始VV-ECMO在严重ARDS中的作用。这项多中心试验包括249例严重ARDS患者，机械通气的持续时间不超过7天。随机分配到早期ECMO组的患者接受即刻经皮静脉插管，而对照组患者则采用常规机械通气方案进行管理。纳入时，平均PaO_2/FiO_2为72，SOFA评分高于10分，75%的患者接受血管升压药。且所有对照组患者均接受神经肌肉阻滞剂，90%的患者进行延长的俯卧位通气。ECMO组60天病死率降低11%（35% vs 46%），尽管差异没有达到统计学意义（P=0.09）。但对照组在第90天治疗失败（ECMO组死亡，对照组死亡或与ECMO交叉）的风险明显较高。与ECMO相关的并发症很少发生，并且在ECMO组中观察到较少的卒中病例。虽然这项试验在严格的统计意义上是阴性的（60天病死率，35% vs 46%，P=0.09），但是ECMO组在治疗失败的次要终点（定义为ECMO组死亡和对照组死亡或与ECMO交叉）方面有统计学意义。此外，EOLIA试验表明，ECMO在专家中心进行是安全的。因此，两项多中心随机对照试验表明严重呼吸衰竭患者使用ECMO治疗降低病死率的概率更高，并发症发生率较低，为常规机械通气无法改善的重症患者的治疗提供一种策略。

而中国的ECMO开展是从20世纪90年代开始的，中国医学科学院阜外医院在1993年开始报道应用ECMO对急性肺损伤患者进行治疗成功。随后在北京、上海等地相继开展ECMO工作，H1N1流感暴发促进国内ECMO临床应用的快速发展，近年来我国ECMO治疗例数猛增，2016年全国ECMO治疗例数达到1234例。而仅2017～2018年全国ECMO治疗例数就达到了3923例。

VV-ECMO所面临的最大挑战之一是患者的选择。ELSO目前的建议如下：当患者的死亡风险达到50%时，可考虑应用VV-ECMO；当患者的死亡率被认为＞80%时，则具有明确应用ECMO的指征。而ELSO是利用氧合指数［动脉血氧分压（PaO_2）/吸入氧浓度（FiO_2）］和Murray评分来评估患者的死亡风险。目前ECMO支持方式主要有静脉-静脉ECMO（VV-ECMO）和静脉-动脉ECMO（VA-ECMO）两种。VV-ECMO适用于仅需要呼吸支持的患者，而VA-ECMO可同时进行呼吸和循环支持。近年来，一种通过动脉与静脉压差驱动的AV-ECMO（pumpless ECMO）也逐渐在临床得到应用，但其提供的血流量较低（一般不超过1L/min），对氧合有轻度改善作用，主要用于CO_2清除。

ECMO用于治疗成年呼吸衰竭的患者例数正在迅速增长，这在很大程度上是由技术进步推动的，这使ECMO设备更容易实施，更安全，更有效。但是ECMO的成功启动是一个系统性工程，需要一个团队共同努力，其中应该包括具有管理ECMO患者能力的ICU医师、护士，可能还需要心胸外科、血管外科等科室的支持。随着ECMO的发展，以后基层医师将在ECMO治疗方面发挥重要作用，因为他们经常是第一个意识到患者可能需要ECMO支持的人，且与ECMO中心进行磋商，并为患者的成功转运做好准备。ECMO的未来发展将包括继续优化患者在插管和恢复期间的身体情况，预防和管理出凝血功能障碍相关的问题，改善插管策略及开发便携式体外氧合器。尽管目前在ECMO治疗患者方面已经取得了很大成功，但仍需要进行随机对照试验成功解决有关ECMO疗效的争议。

二、呼吸衰竭体外膜肺氧合适应证

体外生命支持技术（extracorporeal life support，ECLS）已成为现代强化治疗的一个重要组成部分，长时间心肺支持技术称为体外膜肺氧合（extracorporeal membrane oxygenation，ECMO）、体外生命支持或体外肺辅助。ECMO有2种模式，即静脉-动脉（venoarterial，VA）和静脉-静脉（venovenous，VV）模式。这两种模式均可提供呼吸支持，但只有VA-ECMO能够提供血流动力学支持，对呼吸衰竭患者主要采用VV-ECMO模式进行支持治疗。

当评估患者存在急性严重呼吸衰竭并可能需要ECMO支持时，重要的是要确定呼吸衰竭的原因可能是可逆的，对常规治疗无效，并且没有启动这种支持的绝对禁忌证。在患者存在不可逆疾病（如终末期肺部疾病）的情况下，如果ECMO是作为肺移植的桥梁，其可作为过渡到肺移植的生命支持手段。

VV-ECMO主要应用于严重、急性、可逆性呼吸衰竭患者，使用VV-ECMO的生理学原理包括：①增加全身氧合和二氧化碳去除；②避免增加死亡率及并发症的有害机械通气措施。针对最新数据和ECMO试验，至少我们现在建议严重急性呼吸窘迫综合征（ARDS）和顽固性低氧血症（$PaO_2/FiO_2 < 70mmHg$）或严重高碳酸血症呼吸衰竭（pH < 7.25，$PaCO_2 \geq 60mmHg$）的患者在最佳常规治疗（包括无禁忌证时的俯卧位试验）效果不佳后考虑ECMO支持，众所周知，在体外生命支持（ECMO）前增加机械通气时间与接受ECMO治疗后死亡率增加相关，已有多项研究评估了ECMO对严重急性呼吸衰竭患者病死率的影响。关于严重急性呼吸衰竭患者的数项观察性研究和非对照临床试验报道，与历史对照的生存率相比，接受ECMO治疗的患者生存率为50%～71%。在20世纪70年代的2项设计不佳的ECMO随机试验后，2项大型随机试验和1项倾向评分匹配分析显示，严重急性呼吸窘迫综合征（acute respiratory distress syndrome，ARDS）患者早期转入ECMO中心有益。然而，这些研究存在一些局限性：常规治疗组中通气策略具有异质性，从常规治疗交叉到ECMO的患者较多。总体来说，我们认为ECMO有利于常规治疗无效的患者（如PaO_2/FiO_2持续低于70mmHg），并且ECMO应该在病程早期使用而不是作为补救治疗；因此，严重急性呼吸衰竭成年患者应在病程早期转至ECMO中心，考虑采用ECMO治疗（如在发病最初7天内）。同时，应始终权衡ECMO的潜在获益与转移患者的风险。在经验丰富的ECMO中心，约25%的患者病情得到改善并恢复，因而无须ECMO治疗；而75%的患者需要接受ECMO治疗，其中60%～70%能够生存，因此应迅速和最大程度地实施最佳的医疗管理，而不是在病情需要时延迟ECMO治疗。

适应证：ELSO发布了介绍ECMO适应证和实践的指南。开始ECMO治疗的标准包括病情可能逆转且常规治疗无效的急性严重心力衰竭或呼吸衰竭。可能需要开始ECMO治疗的临床情况举例如下：①尽管优化了包括潮气量、PEEP和吸呼比（inspiratory to expiratory ratio，I∶E）在内的呼吸机参数设置，但仍存在低氧血症型呼吸衰竭伴PaO_2/FiO_2小于100mmHg。ARDS的柏林共识建议对严重呼吸衰竭（$PaO_2/FiO_2 < 70$）患者行ECMO治疗。②高碳酸血症型呼吸衰竭且动脉血pH小于7.20。③作为过渡到肺移植的通气功能支持。④心脏/循环衰竭或难治性心源性休克。⑤大面积肺栓塞。⑥心搏骤停。⑦心脏手术后体外循环脱机失败。⑧作为心脏移植或肺移植或放置心室辅助装置的过渡治疗。妊娠可能不是实施ECMO的禁忌证，已有在妊娠期和产褥期成功应用ECMO抢救患者的报道。

禁忌证：ECMO的唯一绝对禁忌证是患者已有不能康复的基础疾病，如重度神经系统损伤和终末期恶性肿瘤。相对禁忌证包括无法控制的出血和原发疾病预后极差。对于呼吸衰竭患者，气管插管7天内开始ECMO治疗，患者的结局较好。

特殊疾病状态下ECMO的应用

新型冠状病毒感染与ECMO：新型冠状病毒感染可导致呼吸衰竭伴严重低氧血症，患者需要气管插管和机械通气。若最佳的常规机械通气治疗对患者无效，在医疗机构配备有相应资源（设备和人员）的情况下，或可进行ECMO治疗。

适应证：新型冠状病毒感染所致ARDS患者使用ECMO的适应证与用于其他原因时的适应证相近。笔者主张仅在其他策略失败后才使用ECMO，包括肺保护性通气、俯卧位通气、高呼气末正压通气（positive end-expiratory pressure，PEEP）、肺复张操作及应用神经肌肉阻滞剂（neuromuscular blocking agent，NMBA）和肺血管扩张剂。

ECMO用于新型冠状病毒感染所致呼吸衰竭患者的数据很少。一些回顾性研究显示，ECMO的使用率为1%～25%，这可能反映了ECMO设备及有相关经验人员的配备差异。其他疾病大流行期间也用过ECMO，特别是2012年中东呼吸综合征冠状病毒（Middle East respiratory syndrome coronavirus，MERS-CoV）感染和2009年甲型流感（H1N1）大流行。来自上述传染病大流行的报道表明，ECMO可以改善氧合和通气，并且对于存在极重度肺功能障碍的较年轻感染者，可降低死亡率。

VV-ECMO：发生ARDS的成人新型冠状病毒感染患者符合条件时可选择VV-ECMO。适合对象为常规呼吸机治疗的难治性患者，表现为在吸入氧分数较高（即＞90%）且优化PEEP的情况下，PaO_2/FiO_2比值＜150mmHg。

VA-ECMO：仅用于某些出现重度呼吸衰竭且伴下列问题的新型冠状病毒感染患者，如重度心力衰竭、右心室功能不全、过度经肺分流（如肺栓子所致）、持续性恶性心律失常、急性心肌梗死或急性心肌炎。

禁忌证：新型冠状病毒感染患者使用ECMO的禁忌证为伴有不利于恢复的重度合并症，如多器官功能衰竭、晚期恶性肿瘤、重度神经系统损伤、长时间心搏骤停、近期出现或正在扩大的中枢神经系统出血等。新型冠状病毒感染患者使用ECMO治疗的相对禁忌证，特别是在资源严重受限的医疗中心，包括：①高龄（特别是显著虚弱或存在其他合并症时；年龄通常＞70岁，但根据基础病理生理预计可逆，该年龄界限有所不同）；②病态肥胖，即$BMI > 40kg/m^2$；③重度免疫功能受损状态；④晚期慢性收缩性心力衰竭；⑤标准高级心脏生命支持后心搏骤停没有快速缓解而需要体外心肺复苏的患者。急性肾损伤不是ECMO的禁忌证。事实上，许多新型冠状病毒感染患者在启动ECMO治疗时即存在急性肾损伤，在ECMO支持期间可能需要连续性肾脏替代治疗。对于新型冠状病毒感染患者，最好在机械通气7～10天启动ECMO，但尚无明确时限。

ECMO在肺移植中的应用：因为与过去相比，当前受者的病情更严重，并且ECLS的并发症发生率显著降低，所以ECLS的使用数量已经上升，但目前只有30%～40%的肺移植术需要机械性ECLS，采用心肺转流（cardiopulmonary bypass，CPB）或ECMO。肺移植术中使用心肺支持的普遍趋势是使用ECMO，而非常规CPB。

术前预期的ECMO指征：已在使用ECMO，特发性肺动脉高压，以及其他已知与重度肺高压、术中低氧血症或显著高碳酸血症有关的移植指征，如肺静脉闭塞性肺高压。出现非预期ECMO需求的术前危险因素包括肺纤维化、继发性肺高压（3型）及右心室扩张或肥厚。移植前接受机械通气的患者更可能需要体外支持。无论肺移植是否采用ECMO，患者的生存率都相近。

在手术中以下3个时间点，最常出现因血流动力学不稳定或难治性低氧血症而需要CPB或ECMO。

（1）第一侧移植期间钳闭肺动脉后。

（2）第一侧移植肺恢复灌注后且第二侧肺开始移植前。

（3）第二侧移植期间钳闭肺动脉后。

两项研究报道了术中转为CPB或ECMO的发生率，并与没有体外支持或有选择性支持的操作相比。在某个中心的302例肺移植受者中，54例（18%）需要术中转为CPB，162例（54%）选择采用CPB，86例（28%）没有采用CPB。另一项研究纳入595例肺移植受者，75例（13%）需要术中转为ECMO，95例（16%）选择采用ECMO，425例（71%）没有采用术中心肺支持。

三、体外膜肺氧合的评估要素

成人呼吸衰竭患者是否考虑进行ECMO支持关键在于对患者病情可逆性评估和筛选。成人需要呼吸支持的患者可以大体分为两类，即肺炎和ARDS，其治疗结果是否成功取决于能否正确评估病情是否可逆。对不可逆病变的患者进行ECMO插管操作不可能改变最终结果，患者仍然会死亡，只不过会推迟死亡时间，花更多的钱同时对患者家庭的创伤更大。有三大因素用于评价病情的可逆性：患者发病前的情况、呼吸衰竭的病因和之前的机械通气时间。

（一）患者发病前的情况

有时在对患者进行是否建立ECMO评估时很难获知患者发病前的情况和是否伴有其他慢性疾病，这可能与相关信息无法获知或者被有意忽略有关。在我国目前的医疗体系下，了解已经处于呼吸衰竭状态的患者的病情情况更具有相当难度。但判断患者是否可能从严重呼吸衰竭中恢复，就需要了解患者发病前的基本健康状态。需要了解患者发病前是否能自由活动，能否正常爬楼梯，是否需要家庭氧疗。老年患者需要了解其日常生活能否自理。癌症患者需要了解其手术史、化疗史和（或）骨髓移植史，还应向肿瘤专家了解患者是否有较好的预后（如5年生存率大于50%）。正处于骨髓移植期的患者，白细胞水平很低或预后不佳，如发生急性ARDS或肺炎在选择进行ECMO之前需要特别关注。同样，艾滋病病毒携带者或感染者也需要特别关注。艾滋病患者突发卡氏肺囊虫肺炎的预后比通过抗反转录药物控制了体内病毒负荷量的患者预后差，应该征询感染专家的意见，从而评判感染本身对ECMO治疗组和ICU其他患者的风险。对于预后不明确的艾滋病病毒阳性患者，应用ECMO不是推荐做法，因为ECMO难以改变患者最终转归。ECMO正常运转需要建立在一整套规范体系中，应该勇于调查询问患者整个自然病史，并探讨各种潜在情况对预后的影响。

（二）呼吸衰竭的病因

吸入性肺炎患者治疗效果一般很好，但

妊娠相关ARDS则具有较低的生存率。其他常见病因包括细菌性肺炎（肺炎双球菌、葡萄球菌）、非典型性肺炎（军团菌、支原体）和病毒性肺炎。结核目前逐渐增多甚至出现于没有免疫抑制的患者。ARDS的常见原因包括创伤、胰腺炎和脓毒败血症。需要ECMO的其他疾病一般预后较好，包括哮喘、韦格纳肉芽肿和肺栓塞等。

（三）机械通气时间

总机械通气时间不超过7天是一个标准的排除标准。该标准对选择具有较好预后可能的患者非常有效。随着世界范围内相关经验的积累，实际上高气道压/高吸入氧浓度机械通气时间和患者的年龄对呼吸机肺损伤程度是最重要的影响因素。较年轻的患者即使机械通气9天后也能成功进行ECMO，而高龄患者可能用呼吸机超过5天就难以进行ECMO支持。

由于对成人呼吸衰竭的认识与治疗措施不断取得进展，且ECMO的应用没有绝对禁忌证，其基本目的是提供相对于常规呼吸支持更有效、更安全的通气支持，从而为诊断和治疗疾病争取更多的时间。我们在考虑是否建立ECMO支持时应考虑下列相对禁忌因素：①患者濒临死亡或具有其他任何继续积极抢救/治疗的禁忌证；②过去24小时内存在严重创伤、颅内出血或其他肝素应用禁忌证（过去24小时内，如果创伤或手术出血得到控制或者能够控制，则不是绝对禁忌证）。

对患者呼吸衰竭病情是否可逆进行判断，并了解患者的整体病情后，才能对是否建立ECMO做出合理判断。如果患者具有严重慢性疾病，此次发病情况差，应排除应用ECMO；患者已经长时间接受机械通气并遭受终末期呼吸机肺损伤，也应排除应用ECMO。但目前也有文献显示，即使是这类患者，ECMO仍然是一个有效的方法，其效果并不亚于传统的连续机械通气。当然，所有ECMO支持成功的案例均需要一个共同的前提，即一个具有丰富实施和管理经验的团队，这个团队要涉及呼吸科、危重症科、胸外科、血管外科等多个科室，且能及时到位并相互配合。

四、体外膜肺氧合呼吸支持的血管路径选择及建立

无论是进行心脏辅助[静脉-动脉（VA-ECMO）]还是呼吸辅助[静脉-静脉（VV-ECMO）]，建立合适的血管通路是进行ECMO支持的基本步骤。血管通路的位置、ECMO导管的种类和型号及置管技术的选择，主要由患者血管的解剖特点和置管人员的技术水平决定。本部分将着重介绍成人ECMO外周血管穿刺置管路径的选择及建立。具体的血管路径选择应根据患者个体差异综合判断，穿刺插管前应做好穿刺部位皮肤和血管的评估，根据是否存在皮肤破溃感染、血管畸形、动脉粥样硬化、动脉钙化、血管瘤、血栓形成等情况而进行个体化选择。

（一）血管路径的选择

ECMO血管路径的选择分为外周血管和中心血管，成人ECMO尽量多采用外周血管插管，股动静脉最为常见。新生儿或低体重婴儿可选择颈部插管，开胸手术的婴幼儿一般采用经原手术切口右心房和升主动脉插管（此方法也应用于成年患者），以保证充分转流。

1. 双插管

（1）静脉-静脉（VV-ECMO）

1）单腔插管：一个用于引流，一个用于回输，是为成人提供VV-ECMO的常用方法。

对于急性呼吸衰竭患者，首选VV-ECMO，可选择的静脉路径有股静脉、颈静脉、锁骨下静脉和腋静脉。文献报道，股静脉和颈静脉具有穿刺耗时短、便于管理等优点，被临床较多采用。锁骨下静脉穿刺风险较高，而腋静脉置管通常需要外科手术切开，因此相对少见。

股静脉和颈静脉置管的环路连接方式包

括股静脉-颈静脉（股静脉引血，颈静脉回血）、颈静脉-股静脉（颈静脉引血，股静脉回血）、股静脉-股静脉（一侧股静脉引血，对侧股静脉回血）。研究表明，相比股静脉-颈静脉路径，股静脉-股静脉路径有更高的血液再循环风险，而通过股静脉进行静脉引流，"氧合"后的"动脉"血通过颈内静脉回到右心房，该路径比颈内静脉引出、股静脉回血对"再循环"现象控制更好。因此，VV-ECMO血管路径首选股静脉-颈静脉连接方式，两个插管尖端分别位于右心房（RA）与下腔静脉（IVC）交界处及RA与上腔静脉（SVC）交界处，可通过胸部X线检查或经食管超声心动图验证最佳插管位置，准确定位以减少再循环发生。

2）单根双腔插管：单根双腔设计促进了非常低的再循环发生率，且便于患者活动。

目前有两种适用于成人ECMO的双腔插管：双腔Avalon Elite和右心房OriGen插管，两者均设计为通过右颈内静脉经皮插入，也可考虑其他部位（如锁骨下静脉）。Avalon插管需要引流管腔位于下腔静脉，回输端口位于右心房（三尖瓣上方，并朝向三尖瓣）；OriGen设计则直接放入右心房，相对容易插入。

（2）静脉-动脉（VA-ECMO）：一旦需要进行VA-ECMO支持，右颈内静脉是很好的静脉引流部位，而动脉血流回路可选择股动脉、颈动脉、腋动脉或锁骨下动脉。腋动脉或锁骨下动脉多用于等待移植的患者。颈内静脉-颈动脉路径效果良好，它能为主动脉弓和远端主动脉的所有分支提供良好灌注，但是会升高主动脉压，增加左心室后负荷，且在选择颈总动脉作为回血动脉时结扎远端血管，会造成约15%的成年患者出现缺血性损伤，建立循环之后出现低氧血症和低血压，因此临床中常选用同侧股动脉回血，推荐颈静脉-股动脉连接方式。但需要注意的是，经股动脉灌注的血液达不到主动脉根部或主动脉弓水平，如果患者同时存在心功能不全或肺功能不全，则可能

导致患者心脏和脑被氧合不足的血液灌注，且肢体远端侧支循环通常不充分，30%～50%的患者发生下肢缺血，需要建立远端侧路分离灌注。部分医院会对所有ECMO患者进行股浅动脉远端插管，但美国密歇根大学医学院的经验值得借鉴，即每个股动脉插管的患者都在足踝部行胫后动脉插管，监测动脉压如果超过50mmHg，不需要进行远端灌注，如果压力低于50mmHg，则将供血管分流一支通过胫后动脉插管灌注肢体以避免下肢缺血坏死发生。

2. 三重插管　是一种新颖且特殊的ECMO支持形式，通常用于现有VV-ECMO或VA-ECMO回路的"升级"。常见有静脉-静脉-动脉（VVA-ECMO）或静脉-动脉-静脉（VAV-ECMO）插管方式。VVA-ECMO是在右颈内静脉插入额外的静脉引流管，两个引流套管通过Y形接头连接；VAV-ECMO是将血液从下腔静脉引出，氧合后分别回输入上腔静脉和动脉，分别提供循环和呼吸支持。

3. 四重插管　对于合并双心室衰竭或多器官功能衰竭的患者，可采用四重插管建立ECMO循环，通过正中胸骨切口，将流入套管缝合到左心尖，流出套管缝合到升主动脉，然后将两个套管从外部穿过。该手术可以在体外生命支持（ECLS）流程下进行，也可以借助标准的心肺旁路手术提高安全性，术中通过将8mm血管移植物缝合到肺动脉上，治疗右心室衰竭，然后将其移植到外部并用21F动脉套管进行插管；一个回路由左侧的EXCOR套管构成，另一条回路由股静脉套管和新插入的肺动脉套管构成，随后可以在不重新打开胸腔的情况下移除该临时右心装置，两个EXCOR套管都需要连接离心泵。

（二）血管路径的建立

ECMO导管置管技术经历了历史变迁，有外科切开和经皮穿刺（Seldinger技术）两种方式。紧急（如ECPR）状态下经皮置管时，尽量在超声引导下进行，如果短时间内无法成

功，应采取外科切开术。无论采取哪种方式置管，切忌暴力操作，送入导丝时无阻力才可继续。以下部分将着重介绍两种置管的具体方法。

1. 经皮穿刺置管　又分为盲穿法和超声引导下穿刺法，推荐采用床旁超声定位血管走行，标记定位后或直接超声探头引导下穿刺插管，使用特别设计的薄壁钢丝圈加固的插管，引血端（静脉端）插管的口径为21～23F，回血端（动脉端）插管口径为11～-17F（具体插管口径依据术前血管评估而定）。通常股静脉引血端置入深度为43～47cm，颈内静脉/股静脉回血端置入深度为14～15cm，对于体重大于100kg的患者，应采用较大的插管，也有上腔静脉、下腔静脉都采用口径23F的插管，以便在需要时可以直接转换血流方向。以下以股静脉和颈静脉为例详细阐述。

具体操作方法如下。

（1）股静脉穿刺置管：操作者利用超声定位股静脉后，应用18G穿刺针穿刺血管，采用Seldinger技术，在股静脉中导入8F血管鞘，并在穿刺点周围预先留置荷包缝合线，用于控制血管多次扩张过程中的出血情况，一根J形头不锈钢长导丝通过8F血管鞘进入下腔静脉，随后顺着导丝逐个导入口径递增的血管扩张器，直至获得与血管插管直径匹配的扩张度。一位操作者控制血管扩张器，另一位操作者把持导丝，使其具有一定张力以配合扩张器操作。如果为直径21F以下的血管插管，通常只需要扩张1次，更大直径的血管插管需要分两步完成扩张。完成适当的血管扩张后，沿着导丝插入带导芯的导管，当到达合适的位置后，拔除导芯和导丝，至少两点缝合固定于皮肤上。定位引流血管导管头端位于第1腰椎至第2腰椎水平，有利于接收肾静脉血液。

（2）颈静脉穿刺置管：颈静脉插管步骤与股静脉相似，因存在气胸风险，尽可能选用较短的血管插管，导管头端放置于近右心房处。VV-ECMO辅助越来越多应用于保留自主

呼吸的清醒患者，增加了颈静脉插管过程中空气栓塞的风险，因此部分学者主张在血管插管操作前进行选择性气管插管，操作完成后再拔除气管插管。

（3）股动脉穿刺置管：在腹股沟韧带中下方2～3cm处，触摸股动脉搏动，确定股动脉走行。右手持穿刺针，针尖朝向脐部或在超声引导下朝向血管走行，斜面向上，针体与皮肤成45°持续负压进针，见鲜红色回血后，送入导丝，沿导丝水平横行做小切口，以便导管顺利穿刺通过，依次应用由细至粗扩皮器分离皮下组织并扩张穿刺口，退出后沿导丝置入动脉插管。

2. 切开置管　根据经验，超过90%的患者都可以通过经皮穿刺成功插管，如果插管困难或出现并发症，应及时改为血管切开置管，可分为外科引导下经皮穿刺和外科切开法。以颈静脉和股动静脉为例详细阐述外科切开的具体操作方法。

（1）颈静脉切开置管：在锁骨上方约2cm处，胸锁乳突肌两头之间的颈部做一个长1.5～2cm的横向切口，分离显露颈内静脉，观察静脉直径，选择合适口径的静脉插管。使用套管针在切口上方2cm处穿刺皮肤，套管针可以在穿刺进入皮肤后，颈部切口上方进入颈内静脉，也可以进入切口视野，在切口处直视进入颈内静脉。退出针头，通过套管插入导丝，直至右心房，退出套管。通过导丝置入导芯，直至右心房。皮肤的出口使用锐器轻轻扩大，为下一步放置插管做准备。将插管通过导芯直视下插入静脉，从插管进入皮肤处到插管尖端大6～9cm。

（2）股动静脉切开置管：选择腹股沟韧带下方斜形切口，切开皮肤、皮下组织及鞘膜，充分游离股动脉，远近侧均套带备用，确认动脉为股动脉主干，勿由股浅动脉进行置管，勿错误结扎股深动脉，于置管处缝荷包，远近端阻断钳阻断血流，估测大致放置深度，切开动脉管壁，迅速置入动脉插管，撤出管

芯，并于管路远端用管道钳夹闭，随后收紧荷包，保证无渗血、漏血。切忌股动脉以阻断带结扎固定管路，使下肢远端有一定血流通过。股静脉置管基本同上，切开静脉管壁，由静脉侧小皮口向静脉切开处置入静脉插管，拔出管芯，并于管路远端用管道钳夹闭，随后收紧荷包。注意静脉管壁较薄，易损伤、撕裂。

（三）血管路径建立的人员和地点

ECMO血管通路的建立需要团队的整体协作，涉及的科室包括重症医学科、血管外科、心胸外科、急诊科及麻醉科等，穿刺置管通常由专业团队完成，随着移动ECMO的发展，置管场地也由手术室、导管室、ICU，逐步扩大至急诊室、抢救室，甚至可以完成院前急救，显著提高了ECMO救治的成功率。

五、机械通气策略

（一）概述

ECMO支持的主要目标是实现气体交换，并促进超保护性机械通气，通过减少机体的机械通气负荷，最大限度降低呼吸机引起肺损伤（VILI）的风险。然而，在ECMO期间，机械通气仍然是必要的，目的是防止肺泡塌陷，以及弥补ECMO不足以保证充分的气体交换。尽管许多试验研究了ARDS患者不同的通气策略，但国内外对ARDS患者实施ECMO期间最佳的机械通气策略仍没有统一、明确共识，目前认为重点在于通过"超级肺保护"与"肺休息"策略，最大化减少VILI发生。ECMO支持下机械通气患者是如何促进肺部恢复并撤机的机制尚未完全清楚。本部分的目的是描述临床实践中VV-ECMO期间使用的机械通气策略。

（二）机械通气模式的选择

迄今为止，尚无研究比较ECMO上机期间不同模式的机械通气。因此，ECMO期间使用通气模式的选择必须依赖于医师对该模式的掌握熟练程度。在使用ECMO的ARDS治疗的初始阶段，通常选择压力或容量控制模式，此阶段的重度ARDS患者肺部病变严重、呼吸窘迫、肺顺应性差，易出现人机对抗、躁动等导致肺损伤加重、ECMO机器运转频繁报警，因此，在给予深度镇静及神经肌肉阻滞后，使肺顺应性最大化，通过完全控制通气可有效改善氧合，保证ECMO顺利运转。近来，压力控制模式似乎得到了提倡，该模式通过超保护性通气最大限度减少VILI的同时，允许随着患者状况的改善而出现潮气量增加。

但完全性控制性通气及镇痛镇静药物、肌松剂的使用，导致了膈肌萎缩，增加了机械通气持续的时间，因此，患者状况得到充分改善后，机械通气可以从控制模式切换到辅助模式。保护性辅助机械通气可以改善肌肉功能和气体交换，降低膈肌功能障碍的风险和镇静的需求，并帮助从呼吸机脱机。

有报道，气道压力释放通气似乎增加了对肺通气依赖区域的分布，以减少呼吸肌做功，并增加严重ARDS患者的全身血流量。因此，气道压力释放通气可能是应用ECMO的ARDS患者传统压力控制模式的替代模式。在肺功能严重受损患者恢复期，神经调节的通气辅助（NAVA）和ECMO成功结合。这种通气模式允许的自动保护性通气可以改善人机同步性。

（三）潮气量

高水平证据支持低潮气量通气策略可以提高ARDS患者的生存率，在没有ECMO支持的情况下，ARDS患者低潮气量通气难以维持足够的肺泡通气量是使用保护性通气策略的一个限制，导致二氧化碳潴留、氧合恶化和肺内分流，这使患者暴露于随后的高碳酸血症的潜在副作用，如颅内压升高、肺动脉高压、心肌收缩力降低和肾血流量减少。ECMO可以提供肺休息的机会，同时保持组织氧供和二氧化碳清除，实现了肺保护性通气。因此在ECMO支持下，应最大程度降低潮气量。推荐使用<4ml/kg预测体重（PBW）的潮气量，并且通常称为"肺休息"或"超保护性通气"。有报道，使用ECMO和$ECCO_2R$的潮气量减少直至1.9ml/kg PBW治疗的ARDS患者取得良好结果。

（四）PEEP

使用了ECMO，可以将潮气量降低<4ml/kg PBW，但要意识到可能会增加肺不张并导致严重通气/灌注失调，除非适当增加PEEP，恰当的PEEP可减少肺泡塌陷、肺不张，同时避免气压伤、气胸等并发症。因此较高的PEEP水平是必不可少的，甚至可能高于体外生命支持组织（ELSO）指南的建议，该指南建议适度的PEEP为$10cmH_2O$，同时要考虑高PEEP导致肺泡过度膨胀和肺泡张力增加的风险。有报道ECMO治疗重度ARDS患者，发现在ECMO支持的前3天，较高水平PEEP（≥$12cmH_2O$）是高生存率的独立因素。但也需要警惕过高PEEP会增加气压伤和气胸风险。

此外当患者在VV-ECMO模式下，高PEEP水平通过抑制静脉回流可能对血流动力学产生不利影响。虽然心功能部分或完全被VA-ECMO取代，但高PEEP水平也可能加剧右心室功能障碍并延迟心脏恢复。因此，对于接受VV-ECMO治疗的ARDS合并右心功能不全患者，应特别谨慎并且要经常进行心脏超声检查以进行监测。

（五）呼吸频率

降低呼吸频率可有效减轻肺泡反复开放引起的肺剪切伤。目前的专家意见各不相同，建议的范围很广，为4～30次/分。有研究对比ARDS猪模型在ECMO支持下不同呼吸频率对肺损伤的影响，肺组织学检查显示，低呼吸频率（5次/分）组肺损伤较小，并且肺泡早期纤维增殖标志物也更低。频率的设置必须将

pH和动脉CO_2分压保持在正常范围内。因此，我们可以根据潮气量和ECMO气体流量设置调整呼吸频率。因此，为了达到肺休息目的，建议在ECMO上机后呼吸频率设置为5～10次/分，同时维持动脉血pH和CO_2分压在正常范围。

（六）FiO_2

ECMO可维持氧合，为了限制氧毒性及高浓度吸氧带来的再吸收性肺不张风险，因此ECMO上机后呼吸机的FiO_2也应降至最低值，以保持动脉血饱和度>85%即可。在CESAR试验中，FiO_2降至30%。显著降低的FiO_2意味着需要更高体外血流量来满足氧合。建议在ECMO支持下机械通气FiO_2应降至最小值，维持SpO_2在90%以上，PaO_2在65～90mmHg即可。

（七）呼吸力学

所有ECMO中心都认识到将吸气压力限制在最大25～$30cmH_2O$的重要性。ELSO指南建议限制为$25cmH_2O$；在CESAR试验中，20～$25cmH_2O$的峰值吸气压力被报道为有益的。因此，ECMO上机后应尽快将患者平台压限制在$25cmH_2O$之内，驱动压水平不超过$15cmH_2O$。

（八）ECMO期间患者的俯卧位通气

俯卧位通气是严重ARDS患者的一种替代疗法或抢救疗法。俯卧位可能有助于减少背侧肺段塌陷，随后避免腹侧肺段的肺泡过度扩张。目的是使跨肺压均匀化并减少肺内分流。在严重ARDS患者中，俯卧位已被证明对某些临床结果有益，研究证实，早期应用延长俯卧位治疗可显著降低严重ARDS患者28天和90天死亡率。

俯卧位通气也可以在ECMO期间成功执行，并且与改善呼吸参数有关。在17名接受VV-ECMO的受试者中，延长了俯卧位通气时

间（24小时）。改善了呼吸系统顺应性和氧合指数，ECMO期间俯卧位通气的适应证包括难以脱机、严重缺氧（$PaO_2/FiO_2 < 70$）和平台压超过32cmH$_2$O的呼吸机设置。

进行俯卧位通气的一个具有挑战性的问题是患者翻身时的潜在风险。报道的不良反应包括管路故障、意外拔管、压疮及动脉和中心静脉管线移位。一些研究还发现套管和胸引管部位出血。应在治疗中心制订标准的流程，以避免这些潜在的意外事件发生。

六、VV-ECMO 的运行管理

（一）气体交换和灌注

ECMO开始运转后，流量一般可以维持在4～5L/min。如果流量低于正常水平，首先明确是否存在容量不足，然后检查是否存在管路打折、插管位置是否正确及是否存在胸内压或腹内压过高。维持VV流量满足引流血氧饱和度80%～85%，而动脉血氧饱和度80%～90%，可以维持机体足够的氧供。通常将血流量与气流量比例设置为1：1，增加ECMO的流量，可以增加外周氧合。如需要降低PCO$_2$水平，则需要增加氧供的气流量，维持PCO$_2$在40mmHg。注意定时进行血气分析，维持PO$_2$、PCO$_2$及酸碱在正常范围内。

（二）再循环问题

VV-ECMO将右心房的血液引出，经氧合器氧合后，再经颈内静脉灌注到右心房，右心房氧合过的血液经肺到达左心，运输到全身其他器官。但在体外循环的过程中，右心房中氧合过的血液可再次被引出，未能进入肺循环，即所谓的"再循环"，特别在当前使用的双插管技术下尤为明显。目前如何降低再循环率一直是临床需要关注的问题，目前存在单管双腔插管，可以降低再循环率。放置肺动脉导管有利于鉴别再循环，如果肺动脉氧分压显著低于静脉引流氧分压，则有明显的再循环。可以调整插管位置，直到肺动脉和静脉引流氧饱和度相等。临床静脉给予PCE$_1$，吸入NO或前列环素等方法可以有效降低肺动脉阻力，从而改善再循环现象。再循环改善时可表现为ECMO引流管路血氧饱和度降低，患者桡动脉血氧饱和度和脉搏血氧饱和度升高。

（三）设备与管路的管理

1. 血泵　目前临床上最常用的血泵为离心泵和滚压泵。滚压泵能提供稳定的流量，在新生儿低流量运转时，溶血风险低；缺点是无论血容量是否足够、管路压力是否改变，滚压泵会持续运行，容易出现过大的管路负压或正压。离心泵运转时能耗低，不会产生过大的正压或负压，安全性能优越；其主要缺点为流量不稳定。滚压泵主要用于儿童，而离心泵主要用于成人。另一必备的配套设备是手摇柄，保证在血泵故障时启用手摇柄驱动血泵泵头。增加血泵转速从而提高血流量是改善氧合最重要的手段，应密切监测血泵的转速与流量。

2. 膜肺　膜肺的作用是进行气体交换，将静脉血氧合成动脉血。目前市场上膜肺的材料有固体硅胶膜、微孔中空纤维膜或固体中空纤维膜。常用的固体中空纤维膜，气体交换能力强，膜面积小，膜材料生物相容性好，跨膜压低，操作简单、高效，已经广泛应用于临床。虽然目前膜肺大部分使用肝素涂层，但血栓形成仍是导致其功能下降的最重要原因，通过监测膜肺后的血气情况判断血栓对其功能的影响。如果膜肺的功能降低，必要时予以更换膜肺。

3. 氧供气流（sweep gas）　通常情况下，常规设置氧供气流流量与血流量相等（1：1）。增加氧供气流流量可以增加CO$_2$清除，但对氧合影响较小。水蒸气可凝集于膜肺内，间断提高氧供气流的流量，可以避免水蒸气凝集形成"肺水肿"导致的膜肺功能下降。

4. 管路　患者通过管路与ECMO的主要部件如血泵和膜肺连接。在充分考虑连接和转运便利等因素的前提下，管路的长度越短越好，管路中的接头越少越好，以尽量减少湍流和血栓形成。血管内导管（ECMO插管）是ECMO系统中提供理想血流量的主要限制因素。通常在给予充分支持时，ECMO系统的血流量为60～120ml/（kg·min）。插管口径越大，能够提供的血流量越大，但穿刺时的难度会增加，血管损伤增大；而口径太小则不能提供足够的血流量，这种矛盾在引血端尤为明显。成年患者静脉引血端插管的口径为21～23F，动脉插管的口径为15～17F。在VV-ECMO采用双腔静脉插管是一种简单的替代方法。

5. 水箱　主要用于维持体外循环的温度，避免患者热量大量丢失。一般水箱水的温度保持在37℃。水箱中的循环水不是无菌的，与血液不发生直接接触。若循环水中发现少量血细胞或蛋白质，或出现无法解释的溶血或感染，应警惕发生血液与水的混合，这通常与膜肺破损有关，需要立即更换。

（四）呼吸机管理

患者进行VV-ECMO辅助治疗主要为肺功能恢复争取时间，降低或避免呼吸机诱导肺损伤发生，因此其机械通气参数的调节需要采取肺保护性通气策略。

1. 潮气量　对于重症ARDS患者，给予小潮气量通气（6ml/kg，平台压＜30cmH$_2$O），ECMO治疗重症呼吸衰竭时，需要进一步降低潮气量或吸气压，减轻肺组织的应力和应变。如平台压仍＞30cmH$_2$O，对肺组织实施更加严格的保护性通气策略（超保护性通气策略，4ml/kg）。建议实施ECMO后逐渐降低吸气压或潮气量，维持吸气道峰压低20～25cmH$_2$O。

2. 呼气末正压（PEEP）　随着潮气量显著降低，肺组织可能会出现肺不张或实变加重，导致肺顺应性降低，肺泡毛细血管通透性和右心后负荷增加。ECMO机械通气时应该使用较高水平的PEEP以维持呼吸末肺容积。推荐使用10～20cmH$_2$O。

3. 呼吸频率　推荐初始呼吸频率设置为4～10次/分，以避免降低呼吸频率过快导致肺剪切伤发生。

4. 吸氧浓度　推荐降低吸氧浓度至50%以下，以减少氧中毒发生。

5. 通气模式　推荐使用定压型的部分通气支持模式。

（五）肺与呼吸道管理

有多种呼吸道管理措施只可以在ECMO过程中应用，因为患者在ECMO支持下，可以不需要呼吸。如果存在较大的支气管胸膜瘘，可以选择对侧单肺通气，将患侧支气管封闭一段时间，或者直到漏气部位愈合。有些患者由于各种原因导致气道阻塞，出现缺氧及二氧化碳蓄积的表现，VV-ECMO辅助后，可以改善患者的缺氧症状，同时适当增加ECMO气流量以达到CO$_2$清除，使患者PO$_2$、PCO$_2$维持在正常水平，病情平稳后，可给予行纤维支气管镜治疗及其他的气道管理措施改善患者气道梗阻情况。这些患者通常能够很快开始恢复并成功脱离ECMO。

（六）抗凝和出血

在插管时，如果患者没有明显凝血疾病或出血，可给予肝素100U/kg体重，通常可以达到足够的抗凝强度来进行插管。对于少数肝素诱导的血小板减少症（HITT）患者，阿加曲班通常是备选药物。ECMO运转后，仍需要进行抗凝处理，预防血栓形成，保证ECMO能顺利进行。

1. 凝血功能监测指标

（1）活化凝血时间（activated clotting time, ACT）：全血ACT在应用肝素1～2小时后可基本恢复正常。因此应连续泵入稀释的肝素溶液来维持ACT在180秒左右（160～200秒，1.5倍正常值）。ACT应该每2～4小时监测1次，必要时应该监测得更加频繁。成人ECMO患者可在ACT 180秒时数天或数周不会出血、形成血凝块甚至发生栓塞。

（2）活化部分凝血活酶时间（activated partial thromboplastin time，APTT）：一般情况下，ECMO所用肝素基础的量比心胸手术体外循环所用的肝素量要小，血中肝素浓度偏低，此时APTT要比ACT更加敏感。维持目标为60～80秒。

（3）血栓弹力图（thromboelastography，TEG）：可以从凝血开始，到凝血块形成，再到纤维蛋白溶解的全过程，对血样凝血因子、纤维蛋白原、血小板凝集功能、纤维蛋白溶解等进行凝血全貌的检测与评估，适用于ECMO复杂出血时的监测。

2. 抗凝目标　①凝血酶原时间（PT）延长不超过5秒，否则给予新鲜冷冻血浆输注；②保证ACT为160～200秒，或APTT为60～80秒；③血小板计数维持在$80×10^9$/L以上；④纤维蛋白原维持在2～4g/L；⑤大剂量肝素应用下仍出现血栓形成的现象，需要考虑抗凝血酶Ⅲ（ATⅢ）低下所致，需要输注新鲜冷冻血浆直至血栓形成得到控制；⑥动态监测D-二聚体水平，升高提示抗凝不充分，血栓形成导致纤溶亢进，需要仔细检查膜肺等部位血栓多少，并加强抗凝治疗，出血明显时加强抗纤溶治疗；⑦肝素诱导性血小板减少症伴血栓形成以动脉内多发白色血栓形成合并血小板计数$<10×10^9$/L为特点，此时可选用阿加曲班抗凝治疗。应该输入血小板以维持血小板计数在$100×10^9$/L左右。

3. 常见的出血原因及部位

（1）插管位置出血：插管处是最常见的出血部位，尤其是通过直接切开进行插管的部位更易出血。插管位置出血通常是缓慢渗血。如果切口部位插管处出血量较大，需要再次探查血管切开部位，注意有无插管松动或正在脱出，应立即处理，妥善固定导管。局部压迫、调整抗凝策略常可以控制出血。

（2）黏膜出血：在护理患者的过程中对鼻腔、口腔、气管、直肠或膀胱黏膜的微小损伤均可造成难以预测的出血，这些部位的出血很难以直接压迫的方式控制，所以在患者吸痰、导尿等过程中，需要注意动作轻柔，避免暴力操作，减少黏膜损伤。

（3）颅内出血或脑实质出血：是ECMO最严重的出血并发症，这种出血通常是致命的。应密切监测脑功能变化，一旦怀疑有出血，应立即停止抗凝。

（4）消化道出血：通过内镜或血管造影确定出血部位十分重要，如果内镜或动脉导管可到达出血部位，应尝试局部干预。在凝血功能障碍已被尽可能纠正后，出血仍持续而无法控制，则为手术指征。

ECMO患者经常需要进行手术操作，如进行气管切开或胸腔、腹腔内活动性出血的控制。应将患者ACT降至140秒，输入血小板直至计数$>100×10^9$/L。必要时可准备自体输血。当患者为了手术或为了控制出血处于低ACT和高血小板状态时，管路中可能出现凝块，应该仔细观察管路中有无血凝块，并监测膜肺前后压力差，密切评估膜肺的功能。

（七）血流动力学

对于进行VV-ECMO的患者来说，需要动态评估患者的血流动力学。因为VV-ECMO的作用仅仅维持氧合，患者的心功能基本正常，所以可通过脉搏波形、肺毛细血管楔压、全身血压和各种全身灌注的征象来评估，如果有任何心室功能不全、瓣膜功能不全、心内血栓形成或怀疑心脏压塞应及时进行超声检查。通常患者在接受VV-ECMO后，全身缺氧症状改善后，循环功能趋于稳定，可逐步停用血管活性药物。如果患者循环功能仍不理想，可利用超声评估患者心功能。如果出现严重的心肌功能不全，对小剂量正性肌力药物反应不佳，应及时转成VA模式。如果由于转运或开始时血流动力学不平稳建立的是VA模式，则一旦心肌功能恢复良好，应及时转成VV模式。

（八）营养应用

ECMO患者的营养管理与其他危重症患者的营养支持手段一样，随着通气、氧合及血流动力学的改善，应尽早开始肠内营养（EN）支持。有研究证明，启动VV-ECMO支持治疗的24～36小时开始肠内营养是安全的，而且耐受性良好。虽然大部分VA-ECMO支持患者存在严重的血流动力学障碍，但在严密监测及管理下肠内营养支持也是安全的。考虑抗凝对营养支持途径的限制性，无论选择何种营养支持方式，其支持路径均应在启动ECMO之前完成。无法进行肠内营养支持，而需要肠外营养支持的患者，为了减少脂肪乳的输注对膜肺及ECMO管路的影响，在任何可能的情况下应尽量采取单独的静脉通路输注脂肪乳。

（九）容量管理

对于ECMO患者，因本身心肺功能严重受损，以及早期ECMO所继发的炎症反应，常会发生毛细血管渗漏，如输入过多液体，将会加重全身水肿和心肺衰竭，因此其液体管理的目标是在循环稳定的基础上，尽可能保持负平衡。负平衡与VV-ECMO和CRRT患者肺顺应性改善和生存率提高有关，如果血流动力学稳定，可持续使用利尿剂直至达到干体重。如对利尿剂反应不佳，或者患者出现肾功能不全，可加用CRRT。CRRT可采用单独的血管通路，也可在ECMO泵后管路的两条分支管路进行，通常在膜肺后引血、膜肺前回血。

（十）镇静、镇痛

在重度ARDS早期行ECMO辅助治疗，充分镇痛、镇静能减轻氧耗，同时有助于顺利实施肺保护性通气、俯卧位通气等机械通气治疗。苯二氮䓬类和丙泊酚仍然是目前镇静的基本药物。为减少疼痛、降低呼吸氧耗量和避免ECMO导管脱出，常规给予适度镇静，维持

Ramsay评分为3～4分。应逐渐减少镇静药的用量，恢复自主呼吸，增加患者活动。

（十一）脱机和拔管

VV-ECMO支持的患者仅需要测试其气体交换能力。将机械通气参数（呼吸频率、平台压、PEEP、吸入氧浓度等）设置在患者断开ECMO后可以接受的水平，维持ECMO的血流量和抗凝不变，暂停氧供气流。监测患者的SaO_2和$PaCO_2$，如果在上述机械通气参数的支持下患者的肺功能足以维持1小时以上，则可考虑拔管。如果插管为经皮穿刺，拔除插管后局部压迫1小时即可止血。对于切开置管的患者，在撤出导管时，常需要血管缝合。所有以上拔管过程均需要规范操作，防止穿刺点大出血、血栓脱落、空气栓塞等危险情况发生。患者撤出ECMO后，按照标准呼吸支持原则进行呼吸机支持。

七、预　　后

至今，对于ECMO治疗的预后，仍说法不一，但是大多数倾向ECMO应用对患者是有益处的，尽管受诸多因素影响。

在一组中重度ARDS肺保护通气策略的Meta分析中，研究者分析了34项试验，这包括9085名主要患有中度至重度ARDS的成年人（中位PaO_2/FiO_2 118；IQR 110～143）。俯卧位通气联合低潮气量通气是最佳策略［相对危险度（RR），0.74；95%置信区间（CI）0.60～0.92］，VV-ECMO与低潮气量通气、高潮气量通气相比也被评为最佳策略。该研究告诉我们VV-ECMO对于治疗严重ARDS也是一个很好的选择，联合低潮气量通气和俯卧位通气可以获得更大的益处。

Shahzad的研究收集了来自美国68家医院收治的5122名新型冠状病毒感染危重成人的多中心队列研究的数据，检查了190例在ICU入院后14天内接受ECMO治疗的

患者的临床特征和结果。他们发现：在接受ECMO治疗的190例患者中，中位年龄为49岁（IQR 41～58），137例（72.1%）为男性，ECMO开始前PaO_2/FiO_2中位数为72（IQR 61～90）。60天时，63例（33.2%）患者死亡，94例（49.5%）出院，33例（17.4%）仍在住院。在符合条件的1297例患者中，接受ECMO的130名患者中45例（34.6%）死亡，未接受ECMO的1167例患者中553例（47.4%）死亡。在初步分析中，接受ECMO的患者死亡率低于未接受的患者（HR 0.55；95% CI 0.41～0.74）。

Lankford研究了2009年1月至2019年6月一个转诊中心接受ECMO治疗的呼吸或循环衰竭的所有妊娠和产后患者。一共21例需要静脉静脉（VV）或静脉动脉（VA）ECMO支持的妊娠或产后患者，13例患者接受了VV-ECMO治疗，8例患者接受了VA-ECMO治疗。6例患者在插管时妊娠，3例患者在ECMO时分娩；所有6例母婴均生存至出院。插管时的中位胎龄为28周（IQR 24～31）。在产后患者中，ECMO的启动范围从分娩后立即到产后46天。15例女性幸存下来（72%）。在7例患者（33.3%）中观察到需要手术干预的严重出血并发症。2例VV-ECMO患者需要双侧原位肺移植，1例VA-ECMO患者需要原位心脏移植以脱离ECMO。在这项研究中我们发现围生期的孕产妇在ECMO的治疗中，孩子和母亲都得到了获益。

在10年期间的一个单中心、回顾性、队列研究中，澳大利亚Alfred急救和创伤中心创伤登记处确定的13420例严重创伤患者中，有11例接受了ECMO。这些患者年龄（39岁±17岁）、男性（91%）和严重创伤（中位ISS 50，IQR 34～54）。VV-ECMO主要用于治疗继发于创伤性肺损伤的低氧血症型呼吸衰

竭（PaO_2/FiO_2 69.7±38.6）（n=7.64%），VA-ECMO的使用频率较低，主要用于治疗创伤后的大面积肺栓塞。从受伤到开始ECMO的中位时间为1天（IQR 0.5～5.5），中位ECMO持续时间为9天（IQR 6.5～10.5）。6例患者的ECMO启动时间小于72小时，出院生存率为67%，而启动时间大于72小时的患者为20%。出院的总生存率为45%，并且VV-ECMO（64%）高于其他治疗（25%）。我们可以看出对于需要ECMO治疗的严重创伤患者，越早使用，患者获益越大。

八、总　　结

ECMO作为一种较先进的支持手段，目前并没有得到广泛开展。但是随着医学的发展及经济水平的提高，ECMO已经为越来越多的医师所认识和利用，经过ECMO治疗，也有越来越多的患者受益。过去不推荐将ECMO用于不可逆病变，但是在急诊危重症患者的救治中，应秉持"救人治病"的原则，首先要稳定生命体征，而不是纠结患者的原发疾病是否是可逆性疾病。

但是ECMO作为机械性辅助循环的方法也有一定的局限性，如设备庞大、费用较高、使用时间短、需要专业人员管理等，ECMO护理技术也尚未成熟，还需要在今后的实践中不断积累并总结经验，制订出更加科学的护理流程。患者成功地接受ECMO治疗需要ICU医师、护士、外科医师、麻醉医师及其他医务人员的密切配合，在救治过程中形成一个多专业、多学科协作的工作模式。总之，ECMO的出现给了严重肺疾病患者一个选择，给了医师一个有力的治疗方法。

（潘爱军　朱春艳）

一、概　述

重症心力衰竭即心源性休克（cardiogenic shock，CS），是一种心排血量不足导致组织灌注不足的状态，可能是许多不同心脏疾病的终末期，包括急性冠脉综合征、心律失常、慢性心肌病进展，以及特发性心肌病、外伤性心肌病或炎症性心肌病等。休克状态的特点是病理性全身性血管收缩、组织微循环损伤、促炎细胞因子释放和一氧化氮合酶活性改变。随后，即使恢复了正常的心排血量，微循环功能障碍也会随之而来，导致周围血管舒缩张力丧失、凝血功能障碍和多系统器官衰竭。根据美国国家住院患者样本的数据，因CS并发症而出院的患者数量在2004~2014年翻了一番。CS的患病率在过去的10年间几乎没有什么变化，其治疗结果也没有明显改善，1个月的死亡率仍为40%~60%。急性心肌梗死（acute myocardial infarction，AMI）是CS最常见的诱发因素，在这种紧急的情况下，迅速建立临时机械循环支持（temporary circulatory support，TCS），通过维持适当的组织灌注，能够稳定患者病情，并为其诊断及治疗争取时间。此外，欧洲心脏病学会和美国心脏协会指南均推荐TCS植入仅适用于CS患者，并且在CS患者中应首选TCS，而并非为长期心脏辅助装置，如左心室辅助装置（left ventricular assist device，LVAD），因为TCS设备侵入性小、便宜、在危重患者中并发症少，为合适的候选人选择合适的TCS类型及最佳植入时间非常重要。

二、重症心力衰竭的治疗原则及现状

重症心力衰竭是指患者的血流动力学不稳定，严重的影响到患者生活质量，甚至危及生命。目前心力衰竭指南对急性心力衰竭治疗分3个步骤：①使用强心药物增加心脏的射血分数，必要时给予血管活性药物以维持平均动脉压在65mmHg；②容量管理；③病因学治疗，包括急性冠脉综合征（acute coronary syndrome，ACS）中采用经皮冠状动脉介入治疗（percutaneous coronary intervention，PCI）对罪犯病变进行早期血运重建、严重瓣膜病及ACS后机械并发症时需要的心脏手术干预及恶性心律失常的电复律。然而，尽管有这些治疗策略，大量的患者并没有阻断持续恶化的血流动力学状态，仍有15%~20%的CS患者发生经药物治疗无效的难治性CS。强心药物和血管活性药物虽然是重症心力衰竭的一线用药，但大剂量使用这些药物将导致微循环血管收缩，长时间使用可使微循环灌注不足，组织缺血、缺氧。机械循环支持（mechanical circulatory support，MCS）的出现使重症心力衰竭的治疗发生了巨大改变，这些装置确保了持续的血流，改善了患者的预后。由于使用主动脉内球囊反搏（intra-aortic balloon pump，IABP）装置、Impella装置、临时或长期心室辅助装置（ventricular assist devices，VAD）、全人工心脏（total artificial hearts，TAH）及最近由体外膜肺氧合（extracorporeal membrane oxygenation，ECMO）支持的患者数量激增，在重症心力衰竭时循环支持的策略已经达到了新的前沿。

对于重症心力衰竭患者，ECMO 支持可有效降低心脏前负荷，减少正性肌力药物或血管活性药物的应用，进而使心肌氧耗减少，氧供增多。心脏这种休息状态对缺血再灌注损伤心肌功能的恢复至关重要。有些患者在心脏手术后，心室心肌的收缩不能克服外周阻力，如心脏移植供体小、肺阻力高、法洛四联症根治术后左心室发育差等，ECMO 期间可逐渐控制流量，慢慢增加心室负荷，以达到心肌训练的效果，最后使心室心肌收缩力能够克服外周阻力，保障机体灌注。

在机械支持治疗领域引进了心脏辅助设备 Impella，通过微型泵将血液从左心室抽出，经管道送至主动脉，从而增加心排血量，提供血管内循环支持。这种经皮动脉辅助装置，虽然仍处于发展阶段，可能无法提供足够的血液单独维持全循环，但它显然是重症心力衰竭在使用 VA-ECMO 时为超载的左心室减压的好工具。有报道称，混合 ECMO 配置（VV-ECMO 联合 Impella2.5/CP/5.0）支持心肺衰竭有很好的结果。在过去的 10 年间，ECMO 技术发展迅速，但 ECMO 通常作为一种挽救性支持治疗应用于目标人群，该目标人群如果没有使用 ECMO，其死亡率将达 100%，ECMO 挽救治疗的结果可能不适合用死亡率来评估治疗的真正价值，且 ECMO 的适应证可能随着 Impella 设备的进一步发展而改变。

三、循环衰竭体外膜肺氧合适应证

静脉-动脉体外膜肺氧合（VA-ECMO）是一种机械循环支持策略，旨在暂时替代难治性心源性休克患者的心肺功能。自 1971 年首次成功应用于成人以来，ECMO 的应用越来越广泛，无论病例数量还是参与其运行中心的数量都是如此。尽管在此期间临床结果有所改善，但 VA-ECMO 支持的患者，其神经系统、

出血和血栓并发症的发生率仍然很高，且住院死亡率仍达 40%~50%，6 个月生存率低至 30%。

体外心肺支持的启动是一项复杂的，需要仔细考虑，应在有足够资质、资源的中心进行的一种资源集中型的工作。选择合适的患者至关重要。由于缺乏强有力的数据支持 ECMO 的疗效、成本和潜在的并发症，ECMO 支持应该只适用于具有合适的适应证且不能用传统疗法治疗的患者。临床医师还必须记住：ECMO 不是一种治疗，而是一种桥接到最终目标的手段。VA-ECMO 的目标有以下几种：①ECMO 期间让心脏充分休息、支持终末器官的灌注，为功能恢复创造条件；②等待永久性心室辅助装置或心脏移植；③在某些情况下，ECMO 提供了时间确定损伤是否可以恢复，或者患者是否适合进行目标治疗。综上所述，在开始 ECMO 支持前，必须有明确的适应证，且常规治疗无效，同时充分考虑禁忌证，以明确建立 ECMO 治疗的长期目标。

VA-ECMO 最常见的适应证包括体外循环术后不能撤机者、难治性休克患者。在这些情况下，VA-ECMO 可以作为恢复、永久 MCS 设备放置或心脏移植的"桥梁"。对于总体预后不明确的患者，VA-ECMO 提供了等待进一步临床评估的"桥梁"。VA-ECMO 应仅用于有望恢复并维持生命的心功能或被确定为心脏移植或永久 MCS 设备的候选者的患者。表 9-1 总结了 VA-ECMO 的适应证和禁忌证。但随着人们对某些领域的探索，VA-ECMO 的潜在好处将与伦理、应用 ECMO 的伴随风险（缺血性、出血性、感染性和神经系统并发症）进行权衡，故 VA-ECMO 的适应证和禁忌证亦会不停演变。在插管前，应进行详细的护理目标讨论，告知患者或家属该项技术支持的限度、潜在的并发症，以及建议停用生命支持的情况。

表9-1　VA-ECMO的适应证和禁忌证

适应证	相对禁忌证	绝对禁忌证
体外循环撤机失败	使用VA-ECMO后心脏病变加重了，与想达到的临床目标背道而驰（主动脉夹层、主动脉瓣关闭不全）	年龄
继发性难治性心源性休克 心肌梗死/急性冠脉综合征 心肌炎 肺栓塞	非心脏移植或长久机械支持候选者心脏恢复的可能性低 神经系统损伤	无法耐受抗凝 控制或缓解的恶性肿瘤
药物过量（如β受体阻滞剂） 暴发性内分泌疾病（甲状腺危象、糖尿病酮症酸中毒、嗜铬细胞瘤） 难治性室性心律失常（室性心动过速、心室颤动）	非移植候选者终末期肾衰竭或肝衰竭	阻止或妨碍插管（病态肥胖、严重的外周动脉疾病）
Takotsubo心肌病（压力诱导心肌病） 围生期心肌病 急性失代偿的慢性心肌病	难以恢复的多器官功能衰竭	长时间的CPR（>15～30分钟）
创伤性心肌病 脓毒性心肌病	无法控制的出血性休克 无法控制的转移性肿瘤	中性粒细胞缺乏性脓毒症
难治性、目击的心搏骤停（ECPR），可逆性心脏病因（包括表中以上原因）		
心脏移植术后移植物衰竭		
急性心脏缺损［室间隔缺损（心肌梗死后）、急性瓣膜病变（乳头肌断裂、心肌炎后）］，急诊手术修复或等待手术的术前支持		
高危介入手术（如TAVR、PCI）的术前或术后循环支持		
脓毒症休克		
过敏性休克		

注：ECPR.extracorporeal cardiopulmonary resuscitation，体外心肺复苏；TAVR.transcatheter aortic valve replacement，经导管主动脉瓣置换术；PCI.percutaneous coronary intervention，经皮冠脉介入术。

四、体外膜肺氧合评估要素

在严格把握适应证的前提下，应用时机是ECMO治疗成功的关键。目前认为以下状况可进行ECMO循环支持：心脏指数<1.8L/(min·m²)伴有以下情况。①左心房压力或肺毛细血管楔压（PCWP）>20mmHg；②收缩压<90mmHg；③MAP<60mmHg；④尿量<20ml/h（肾功能正常的成人）；⑤代谢性酸中毒；⑥全身血管阻力（SVR）>2100dyn/(s·cm³)。一旦决定使用ECMO，应迅速建立，以免贻误时机，影响治疗效果。建立太晚，患者不仅有严重的心脏问题，还伴有多器官功能衰竭，后者将增加ECMO建立难度，直接影响患者的生存率。评估患者时尤其要注意脑功能恢复的可能性，一旦脑功能无法恢复，则不建议给予ECMO支持，除非后期作为移植供体。另外，应考虑患者的生存率，可参照VA-ECMO后生存评分（表9-2），中国医学科学院阜外医院的基本共识认为：患者生存率<10%时不积极给予ECMO支持，患者生存率>50%可考虑使用ECMO支持。目前对适应证和时机的把握看法不一，此外，还要考虑ECMO支持生存患者以后的生活质量和尊严。

表 9-2 VA-ECMO 后生存评分

参数	分数
急性心源性休克诊断组（可选择≥1项）	
心肌炎	3
难治性心室颤动/室性心动过速	2
心脏/肺移植术后	3
先天性心脏病	−3
其他诊断导致心源性休克需要 VA-ECMO 支持	0
年龄（岁）	
18～38	7
39～52	4
53～62	3
≥63	0
体重（kg）	
＜65	1
65～89	2
≥90	0
ECMO 启动前器官衰竭（可选择≥1项）	
肝衰竭[a]	−3
中枢神经系统功能障碍[b]	−3
肾衰竭[c]	−3
慢性肾衰竭[d]	−6
ECMO 启动前气管插管时间（小时）	
≤10	0
11～29	−2
≥30	−4
吸气峰压≤20cmH$_2$O	3
ECMO 启动前心搏骤停	−2
ECMO 启动前舒张压≤40mmHg[e]	3
ECMO 启动前脉压≤20mmHg[e]	−2
ECMO 启动前 HCO$_3^-$≤15mmol/L[e]	−3
将常量值添加到所有 SAVE 评分分数计算中	−6
总分	−35～17

分数	风险等级	生存率（%）
＞5	I	75
1～5	II	58
−4～0	III	42
−9～−5	IV	30
≤−10	V	18

a. 肝衰竭定义：胆红素≥33mmol/L 或转氨酶升高＞70U/L。

b. 中枢神经系统功能障碍：神经损伤、脑卒中、脑病、脑栓塞、癫痫和癫痫综合征。

c. 肾功能不全定义：急性肾功能不全（如肌酐＞1.5mg/dl），需要或不需要肾脏替代治疗。

d. 慢性肾病的定义：肾损害或肾小球滤过率＜60ml/（min·1.73m^2），持续3个月。

e. ECMO 置管前6小时内数值更差。

五、体外膜肺氧合循环支持的血管路径选择及建立

一旦决定实施 VA-ECMO，就必须确定插管策略。在确定最佳插管策略时，必须考虑几个因素，包括情况的紧迫性、潜在的心脏问题（右心室、左心室或双心室心力衰竭）、肺部情况、动脉血管的大小、人员准备及预期的支持时间。还必须考虑套管的大小，以确保能够实现足够的流量，以提供充分的支持。插管可以通过胸骨切开术或胸廓切开术进行，也可以通过外周手术进行。

（一）中心置管

中心插管需要开胸或行胸骨切开术，故常应用于体外循环不能脱机患者。在这种情况下，可直接将术中体外循环的套管连接到 VA-ECMO 管路。从右心房引血入 ECMO 流入导管，然后从 ECMO 流出导管将血液注入升主动脉。中心插管有时也被作为肺移植时体外循环的一种替代方法。中心插管的优点：向上半身输送足够的含氧血液，以及在大直径插管的情况下能够输送高流量血液。中心插管的缺点：需要手术放置和取出导管，严格限制患者的体位，以及增加出血和感染的风险。

（二）外周置管

外周插管可经皮或血管切开进行。经皮植入术采用 Seldinger 技术。置管前，行超声检查以评估穿刺血管大小，有利于选择合适管径的导管，行超声引导下穿刺成功率更高，避免了反复穿刺后穿刺点出血。血栓、血管狭窄、外周动脉疾病和既往有血管外科手术的患者，经皮插管难度大或可能失败。外周插管的优点：减少患者出血和感染的风险、下床活动方便、在床边插管、操作简便。外周插管的缺点：VA-ECMO 流出端下肢血管缺血性损伤、上肢低氧血症（南北综合征）、主动脉根或心内血栓形成（在左心室收缩力极小的患者中，

ECMO回流后负荷增加导致左心室扩张）。

（三）静脉（流入）管路

流入套管通过右颈内静脉、锁骨下静脉或股静脉从右心房引流血液。静脉套管的直径越大、长度越短，作用于套管的前负荷越小，所能提供的流量越大。体型较大的患者，如果单根流入管不能充分引流，则可能需要第二根流入管。静脉导管型号通常为19～25F，静脉插管的末端和侧面通常都有孔，以便于插管末端闭塞时引流。

（四）动脉（流出）管路

氧合血可通过双侧股动脉、锁骨下动脉、腋动脉返回近端动脉系统。在提供VA-ECMO支持时，股动脉是流出套管的常用部位。该血管可经皮或血管外科医师切开置入。套管应终止于髂总动脉或腹主动脉。股动脉插管的并发症包括肢体缺血、左心室扩张、肺淤血、上半身低氧血症。在股动脉插管的远端放置远端灌注套管，连接于股动脉插管的侧孔，向该远端灌注套管输送含氧血液，可以避免肢体缺血。

双侧锁骨下动脉或腋动脉也可用于动脉插管，常需要手术半切开置入套管。这些上肢动脉插管的优点是降低了主动脉根部血栓形成和上肢低氧血症的风险。上肢插管也可方便患者活动，但亦有研究发现其增加了插管部位血肿和同侧肢体肿胀的风险，右侧颈总动脉插管常用于儿科患者VA-ECMO的插管，但增加了卒中风险，故不常用于成人VA-ECMO支持。

动脉套管型号通常为15～25F，长度比静脉套管短。Takayama及其同事最近的一项研究发现，较小的15F套管能够提供与较大的17F和24F套管相当的流量支持，并且引起较少的出血并发症。动脉插管没有侧孔，所以不会导致血液湍流。VA-ECMO患者进行动脉血气监测的适当部位因动脉插管的位置而异。例如，右锁骨下动脉插管会导致右臂血液向下流动，导致从右桡动脉抽取的样本血氧水平错误地升高。因此，建议这些患者的动脉血液样本从左桡动脉处抽取。表9-3列出了各种动脉插管部位的潜在优势和并发症，以及每种动脉血气监测的推荐部位。

表9-3 动脉端插管部位

位置	优点	缺点/可能的并发症	推荐监测血气部位
股动脉	血管建立速度快	上半身缺氧 左心室扩张 下肢缺血	右侧桡动脉
右侧腋动脉	活动方便 降低上半身缺氧风险	血肿 肢体肿胀 需要手术吻合	左侧桡动脉
左侧腋动脉	活动方便 降低上半身缺氧风险	血肿 肢体肿胀 需要手术吻合	右侧桡动脉
中心插管（升主动脉）	获得更高的流量 不会出现上半身缺氧症状	增加出血风险 增加感染风险 需要行胸骨切开或胸廓切开术 需要手术拔管	左/右侧桡动脉
右侧颈总动脉	活动方便 降低上半身缺氧风险	增加卒中风险	左侧桡动脉

六、体外膜肺氧合运行管理

VA-ECMO患者的管理是复杂的。支持的方法应根据患者的血流动力学需求进行个性化设定。需要仔细监测，以确保足够的支持。也需要保持警惕，及时发现和纠正常见的并发症。

（一）循环管理

ECMO支持的主要目标是维持组织细胞充足的氧供。氧供取决于心排血量（cardiac output，CO）、血红蛋白（hemoglobin，Hb）浓度、动脉血氧饱和度（arterial oxygen saturation，SaO_2）。在ECMO支持患者中，实际心排血量是患者CO和ECMO流量之和。ECMO支持的最佳流量取决于心脏本身的功能，先天性心功能严重低下的患者经常需要最大ECMO支持。相反，以左心室功能相对完好为主的患者通常只需要部分支持。支持的程度应根据被支持患者的病理生理状况而定。

1. 优化流量 ECMO支持期间，尽管没有足够的证据推荐特定的目标流量，但大部分VA-ECMO的初始推荐流量为50～70ml/（kg·min），平均动脉压（mean artery pressure，MAP）>60mmHg，总之，ECMO流量被调整到维持或恢复正常的器官功能状态和达到全身的酸碱平衡状态最适合。ECMO流量取决于ECMO血泵的前负荷、后负荷、转速这些变量，同时也与管路的直径和长度这些不变量有关。如果系统不受前负荷、后负荷或套管尺寸的限制，转速增加会导致ECMO流量增加。在转速设置稳定的情况下，流量减少可能为前负荷不足或后负荷增加所致。前负荷不足可由低血容量（出血、分布性休克、过度利尿）或机械性梗阻（心脏压塞、张力性气胸、腹腔间隔室综合征或插管位置不正确或扭结）引起，典型表现为电路的"咯吱声"或"震颤声"和流量下降，当遇到这种情况时，可以暂时降低泵的转速，并提供足够的容积来解决问题。还应检查患者和回路是否有出血或套管位置不正

确或扭结的迹象。

ECMO回路的后负荷受全身血管阻力（systemic vascular resistance，SVR）及泵远端回路阻力的影响。后负荷增加导致的流量减少可能是由于SVR增加（MAP增加）或回路阻力增加（流出导管扭结、氧合器膜出现血块）。如果后负荷增加是由SVR增加引起的，可以通过应用降压药或减少血管升压药或正性肌力药物用量降低MAP来纠正，表9-4列出了常见监测问题的故障排除指南。

表 9-4 常见监测问题的故障排除指南

低流量	前负荷不足
	扩容/输血
	评估出血情况
	评估进气口套管扭结
	后负荷增加
	评估流出套管扭结
	评估血泵血栓
	降压药降低MAP
	提高转速
低MAP	评估出血/全身感染
	扩容/输血
	血管活性药物
	增加ECMO流量
低PO_2	增加空氧混合器中FiO_2
	增加ECMO流量
	评估氧合器功能
	增加呼吸机支持
高PCO_2	增加气流量
	增加呼吸机支持
低$ScvO_2$	增加ECMO流量
	确保PaO_2充足
	输血
乳酸水平升高	评估局部缺血（肠、肢体）
	增加全身氧气输送
	增加ECMO流量
	输血
	如果PaO_2低，则提高PaO_2

2. 优化MAP 仅靠维持血流量不足以保证组织充分灌注。充足的MAP对维持包括心、脑和肾在内的重要器官的灌注至关重要。ECMO患者低血压的原因有很多，包括镇静药

的血管舒张作用、容量不足或出血引起的低血容量、败血症或心脏切开术后血管麻痹引起的分布性休克。关于最佳的最小MAP目标应该是多少有很多争论，而且它可能因患者的不同病理生理情况而不同，对于大多数ECMO患者来说，合理的MAP目标是65～90mmHg，这个范围目标可满足组织充分灌注，而不会造成后负荷过高。MAP是SVR和心排血量的乘积，在ECMO患者中，MAP增加可以通过增加VA-ECMO流量或应用血管升压药增加SVR来实现。

3. 维持一定的脉压　VA-ECMO对心力衰竭患者有好处。从静脉系统引血导致右心前负荷减少，进而使左心室舒张末期容量和压力减少，改善左心室灌注，这些好处在不同程度上被血液回流到动脉系统导致后负荷增加所抵消。心脏收缩功能差的患者可能无法克服这种增加的后负荷而顺利将血射出。当这种情况发生时，左心室可能变得过度膨胀，导致心肌缺血及肺水肿或出血。此外，血液可能在左心室或主动脉根部停滞，导致血栓形成。这个问题通常可以通过动脉波形追踪的脉压消失来检测，以及通过超声心动图显示左心室扩张和主动脉瓣无法打开确诊。

有几种方法可以抵消后负荷增加所致的并发症。正性肌力药物可用于增强心脏收缩力；此外，可以减少VA-ECMO流量，但在减少ECMO流量时应谨慎，以确保维持足够的组织灌注；有时也会使用机械方法解决这个问题，放置主动脉内球囊泵既可增加冠状动脉灌注，又可减少后负荷，另外，可放置经皮左心室辅助装置以促进左心室减压，亦可将减压套管置于肺动脉或左心室，减压套管直接引流至ECMO回路的流入套管，实现左心室直接减压。心律失常可降低心功能，应及时给予抗心律失常药物、复律或起搏。

（二）呼吸管理

1. 确保适当的气体交换　维持适当的氧合是ECMO管理的重要组成部分。ECMO患者的全身动脉氧含量由心脏本身的心排血量和ECMO流量共同决定。本身心排血量对全身氧合的影响取决于心功能、肺功能状态。动脉氧含量的区域差异可以被观察到，特别是在股动脉插管患者中。在心肌收缩力较差的患者中，VA-ECMO循环向主动脉弓的逆行血流确保了冠状动脉和脑循环的充足氧气输送。然而，随着患者心肌功能的恢复，上半身可能会接收大量来自自身循环的血液。如果患者的肺功能不佳，可能会导致氧合差的血液输送到上半身，出现典型的南北综合征。同时，氧合良好的VA-ECMO血流与心脏流出的氧合差的血流在混合区展开竞争，造成血流动力学高度紊乱，可能导致15%的患者出现神经系统并发症，如脑病、癫痫、弥漫性脑水肿和其他脑血管意外。全身氧合的充分性应通过远离ECMO回路血液流入动脉系统的动脉插管来评估。根据动脉插管的位置，表9-3列出了动脉血气采样的推荐部位。特别在周围动脉插管的患者中，在右侧桡动脉采血更能反映脑血流量的氧含量。尽管长期缺氧的后果众所周知，但高氧状态同样会给患者带来不良预后。一项多中心研究表明，PaO_2每增加100mmHg，死亡率增加24%。由于现代氧合器的高效性能，VA-ECMO支持下会发生高氧现象，但可以通过降低通过氧合过滤器（扫气）气体的FiO_2来避免，以保持PaO_2为60～100mmHg。

2. 呼吸机管理　为了确定合适的机械通气策略，临床医师必须了解正压通气（positive pressure ventilation，PPV）的生理后果。在右心室衰竭患者中，PPV可导致右心室（right ventricle，RV）后负荷增加，此时设置PPV可能是有害的。相反，在左心室衰竭患者中，呼气末正压（positive end-expiratory pressure，PEEP）增加了胸内压，从而导致左心室前负荷和后负荷均降低，此时设置PPV可能是有益的。因此，我们应避免以右心室衰竭为主的患者出现高PEEP设置，对于左心室功能严重低下的患者，我们使用适量的PEEP可能有助于对抗肺水肿进展。其他呼吸机具体常规参数如下：FiO_2 0.4～0.6，呼吸频率8～12次/分，潮气量6～10ml/kg，同时潮气量或峰压在设置时，注意避免平台压超过$25cmH_2O$，以避免气压伤。

（三）抗凝管理

血液与ECMO管路表面接触导致内皮细胞激活和凝血级联启动，此外，ECMO患者的促凝介质（尤其是因子Ⅷ）水平升高，抗凝血酶和活化蛋白C水平降低，抗凝药物可用来减轻ECMO患者的高凝状态，预防管路血栓形成和栓塞。在ECMO启动前应监测凝血相关实验室指标，包括活化部分凝血活酶时间（APTT）、凝血酶原时间（TT）/国际标准化比值（INR）、D-二聚体、纤维蛋白原、全血细胞计数、活化凝血时间（ACT）、血栓弹力图或旋转血栓弹性测定。最广泛使用的抗凝剂是普通肝素（UFH），因为它的半衰期稳定，呈剂量依赖性，易于监测APTT和ACT，可与鱼精蛋白结合达到灭活效果。典型的目标是将ACT或APTT的正常值提高到基础值1.5～2.0倍（分别为180～220秒和50～70秒）。在插管前给予普通肝素首次剂量50～100U/kg，然后每小时持续输注7.5～50U/kg，滴定至目标APTT或ACT。Mazzeffi等研究显示，ACT和APTT在严重出血或凝血监测方面没有差异性，然而，ACT方案与较高的输血率相关。值得注意的是，在监测低剂量肝素时，ACT的准确性较低。在高流量的ECMO患者中最常见的抗凝监测指标为APTT。需要注意的是，在Ⅻ因子缺乏、狼疮抗凝物存在、获得性凝血因子缺乏、血液稀释、肝脏疾病或弥散性血管内凝血（DIC）的情况下，APTT可能不是肝素剂量调整的可靠指标。肝素禁忌的情况下，如肝素诱导的血小板减少症，直接凝血酶抑制剂如比伐卢定和阿加曲班可替代肝素抗凝，但抗凝效果较肝素差，推荐监测APTT，且目标范围为50～60秒。在怀疑肝素耐药的情况下，应检测抗凝血酶Ⅲ水平。如果因长期使用肝素导致抗凝血酶Ⅲ水平较低，可用新鲜冷冻血浆或人工合成抗凝血酶Ⅲ替代治疗。

抗Ⅹa因子水平是直接监测凝血级联的最终共同途径。除外游离血红蛋白或胆红素水平高患者，抗Ⅹa因子水平对肝素剂量的调整比APTT更敏感，目标范围为0.3～0.5U/ml。在出血或凝血的情况下，给予治疗水平的肝素，抗Ⅹa因子水平可以更准确地反映肝素的作用。

与抗Ⅹa因子水平和APTT相比，黏弹性试验可以监测凝血因子、血小板缺陷、低纤维蛋白原血症、高纤维蛋白溶解和肝素效应，提供了一个更全面的凝血谱。关于黏弹性试验在VA-ECMO管理中的作用的数据有限，VV-ECMO的早期结果表明，与传统凝血研究相比，黏弹性试验可能不能更准确地预测出血。此外，VA-ECMO患者仅发现D-二聚体水平略升高，表明黏弹性试验不需要常规监测，故实用性不大。体外生命支持组织（extracorporeal life support organization）指南建议通过新鲜冷冻血浆和冷沉淀输血，将国际标准化比值（INR）维持在小于1.5，纤维蛋白原水平大于100mg/dl，对于血小板的最佳输血阈值，还没有达成共识，但通常输注血小板以保持计数在$50/mm^3$以上。

（四）容量管理

容量优化对左心室减压和改善终末器官功能至关重要，应在VA-ECMO支持启动后立即开始，因为在此期间体液管理越积极，尤其是积极的液体负平衡，预后越好，通过利尿或肾脏替代治疗可以达到最佳的容量管理状态。对于需要肾脏替代治疗的患者，透析过滤器可以直接添加到ECMO回路中，避免额外的血管通路，从而避免增加感染、血栓和出血并发症。

（五）根据药代动力学调整药物治疗

ECMO可能会改变分布容积，尤其是亲脂性药物，这是因为循环管道和氧合器的吸收程度不同，管道本身的分布容积增加，以及ECMO通过对不同器官系统（肾功能障碍、减少肝脏血流）的影响改变某些药物的药代动力学（PK），现有的PK分析表明，在成人中，很多药物的分布和清除量没有变化，因此使用剂量上基本没有变化。但必要时可向药剂咨询师咨询镇痛药、镇静药及抗菌药物剂量。

（六）实施适当的营养和物理治疗

如有可能，应动员ECMO患者进行早期活动，同时给予充足的蛋白质及糖类、脂肪以满足热量需求。

（七）VA-ECMO并发症

VA-ECMO支持过程中会产生相关并发症，其中一些并发症严重影响患者预后。此外，一些患者在接受ECMO之前已经存在终末器官功能损伤，这使不良事件的归因变得困难。由于缺乏随机对照试验，所以在明确ECMO相关并发症的确切流行病学和发病率方面仍具有挑战，然而，单中心研究、多中心注册和Meta分析提供了有价值的见解，表9-5总结了ECMO支持过程中遇到的一些常见并发症。表9-5总结的并发症具有异质性，与患者年龄、ECMO置管方式及ECMO适应证有关，且各种并发症的定义没有标准化，进一步限制了以统一、全面的方式描述并发症的能力。由于大多数ECMO结果数据来自小的、单中心的、观察性报道或管理数据，结果存在偏差，所以需要使用标准化方案收集前瞻性数据。

表9-5　VA-ECMO并发症

并发症	可能的后遗症	可能的解决方法
脉压消失	左心室/主动脉根部血栓 左心室扩张和缺血 肺水肿/肺出血	应用正性肌力药物 降低ECMO流量 植入IABP 直接左心室减压 经皮LVAD植入
上半身缺氧或不同程度发绀	脑缺血 冠状动脉缺血	治疗肺部疾病 增加呼吸机支持力度上调VA-ECMO流量 上半身动脉插管 VAV-ECMO模式
下肢缺血	截肢	放置远端灌注导管 将股动脉插管移至上肢动脉（锁骨下动脉或腋动脉）
出血	低血压 氧气输送不足 低ECMO流量 死亡	局部止血（压迫） 减少或停止抗凝 输血（红细胞、血浆、血小板、冷沉淀、凝血酶原复合物） 外科干预/介入手术 如果出现危及生命的出血，需要撤除ECMO
溶血	低血压 氧气输送不足 低ECMO流量 多器官功能障碍 死亡	充分抗凝（没有出血） 输注红细胞 降低ECMO流量或尽早撤机 考虑更换大口径套管
血管麻痹	低血压 氧气输送不足 低ECMO流量 死亡	加用抗利尿激素与去甲肾上腺素起到协同作用 容量管理 可能需要大剂量多种升压药（去甲肾上腺素、抗利尿激素、肾上腺素） 应用正性肌力药物提高心排血量

续表

并发症	可能的后遗症	可能的解决方法
感染	发热	如果在等待培养结果时怀疑感染，经验性使用广谱抗生素
	低血压	血液培养呈阳性，如果可能，需要更换留置导管
	氧气输送不足	控制感染源
	低ECMO流量	容量管理
	多器官功能障碍	疑似ECMO循环引起的感染时需要制订ECMO替代方案
	死亡	

七、预后及总结

VA-ECMO主要用于各种原因引起的心源性休克，也可用于急性心肺衰竭。它可以作为心脏或其他器官恢复、心脏移植或更持久的机械循环支持的桥梁。在过去的10年中ECMO应用呈指数增长，部分原因是ECMO临床应用经验增加，以及越来越多的文献支持ECMO患者的生存优势。然而，对于接受VA-ECMO支持的患者，死亡率仍然很高，其主要原因取决于心源性休克的潜在原因，具有更多可逆性原因的心肌损伤（如心肌炎、原发性移植物衰竭）的患者比心脏切开手术后心源性休克或急性心肌梗死的患者有更高的生存率。另外，与不良预后相关的因素包括年龄增长、女性、较高的体重指数、缺血性心脏病、糖尿病、慢性肾病和慢性阻塞性肺疾病。ECMO启动时的酸中毒程度和终末器官衰竭的严重程度也是长期生存的预测因素。在心脏切开手术后休克患者中，缺血性心脏病和VA-ECMO启动前动脉乳酸水平是90天死亡率的独立危险因素。对于急性失代偿性慢性收缩期心力衰竭患者，糖尿病和使用盐皮质激素受体拮抗剂被发现是死亡率的独立预测因素。

VA-ECMO启动后的短期死亡率（30天或住院死亡率）为61%（95% CI 59%～63%）。图9-1列出了各种病因的短期死亡率情况。接受移植患者的死亡率为35%（95% CI 29%～42%），心肌炎患者死亡率为40%（95% CI 33%～46%），心力衰竭患者死亡率为53%（95% CI 46%～59%），肺栓塞患者死亡率为52%（95% CI 36%～66%），心脏切开术后休克患者死亡率为59%（95% CI 56%～63%），急性心肌梗死患者死亡率为60%（95% CI 57%～64%），以及心搏骤停患者死亡率为71%（CI 68%～75%），其中院外心搏骤停患者死亡率为76%，院内心搏骤停患者死亡率为64%。通过多变量Meta回归分析，在调整人口年龄、性别和招募时间框架后，不同病因的短期死亡率差异仍然显著（$P < 0.01$），且存在无法解释的异质性。

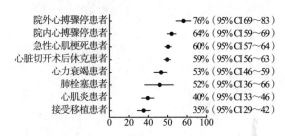

图9-1　短期死亡率（%）

ECMO技术的发展提高了ECMO的使用率。通过患者选择和ECMO管理，患者预后仍有改善的空间。应考虑ECMO适应证、患者危险因素、预期支持时间和撤机策略。进一步的挑战来自于研究ECMO使用的伦理和法律问题。最重要的是通过登记和公布成果来吸取经验。

（王银凤　陶小根）

第 10 章　体外膜肺氧合的监测

体外膜肺氧合（ECMO）运行期间的监测旨在保证患者和ECMO系统安全。患者的安全对于医疗处理而言并不是一个新问题，而是医疗安全中的头等大事，随着医疗实践的不断开展，这方面问题的范围和复杂程度在过去的10余年中已经发生了改变。其问题的核心已经不单纯是人的问题，取而代之的是关注健康的系统问题。ECMO正是健康关注中最典型的一个系统安全问题，是需要将患者健康的医疗安全与ECMO支持治疗充分结合起来。本章将介绍ECMO运行期间安全监测及如何提高整个系统工程安全性的问题。

一、体外膜肺氧合中的安全问题

ECMO作为危重症患者的治疗方法正在成为当前重要的实践之一。虽然ECMO可能是一种挽救生命的技术，但预后有时会不尽如人意，这强调了在正确的患者中选择正确的适应证的必要性。这依赖于对ECMO治疗目标的明确，包括恢复的潜力及与ECMO相关的可能并发症的防治。为了使ECMO的益处最大化，应该充分了解体外循环的基础知识，因为ECMO有时可能是有害的。因此，要想取得成功，VA-ECMO应由经验丰富的团队操作，并在考虑患者的病史、病理及疾病的预期发展的全面多学科讨论后启动。

（一）安全应用是 ECMO 的核心

ECMO辅助过程中的安全应用是使用者首先考虑的问题，既要熟练操作，又要能够顺利解决使用过程中遇到的各种意外和问题。为

了保证ECMO技术的专业性，模拟训练是一种有效方法。但是常规性ECMO现场训练更有助于临床竞争性的提高，尤其是对特殊意外情况的针对性处理，如管道崩裂、泵功能失常等，将有益于操作者对此类问题正确应对。

（二）ECMO 如何安全应用

ECMO技术的内在特性决定了使用者的失误与其复杂程度相关。例如，安全与失误之间的内在矛盾很大程度上依赖于使用者的记忆和回忆，尤其在面对泵功能失常的情况下更是如此。解决此类问题可通过大量的模拟训练来完成，在此基础上检查列表的使用可以避免因操作失误而发生意外情况。有关人为因素的研究发现，对操作常规的遗忘发生率通常为1%，而像ECMO这种需要在紧急情况下安装建立的系统，其错误发生率和对重要步骤的遗忘率就更高了。有研究发现，当时间紧迫的情况下，发生失误的比率将增加1倍。因此，建议在复杂系统的应用过程中形成标准的常规检查列表，从而避免遗忘重要事件及减少管道准备、管道连接等方面的失误。

1. 建立专业性团队　无论承认与否，ECMO辅助支持的安全防护被认为是整体团队的任务。团队协作对每一步都是必需的，包括患者置管前的复苏、病情评估、管道准备、药品和血液制品的输注及患者和ECMO相关的其他技术的维持等。而多学科ECMO团队可能需要由心脏内外科医师、麻醉医师、重症监护医师、灌注医师、呼吸治疗师、物理和职业治疗师、营养学家、道德委员会成员及重症护理人员组成。有一项来自哈佛大学马萨诸塞总

医院的报道显示，在2014年以前多学科团队成立前ECMO患者的生存出院率为37.7%，而2014～2017年多学科团队成立后患者的生存出院率为52.3%。

2. 感染控制　感染是ECMO支持的一个重要并发症，同时也是患者预后不良的提示标志，并增加总死亡率。发生感染的潜在因素包括：年龄、ECMO持续的时间、患者的基础情况、各种有创操作、疾病的严重程度及ECMO操作和管理等。呼吸机相关性肺炎和血流感染是这些患者感染的主要内容。ECMO运行阶段感染控制措施至关重要，需要严格遵守，以预防ECMO中感染发生。一旦确定发生感染，早期完善的血液培养和早期及时给予适当的经验性抗生素可以显著提高抗菌药物的使用效率，降低高危人群的死亡率，使用抗菌药物的剂量可能会受到ECMO的影响，这也是一个需要注意的因素。最后，感染的发生率我们很难控制为零，但通过对院内获得性感染的进一步认识，将其定位为可以预防的并发症而非治疗的必然结果，是具有潜在的提升趋势的。

3. ECMO材质　膜肺是ECMO的重要组成部分，半个多世纪以来，膜的制造和包装技术取得了显著进步，呼吸生命支持器械的使用因此而更安全和持久。1971年，第一台中空纤维膜肺诞生，血液分散通过各根10～18cm长的微孔（直径小于1μm）聚丙烯中空纤维管，气体则在这些纤维管外流动，从而达到了既往无法企及的高气体交换，也减少了与硅酮相关的凝结问题。然而，这也带来了新的挑战，血浆可逐渐渗入微孔并抑制气体转移（血浆渗漏，使用后8小时即可发生）。为解决这一问题，Kawahito等探索了使用硅橡胶材料的纤维，疏水性硅橡胶可防止水进入微孔，但它的气体交换率较低。而在世纪之交，我们迎来了一种新型的膜材料PMP，它不但具有对氧气和二氧化碳扩散的最小阻力，还提供了一种不透水表层微孔结构，解决了等离子体渗透微孔的问题，更具生物相容性，且可使用更长时间。

临床上最常使用时间已达到59天，目前，美国超过90%的中心倾向使用PMP膜肺。

（三）监测的重要性

由于ECMO支持患者存在所有已知健康关注所涉及的安全问题，稍有不慎将对机体造成致命损害，包括诊断错误、手术并发症、动静脉损伤及用药错误等。此类失误发生率暂未报道，但可以肯定的是，ECMO相关的失误发生率要高于其他住院患者，如何规避此类失误目前仍然没有成功的经验可以借鉴，人们依然在不断摸索。而我们首先要做的是加强ECMO辅助支持期间的监测，从而科学地提高ECMO的救治水平。

在充分理解了ECMO运行期间的安全重要性之后，完善ECMO期间监测的必要性就不言而喻了，本章将从患者各系统功能、患者安全及ECMO系统安全监测的方方面面阐述不同监测的意义。

二、体外膜肺氧合期间的血流动力学监测

血流动力学监测已经成为危重症患者不可缺少的监测手段，尤其是对于心血管疾病患者，能够为临床诊断、治疗、预后评估及科学研究提供及时准确的数据，显著提高了手术成功率和抢救成功率。其重要性体现在以下方面：①对心功能的判定；②对有效血容量的判定；③对外周血管阻力的判定；④对组织有效灌注的判定。在ECMO支持患者中所有这些判定都是非常有意义的，如何充分利用临床血流动力学监测准确判定ECMO支持患者的循环及呼吸状态，减少辅助期间的盲目性及经验性，将有利于患者的整体恢复。通过血流动力学监测，可以充分了解和调整心血管功能，保证足够的组织灌注。这方面包括心排血量和动脉、混合静脉血气监测等，并进一步计算出动脉氧输送量（DO_2）和耗氧量（VO_2）。再加上

皮肤微循环、尿量等临床状态的观察，一般即可满足指导循环治疗的需要。

（一）有创动脉血压监测

有创动脉血压（invasive artery blood pressure，IABP）是血流动力学监测的最基本指标，通过监护仪可以显示所测压力数值和波形，为临床提供准确可靠的灌注信息。平均动脉压（MAP）又称灌注压，有创动脉血压可以提供准确、可靠和连续的动脉血压数据。

正常动脉压波形可分为收缩相和舒张相：主动脉瓣开放和快速射血时为收缩相，波形下降至基线为舒张相，动脉压波形下降支出现的切迹称为重搏切迹。身体各部位的动脉压波形有所不同，脉冲传向外周时发生明显变化，越向远端的动脉压脉冲到达越迟，上升支越陡，收缩压越高，舒张压越低，重搏切迹越不明显。动脉压波形异常可能有心肌收缩力降低、血容量不足、心律失常等因素。

无论离心泵还是滚压泵，ECMO提供的仅仅是持续性平流灌注，但ECMO期间动脉波形的细微改变就更加直接反映了自体心脏做功的实际情况。

（二）中心静脉压

1. 正常中心静脉压（CVP）波形随心动周期变化而改变，主要有3个正向波a、v、c和两个负向波x、y。a波为心房收缩波；c波为三尖瓣关闭时产生的轻度压力升高导致；x波为心房舒张波；v波为右心房充盈同时伴随右心室收缩，三尖瓣关闭时心房膨胀的回力引起；y波表示三尖瓣开放，心房排空（图10-1）。

2. 从中心静脉压（CVP）波形可以简单了解右心功能及三尖瓣病变情况。三尖瓣关闭不全程度越严重，CVP波形越接近右心室压力波形。当CVP波形出现大炮波时，应考虑右心室功能不全，这里应注意两点：①用Swan-Ganz导管或肺动脉导管监测CVP时，如果置

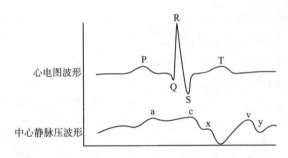

图 10-1　中心静脉压波形与心电图（EEG）关系

管过深，中心静脉导管尖端进入右心室时，可出现真正的右心室波形，这时应回撤导管，使中心静脉导管尖端撤回到右心房或腔静脉；②结性心律时，CVP波形可出现类似于三尖瓣关闭不全的"大炮波"波形，这时可从心电图上进行鉴别诊断。

（三）肺动脉压

肺动脉压（pulmonary artery pressure，PAP）反映右侧心腔和血管的压力变化。正常肺动脉收缩压为20～30mmHg，约等于右心室收缩压，肺动脉舒张压为8～12mmHg，接近于右心室舒张末压。肺动脉压升高常见于过敏、应用缩血管药物、肺血管阻力增加（如原发性肺动脉高压）、引起肺血流增加的疾病（如心内的左向右分流）。肺动脉压降低常见于低血容量、肺动脉或肺动脉瓣狭窄、右心室功能不全、换能器故障等。

（四）肺毛细血管楔压

肺毛细血管楔压（pulmonary capillary wedge pressure，PCWP）可以直接反映左心房压力并反映左心室舒张期二尖瓣开放时的压力情况。正常PCWP为4～12mmHg。小儿一般直接测量左心房压。肺毛细血管楔压升高常见于左心功能不全、低心排血量综合征、容量负荷过重、二尖瓣狭窄、左心房黏液瘤阻塞等。肺毛细血管楔压降低常见于低血容量、换能器零点不正确。

（五）心排血量

心排血量（cardiac output，CO）是反映心肌收缩力、前负荷、后负荷的重要血流动力学指标。临床应用中利用心排血量可以判断是高动力性还是低动力性心脏功能状态并指导ECMO期间的正确处理。影响心排血量的因素包括患者的基础心功能、代谢率与需量氧、性别、体表面积、年龄和体位等。

（六）心电图

心电图作为最基本的监测指标在ECMO辅助期间能够提供大量的心脏变化的信息，观察心电图波形、心率的变化，发现有意义的心律失常及心电图改变，对于冠心病患者、心肌炎患者、心脏瓣膜病患者，ECMO的管理具有重要的意义。心率、心律的改变对血流动力学的影响最直接，围ECMO期间的心电图改变可以反映心脏的电活动、机械活动、氧供、氧耗和做功状态的动态变化，同时可以判定ECMO的支持效果。对于急性暴发性心肌炎患者，ECMO辅助期间心电机械分离是心肌病变极度恶化的表现，表现为心电图有波形，而有创血压监测却无任何心脏做功射血的迹象，此时心脏彩超会发现心肌有收缩但无任何规律性甚至蠕动，从而无法形成有效射血。在这种情况下，应该继续坚持ECMO辅助，直至心功能恢复。

三、体外膜肺氧合中内环境稳态监测

（一）血气分析

ECMO作为呼吸和循环的辅助支持手段，支持过程中通过常规血气监测可以判断机体内环境的变化情况，而且可以判定ECMO系统的工作状态及其辅助效果。通常支持初期需要每2小时测定1次或有重大的循环呼吸支持调整时随时测定血气分析，以便动态掌握机体内环境变化情况。下面主要从氧的供需平衡角度及重要离子浓度水平变化介绍几项主要血气分析指标以判定内环境稳定状态。

1. pH 患者血液酸碱度直接影响细胞新陈代谢的水平及血管活性药物的作用情况。ECMO辅助早期的患者可能由于严重的缺氧或血流动力学异常出现严重内环境紊乱，表现出pH水平降低，并且随着ECMO辅助前期这种血流动力学及呼吸功能异常时间的延长不断加重。ECMO辅助前患者的pH水平、乳酸浓度的高低与ECMO辅助患者生存率呈一定的相关性。通常严格控制ECMO适应证的患者，ECMO辅助前血气分析pH发生明显变化的病例并不是很多，但ECMO期间一旦发生pH降低或过度升高，应及时纠正，以维持细胞代谢的正常酸碱水平，为组织器官功能恢复奠定良好基础。

2. 动脉血氧分压（PaO_2） 需要从两个方面综合评估。一方面是ECMO氧合能力的评估，直接反映氧合器的氧合及通气性能；另一方面是ECMO与自身肺氧合血的血液氧分压水平，反映患者体内有效循环动脉血的氧分压，其监测结果受自肺氧合能力、ECMO氧合器性能及ECMO动脉插管位置和相对流量多少的影响。例如，通过成人股动静脉建立的VA-ECMO，由于股动脉血液的逆行灌注与心脏射血所致的顺行灌注在主动脉弓部位形成对抗，即自身氧合血与ECMO动脉氧合血在主动脉弓水平发生混合，如果左心射血比例高，那么头臂干及冠状动脉循环的血供主要依赖自身氧合血供应；相反，如果心脏自身搏动射血较低，ECMO辅助流量高，则ECMO氧合血在头臂干供血中将占主要地位。因此，在从患者体内采血测定氧分压时，需要考虑采样标本的位置，综合ECMO流量及患者自身肺功能情况，判断全身氧供情况及重要器官功能恢复情况。

3. 二氧化碳分压（PCO_2） 反映气体排出情况。由于CO_2的气体弥散系数是O_2的24倍，因此在氧供正常的情况下很少发生CO_2蓄积，一般通过ECMO系统气体通气量即可灵活调整PCO_2的高低。需要强调的是，在某些特殊情况下（脑氧供异常、颈动脉狭窄、脑氧耗增加等），可以通过pH稳态管理血气，维持相对较高的CO_2分压，以增加脑局部血液的供应。静脉PCO_2通常高出动脉5mmHg，在采样及调整通气量时需要注意，而且静脉PCO_2水平在一定程度上可以反映组织氧耗情况，但实际具体氧耗仍然需要结合其他代谢指标综合衡量。

4.碱剩余（BE） 作为酸碱平衡的重要指标之一，BE在临床工作中具有重要的指导意义。BE能较真实地反映血浆缓冲碱的增减程度。用酸滴定为碱剩余，以正值表示，说明缓冲碱增多，固定酸不足。用碱滴定为碱缺乏，以负值表示，说明缓冲碱减少，固定酸增加。正BE表示碱超，即缓冲碱增加。负BE表示碱缺，即缓冲碱减少。因此，BE是酸碱由稳态中反映代谢性因素的一个客观指标，对酸碱平衡紊乱的判断和治疗导向有重要意义。代谢性酸中毒BE负值减少，代谢性碱中毒BE正值增大，呼吸性酸中毒代偿时BE正值略增大。ECMO辅助期间，BE、pH的变化均需要及时纠正，尤其在酸中毒情况下，通常应用碳酸氢钠迅速纠正酸性环境，维持BE在正常范围。

5.生化离子浓度

（1）重要离子（K^+、Na^+、Ca^{2+}、Mg^{2+}）浓度的相对稳定是心功能、肝功能、肾功能正常的体现，由于心脏对重要离子的敏感性，尤其是K^+的浓度高低将影响心脏的自律性及传导性，在ECMO辅助期间通过利尿和补充维持K^+在正常范围对此类患者具有重要意义。儿童心脏对K^+的敏感性没有成人那么高，因此小儿ECMO辅助期间K^+可维持在正常低水平，而成人心脏病ECMO辅助期间K^+应维持在相对较高水平。Na^+作为维持血浆晶体渗透压的首要成分，在调节细胞内外水平衡方面发挥重要作用，维持血浆Na^+浓度正常在保护重要器官及组织细胞功能方面具有重要意义，低钠性水肿、高钠性脱水对重症患者均可能发生而且会造成严重的并发症。Ca^{2+}参与体内许多重要的生理

及生化反应，尤其在维持血管张力及心肌兴奋收缩偶联方面起重要作用，在心脏术后及小儿ECMO支持中更显突出。维持血浆Ca^{2+}水平在$1.2\sim1.5$mmol/L对ECMO辅助患者有益。Mg^{2+}浓度正常在近几年来逐渐得到了临床医师的重视，维持Mg^{2+}在正常水平可以更有效辅助K^+、Ca^{2+}功能的发挥，同时保障细胞正常新陈代谢进行。总之，血浆中重要离子浓度在ECMO期间正常是心肺功能恢复及其他肝、肾、脑器官功能发挥的重要前提；在ECMO辅助期间，需要对血气分析结果及离子浓度定时监测，避免长时间重要离子浓度异常，尤其在结合肾脏、肝脏替代治疗的患者中，由于人工替代治疗而导致严重生化离子紊乱。

（2）血糖水平：在重大创伤刺激下，血糖浓度在机体内分泌系统的调节下很难维持在正常水平，尤其在围ECMO期血糖升高的概率更大，因为此类患者ECMO辅助前即可能经历过严重的应激反应，体内血糖水平已经处于相对较高的水平，ECMO辅助后血液非生物材料的接触进一步加剧机体炎性反应，免疫应答更加强烈，胰岛素抵抗发生更加明显。目前认为ICU患者血糖水平的高低与整体预后生存率有明显相关性。

（二）氧代谢监测

1.混合静脉血氧饱和度（SvO_2） 在ECMO辅助期间持续监测，其意义与体外循环期间一致。但在ECMO辅助患者中，由于ECMO类型的差异及静脉引流插管的位置不同，其判定意义也发生了改变。在VV-ECMO中，由于存在一定的动静脉无效循环，尤其在婴幼儿双腔插管ECMO中，静脉血氧饱和度可能偏高，机体氧耗判定需要综合考虑。

2.乳酸 是人体代谢过程中的一种重要中间产物，它与糖代谢、脂类代谢、蛋白质代谢及细胞内的能量代谢关系密切。人体内的乳酸源于葡萄糖和糖原的酵解过程，代谢过程十分复杂，需要众多的酶参与，这些酶都存在于

细胞质基质中,因此产生乳酸的场所是细胞质基质。糖酵解是细胞广泛存在的代谢途径,特别是在耗能较多的组织细胞(如神经细胞、骨髓细胞、骨骼肌细胞和红细胞)内更加活跃。但是,不同细胞或同一细胞在不同状态下,乳酸的产生量有着显著的差异。缺氧是引起乳酸增加的重要原因,当人处于缺氧或剧烈运动时,细胞供氧不足,线粒体内丙酮酸和还原型烟酰胺腺嘌呤二核苷酸(NADH)的氧化分解过程受抑制,从而导致丙酮酸和NADH在细胞质基质中人量蓄积,加快了乳酸生成。临床工作中,血浆乳酸浓度超过 4mmol/L 称为高乳酸血症。

ECMO辅助前由于组织缺氧可能导致机体乳酸增加,有研究报道ECMO辅助前动脉血乳酸水平与ECMO预后生存率呈负相关,浓度越高,生存率越低。ECMO辅助期间,随着循环呼吸功能的不断改善,乳酸水平将逐渐下降,因此ECMO辅助过程中乳酸持续上升的现象需要格外注意,在除高血糖导致高乳酸外,通常提示循环状态恶化组织微循环灌注不良,需要及时寻找原因并研究对策。

(三)炎症因子监测

ECMO的使用在过去10年中迅速增长,尽管这种体外生命支持技术被广泛采用,但ECMO的使用仍然与显著的发病率和死亡率相关。ECMO的其中一个重要并发症就是体外循环的炎症反应。这种反应与全身炎症反应综合征(SIRS)有相似之处,已被充分证明与体外循环有关。患者的血液进入ECMO的非内皮化管路表面,导致免疫系统广泛激活,这可能会导致器官损伤。这些炎症因子包括但不限于肿瘤坏死因子-α(TNF-α)、白细胞介素-1β(IL-1β)、白细胞介素-6(IL-6)、转化生长因子-β(TGF-β)等。

(四)重要器官功能监测

1. 肝脏　肝脏的血流动力学特点是高血流量、高氧耗量及双重血流灌注。手术、麻醉及休克等情况时,机体循环血容量会发生绝对或相对不足。对此最早做出反应的是胃肠道,肝动脉和门静脉血流减少无疑是引起手术后肝功能不全的重要原因,因此,对于接受较大手术的患者,尤其是伴有休克、预计失血量较大或已存在肝功能异常的患者,进行血流动力学监测十分必要。

血流动力学监测属于整体循环监测,有时并不能反映局部循环状态,特别是胃肠道,其对缺血变化非常敏感,在体循环出现异常前可能已存在局部灌注损害。因此,直接监测肝血流量较整体循环监测更敏感和精确,对于某些肝损伤的高危患者,更有必要。通常肝脏的血流动力学监测方法如下。

(1)直接测量法:利用各种血流量计分别测定肝动脉、肝静脉的血流量。这种方法测得的结果比较可靠,但是需要开腹和进行动脉置管,因此只限手术中和动物实验使用。

(2)间接测量法:是采用放射性核素标记的胶体物质,如^{32}P标记的磷酸铬、^{198}AU标记的人体白蛋白,经静脉注射,然后测定外周静脉血的放射性强度。该方法的优点是无须肝静脉插管,不足之处在于这些物质约有10%被骨髓或其他组织摄取,尤其是肝硬化患者,肝细胞对这些物质的摄取率变化很大,故会影响数值的可靠性和结果判断。

(3)核医学微电脑技术:是将放射性核素标记的^{99m}Tc-地索芬宁(^{99m}Tc-disofenin)注入人体内,然后将肝扫描图像连续输入微电脑中经数学处理,计算出该化合物进出肝脏的时间差-平均运行时间(MTT)。该方法的最大优点是能反映出尚未发生明显病理改变的轻度肝缺血,是目前认为肝缺血时较敏感、迅速、又易推广的指标。

2. 肾脏　肾血浆流量(renal plasma flow,RPF)是指单位时间内流经双侧肾脏的血浆流量。目前主要测定方法包括:①对氨基马尿酸清除率(C_{PAH})测定;②肾小球滤过分数（GFF）测定。术中肾脏血流动力学监测在临床上尚未常规开展，但是长时间辅助循环并发生肾小球清除率下降情况下肾血流动力学监测是必要的。它可以及时了解围术期肾功能的变化，指导肾保护措施并减少术后肾功能不全发生。

3. 血液系统 ECMO期间每天1次的血常规及生化检查可以连续观察到血液系统、重要器官（心、肝、肾）功能、机体内环境改变的变化过程，为进一步临床治疗提供依据。血液系统监测最常用的是血常规，用来判定红细胞、血小板、白细胞数量，从而判定血红蛋白水平、是否需要输注血小板。尽管ECMO技术和知识不断提高，但血红蛋白减少和血小板受损仍是ECMO患者的常见症状，其机制尚不完全清楚。这种血液破坏除原发病外可能与血液异物表面接触、离心泵的不同设计原理、氧合器出入口间的压差、动静脉插管的选择及插管位置有关联。有报道ECMO支持患者血小板减少的综合患病率为21%，VV-ECMO血小板减少患病率为25.4%，VA-ECMO为23.2%，肝素诱导的血小板减少症患病率为3.7%。多达50%的患者需要输注血小板，46%～100%的ECMO支持患者进行了红细胞输血。出血事件发生率为16.6%～50.7%。可见血红蛋白减少和血小板受损在ECMO支持患者中很常见，无论ECMO类型如何，潜在的机制是多因素的，理解和管理仍然有限，仍需要进一步研究。

4. 凝血功能

（1）凝血酶原时间（prothrombin time，PT）：是检查外源凝血系统各因子及相关抑制物的重要筛选试验，但PT测定受多种因素影响，必须对它进行标准化和质量控制，以提高PT检测的精密度、准确度和可靠性。将组织凝血活酶（主要含组织因子和脂质）和钙离子加到枸橼酸抗凝血浆中，在37℃保温，测定血浆凝固时间即为PT。PT主要用于筛选检测外源凝血系统的因子Ⅶ、Ⅱ、Ⅴ、Ⅹ和相关因子

的抑制物的试验。

（2）活化部分凝血酶时间：将一种磷脂和激活剂加到血浆中，经过孵育后，加入适当浓度的钙离子，其纤维蛋白凝块形成的时间（以秒计）即为活化部分凝血酶时间（activated partial thromboplastin time，APTT）。本法主要用于过筛测定内源途径凝血因子的缺陷，如因子Ⅻ、Ⅺ、Ⅸ、激肽释放酶原（PK）、高分子量激肽原（HMWK）及纤维蛋白原等，同时也用于上述因子的抑制物测定、肝素治疗的监测及狼疮抗凝因子的检查。抗凝治疗的常用药物之一是肝素，APTT是监测普通肝素的首选指标。ECMO支持期间APTT值应保持在正常对照1.5～2.5倍，但APTT试剂对肝素的反应性差异大，且影响因素较多，所以患者的基础APTT需要在用药前测定，以作为判断疗效的根据。近年来强调用患者接受肝素前后的APTT值之比（用肝素后APTT/用肝素前APTT）监测肝素用量，以两者比值维持（1.5～2.5）∶1为度。

（3）血栓弹力图（thromboelastography，TEG）：主要用于对凝血和纤溶全过程及血小板功能进行全面检测，并指导成分输血。目前TEG在心胸外科领域、器官移植、重症监护和其他出血量大的手术科室，以及儿科、妇产科急救创伤中心、脑血管等领域中广泛应用，已逐渐成为一种重要、准确、快速的临床监测工具。

TEG监测凝血功能的适用范围：①血小板功能，单独检测抗血小板药物对患者的抑制率；②快速而准确测定纤维蛋白溶解的活性；③监测凝血因子不足；④监测肝移植术后凝血功能的恢复；⑤诊断高凝状态；⑥诊断心脏手术凝血功能紊乱及肝素的活性；⑦诊断CPB后阿司匹林治疗不当；⑧评价创伤患者凝血功能障碍发生率的意义；⑨大量失血输血输液后血液被稀释所致稀释性凝血功能不全；⑩肿瘤的诊断及术中出、凝血的监测。TEG能快速提供有关整个凝血过程的资料并进行连续监

测，在术中应用能简化凝血功能障碍的诊断，使临床医师有充分的自信对凝血异常进行有效处理，防止凝血异常进一步恶化和不可控制大出血。

TEG的最大优点是可以用记录的方法来观察血液凝固的动脉和纤维蛋白形成过程的动力学变化（图10-2）。目前认为，其在血液凝固性增高或降低方面有一定应用价值，可作为一种筛选试验，但缺乏定性价值。通过TEG图形的描记可以准确判定血栓栓塞性疾病、血小板异常性疾病、凝血因子缺乏性疾病和纤溶亢进性疾病，TEG还可作为抗凝疗法的一种监测手段。

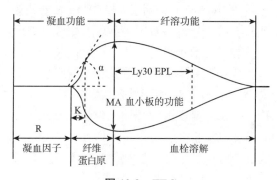

图 10-2 TEG

5. 渗透压监测 血浆渗透压是指血浆中胶体溶质和晶体溶质所具有的吸引水分子透过生物半透膜的力量。在人体内，血浆所接触到的细胞膜和毛细血管壁对溶质颗粒的通透性不同，表现出的血浆渗透压具有不同的生理作用。

（1）血浆晶体渗透压：由离子和小分子晶体物质如无机盐、葡萄糖、尿素等形成的晶体渗透压为280～320mOsm/L，几乎近似于血浆渗透压。生理盐水或5%葡萄糖溶液的渗透压与血浆渗透压相近，称为等渗溶液。血浆晶体渗透压对维持细胞内、外水分的正常交换和分布，保持红细胞的正常形态有重要作用，血浆晶体渗透压降低时，进入红细胞内的水分增多，致使红细胞膨胀、红细胞膜破裂、血红蛋白逸出而出现溶血。血浆晶体渗透压增高时，

红细胞中水分渗出，使红细胞发生皱缩。

（2）血浆胶体渗透压：是由血浆蛋白等大分子胶体物质形成的，在整个血浆渗透压中所占数值很小，约为25mmHg。血浆胶体渗透压对调节毛细血管内、外水分的正常分布，促使组织中水分渗入毛细血管以维持血浆容量具有重要作用。当血浆蛋白减少，血浆胶体渗透压降低时，组织液增多引起水肿。

6. 神经系统 目前临床上对大脑血流动力学的测定特别是床旁测量尚无理想的方法，主要方法如下。

（1）经颅多普勒超声技术：术前将经颅多普勒脑血流速度监测仪（transcranial Doppler TCD）的2MHz探头放置于窗，在深度45～60mm处测到合适的大脑中动脉（MCA）的血流速率信号后，用探头架固定探头，连续监测降压期间的脑血流速率（CBFV）变化，监测期间保持深度及各项增益不变。测定MCA的平均血流流速（Vm）、收缩期流速（Vs）、舒张期流速（Vd）、脉搏指数（PI）及阻力指数（RI）。

（2）脑氧饱和度：随着脑氧饱和度技术的不断成熟及临床经验的不断完善，近红外光谱分析（NIRS）脑氧饱和度监测正在危重症患者脑氧供氧耗监测中发挥指导作用，而且配备双导联的氧饱和度仪，可以同时监测两个部位的氧供情况。对于ECMO支持期间上下肢血供有差异的患者，可以提供无创实时准确的监测，为临床处理提供重要的参考依据。但是，目前由于不同患者、不同部位的氧饱和度仍然没有相对固定的参考值，因此在临床监测中更加关注的是同一名患者在整个监测过程中NIRS氧饱和度的变化过程，而且应该寻找一个相对合理的基础值作为参考，以氧饱和度变化超过基础值的25%作为氧供异常的界限以指导临床。

（3）CT结合ECMO系统的转运特点，对于怀疑脑部并发症的患者，可以到放射科行CT检查。

7. 微循环的监测 微循环是动脉系统末梢端和静脉系统的起始端两者间构成的网状毛细血管结构，是身体各器官的组成部分，是机体输送血液、营养物质、体液因子等与组织细胞进行物质交换、传递信息的重要场所。常用的微循环监测如下：①甲襞微循环；②球结膜微循环；③视网膜微循环；④皮肤微循环。

监测体表可见部位微循环的改变是反映微循环障碍程度、估计患者病情轻重、有无并发症的客观指标，在围术期连续监测患者可见部位（甲襞、球结膜、皮肤等）微循环，能及时掌握病情变化。如微循环障碍加重，表明病情恶化，如微循环障碍缓解，提示病情好转或治疗有效。因此，连续监测患者微循环变化，可为临床判断病情、估计预后及发生并发症的可能性提供主要的依据，亦可作为判断治疗措施效果的客观指标。

（1）皮肤：是人体最大的器官，其颜色、温度、湿度及松紧程度均与机体内部器官功能及疾病有关。皮肤苍白反映贫血；皮肤发绀反映缺氧；皮肤黄染反映溶血或肝功能异常。皮肤松弛提示脱水，皮肤紧张提示水肿，皮肤潮湿冰凉提示循环功能不良。皮肤温度反映体温和循环状态。仔细观察皮肤的各种变化，对了解患者机体功能状态和诊断有极大的帮助。

（2）水肿：ECMO支持早期由于血液稀释，胶体渗透压下降，血管内水分外渗形成水肿。一般水肿程度与胶体渗透压及静水压高低有关。水肿主要发生于疏松组织，如腮腺、巩膜、眼睑等。腮腺临床比较容易观察，正常时较软，水肿时，腺体肿大，质地较韧，长时间辅助循环时，可见腮腺明显肿大，皮肤张力增加，质地较硬。另一常见观察部位为巩膜。习惯上将巩膜从边缘到角膜分为三部分，当水肿到中外缘1/3交界时为轻度水肿，到中内1/3交界时为中度水肿，到角膜边缘为重度水肿。

8. 温度监测

（1）温度监测方法：临床上常用的温度监测部位为皮肤、鼻咽、食管、直肠、鼓膜。按其测量部位的深浅可将其分为中心温度，如食管、鼻咽、鼓膜温度；肺动脉温度；膀胱及直肠温度；表浅温度，如皮肤温度。

测量位置取决于监测目的。通常需要了解特殊器官或中心温度，以鼓膜、鼻咽温度反映脑温，食管温度反映心肌温度。ECMO支持时需要监测动脉端及静脉端血液温度。肌肉温度可以用25号针式探头测得，由于这需要特殊电极，所以不常用，肺动脉温度可以用Swan-Ganz导管尖端的温度探头测得。肺动脉温度受通气、心肌表面局部降温及冷心脏停搏液的影响。在没有心肌表面降温及心脏停搏液影响时，肺动脉血温可代表机体中心温度。

（2）ECMO支持期间温度监测：由于机体温度不均匀分布，给中心温度的定义和测量造成了一定困难。经典的中心温度指升主动脉血液温度，测量时，需要将食管温度探头置于食管中下1/3处。这里接近了心脏及主动脉，此处的温度可代表血液温度。监测远端的温度也很重要，可以了解灌注血流相对较低组织的温度变化。皖南医学院弋矶山医院及其他一些医疗中心常用直肠温度，因其在降温及复温时，温度变化比食管温度及鼻咽温度改变慢。膀胱温度与直肠温度意义相同，它通过装置在Foley导尿管上的温度探头测得，现在国内外逐渐用膀胱温度代替直肠温度，可以避免温度电极的污染。鼻咽温度及鼓膜温度虽然相对准确地反映脑温，但当降温、复温速度过快时，它们则更接近于血液温度，而不是脑温。

四、体外膜肺氧合设备安全性监测

对ECMO相关的病理生理的深入理解、对ECMO系统工作状态及管路连接的熟悉和对ECMO患者管理的自信心达到一定程度，均有益于处理ECMO支持期间发生的绝大多数常见问题。

（一）凝血安全性

ECMO治疗已有40年的历史；然而，出血和血栓形成仍然是严重的并发症。已知的出血病因包括肝素作用或过量、凝血功能障碍、血小板减少、血小板功能障碍、获得性血管性血友病综合征和高纤溶。出血部位可能包括插管插入部位、近期手术切口、血管通路部位、肺、胃肠道、口、鼻、胸腔、腹腔和大脑。脑出血是最可怕的出血并发症，可迅速致命，因为它发生于一个坚硬的封闭空间，难以引流，不能直接压住出血部位。血栓形成的病因包括高纤维蛋白原和Ⅷ因子水平、肝素剂量不足或抵抗和血小板活化。在ECMO支持患者中实现最佳抗凝平衡以防止出血和血栓形成是极其复杂的。止血专家应是ECMO团队的一员，并持续提供即时管理。

在ECMO辅助过程中控制严重出血的重要原则就是预防、预防、再预防，因为如果出血从未发生或加剧，那么我们就没有必要控制它。

1. 尽量避免创伤性干预 ECMO辅助前创伤手术部位的出血是此类患者经常发生的相关并发症。例如，ECMO辅助前手术、动静脉穿刺（尤其是股动静脉位置）、胸腔引流、腰穿或胸穿、鼻饲置管、气管插管或切开及导尿管置管等操作均为创伤性干预，均有可能导致ECMO辅助期间出血发生。通常在ECMO辅助前应对所有侵入性操作部位进行详细检查和评估，其是预防ECMO辅助患者出血的首要原则。

在ECMO辅助期间任何有可能发生的创伤性操作均需要认真计划和安排，需要与治疗小组讨论是否存在其他替代方法。如果适应证威胁到患者病情稳定，那么这种创伤性治疗就有必要执行，但在治疗前必须首先增加促进凝血的因素（如增加血小板、纤维蛋白原及尽量维持血小板数量至正常），而后由具有丰富临床经验的医师完成此类有创操作。

2. 尽早断定出血发生 对于严重出血的诊断通常并不困难，大出血超过10ml/（kg·h）时需要对出血点进行干预。当然，还有一些出血来自于非有创部位，这种出血更需要直觉性诊断。通常血红蛋白下降的程度比常规可见出血所预期的程度更严重，心率加快、血压下降、尿量减少等均支持这种隐匿性出血的诊断。另外，神经系统方面的改变、癫痫发作、心脏压塞症状的出现或进行性腹部膨胀均提示存在相关部位出血可能。通常在此类发现基础上有必要行头颅、胸腔或腹部超声检查，同时胸腹部X线及CT检查有一定的参考价值。

3. 监测凝血参数（表10-1）

（1）血常规：应每天监测。血细胞比容下降预示着出血，血小板降低提示血管内凝血发生，应该维持血小板高于100×10^9/L。

（2）凝血功能：应每天监测。为了避免出血，PT应该小于16秒，纤维蛋白原应高于2g/L。

（3）其他实验室检查：根据患者病情，特别对于无法控制的出血，需要一些特殊的实验室检查，如D-二聚体、ATⅢ、肝素水平、纤维蛋白降解产物及肝素诱导的血小板减少症的相关检查，甚至需要血液学专家的参与，共同判定出血原因。

（4）ACT或APTT：应每4～6小时检测1次。ACT或APTT作为常规简单而且成熟的抗凝监测手段，是ECMO辅助期间非常有效而且可快速获得的抗凝检测指标。需要强调的是，对于ECMO辅助期间发生严重出血并发症的患者，抗凝监测不能仅仅满足于单纯的ACT或APTT监测。

表10-1 常用凝血参数

监测项目	监测目标/范围	目的
凝血酶原时间（PT）	<16.0～17.0秒	评估潜在的出血或血栓形成风险
部分凝血酶激活时间（APTT）	45～90秒	监测肝素抗凝效果
全血凝固时间（ACT）	160～200秒	监测肝素抗凝效果
纤维蛋白原	>2g/L	评估潜在的出血或血栓形成风险

续表

监测项目	监测目标/范围	目的
D-二聚体	尚不明确	监测纤维蛋白的形成和溶解
血小板	$>100×10^9/L$	评估潜在的出血或血栓形成风险
抗凝血因子Xa	$0.2\sim0.5U/ml$	监测低分子肝素抗凝效果
抗凝血酶	$>80\%\sim100\%$	协同肝素治疗

4.逐步针对出血的处理措施

（1）压迫止血：在各类患者中加压压迫止血的成功率均比较高，而且简单易行，成为首选措施。通常需要根据出血部位采取个性化较长时间压迫，对于较小量的出血或静脉出血点采取点对点压迫方法最为有效。局部加压包扎可缓解动脉性高压区的活动性出血，同时局部可以用1～5kg的加压袋压迫。

（2）药物治疗：临床上有许多帮助控制出血的药物可以应用，但每种止血药的应用均需要仔细评估。通常根据出血量的多少首先调整肝素用量，ECMO期间少量出血可以通过减少肝素用量维持ACT在180秒左右，出血较明显时ACT可以缩短至160秒左右。而后可以配合应用抗纤溶性药物、血小板保护性药物、维生素K、血小板胶等止血药物或材料。

（3）外科止血：压迫止血和药物控制无效或外科性出血发生时，应该采取外科干预。大多数情况下置管部位需要重新检查判定，并对小量出血及创面渗出行结扎缝合。

（4）选择更换系统或终止ECMO辅助：极少数情况下，凝血功能障碍可能发展到采取干预治疗会产生更坏的结果，这种现象通常出现在ECMO系统发生广泛性凝血的情况下，表现为血小板大量消耗，从而导致血小板数量大幅下降，即使补充外源性血小板，也无法改变其下降的趋势；另外，降低肝素用量的情况下ACT仍逐渐延长；而且ECMO系统中可见

明确的血栓形成迹象，此时ECMO系统需要立即更换。还有一些少数情况下，多种止血干预措施均无效果时，将不得不终止ECMO支持，通常不应该轻易做这样的决定，因为患者很可能在撤离ECMO后无法生存。

（二）ECMO管理与监测

1. 空气气栓　尽管ECMO管路在安装前进行了充分预充，而且在ECMO期间如何分辨细小气泡来源及如何排查这些小气泡在ECMO建立的训练期间应该有详细描述，然而，大气泡的发生和快速进入患者体内的可能性依然存在。虽然这种气栓并发症在ECMO运行中比较少见，但却是致命的。这种气栓的来源包括以下几类。

（1）如果血液中氧分压过高，氧气很容易从血液中析出。膜后血液氧分压过高，同时合并外周低阻力状态或ECMO撤离前的低流量期间，拍击氧合器外壁，可以在氧合器顶部产生气泡。

（2）在滚压泵ECMO运转期间，如果静脉通路（即静脉到泵入口间的管路）因钳夹或其他原因出现管道闭塞，同时回流报警装置缺乏或安全控制系统失灵，由于滚压泵的闭合性能在泵入口端梗阻而泵继续转动时，将产生严重的负压而导致血液中溶解的气体大量析出。

（3）静脉插管缝合口不严密或侧孔外露将直接导致气体进入静脉通路。另外，静脉通路端接头或三通松脱、不严，在ECMO运转期间导致气体大量涌入，均将产生严重后果。

（4）未检查到的管道破裂或管道未连接，不仅会导致大量气体进入管路，同时也会发生血液渗漏。

（5）发生在氧合器表面的细小裂隙（通常是发生血液渗漏的主要原因），在气体相压力超过血液相时，会导致突然大量气体进入血液通路。

理论上这些气栓可以通过气泡捕捉器避免和消除，氧合器出口端的气泡探测装置是在

血液进入患者体内之前的安全装置，它可以与ECMO泵联动，一旦有气泡流过，将立刻停泵，从而确保不发生气体进入人体所带来的严重后果。

理想的解决气栓问题的方法主要依赖于预防。首先膜后氧分压通常不要超过500mmHg，尤其在泵流量低的情况下；任何静脉回路可能受阻的因素都需要小心对待，尤其是静脉通路中储血囊与泵之间的管路；ECMO系统永远不要在储血囊报警失灵的情况下运行；管道未连接可以在常规检查中迅速发现而避免发生；管路中血相压力也需要实时监测；所有接头均应使用扎带加固；滚压泵泵槽内需要每小时检查是否有血液渗漏或泵管疲劳；仔细监测氧合器内气流和血流的比例或压力差别；时常监测氧合器气体出口是否被水珠阻塞、是否有气体流出，避免气相压力高于血相压力。

如果空气进入管路并未注入患者体内，将需要严格实施ECMO培训期间学习的意外处理方法。立刻阻断或减缓气栓前方靠近患者的动脉管路，ECMO泵需要马上停泵；开放动静脉间的短路桥，同时夹闭静脉插管端，立刻调整呼吸机参数和血管活性药物用量满足全身循环需要，启动ECMO泵，通过短路桥使动静脉间建立连接，尽快排出管路内气体。如果气体已经进入患者体内，需要立即采取相应的保护措施。一旦ECMO系统如上所述停止运行，患者尽可能采用头低足高位，如果管路内的气泡排干净并确认无气栓，重新开始ECMO支持，并采用较高流量以维持较高血压达到将体内气栓推向末梢远端的目的。最后，查找进气原因并解决问题。

2. 插管位置 ECMO动静脉置管完成后，应常规通过相应的检查手段判定插管位置，包括确认动脉插管的管口方向、走行，确认静脉插管尖端的位置，保证管口无阻力、走行无扭曲、股静脉插管头端到位，静脉回流不至于受插管位置影响而导致引流不畅。皖南医学院弋矶山医院置管中曾发现，小儿动脉插管位置容易过深，导致管口朝向主动脉瓣，导致左心室后负荷过重，继发主动脉瓣反流、左心室增大，从而加重左心负担。因此，每天常规的X线检查除观察心影、肺部改变外，动静脉插管位置及朝向的确认也是必需且十分重要的。床旁超声检查在判断插管位置方面具有无创且即时的特点，尤其是用于判断静脉导管位置时，目前已广泛在重症医学科采用，通过下腔静脉超声发现股静脉头端位于下腔静脉右心房开口内1～2cm可判定位置最佳。

3. 离心泵功能 每天需要检查离心泵运转情况，确定有无异响，显示是否正常，报警装置工作是否正常，流量高低限设定是否合理。电源供应及不间断电源（UPS）后备：交流电连接确切，插座固定。交流电断电后如何维持离心泵正常运转是非常关键的问题，因为离心泵的开放性特点，断电后离心泵停止运转将导致严重的血液逆流并发症。通常ECMO支持期间需要能够不间断提供至少3小时的后备电源以保证断电后持续供电。大多数离心泵在设计时配有直流电供电，但是长时间工作或闲置的蓄电池功能无法保证，需要引起注意。

4. 氧合器性能 氧合器的基本功能就是提供人体所需的氧气，排出血液内的二氧化碳，在ECMO允许的流量下，膜肺出口的血氧饱和度应为95%～100%，或ECMO供氧为100%时PO_2超过300mmHg。如果SpO_2小于95%或氧合指数小于200mmHg，考虑可能有必要更换膜肺。同时中空纤维型膜式氧合器每天需要观察排气孔有无水滴，确保通气通畅，有必要每天行高气流量吹出中空纤维内的水珠；长时间（72小时）应用后需要注意血浆渗出发生。一旦发现氧合器渗漏，大量血浆气泡从氧合器出口吹出时，需要尽快更换氧合器。

5. 流量监测 ECMO流量的多少是反映心脏做功和机械辅助所占全身血供比例的重要指标，为确保ECMO流量监测的准确性，许多超声流量测定仪需要对流量探头进行必要的校正，通常每24小时校对1次，通过阻断ECMO血流，调整流量探头的流量读数为零达到流量校正的目的。

6. 压力监测　尽管离心泵ECMO系统是开放系统，但管路中不同部位的压力仍然是不同的。离心泵入口端（静脉端）通常为负压，负压过大提示静脉回流受影响，多见于静脉充盈不足或静脉插管位置不当及管路打折时。离心泵后的高压区在氧合器前后也会有差别，利用出入口间的压差判断氧合器血液通过的阻力，该阻力的大小不仅与氧合器设计有关，而且与离心泵流量的大小和氧合器内血栓形成相关。跨硅胶膜的压差通常为100～150mmHg。跨中空纤维膜式氧合器的压差为10～20mmHg。同时阻力越低，红细胞破坏越少。

7. 接头连接　为了减少长时间心肺功能辅助过程中的血液破坏，通常需要尽量减少ECMO管路中接头的连接。同样为了确保ECMO系统不因管路接头而发生严重的并发症，需要保证所有接头连接紧密牢固，避免通过ECMO管路三通给药或采样，尽量减少因此而产生相关的ECMO并发症。

（姜小敢　王　涛）

第 11 章　体外膜肺氧合管理

一、体外膜肺氧合患者镇痛与镇静管理

镇痛和镇静是体外膜肺氧合（ECMO）患者管理中的重要内容。无论是在ECMO建立期间消除手术疼痛、避免躁动以利于穿刺，还是在后续的管理中减轻患者的恐惧、降低氧代谢、保护器官、避免意外脱管等不良事件，都需要适度的镇痛和镇静。但具体使用何种镇痛、镇静药物，采取什么样的镇痛镇静策略，以及哪些情况可以实施清醒ECMO，目前尚缺乏指南性指导意见，这就需要ECMO团队人员对患者病情、镇痛和镇静药物的特点和药代动力学及ECMO循环管路对镇痛、镇静药物代谢的影响都有一个充分的认识，从而制订具体的镇痛、镇静方案。本部分就这方面问题做出阐述。

（一）ECMO 患者镇痛与镇静目的与指征

ECMO患者实施镇痛、镇静的目的与其他危重症患者不同，ECMO患者有创操作多、全身管道多、病情更危重，多数处于严格的制动过程中，因此此类患者承受着更多疼痛、恐惧及更差的器官功能状态，基于以下目的，需要实施镇痛、镇静。

（1）消除或减轻患者的疼痛及躯体不适，减少不良刺激及交感神经过度兴奋。尤其是在ECMO穿刺置管及上机过程中，为了减轻疼痛及使操作顺利进行，通常需要实施深镇静策略。

（2）降低患者的代谢率，减少其氧耗，使机体组织氧耗的需求变化尽可能适应受到损害的氧输送状态，并减轻各器官的代谢负担，有效进行器官功能保护。

（3）减轻或消除患者焦虑、躁动、谵妄，防止患者无意识行为干扰治疗，防止不当身体活动和管道脱出，保护患者生命安全。

（4）帮助和改善患者睡眠，诱导遗忘，减少和消除患者对其在ICU治疗期间病痛的记忆。

总之，ECMO镇痛与镇静的原则是既要达到临床需要的镇痛镇静深度，又要对循环系统、呼吸系统产生最小的影响；给药方式简单，易于控制镇痛、镇静深度；尽可能对肝肾功能影响小，且不干扰其他药物的代谢。

（二）ECMO 患者实施镇痛、镇静的指征

1. 疼痛　是因躯体损伤或炎症刺激，或因情感痛苦而产生的一种不适的躯体感觉及精神体验。疼痛在ICU中普遍存在，其来源包括原发疾病、手术、创伤、烧伤、癌性疼痛及翻身、吸痰、气管插管、伤口护理、引流管拔除和导管插入等相关操作及长时间制动、炎症反应等因素。疼痛导致机体应激、器官做功负荷增加、睡眠不足和代谢改变，进而出现疲劳和定向力障碍，导致心动过速、组织氧耗增加、凝血功能异常、呼吸功能障碍、免疫抑制和分解代谢增加等。镇痛治疗是为了减轻或消除机体对痛觉刺激的应激及病理生理损伤所采取的药物治疗措施，对ICU患者具有很重要的意义。

2. 焦虑　是一种强烈的忧虑、不确定或

恐惧状态。50%以上的ICU患者可能出现焦虑症状，其特征包括躯体症状（如心悸、出汗）和紧张感。ICU患者焦虑的原因包括：①病房环境，包括噪声，灯光刺激，室温过高或过低；②对自己疾病和生命的担忧；③高强度的医源性刺激（频繁监测、治疗，被迫更换体位）；④各种疼痛；⑤原发疾病本身的损害；⑥对诊断和治疗措施的不了解与恐惧；⑦对家人和亲朋好友的思念等。减轻焦虑的方法包括保持患者舒适，提供充分镇痛，完善环境和使用镇静药物等。因此对于焦虑患者，应在充分镇痛和去除可逆性因素基础上开始镇静治疗。

3. 躁动　是一种伴有不停动作的易激惹状态，或是一种伴随着挣扎动作的极度焦虑状态。在ICU中，70%以上的患者发生过躁动。引起焦虑的原因均可以导致躁动。另外，某些药物的不良反应、休克、低氧血症、低血糖、酒精及其他药物的戒断反应、机械通气不同步等也是引起躁动的常见原因。研究显示，最易使危重症患者焦虑、躁动的原因依次为疼痛、失眠、经鼻或经口的各种插管、失去支配自身能力的恐惧感及身体其他部位的各种管道限制等。躁动可导致患者与呼吸机对抗，耗氧量增加，意外拔除身上各种装置和导管甚至危及生命。

4. 谵妄　是一种以兴奋性升高为主的高级神经中枢急性活动失调状态，是在意识清晰度降低的同时，表现为定向力障碍，包括时间、地点、人物定向力及自身认知障碍，并产生大量的幻觉、错觉。幻觉以幻视多见，内容多为生动、逼真而鲜明的形象，如看到昆虫、猛兽、鬼神、战争场面等。体外循环本身就是谵妄的危险因素之一，脑血管病史、酗酒病史、脓毒症、肾功能不全、急诊手术、皮质醇水平升高、低氧血症、机械通气、贫血、电解质紊乱甚至镇痛镇静药物本身（苯二氮䓬类药物、阿片类药物）均可导致患者出现谵妄。

5. 睡眠障碍　睡眠是人体不可或缺的生理过程，睡眠障碍可能会延缓组织修复、降低细胞免疫功能。睡眠障碍的类型包括失眠、过度睡眠和睡眠-觉醒节律障碍等。失眠是一种睡眠质量或数量达不到正常需要的主观感觉体验，失眠或睡眠被打扰（碎片化睡眠）在ICU患者中极为常见。原因包括：①多种原因造成的持续噪声；②灯光刺激；③高强度的医源性刺激（如频繁测量生命体征、查体，被迫更换体位）；④疾病本身的损害及患者对自身疾病的担心和不了解。患者在ICU睡眠的特点是短暂睡眠，觉醒和快速眼动（rapid eye movement，REM）睡眠交替。患者快速眼动睡眠明显减少，睡眠质量下降。其使患者出现焦虑、抑郁或恐惧甚至躁动，延缓疾病恢复。

（三）ECMO患者镇痛与镇静药物选择及策略

ECMO患者由于在循环过程中增加了管道、氧合器和泵头这些材料，所以其镇痛、镇静药物的药代动力学和药效学（PK/PD）发生了改变。由于循环管路对药物的吸附和封存作用，药物表观分布容积（Vd）增加。这种影响在ECMO建立初期尤为明显，随着循环管路对药物吸附作用的饱和，这种影响会逐渐下降。这种表观分布容积的变化也受药物本身物理化学性质的影响，包括分子大小、电离程度、亲脂性和蛋白结合率。有关于ECMO的体外研究表明，亲脂性药物的平均药物损失更大。而亲水性药物的表观分布容积可能由于ECMO开始和持续复苏时的血液稀释而增加。一项关于成人ECMO回路的体外研究表明，芬太尼在24小时内药物浓度完全恢复，而吗啡仅恢复3%。这可能是由芬太尼的高亲脂性所致。此外还需要考虑患者本身因素，如血清蛋白水平降低和器官功能障碍对PK/PD的影响。Kanecia等学者进行了部分镇痛、镇静药物的药代动力学变化的体外实验，结果如表11-1所示。

表 11-1 ECMO 支持下不同镇痛药物的代谢特点

药物	亲脂性（logP）	蛋白结合率（%）	药代动力学的变化	体外实验
芬太尼	4.1	80～85	Vd：增加 CL：未知	离心泵、膜式氧合器和PVC管路中的药物浓度48小时后为69%。如果是滚轴泵、硅树脂氧合器和PVC管路，其药物浓度在24小时后仍大于99%
氢吗啡酮	0.9	20	Vd：未知 CL：未知	离心泵、膜式氧合器和肝素涂层管路中的药物浓度12小时后下降至24%
吗啡	0.9	30～40	Vd：增加/不变 CL：初始可能下降，然后快速增加，2周后达到正常	离心泵、膜式氧合器和PVC管路中的药物浓度48小时为4%。如果是滚轴泵、硅树脂氧合器和PVC管路，其药物浓度在24小时后高达40%
丙泊酚	3.8	95～99	Vd：未知 CL：未知	离心泵、膜式氧合器和PVC管路中的药物浓度5小时为89%。如果是滚轴泵、硅树脂氧合器和PVC管路，其药物浓度在1小时后高达90%
酮咯酸	2.9	47	Vd：未知 CL：未知	未知
可乐定	1.6	20～40	Vd：增加 CL：增加	未知
右美托咪定	3.4	94	Vd：未知 CL：未知	离心泵、膜式氧合器和PVC管路中的药物浓度48小时后下降至50%。如果是滚轴泵，其药物浓度在24小时后降至70%
地西泮	2.8	98.5	Vd：未知 CL：未知	硅树脂氧合器和PVC管路中1小时药物浓度仍大于50%
劳拉西泮	2.4	85～91	Vd：未知 CL：未知	滚轴泵、硅树脂氧合器和PVC管路中3小时后药物浓度为30%～50%
咪达唑仑	3.9	97	Vd：增加 CL：变化	离心泵、膜式氧合器和PVC管路中的药物浓度48小时后为26%。如果是滚轴泵、硅树脂氧合器和PVC管路，其药物浓度在24小时后仍大于99%

注：Vd. 表观分布容积；CL. 药物清除。

1. 镇痛药物

（1）阿片类镇痛药：阿片类药物为强效中枢镇痛药之一，具有镇痛效果强、起效快、可调性强、价格低廉等优点，是ICU患者疼痛管理中的基本药物。但不同阿片类药物，作用的阿片类受体及药理特点不同，应根据患者具体情况选择合适的药物。ICU常用的阿片类药物包括吗啡、芬太尼、瑞芬太尼、舒芬太尼、氢吗啡酮、美沙酮、布托啡诺及地佐辛等。

1）吗啡：是μ阿片受体激动剂类经典药物，用于缓解内脏、躯体和神经性疼痛，同时有镇静、抗焦虑作用。吗啡在阿片类药物中脂溶性最低，进入大脑缓慢，延缓了其临床起效时间。吗啡经过肝脏及肝外的葡萄糖醛酸酸化作用进行代谢，代谢产物主要经尿路排出。吗啡可能会导致组胺大量释放，抑制代偿性交感反应，进而引起血管舒张，血压下降。在肝肾功能不全的患者，其可造成镇静延长及不良反应加重。推荐首剂量（或单次剂量）100μg/kg，静脉维持剂量为10～40μg/（kg·h）。

2）芬太尼：是一种人工合成的强效阿片类药物，它具有高度脂溶性，易于透过血脑屏障，起效迅速。芬太尼镇痛效价为吗啡的100～180倍，哌替啶的550～1000倍，可在吗啡基础镇痛的前提下临时使用。与吗啡相比，芬太尼引起组胺释放少，进而有效减少了低血压发生。但由于芬太尼的表观分布容积较大，反复多次给药易于蓄积，不宜作为长期镇痛治疗药物。推荐负荷剂量或首剂量为1～2μg/（kg·次），维持剂量为1～4μg/（kg·h）。

3）瑞芬太尼：为芬太尼类μ阿片受体激动剂，主要与$α_1$-酸性糖蛋白结合，在组织和血液中被迅速水解，故起效快，维持时间短。正因为上述优势，近年来的研究发现瑞芬太尼能明显缩短机械通气时间及ICU住院时间。近年来，瑞芬太尼在危重症患者镇痛治疗中的应用逐渐增加。瑞芬太尼只能静脉给药，特别适用于静脉持续滴注给药。负荷剂量为0.5～1.0μg/kg，维持剂量为0.1～0.5μg/（kg·min）。

4）舒芬太尼：镇痛作用很强，为芬太尼的5～10倍。国内的一项研究表明，舒芬太尼在ICU镇痛治疗中能减少镇静药物剂量。因其镇痛效果明确、起效快、蓄积小、对呼吸抑制作用小，近年来在ICU危重症患者中的应用也逐渐增多。推荐负荷剂量或首剂量为0.1～0.3μg/（kg·次），维持剂量为0.03～0.05μg/（kg·h）。

（2）非阿片类镇痛药

1）氯胺酮：属于苯环己哌啶类全身麻醉药，其在低于麻醉剂量时仍能产生镇痛作用，这是该药独有的特性，其发挥镇痛效力所需剂量仅为麻醉剂量的1/10～1/5。本品起效快、作用时间短，对呼吸、循环抑制作用弱。氯胺酮既可镇痛，亦可镇静，同时可产生遗忘效应，对心脏有正性肌力作用，在药理学上几乎是最理想的镇痛镇静用药。但氯胺酮存在诱导幻觉、分泌物增加及颅内压升高等危险，限制了其在ECMO中的应用。国内成人ICU的应用较少，仅在儿童重症监护病房（PICU）有研究数据。国外的一项随机对照试验没有观察到联合应用氯胺酮使阿片类药物或镇静药需

求显著减少。这可能是因为氯胺酮具有中度亲脂性（log$P$=2.9）和低蛋白质结合率（27%），该试验中使用的氯胺酮剂量可能不足以克服ECMO带来的药代动力学变化，需要进行使用不同剂量的更大规模的试验证实这些观察结果。

2）非甾体抗炎药（NSAID）：临床上以阿司匹林、对乙酰氨基酚、布洛芬等为代表，适用于轻度至中度疼痛，尤其是以炎性疼痛为主的镇痛治疗。NSAID虽有相当的镇痛效果，但并不能取代阿片类药物的作用，对于剧烈疼痛，则需要与阿片类药物联合应用，具有协同作用，并可减少阿片类药物的需求量，与阿片类药物不一样，NSAID不抑制呼吸，也不会产生长期依赖。推荐对乙酰氨基酚的用量为10～15mg/（kg·次），每4小时1次；布洛芬的用量为10mg/（kg·次），每6小时1次。

2. 镇静药物

（1）苯二氮䓬类药物：是中枢神经系统γ氨基丁酸受体激动剂，具有抗焦虑、产生遗忘、镇静、催眠和抗惊厥作用。ICU最常用的苯二氮䓬类药物为咪达唑仑，其作为该类药物中相对水溶性强的药物，具有起效快、持续时间相对短、血浆清除率较高的特点。咪达唑仑能很快透过血脑屏障，因此起效快，无残余效应，半衰期短，不良反应少，可通过口服、肌肉、直肠、静脉使用，与地西泮比较药效强4倍，注射部位疼痛和血栓性静脉炎发生率较低，更适用于儿科患者。咪达唑仑在苯二氮䓬类药物中半衰期最短。对健康成人进行一次单剂量静脉注射后，5～10分钟镇静作用达到峰值，镇静作用持续30～120分钟。静脉连续滴注时，作用时间明显增加，如果使用咪达唑仑超过1周，镇静作用可能持续至停药后48小时。推荐首剂量0.1～0.3mg/（kg·次），维持剂量为1～5μg/（kg·min）。ECMO患者多数伴有器官功能不全，尤其是肾功能损害的患者，在应用咪达唑仑时要特别注意其蓄积作用，因此有研究结果认为ECMO患者应尽量

避免使用苯二氮䓬类药物。

（2）丙泊酚：也是ICU常用的镇静药物之一，其特点是起效快，作用时间短，撤药后能快速清醒，且镇静深度呈剂量依赖性，丙泊酚也可产生遗忘作用和抗惊厥作用。另外，丙泊酚具有减少脑血流、降低颅内压（intracranial pressure，ICP）和降低脑氧代谢率（CMRO$_2$）的作用，用于颅脑损伤患者的镇静可减轻ICP升高。丙泊酚单次注射时可出现暂时性呼吸抑制和血压下降、心动过缓，尤见于心脏储备功能差、低血容量的患者。其他的不良反应包括高甘油三酯血症、急性胰腺炎和骨骼肌损伤。丙泊酚使用时可出现外周静脉注射痛，因此临床多采用持续缓慢静脉输注方式。另外，部分患者长期使用后可能出现诱导耐药。

（3）右美托咪定：是选择性α$_2$受体激动剂，通过抑制蓝斑核去甲肾上腺素释放和竞争性结合α$_2$受体，起到减轻交感兴奋风暴、冷静、抗焦虑和轻度镇痛镇静作用，没有抗惊厥作用。由于其不作用于中脑网状上行系统和γ氨基丁酸受体，使用右美托咪定镇静的患者更容易唤醒，呼吸抑制较少。右美托咪定一般在给药15分钟内起效，镇静高峰出现在静脉给药后1小时内，能快速分布于周围组织并被肝脏代谢。对于肝功能正常的患者来说，清除半衰期约为3小时。对于重度肝功能障碍的患者，右美托咪定的清除率显著下降，应适当降低剂量。右美托咪定最常见的不良反应是低血压和心动过缓，静脉负荷剂量过快给予可引起血压与心率波动，故在ICU给予负荷剂量时一定要注意输注速度，必要时可适当延长输注时间。另外，右美托咪定兼具镇痛作用，可减少阿片类药物的需求。

（4）可乐定：作为一种α$_2$受体激动剂，曾经在高血压的治疗上发挥作用。其作为镇静药使用，国内应用较少，在国外有一定程度的应用，尤其在儿科领域。可乐定可以减少其他镇静药的用量，且能改善血流动力学和交感肾上腺素系统的稳定性，且不易引起呼吸抑制，抗焦虑效果也与苯二氮䓬类药物相似。与右美托咪定一样，它可以通过阻止P物质释放发挥镇痛作用。可乐定的不良反应包括心动过缓和低血压；长时间使用可乐定的戒断症状与高血压和癫痫发作相关，应避免突然停药。右美托咪定和可乐定均为咪唑类复合物，前者与α$_2$受体的结合力更强。另一不同之处是右美托咪定的半衰期为2～3小时，可乐定的半衰期为12～24小时。在一项ECMO患儿的可乐定应用PK/PD变化的研究中，对22名新生儿和6岁以下儿童进行观察，发现可乐定的表观分布容积（Vd）增加了55%，药物清除率（CL）为非ECMO患儿的2倍。这项研究还观察到一个体重为3kg的3天新生儿与体重4kg的30天大婴儿相比，CL明显降低，因此在剂量选择时应考虑体重和年龄。

3. 镇痛镇静策略　体外生命支持组织（ELSO）建议在插管期间和术后的12～24小时采用深镇静策略甚至达到麻醉深度，以利于手术操作及减少氧消耗，ECMO机器各方面运转顺利并稳定后降低镇静深度，以避免过度使用镇静药带来的危害。但在不同的ECMO中心，镇痛、镇静实践差异很大，在一项对394个ECMO中心的调查中，75%的VV-ECMO患者的镇静目标是"镇静"到"无法唤醒"，其余25%是"平静和合作"。在实际操作中，镇静深度与原发病关系比较大，如ARDS患者早期很难施行浅镇静，但对接受ECPR治疗的心搏骤停患者可以较容易施行浅镇静策略。一些队列研究证实接受ECMO治疗的严重ARDS患者镇静需求明显增加。

最小化镇静：越来越多的研究证实深镇静会导致机械通气时间增加、住院时间延长、并发症增加。因此最小化镇静甚至是清醒ECMO，加上危重症患者的早期活动越来越被认为不仅是安全可行的，而且能改善预后，特别是对于等待心脏移植或肺移植的患者，尤其有益，因为保持良好的身体状态是移植候选资格的一个重要前提条件。在药物选择上尽量避免苯二氮䓬类长效镇静药，此外床旁实时评估非常重要，应仔细滴定镇静药的用量以达到目标镇静深度，避免过深或过浅。

多模态镇痛：避免长时间、大剂量使用同一种镇痛药。反复评估阿片类药物暴露的风险和获益，可以联合使用非甾体抗炎药或使用低剂量氯胺酮治疗非神经性疼痛，以减少阿片类药物的使用量。

总之，ECMO患者的镇痛与镇静需要充分考虑以下因素：①患者的原发病及目前疾病的临床分期决定了是采用深镇静、浅镇静还是清醒ECMO的镇痛镇静策略；②了解常用镇痛镇静药的药理学特点及ECMO循环管路对药物分布容积、清除率的影响，这决定了我们选择何种镇痛、镇静药及在ECMO运转不同时间段药物剂量的调整；③床旁进行实时、准确的镇痛与镇静评估与监测，避免过度镇静和镇静不足；④尽量采用最小化镇静和多模态镇痛，条件允许可尝试清醒ECMO和患者早期床上活动，避免药物蓄积及其附加损害；⑤充分评估和监测器官功能，尤其是脑功能和神经肌肉功能，重视镇痛、镇静药与ICU获得性虚弱的关系。

（莫保定　许伦兵）

二、体外膜肺氧合出血与抗凝管理

（一）概述

在过去的40年中，体外膜肺氧合（extracorporeal membrane oxygenation，ECMO）等体外生命支持（extracorporeal life support，ECLS）已被用于治疗对常规治疗无效的心力衰竭和（或）呼吸衰竭的危重症成年和儿童患者。ECMO治疗为心肺功能的恢复争取时间或为等待移植患者搭建生命支持的临时"桥梁"。

一般在成人使用的ECMO有两种模式，即VA模式和VV模式。VA-ECMO用于伴有或不伴有呼吸衰竭的心力衰竭患者，为衰竭的心脏或心肺系统提供气体交换和血流动力学支持，恢复终末器官灌注和氧合。缺氧的静脉血被引流到氧合器中，然后，含氧的动脉血返回体循环。VA-ECMO的血流速度和自身保留的心功能合理匹配是避免肺循环血流淤滞和血栓形成的理想方法之一。未能被及时识别的主动脉瓣反流可能会导致左心室扩张、二尖瓣反流和肺充血，表现为心室内充盈压升高、肺顺应性降低和（或）肺水肿。VV-ECMO仅涉及气体交换，而不提供血流动力学支持，用于难治性呼吸衰竭。缺氧的静脉血被引流到氧合器中，然后，被氧合的静脉血返回到静脉循环。此种情况下，二氧化碳水平也能受到调控。

虽然技术进步了，但ECMO也会导致不良事件发生，包括器械故障、动静脉血栓形成、出血，以及由于血液成分和不同生物相容性的器械表面之间的相互作用而加速动脉粥样硬化疾病等，会导致较差的预后，但确切的原因通常是未知的或多因素的。

所以，出血、血栓形成、溶血和管路血栓形成等并发症的防治仍然是改善患者预后的关键目标。

多种抗血小板和抗凝策略包括应用肝素、枸橼酸盐、直接凝血酶抑制剂和直接口服抗凝药物，已被用于降低患者和器械设备内的血栓形成的风险。若达到最佳的ECMO抗凝效果，须考虑许多因素，包括患者年龄、潜在疾病、ECMO持续应用时间、肝素剂量、抗凝血酶（AT）活性及血栓或出血事件的风险。

目前对于ECMO支持期间抗凝的管理和监测及ECMO相关出血和静脉血栓栓塞（VTE）的管理尚未达成共识。抗凝的目的是减少凝血酶生成，但它也增加了出血的风险。理想的治疗药物可以在不增加出血率的情况下降低血栓形成的风险，但目前尚未开发出理想的抗凝药物。

本部分概述了目前常见ECMO主要不良事件、血栓形成与出血机制、抗凝监测与策略，并强调了每种抗凝策略的潜在益处和并发症。

（二）并发症

患者在接受ECMO支持时可能会出现多种并发症，可分为与设备、患者和抗凝相关三类（表11-2）。

表11-2 导致ECMO相关并发症的主要因素

设备相关
- 管路破裂或断开
- 机械泵故障
- 管路移位或脱落
- 空气夹带导致空气栓子

患者相关
神经系统
- 颅内出血（可能与脓毒症有关）
- 下肢缺血，继发于插管（外周ECMO）
- 温度调节异常

感染
- 脓毒症
- 菌血症
- 压疮

终末器官损害
- 急性肾损伤
- 内脏灌注不足
- 消化道出血、穿孔、溃疡
- 肝衰竭

抗凝相关
- 出血、血栓形成
- 血液稀释
- 凝血因子消耗
- 血小板减少

1. 设备相关

（1）气栓：近5%的新生儿接受ECMO支持时可发生空气进入静脉回路的情况。成年人可能对同样体积的夹带空气耐受性好（特别是VV-ECMO），但这仍然是一个可怕的并发症。

解决这种并发症的方案包括低温逆行脑灌注、更换管路和高压氧治疗。

（2）流量下降：包括ECMO血流中断，或继发于低血容量或导管位置不当导致的引流管静脉塌陷；同样，阻塞的静脉引流可导致静脉充血，导致重要器官损害。

（3）血栓：泵内或氧合器内血栓发生可以通过可见血栓、氧合器压力升高或氧合器PO_2下降来识别。管路中的血栓可能是管路中血流速度低所致，如置管位置错误和管道或导管弯曲，以及连接部位或氧合器内的低速涡流等。

（4）溶血：是ECMO患者常见的并发症，是红细胞细胞膜破坏所致。可能导致溶血的原因包括管路中血栓形成、剪切应力、离心泵或滚轮泵的机械应力、ECMO管路中出现湍流和血容量变化。溶血可导致急性肾损伤、血尿及高胆红素血症相关的神经后遗症。

（5）低氧血症：包括由置管位置错误、氧合器失功引起的气体交换不足，以及患者的高代谢需求超出了氧合器的功能。重新定位管、提高管路流量、更换氧合器/管路或增加第二个氧合器及最大程度减少高代谢（通过神经肌肉阻滞或冷却）可降低发生率。

2. 患者相关

（1）神经损伤：包括脑血管出血、缺血、梗死和一般神经功能缺损，是婴儿最可怕的并发症，也是婴儿死亡的主要原因。在成人ECMO人群中，与神经损伤相关的发病率和死亡率并没有被广泛描述，但是研究发现，成人ECMO患者中神经损伤并不少见，脑梗死和出血的发生率在VA-ECMO组高于VV-ECMO组，神经心理损害的发生率大致相同。

（2）急性肾损伤（AKI）：是ECMO相关死亡率的独立危险因素。肾脏替代治疗的需求和持续时间都与死亡率增加有关。

（3）肢体缺血：是ECMO治疗的另一个严重并发症。股动脉插管小儿有50%的肢体缺血发生率，需要介入治疗。更大的血管可以减少缺血性并发症，但需要更大的插管，且并发周围血管疾病风险可能增加。

（4）感染：ECMO支持患者中呼吸机相关肺炎、血流感染、管路感染和纵隔炎的发生率较高。死亡的独立预测因素包括严重脓毒症或感染性休克。血流感染是最常见的，其次是手术部位、呼吸道和尿路感染。

3. 抗凝相关　抗凝相关并发症可由抗凝不足（血栓形成）或抗凝过度（出血并发症）引起。

研究发现，VA-ECMO支持患者中，在仅对心脏术后患者的研究中发现，大出血、重大血栓栓塞事件和住院死亡的发生率分别为31%、11%和59%。在ECPR患者中，大出血、血栓栓塞事件和住院死亡的分发率分别为22%、7%和70%。

现有研究发现，主要出血事件的总发生率为27%左右。出血发生率可因患者ECMO类型、患者年龄、凝血功能水平、伴随手术干预和置管策略不同而不同。根据ELSO的注册数据，最常见的出血部位是插管部位、手术切口和颅内。其他常见的出血部位有口咽黏膜、肺、胃肠道、胸腔和腹腔。

颅内出血（intracranial hemorrhage，ICH）是ECMO患者最严重的出血并发症，死亡率为32%～100%。根据2019年ELSO注册数据，儿童脑出血的发病率为6%～15%，而成人为2%～4%。

ECMO主要血栓栓塞事件的发生率在所有患者中为8%。不同中心报道的ECMO相关静脉血栓栓塞（venous thromboembolism，VTE）发生率为18%～85%，根据管路类型和患者年龄，10%～16%的患者可发生氧合器血栓形成，需要长期使用ECMO时需要考虑与体外设备相关的血栓形成风险。循环管路相关凝血和脑卒中是最常见的事件。左心室血栓也有发生。

（三）ECMO血栓形成与出血的发生机制

血液和非内皮化管路之间的相互作用导致凝血系统、纤溶系统激活及炎症反应增加。

1. 血栓形成

（1）凝血因子与体外生物表面的初始相互作用：生物材料表面和血液之间的相互作用已经被Vroman等广泛描述。"Vroman效应"是指蛋白质在生物材料表面按照先后顺序吸附。纤维蛋白原在接触后几分钟内立即被吸附到表面。然后，包括接触激活途径的凝血因子-高分子量激肽原（high molecular weight kininogen，HMWK）和XII因子，以及高密度脂蛋白（high-density lipoprotein，HDL）、白蛋白、免疫球蛋白G（immunoglobulin G，IgG）和补体C3等各种蛋白质结合到纤维蛋白原纳米表面，血小板和白细胞黏附于氧合器表面并促进凝血酶生成，进而导致血栓形成率更高。

（2）体外循环中凝血级联反应的激活：凝血系统激活是由血液暴露在合成表面和管路的剪切应力（特别是来自设备泵）引起的。基于细胞的凝血模型表明，暴露下内皮组织因子（tissue factor，TF）结合并激活循环中VII因子启动外源性凝血途径，然后通过凝血级联反应导致下游凝血酶生成。

（3）体外循环中补体系统的激活：补体系统由3个依赖于非自身抗原识别的起始途径激活，包括经典途径（classical pathway，CP）、凝集素途径（lectin pathway，LP）和旁路途径（alternate pathway，AP）。由于ECMO启动引发全身性炎症反应及部分患者可能存在感染，CP和LP分别由抗体-抗原复合物和某些碳水化合物启动，AP可以被生物材料表面直接激活，也可以一定程度地自我激活。免疫球蛋白和补体3b都能与生物材料表面形成的纤维蛋白原单体结合，导致补体途径激活。这些最终通过激活补体C3触发共同途径，导致攻膜复合物（membrane attack complex, MAC）形成。作为人造表面，与内皮细胞不同，没有抑制补体系统的调节分子，它们可导致补体级联的正反馈，进一步引起过度炎症反应和毛细血管渗漏综合征。

进入体循环的补体裂解产物和过敏毒素与凝血系统的各种成分特别是FⅪ和FⅫ有多种相互作用。研究表明，它们可以激活血小板，增加TF表达，激活内皮细胞，增加血管性血友病因子（von Willebrand factor, vWF）释放，增强血小板和内皮细胞上P选择素的高表达。

（4）体外循环中纤维蛋白溶解系统的活化：纤维蛋白溶解系统在ECMO中的作用尚不清楚。

2. 出血 ECMO患者出血的发生率很高。大出血的发生率与住院死亡率相似。

目前的文献表明，除治疗性抗凝外，获得性血管性血友病综合征、血小板功能障碍和纤溶亢进可能是ECMO出血率增加的原因。机械力引起血小板和凝血因子活化、纤维蛋白原沉积、血液对器械表面的黏附和凝血酶生成。高剪切力还改变了血管性血友病因子的结构，切割高分子量片段，并增加消耗，增加了出血风险。

（1）体外循环中血小板和血管性血友病因子的活化：已有研究表明，血小板减少在接受ECMO的患者中很常见。22%接受ECMO治疗的患者会出现严重的血小板＜50×10^9/L，导致无法实施有效抗凝，增加了输血需求。循环vWF与血小板关键黏附糖蛋白GPIb结合及血小板受体GPVI与胶原蛋白相互作用是血小板黏附到纤维蛋白的关键步骤之一。ECMO回路产生的高剪切力已被证明可导致血小板GPIbα和GPVI脱落，以及高分子量vWF多聚体的消耗。由于在ECMO期间上述消耗情况也会持续发生，即使输注血小板，患者出血风险发生率仍很高。

（2）患者本身因素：此外，患者潜在的危重疾病状态，包括心源性休克合并肝功能障碍，脓毒症诱导的凝血功能障碍和（或）弥散性血管内凝血，可直接或间接通过免疫和内皮激活途径导致凝血异常，增加出血风险。

（四）抗凝剂的选择

尽管体外生命支持组织（ELSO）指南推荐的抗凝剂类型和剂量越来越多，但目前尚无关于各种ECMO抗凝策略疗效优劣的大规模随机对照临床研究。在ECMO装置中达到血栓形成和出血之间的平衡是抗凝的关键（图11-1）。

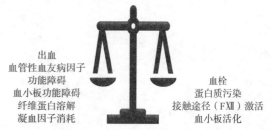

图11-1 ECMO装置中血栓形成和出血之间的不稳定平衡因素

1. 肝素 普通肝素（unfractionated heparin, UFH）是治疗ECMO最常用的抗凝剂，其作用是通过提高抗凝血酶（AT）的活性，导致凝血酶和Ⅹa因子下调（图11-2）。肝素与抗凝血酶结合，其抑制凝血酶的作用增强了1000～2000倍。良好的药代动力学特性（包括快速起效和可逆性）、成本效益和可获得性使其作为ECMO抗凝的首选。

肝素抗凝的目的是通过降低凝血酶和纤维蛋白的形成减少ECMO回路和患者中的血栓事件。不是在孤立患者的整体止血能力或临床状态的情况下达到特定的肝素效果。因此，肝素效应必须在肝素化开始前产生的凝血酶和纤维蛋白量的背景下进行解释。此外，在解释肝素对患者的影响时，还应考虑患者基于纤维蛋白原和血小板功能的总体止血能力。

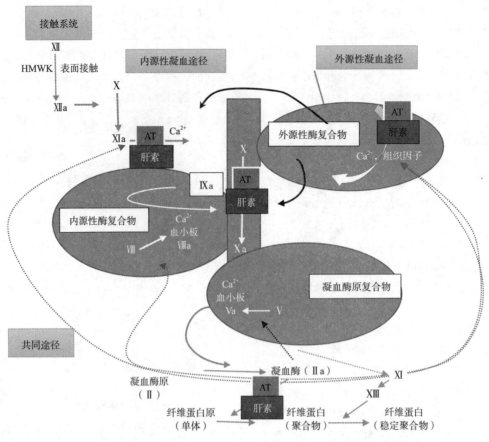

图 11-2　经典凝血级联反应和级联上肝素 - 抗凝血酶（AT）复合物的作用位点

　　截至2019年，ELSO建议如下：在置管时给予50～100U/kg的UFH，随后开始以7.5～20U/（kg·h）的速度输注UFH，通常以活化凝血时间（activated clotting time，ACT）180～220秒为目标。然而，就其抗凝监测并没有提出建议。

　　（1）不良反应：除出血外，UFH最显著的不良反应之一是肝素诱导的血小板减少症（heparin-induced thrombocytopenia，HIT），发生率为0.8%～5%。HIT分为Ⅰ型（肝素的非抗体介导反应）和Ⅱ型（肝素-血小板因子4复合物的抗体介导反应）。Ⅱ型HIT更严重，可导致血小板活化，增加血栓形成的风险。HIT通常与静脉和动脉血栓形成有关，导致皮肤坏死、肢体坏疽和器官缺血。其他不太常见的不良反应包括可能致命的过敏反应和长期使用会增加骨质疏松症的风险，尤其是在妊娠期间。

　　（2）肝素耐药：当标准剂量的肝素没有到达预期的全血激活凝血时间、活化部分凝血活酶时间（activated partial thromboplastin time，APTT）或抗Ⅹa水平的相关指标升高时，需要考虑肝素耐药。对于接受体外循环的患者来说，抗凝血酶缺乏被认为可能是肝素耐药的主要机制，可能是后天获得的或极少数的先天性抗凝酶缺乏。获得性抗凝酶缺乏的病因是多种多样的，包括肝功能障碍导致的合成减少和肾病导致的清除增加等；另外，需要考虑的是，许多接受ECMO和其他体外循环治疗的患者由于自身的疾病容易出现抗凝血酶缺乏。

　　临床上，肝素耐药可通过高剂量肝素、

输注新鲜冷冻血浆（FFP）补充抗凝血酶或抗凝血酶浓缩物，或改用另一种抗凝剂解决。虽然FFP可以作为抗凝血酶的来源，但它需要交叉配型，并具有输血传播感染性疾病的潜在风险。此外，每1ml的FFP只含有1U的抗凝血酶，因此约20ml/kg的剂量可以使抗凝血酶恢复到正常水平。大量输注血浆可能导致输血相关性循环超负荷（transfusion-associated circulatory overload，TACO）或输血相关性急性肺损伤（transfusion-related acute lung injury，TRALI）。

2. 枸橼酸盐　由于药物的新陈代谢，枸橼酸的影响很大程度上是局部的。血液在离开装置时通常会重新钙化；然而，少量的游离枸橼酸进入体循环，导致低钙血症。低钙血症对身体的影响一般是轻微的，12%～39%的患者表现为口周刺痛或感觉异常，严重的可表现为严重的心悸、手足搐动或其他症状。

为了减轻这些风险，一些中心预防性地给予患者口服或注射钙。然而，口服钙预防低钙血症的应用尚不清楚。一项随机对照试验的数据显示，70%的没有预防性治疗患者无症状或有轻微症状，虽然静脉注射钙可能更有效地预防低钙血症，但它的使用可能导致血管舒张、心律失常和血流动力学不稳定。此外，枸橼酸在肝脏代谢生成碳酸氢盐可能会诱发代谢性碱中毒，进一步扰乱止凝血平衡，尤其是肾功能不全患者。

目前暂无枸橼酸盐单独用于ECMO抗凝的研究；主要研究是在ECMO期间，接受CRRT的患者中，与单独全身肝素相比，在CRRT管路抗凝中添加枸橼酸盐局部抗凝，结果发现枸橼酸盐局部抗凝是一种可行、安全和有效的技术，可作为ECMO期间CRRT回路的额外抗凝。与仅全身性肝素化相比，这种技术可以降低CRRT回路的凝血发生率。

3. ECMO中的直接凝血酶抑制剂　凝血酶是一种丝氨酸蛋白酶，在凝血块生成和稳定中起着至关重要的作用。一旦激活，凝血酶促进

可溶性纤维蛋白原形成不溶性纤维蛋白。凝血酶包含3个对其凝血和抗凝作用至关重要的结合位点，包括催化位点、exosite-1和exosite-2。直接凝血酶抑制剂（direct thrombin inhibitor，DTI），如阿加曲班和比伐卢定等，在没有抗凝血酶的情况下，直接结合到凝血酶的催化位点或催化位点和exosite-1上发挥抗凝血作用。DTI相对于UFH的优点如下：①直接结合循环及与血凝块结合的凝血酶，相较UFH提高了抗凝疗效；②与抗凝血酶无关的抗凝效果，效果可预测；③避免HIT，具有较低风险的不良反应。HIT、肝素抵抗或过敏的患者可考虑应用。

（1）阿加曲班：为一种合成的单价DTI，因此可以可逆地直接结合凝血酶的催化位点；作用快，1～3小时即可达到稳态，半衰期短；阿加曲班20%与白蛋白结合，34%与α_1-酸性糖蛋白结合。阿加曲班的抗凝作用与其剂量呈线性相关，具有良好的量效反应关系，理论上可降低血栓和出血的风险。且对于肾功能不全的患者，无论是否进行肾脏替代治疗，都不需要调整剂量，这是相对于其他药物的一个主要优势。因阿加曲班在肝脏进行羟基化和芳构化代谢，因此在肝功能障碍的情况下，其半衰期可延长至正常的4倍。肝功能障碍不是使用阿加曲班的禁忌证，但可能需要减少使用剂量。目前很少有研究描述阿加曲班在ECMO中的应用。

（2）比伐卢定：是水蛭素的类似物，是一种合成的双价DTI，可以特异性结合凝血酶的催化位点和阴离子外结合位点。与阿加曲班相似，肾功能正常的患者半衰期为25分钟。比伐卢定在血浆中通过蛋白裂解代谢，在肾功能不全的情况下半衰期延长，关于其在ECMO中的疗效文献仅限于较小样本（＜50例患者）的回顾性研究。

（3）其他：合欢素和Lepirudin是运用重组DNA技术，产业化制备的重组水蛭素。这些重组水蛭素是二价的DTI，以不可逆的方式

与凝血酶的催化位点和exosite-1直接结合。

重组水蛭素在ECMO期间的临床应用受到限制。只有Lepirudin被报道用于需要ECMO支持的成年患者，已于2012年退出市场，目前已不再生产。

达比加群酯是一种口服合成肽样DTI。起效时间约为1小时，半衰期为12～17小时。其通过肾脏排泄，尿液中达比加群含量高达80%，因此肾功能不全患者半衰期延长。又因达比加群是P-糖蛋白的底物，可与临床相关的P-糖蛋白抑制剂或诱导剂相互作用。所以，目前尚无其在ECMO期间的使用证据。

4. 无抗凝　在ECMO中完全放弃抗凝可能会降低高危人群出血的风险，特别是对于存在ECMO抗凝相关禁忌证的人群，如颅内出血或其他近期或持续出血的患者。国外不少文献报道了ECMO无抗凝患者的血栓和出血事件与ECMO常规抗凝患者的血栓和出血事件相当。因此对于出血风险增加的ECMO患者，建议无肝素抗凝。

（五）监测抗凝的手段

虽然凝血试验用于指导抗凝，但它们并不总是能准确预测临床相关的止凝血相关结果，包括血栓或出血的风险。目前，对抗凝靶点的研究尚不深入，还不清楚评估ECMO抗凝水平的最佳检测方法是什么。因此，抗凝监测仍然是ECMO管理的重大挑战之一。

ELSO指南建议活化部分凝血活酶时间（APTT）水平、抗Ⅹa活性水平、血栓弹性图（thromboelastography，TEG）或血栓弹性测量法可用于抗凝监测。作为ACT的补充或替代。

既往研究表明，ACT和APTT检测与抗Ⅹa水平和肝素活性相关性较弱。然而，并非所有中心都有抗Ⅹa检测，VA-ECMO的最佳抗Ⅹa水平仍不清楚。ELSO建议在专家意见的基础上考虑联合抗凝监测方法。在笔者的研究中，监测抗凝的联合方法可能比单一方法更有优势，因为血栓栓塞事件的发生率似乎低于

总体估计，但仍有相当高的出血事件发生率。未来的研究需要确定哪一项试验应该是抗凝血监测的"标准"。

ECMO抗凝的靶点和策略尚不清楚。目前，能够指导最佳抗凝策略的高质量数据有限。有必要对ECMO的抗凝策略进行进一步研究，最好是随机对照试验或设计良好的观察性研究，并有明确的结果。

1. 活化凝血时间（activated clotting time，ACT）是一种测定肝素抗凝效果的全血试验，是一种基于凝血块的检测方法，可以测量血栓形成过程中磁铁的流动性，也可以测量血栓形成时在血液中移动速度的变化。其通过将全血加入含有表面活性剂（高岭土或硅藻土）的试管中完成，可以刺激接触激活途径。多种因素可以延长ACT，而不依赖于UFH剂量，包括血液稀释、血小板功能和数量、体温过低、低纤维蛋白原血症和凝血因子缺乏。

与体外循环的400～800秒目标相比，ECMO的ACT范围为180～220秒。然而，不同的ACT平台及其与测定的肝素水平和APTT的关系是不一致的。研究发现，在ECMO通常使用的剂量范围内，ACT与肝素浓度相关性较差。

Yeo等的研究中，他们直接比较了2个抗凝靶点（ACT靶点140～160秒比180～220秒）。结果发现，与低目标组相比，高目标组的插管部位出血、出血引起的死亡和重大出血事件数量显著增加。由于无法获得死亡率数据，这限制了他们研究的影响。在颅内出血患者中，Kasirajan等通过多变量logistic回归发现出血与肝素使用相关。他们的目标是ACT 180～200秒，颅内出血组的平均ACT为201秒±30秒。近年研究发现，VA-ECMO的住院死亡率为59%。而低ACT目标组（＜180秒）和高ACT目标组（ACT＞180秒）的死亡率似乎相似（P=0.06）。

2. 活化部分凝血活酶时间（activated partial thromboplastin time，APTT）试验　是一种

基于血浆的凝血功能检测，用于监测UFH。APTT试验是通过将枸橼酸血浆与二氧化硅、合成磷脂（鞣花酸）和钙混合来启动凝血块形成，ECMO的治疗范围在低出血风险患者为60～80秒，而在出血风险增加的患者为40～60秒。

与ACT类似，APTT试验评估接触激活途径与纤维蛋白原和Ⅷ因子水平有关。一些研究者已经检测了APTT、ACT和抗Ⅹa活性之间的相关性。研究显示，与ACT相比，APTT与抗Ⅹa结果的相关性更好。同ACT与肝素剂量相关性不大或无相关性相比，APTT与肝素剂量相关性中等，APTT与ACT相关性弱。但因有部分研究未得出此结果，仍不能单独使用APTT评估抗凝活性或在肝素耐药时作为肝素效应的准确测定。

3.抗Ⅹa（anti-factor Ⅹa） 直接测定肝素对Ⅹa因子的抑制作用，越来越多地用于测定肝素作用，尤其是在儿科患者中。抗Ⅹa的目标为0.3～0.7U/ml。抗Ⅹa检测可能会受高胆红素血症和高血浆游离血红蛋白的影响，可能导致ECLS患者中抗Ⅹa活性出现假性下降。

研究表明，抗Ⅹa活性每降低0.01U/ml，管路或氧合器更换的概率就增加5%，这表明低抗Ⅹa组管路更换风险增加41%。

与ACT或APTT相比，抗Ⅹa试验与肝素浓度的相关性更好。但因抗Ⅹa活性值代表抑制的量，而不是患者能够产生的凝血酶和纤维蛋白的量。所以虽然它是肝素效应的直接测量值，但并不能代表患者的整体止凝血状态。

4.黏弹性测试 血栓弹性图（TEG）和旋转血栓弹性测量（ROTEM）是全血止血的黏弹性测试，已用于监测ECMO抗凝。配对TEG/ROTEM样品，加入或不加入肝素酶，可用于评估UFH存在时的凝血情况。据报道，TEG可用于识别各种高凝状态，包括与重大手术和恶性肿瘤相关的情况。在肝移植、心脏手术、产科、创伤和血友病等各种临床情况下，血栓弹性测量分析越来越多地被纳入评估整体

凝血功能和监测止血治疗的范围，它也常用来指导输血管理。

TEG/ROTEM可以通过检查有和没有肝素酶试验之间的R时间或凝血时间（CT）的差异评估UFH的反应性，这可能对监测肝素耐药性是有益的。

研究发现，APTT与TEG R时间的相关性最强，相比之下，ACT与所有TEG参数的相关性很弱。

到目前为止，还没有大型多中心试验比较黏弹性测试和常规凝血指标，验证它们指导抗凝治疗的能力优劣。但多项研究评估了在ECMO治疗时，TEG驱动的肝素滴定策略与基于APTT监测的"传统"方法的安全性和可行性，不良结局有改善的趋势。与TEG组相比，APTT组患者倾向出血更多。此外，与APTT组相比，TEG组肝素剂量较小，且血栓形成的并发症并无增加。

5.抗凝血酶（antithrombin，AT） 主要是由肝脏和血管内皮细胞分泌的一种血浆糖蛋白，在生理情况下发挥重要的抗凝作用。AT正常血浆浓度为15～20mg/dl，通过抑制凝血途径中的丝氨酸蛋白酶，如凝血酶（Ⅱa）及活化的凝血因子Ⅶa、Ⅸa、Ⅹa、Ⅺa、Ⅻa等的活性而发挥抗凝作用。在自然形态下，AT的抗凝活性较低。然而，在肝素存在的情况下，其抗凝活性可提高1000～2000倍。

一般来说，幼儿的抗凝血蛋白（包括抗凝血酶）的生理浓度偏低。与年龄较大的儿童和青少年相比，1岁以下的儿童最明显。抗凝血酶水平在7～12个月时达到成人水平；然而，即使在健康儿童中，抗凝血酶水平的参考范围也因年龄不同而有显著差异，而且可能因所使用的试剂和分析仪不同而有所不同。此外，与成人相比，儿童凝血蛋白（因子Ⅱ、Ⅶ、Ⅸ、Ⅺ和Ⅻ）和凝血抑制剂（蛋白C、蛋白S、抗凝血酶）的活性降低，纤溶活性也降低，尤其是新生儿。这是由于新生儿组织型纤溶酶原激活物（tissue plasminogen activator， t-PA）对纤溶酶原的缓慢激活，加上出生时纤溶酶原激活物抑制剂（plasminogen activator inhibitor，PAI）水平正常或升高所致。因此，由于成人、儿童和婴儿中促凝蛋白和抗凝蛋白的平衡是不同的，很难单独确定AT活性对整体止凝血功能的影响。这使ECMO患者补充外源性AT的解释和决策更加复杂。

如上所述，诸如抗Ⅹa等检测方法提供了肝素效应的准确结果，但不能提供关于凝血酶和纤维蛋白形成的整体功能效应的信息。在目标导向治疗的时代，肝素化目标是降低凝血酶活性和减少纤维蛋白形成，以减少血栓事件而不引起出血。

（六）解决方法

1. 管路设计　ECMO管路的不同组件根据其用途和特性进行设计，如管路、膜式氧合器和连接器。膜式氧合器非常重要，因为它与血液接触面积较大，它们由疏水性聚甲基戊烯和聚丙烯等材料制成，允许气体交换，阻止血液通过膜孔。由于多种血浆蛋白在材料表面的吸附，膜前血栓形成。蛋白质吸附的性质取决于生物材料的表面，并进一步改变蛋白质-细胞相互作用和细胞黏附。例如，血小板黏附降低的疏水表面对HDL的吸附更高，但纤维蛋白原吸附较高的表面对血小板黏附更高。为了减少蛋白质吸附和ECMO膜前血栓，小分子可被加入生物表面涂层中。最初，白蛋白和硅酮等分子被用来作为凝血因子和补体的屏障，但仍然难以避免血小板减少。肝素涂层通过与循环抗凝血酶结合减少凝血酶生成，并显示血小板和白细胞激活减少，这种方法减少了血栓形成。目前可用的不同涂层的ECMO管路在凝血方面没有任何显著差异，其表明肝素从其表面渗出的证据很少。为了进一步减少蛋白质表面沉积，目前的研究进展包括涂覆高密度亲水分子，这种亲水分子可以结合大量的水，以及使用带有支链的聚合物阻止吸附蛋白质的构象变化，称为聚合物刷。Obstals等描述了一种

用于ECMO的聚合物刷涂表面的开发，该表面可显著降低凝血、血小板和白细胞的体内激活。目前，由于聚合过程困难，尚未应用于临床。

2. ECMO出血的处理　应根据具体情况和潜在因素而定（表11-3）。

表11-3　ECMO期间出血的处理措施

过度抗凝结果	降低或抑制抗凝作用
凝血障碍	输注血浆和血小板 治疗性血浆置换（如果输血治疗无效）
低纤维蛋白原血症	输注冷沉淀 输注纤维蛋白原浓缩物
纤溶亢进	抗纤溶治疗（氨基己酸、氨甲环酸）
维生素K拮抗剂，如华法林	补充凝血酶原复合浓缩物
维生素K缺乏	补充维生素K
获得性von Willebrand综合征	输注冷沉淀或vWF因子（如Humate-P、Vonvendi）
置管部位出血	外用止血药：纤维素、凝血酶粉等 调整置管与缝合
凝血因子XIII缺乏	因子XIII浓缩物（如科里菲）或重组因子XIII（如Tretten）
手术部位出血	抗纤溶治疗（氨基己酸、氨甲环酸）
弥漫性肺泡出血	雾化抗纤溶药物（氨甲环酸）
血胸	置入胸腔闭式引流管，手术干预
血尿	避免过度抗凝，不推荐使用抗纤溶药物
颅内出血	评估是否继续使用肝素 危及生命的脑出血的ECMO患者，可在停用肝素后进行开颅手术

3. ECMO中的抗凝血酶（AT）替代　2014年ELSO抗凝指南建议，只有当AT缺乏与肝素耐药共存时，才能在ECMO运行期间补充AT。在美国，AT有两种形式可供选择，即人血浆衍生形式（Thrombate Ⅲ®）或重组形式（ATryn®）。凝血酶Ⅲ是通过多步骤纯化过程从供体血浆中制备的，而重组AT（ATryn®）是从基因工程山羊乳汁中制备的。Thrombate Ⅲ®被批准用于遗传性AT缺乏患者的血栓栓塞治

疗和预防，而ATryn®用于遗传性AT缺乏患者的围术期和围生期血栓栓塞事件的预防。获得性AT缺乏比先天性AT缺乏更常见，需要超说明书使用AT浓缩液。Thrombate Ⅲ®的消除半衰期为2.5～3.8天，而ATryn®的消除半衰期为12～18小时。Thrombate Ⅲ®通过静脉滴注，而ATryn®初始静脉滴注负荷剂量，然后持续滴注。一旦重组，Thrombate Ⅲ®必须在3小时内给药，而ATryn®在8～12小时给药。与任何因子浓缩物一样，Thrombate Ⅲ®具有传播传染性病原体的潜力，特别是变异型克-雅病（vCJD）。但是，目前还没有病例报道。

据报道，在先天性AT缺乏症患者中，与一次性给药相比，持续滴注可稳定AT水平并减少出血并发症。然而，没有数据表明，大剂量或持续滴注是否会影响ECMO患者的临床结果。AT的剂量和研究结果也有很大的可变性。此外，目前尚不清楚补充AT的指征是基于单个AT活性值还是一组止凝血的结果。需要前瞻性多中心研究确定和评估AT的临床和诊断指征，包括阈值、剂量、持续时间和结果。

（七）总结与展望

综上所述，笔者认为，最佳的抗凝治疗包括补充抗凝酶的适应证，应该依赖于对包括APTT、抗Ⅹa活性、TEG、AT、血小板计数和纤维蛋白原浓度等多种止凝血指标的全面和标准化评估。抗凝应根据实验室评估所证实的患者的整体凝血状态进行滴定，并应与患者出血或血栓并发症的个体风险相结合。为了更准确地评估ECMO患者的凝血功能，需要开发更准确的止凝血监测方法，包括高强度应力和生物材料表面测定，如微流控模型，以便更精确地滴定AT水平。

（方 明 孙曼丽）

三、体外膜肺氧合血流动力学调整

危重症患者进行ECMO支持时，患者的呼吸与循环大部分由ECMO掌控，瞬时的、哪怕几秒ECMO设备的故障，将会导致致命性后果。因此，在完成放置ECMO导管，连接体外循环后，艰巨的工作才刚刚开始。良好的ECMO管理是成功开展ECMO工作的关键，而相应的血流动力学调整在其中至关重要。ECMO循环建立和运行之后，患者的全身血流灌注和氧输送得到了保障，低血压、低氧血症、高碳酸血症及酸中毒常可迅速改善，动脉血乳酸水平逐渐回落至正常水平，血管活性药物逐渐减量，呼吸机支持条件降低。在这全身情况看似"稳定"的表象之下，对原发心肺疾病的积极治疗及ECMO造成特殊的血流动力学状态所产生的不利影响不可忽视，因为这些是患者能否成功撤离ECMO和获得良好预后的重要决定因素，也真正考验一个ECMO团队的精细化管理能力。本部分将分别对VV和VA两种ECMO模式下如何进行血流动力学调整进行简要阐述。

（一）VV-ECMO

1. VV-ECMO下的血流动力学特点 VV-ECMO已越来越频繁地被用于支持急性呼吸衰竭患者，最常见、最严重的类型是急性呼吸窘迫综合征（ARDS）。需要VV-ECMO治疗的严重ARDS患者，双肺弥漫性间质渗出、肺泡塌陷和实变等病变导致通气/血流比例失调，即便行保护性机械通气联合肺开放也难以纠正顽固性低氧血症和（或）高碳酸血症。低氧血症、高碳酸血症及高气道内压力均可导致肺循环阻力急性升高、右心后负荷增加，严重时可出现急性肺源性心脏病（acute cor pulmonale，ACP）表现。

VV-ECMO运行之后，从腔静脉引出的静脉血经过膜肺供氧和排出二氧化碳后回输上腔静脉或右心房，对于右心来说，血容量是净平衡的，所以右心前负荷没有变化。但是，由于低氧血症、高碳酸血症的纠正和气道压力下降，增高的肺循环阻力会下降，即右心后负荷下降，因此ACP有所缓解；而ACP对室间隔的受压减轻，左心室舒缩功能也有所改善，冠状动脉供血增多、左心室舒张末容积增加，心排血量增多，间接改善了全身血流动力学状态。

2. VV-ECMO的初始参数调整 在VV-ECMO中，建议给予初始的血流量为50ml/（kg·min）（按照理想体重计算），然后进行调整以维持脉搏血氧仪测量的外周血氧饱和度（SpO₂）> 80%。除了这个初始值，低氧血症得到纠正的决定因素是系统流量和机体本身的心排血量之间的比值，需要约心排血量的60%的系统流量确保所需的全身氧合，即SpO₂ > 80%。

3. VV-ECMO的血流动力学调整

（1）右心管理：研究显示，即便在限制平台压力（Pplat）的保护性肺通气状态下仍有20%～25%患者发生持续肺动脉高压和ACP。ACP时右心排血量减少，且随着右心室压力升高进而通过室间隔影响左心室充盈，减少左心输出并导致高静水压性肺水肿，进一步加重肺部病变，因而出现右心室功能障碍的患者大多数预后不良。临床医师一旦发现右心室功能障碍，需要积极采取措施以降低右心负荷，包括增加ECMO血流量、提高供气氧浓度和气流量、肺复张和俯卧位通气、降低呼吸机平台压和驱动压、限制液体、使用扩张肺小动静脉的药物等，并通过心肺超声动态评估治疗效果。这些ARDS管理中的关键问题，在VV-ECMO气体交换功能改善的情况下依然需要重视。

（2）容量管理：是对所有危重症患者都要进行的基本工作，在ECMO治疗时同样重要。开始ECMO支持的患者不可避免地需要大量液体复苏。然而，液体超负荷会对这些患者的预后产生负面影响。在接受ECMO治疗的患者中，由于疾病的严重性经常需要大量输液，为ECMO治疗保持足够的血流同样重要。患者通常会在ECMO治疗的最初几天内经历全身炎症反应。这种反应引起病理性血管舒张及液体流失到间质，导致血容量减少。此外，与接受ECMO的主要疾病如休克、低心排血量及与脓毒症样综合征相关的毛细血管渗漏增加都是诱发因素。这种血管内容量不足会导致体外血流衰竭，从而导致更频繁地更换ECMO回路并缩短ECMO总运转时间。在一项针对172名接受ECMO的成年患者的调查中，同时进行CRRT和ECMO治疗的患者更频繁地更换ECMO回路，导致这些患者的死亡率增加。因此，给予足量的静脉液体以维持令人满意的体外血流是启动ECMO患者管理的关键部分。

ECMO支持时体外循环的参与导致血流方向、速度及温度均发生了变化，因此传统的压力指标如CVP、热稀释法心排血量（CO）、全心舒张末期容积指数（GEDI）的可信度下降，肺动脉漂浮导管监测的右心房压（RAP）和肺动脉楔压（PAWP）也可能受到ARDS升高的肺循环阻力影响而不能准确反映左心室舒张末压（LVEDP）（即左心前负荷）；动态指标每搏量变异（SVV）和脉压变异（PPV）在ARDS小潮气量及不完全机械通气情况下预测容量反应性的价值有所下降。此时，没有一个完美的指标来衡量前负荷状态，临床医师需要综合所有信息做出判断，容量管理变得困难。但无创的超声心动图可以快速提供关于前负荷的可靠信息，简单易行的是测量腔静脉直径。以引流管放置在下腔静脉（IVC）为例，在能满足目标体外循环引流量的情况下，建议IVC直径尽可能窄，尤其要避免出现扩张固定的IVC，以减少右心和肺循环血量、减少肺渗出、减轻右心功能障碍；但是需要避免IVC过窄后引流管贴壁等文丘里效应，因为贴壁会导致引流量不稳定、静脉壁损伤及血细胞破坏等。ARDS患者通常实施限制性液体治疗策略，当出现引流管抖动、ECMO流量不稳定时要第一时间查看腔静脉，如发现插管周围腔静脉塌陷迹象，则快速给予容量负荷试验后再滴定。另外，测定左心室流出道或主动脉收缩期血流峰值流速变异（ΔVpeak）和速度时间积分变异（ΔVTI），研究显示，ΔVpeak > 12%、ΔVTI > 20% 是预测容量反应性阳性的有效指标。上游压力（CVP、RAP 或 PAWP）与左心室舒张末容积之间的相关性存在诸多影响因素，但左心排血量大小和左心室流出道血流变化是一致的，临床医师可以根据它们进行补液决策，直接测量补液前后心排血量的变化，并结合血流动力学变化和肺部超声判断液体治疗的有效性和安全性。

（二）VA-ECMO 模式

1. VA-ECMO 的血流动力学特点　VA-ECMO 是从腔静脉或右心引出静脉血，经过膜肺供氧和排出二氧化碳后，回输给主动脉以维持全身灌注，该模式下右心前负荷明显降低，但由于回输血液是迎向主动脉瓣的，因而左心室后负荷明显增加。在对 VA-ECMO 患者进行血流动力学管理时，需要理解并牢记这一血流动力学特点。

2. VA-ECMO 的初始参数调整　在 VA-ECMO 中，建议初始血流量为 30ml/（kg·min）（理想体重），然后进行调整，使中心静脉血氧饱和度 > 70%。应调整气体流量，使 pH 保持接近 7.40，二氧化碳分压（$PaCO_2$）为 40mmHg，对于 $PaCO_2$ > 50mmHg 的患者，减小必须缓慢渐进，每小时下降不超过 10mmHg。对于因高碳酸血症而有 ECMO 指征的患者，建议初始设置低的血流量（1L/min）和高的气体流量（15L/min），随后进行调整，目标是维持 pH 接近 7.40，$PaCO_2$ 接近 40mmHg。

3. VA-ECMO 血流动力学调整

（1）ECMO 流量滴定：在早期（一般 24～48 小时）全流量辅助纠正代谢障碍、还清氧债（酸中毒纠正、乳酸恢复正常）、不需要大剂量升压药物维持血压之后，即应该根据心功能情况进行 ECMO 流量滴定。总心排血量（CO）=ECMO 提供的心排血量+自身心脏心排血量，两股血流即有"合作"的关系，又有"抗衡"的意味，而在自身心功能相对羸弱的情况下，临床医师需要起到"裁判"的角色，判断和协调两者的关系，最终目的是保证全身氧输送的情况下帮助心功能逐渐恢复。一般来说，成人的目标流速为 60ml/（kg·min）。然而，它绝不意味着"全流量"。真正的目标流量应该是迅速逆转休克和恢复组织氧合所需的合适流量。ECMO 流量应以目标为导向，以乳酸快速正常化为目标，SvO_2 得以改善（> 65%），以及恢复适当的 MAP。如果 ECMO 流量不足，应与低血容量、肺淤血或脓毒症、引流或回流问题、ECMO 回路阻力等各种原因导致的循环容量不足区分开。

对于外周 VA-ECMO，建议放置远端灌注套管（DPC）以防止肢体缺血。通过 DPC 的流量可以利用超声波流量计进行监测。通常，通过 DPC 的流量变化与 ECMO 血流量呈线性正相关，影响 ECMO 流量的变量也可能影响 DPC 流量。然而对于维持肢体灌注的最小推荐 DPC 流量，尚无一致意见。成人常规用 6～8F DPC，建议最小流量为 150ml/min 以防止肢体缺血。如果肢体缺血持续存在，可以考虑优化 ECMO 流量或调整血管升压药，甚至进一步进行手术干预。

VA-ECMO 减流量时回心血量增加、左心后负荷降低，此时若心功能具有一定储备，可通过增强心肌收缩力将增加的血容量泵出，尝试减少 0.5L/min 流量时大循环（主要观察平均动脉压）无明显波动，超声测定右心和左心没有发生内径明显增加、射血分数（EF）和速度时间积分（VTI）有所增加，即认为减流量是可实施的。当然，需要观察一段时间以评估这种稳定性。如果减流量后大循环即出现明显波动如血压下降，则说明心功能储备较差，或者发现心腔进行性增大或 EF/VTI 减少，或乳酸水平升高，则需要将流量调回上一次水平。从某种意义上讲，做好贯穿 VA-

ECMO运行始终的流量滴定是最大程度上的左心保护，可减少甚至避免后续出现左心室扩张风险，也为逐渐进入VA-ECMO撤离做好了准备。

（2）心功能调整

1）双心室衰竭：心功能整体受损导致的心源性休克是心肌炎、失代偿性心力衰竭、心搏骤停后心肌顿抑、心脏移植患者的急性排斥反应、房性和室性心律失常及多支血管缺血性心脏疾病等情况的主要表现。由于心室收缩功能受损，从而前负荷增加和心排血量下降。在这种情况下，ECMO支持的重点是在维持外周器官灌注的同时降低心脏前负荷。

严重心力衰竭和收缩力极差的患者可能需要正性肌力药物支持，以促进血液通过心脏向前流动，进而降低左心室血液淤滞的风险并增加全身灌注。在这种情况下，极小或消失的搏动血流表明主动脉瓣打开不足，需要引起对肺循环和左心室血流淤滞风险的关注。维持衰竭心脏的前向血流是由前负荷、后负荷和残余心肌收缩力决定的心脏状态与ECMO运行之间进行复杂作用。若增加ECMO泵的每分钟转速，则会将血液转移到ECMO回路，导致心脏前负荷减少和后负荷增加。通过超声心动图测量肺动脉楔压或观察左心室可以了解心脏的前负荷状态。在心脏搏动最差和前负荷不足的情况下，降低转速可能恢复全身灌注。如果前负荷充足且后负荷在目标血压范围内，则患者可能需要正性肌力药物支持以维持左心室射血并恢复顺行血流灌注。

此外，必须权衡正性肌力药的潜在益处与可能增加的心肌细胞耗氧量及影响受损的心脏恢复。其他问题还包括正性肌力药和血管扩张剂对肺循环的影响，可能会引起通气-血流灌注不匹配，进而加重合并肺病患者的低氧血症。在使用正性肌力药促进左心室血液向前流动时，滴定脉压（最大和最小动脉压的差值）是一个合理的治疗手段。增加正性肌力药而没有获得足够的心脏搏动或出现快速性心律失常

时，这可能是差异性低氧血症的早期证据，表现为氧含量低的血液被夹带进入冠状动脉口。在这种情况下，即使可能需要采取措施以限制进一步出血，也要考虑将左心室排空以去除静态血液。

需要考虑在这种情况下排空左心室的方法。然而何时启动排空左心室尚不清楚，因为涉及不同程度的侵入性操作和相关成本等复杂风险。左心室排空的方法包括使用IABP降低后负荷以促进左心室射血、通过手术放置心尖引流管直接排放左心室、经腹放置导管或房间隔造口术引流左心房，或放置经皮VAD（如Impella）穿过主动脉瓣以引流左心室血液。既往临床研究已表明，使用Impella和ECMO的双重机械辅助支持可提高患者的生存率。这种方法可使临床医师控制通过心脏的前向血流和为左心室减压以减少心脏做功，进而促进患者恢复，同时还降低血流淤滞和血凝块形成风险。左心室适当排空可降低心室内容积，从而降低透壁压和心肌氧耗，同时保持心肌灌注。尽管目前具体机制尚不明确，但这可能是患者生存获益的生理基础。如果微创治疗不成功，可以考虑从外周插管过渡到中央插管，并通过手术将动脉端插管置于主动脉弓中。尽管属于高难度的侵入性操作，但这种插管方法允许对主动脉进行顺行血流灌注，并且可以通过改善心肌收缩力优化心脏状态。

若通过心脏超声观察到心腔内或主动脉内出现自发性红细胞显影表明血液淤滞，有较高的血栓形成风险，需要设法促进血液流动和加强抗凝。还需要肺部超声每天动态监测，当出现弥漫性肺渗出增加伴左心增大时，需要首先考虑心源性肺水肿而非继发肺部感染，治疗上需要减轻左心容量和压力负荷，并上调呼气末正压（PEEP），减少肺泡渗出。

2）左心室衰竭：由左心室衰竭引起的心源性休克最常见于活动性缺血或潜在的缺血性心肌病。在使用ECMO支持时，保证全身和冠状动脉灌注的同时，需要限制心脏做功以防

止心脏进一步损伤，而维持这两者之间平衡显得尤为重要。从概念上讲，ECMO在活动性缺血的情况下以增加心脏做功为代价来维持全身灌注，可能会增加缺血半暗带并限制心功能恢复。但ECMO能够快速恢复严重休克患者的全身灌注并逆转长期低灌注的有害影响，同时若辅以左心室减压的方法，可减少心肌细胞损伤并促进恢复。

3）右心室衰竭：由单纯性右心室衰竭引起的心源性休克最常见于大面积肺栓塞后，也可见于肺动脉高压或右心室缺血引起的失代偿性右心室衰竭。在这种情况下，ECMO支持的目标是右心室减压以恢复右心室搏动并允许血液向前流动通过肺循环。与双心室衰竭或单纯性左心室衰竭不同，右心室衰竭时通常需要较少的ECMO流量，尤其是在治疗肺动脉高压或肺栓塞时。在这些情况下，适度减压会迅速恢复右心室搏动。在肺栓塞的情况下，除非立即进行动脉血栓去除/内膜切除术等，否则维持足够的肺循环流量至关重要，因为这是输送抗凝剂以治疗栓塞所必需的血流量。通过心脏的前向流动不足可能导致血凝块扩张进而治疗失败等严重后果。

（3）容量管理：VA-ECMO时的容量管理原则与VV-ECMO基本一致，即满足全身灌注流量的最低容量负荷。维持较低的心房压力是心肌休息的基础条件。由于患者右心房血液部分引流进入ECMO管路中，VA-ECMO时直接减少右心前负荷，肺循环和左心前负荷相应减少，在早期心功能极度低下时全身循环主要依靠ECMO体外血流量，自身心排血量甚至可以忽略。此时，容量状态能满足目标体外循环流量即可，可通过利尿剂增加尿量或CRRT可以加速液体排出。在一项纳入823例ECMO患者的研究中，85.9%的患者存在累积液体正平衡，而且累积液体正平衡量大于先前研究报道的未接受ECMO治疗的ICU患者，随着累积液体平衡量（CFB）增多，患者的死亡风险增加，心血管疾病组和呼吸组ECMO患者的

CFB水平分别低于82.3ml/kg和189.6ml/kg时，死亡风险未再显著增加，因此，接受ECMO的患者可能能够耐受低于这些阈值的补液，应加强ECMO患者的容量管理，以免超过这一具有临床意义的液体过负荷水平。

此外，简单易行的是利用超声床旁监测下腔静脉常规进行容量评估，建议下腔静脉（IVC）直径尽可能窄，以减少回心血量、心内压力和心肌氧耗并改善冠状动脉供血。IVC下限是不发生贴壁和抖管，甚至可以将引流管插入至右心房（中心插管引流管一般在右心房）或上腔静脉（SVC）[需要利用经食管超声心动图（TEE）定位]进一步增加引流。然而，随着心功能逐渐改善，自身心排血量增加，ECMO体外血流量需求减少，用IVC直径/SVC直径或右心大小评估容量状态会复杂一些，此时需要与自身心功能相匹配的容量负荷，以维持和促进残余心功能恢复。既往的经验是将IVC直径维持在1.3～1.8cm这一相对安全的范围，避免血容量不足和过多，这样的参考值范围需要进一步临床研究数据优化。当然，结合超声监测的主动脉或左心室流出道ΔVpeak和ΔVTI评估容量反应性是精细化容量管理所需要的。

（4）压力管理：ECMO提供持续的平流血流。任何搏动血流（如果存在）都是由残余左心室功能产生的。在严重心源性休克时，只能测量由ECMO产生的平均血压，因此需要使用动脉导管。血压仍然是在ICU中重要的血流动力学指标。研究者对休克时心室-动脉偶联的新兴趣已经证明了特定压力目标值的临床效用。目标MAP通常需要维持在65～80mmHg。推荐维持MAP的下限以降低左心室后负荷。血管升压药（如去甲肾上腺素和血管升压素等）可用于治疗低血压或血管麻痹，短效的血管扩张剂（如硝普钠）可用于控制高血压，其潜在的负性肌力作用较小，而钙通道阻滞剂如尼卡地平可能会出现这种不良反应。

随着心功能改善，脉压升高是恢复的标

志。尽管保持脉压超过10mmHg是VA-ECMO管理中的一般建议，但尚没有充分证据表明使脉压＞10mmHg可以改善预后。维持低ECMO流量和高剂量血管升压药增加搏动血流可能会导致心排血量过低并增加心脏后负荷，因此尽可能减少或不使用正性肌力药以使心脏休息（降低前负荷和后负荷），而不是人为地增强血流搏动。

（5）组织灌注：全身灌注包括ECMO回路和衰竭心脏的残余排血量。目前，尚没有广泛可用且易于获取的指标来评估衰竭心脏对组织灌注的贡献。相反，临床医师必须依靠间断获得的组织灌注总指标进行血流动力学调整，如血清乳酸、SvO_2、外周器官功能标志物（如尿量和肝酶）及血流动力学指标，以确定全身灌注是否足够。理想情况下，SvO_2大于70%和血清乳酸小于2.2mmol/L或19.8mg/dl可确保DO_2和VO_2之间的最佳平衡。SvO_2通常在ECMO启动后立即升高。然而，乳酸水平下降需要一段时间，这取决于ECMO上机前的乳酸水平。如果SvO_2和乳酸水平恢复不满意，则有两种典型情况：一种是错误的ECMO指征，如不伴有心脏损害的严重感染性休克（高VO_2）；另一种是氧气供应不足（低DO_2）。这可以通过尝试增加容量或输血增加ECMO流量来改善。极少数情况下，局部缺血（如肠梗死）会在VA-ECMO期间表现为低SvO_2和乳酸清除率下降。

（王　翠）

四、ECMO患者的营养支持

危重症患者的最佳营养支持措施一直存在争议。由于疾病早期阶段存在应激分解代谢增加和营养物质摄入不足的病理生理基础，该类患者极易出现营养不良，并发症风险也会显著增加，造成住院和入住ICU时间延长，死亡率显著增加。接受ECMO治疗的患者是ICU中病情最危重、资源利用最密集的群体，更需要采用全方位的治疗措施，包括恰当的营养支持治疗，才有希望改善此类患者的预后。鉴于疾病严重程度的异质性，且缺乏准确的能量消耗监测工具，加上接受ECMO治疗期间，患者的血液直接暴露于回路内非生物材质造成机体发生更为广泛的炎症级联反应，因而，其能量消耗（EE）更难以预测。迄今为止，关于成人ECMO患者的最佳营养支持策略的研究数据有限，一直缺乏成年ECMO患者营养支持策略的相关指南。因此，根据现有的研究资料，本部分拟从以下几方面探讨如何尽可能为成年ECMO患者推荐合理的营养支持策略。

（一）ECMO患者的喂养特点

接受ECMO治疗期间，患者经常合并严重的缺氧和血流动力学不稳定，存在大剂量血管活性药物和激素应用、长时间镇静和抗凝治疗等因素，可能会损害胃肠道黏膜的完整性，增加内脏低灌注风险，甚至出现胃肠道缺血或出血等并发症，最终导致启动和维持肠内营养（enteral nutrition，EN）困难。此类患者普遍存在蛋白质高分解代谢和胰岛素抵抗，造成蛋白质和能量营养不良。部分接受ECMO治疗的患者因病情需要同时接受俯卧位通气，且面临ICU住院时间延长，这些均是医学营养治疗（medical nutrition therapy，MNT）不足的独立危险因素，并增加了医源性营养不良的风险。此外，ECMO回路的非生物材质进一步诱发或加重机体的炎症反应和氧化应激，甚至伴随内源性和外源性微量营养素和常量营养素的严重丢失，使ECMO患者的营养不良风险显著增加，导致获得性营养不良。

近年来，美国和欧洲关于危重症患者的营养支持指南均一致建议，血流动力学稳定的危重症患者需要尽早启动EN。2017年欧洲重症监护医学学会（European Society Intensive Care Medicine，ESICM）危重症患者早期EN临床实践指南建议，对接受ECMO治疗的患者可实施早期EN。2017年体外生命支持组织（ELSO）成人呼吸衰竭指南明确提出，与所有危重症患者一样，充分的热量和蛋白质营养支持必不可少。2019年德国营养医学会ICU临床营养指南也建议，对于没有严重肠功能障碍和（或）血流动力学不稳定迹象而接受VV-ECMO/VA-ECMO的危重症患者，可在疾病的所有阶段实施EN。

但实际上，ECMO支持患者普遍存在喂养中断和喂养不足现象。一项纳入107例VV-ECMO/VA-ECMO患者的前瞻性多中心观察性研究显示，EN是ECMO治疗期间最常用的营养支持方式，但经常被中断，其中因在ICU或手术室进行空腹检查或手术而禁食占31%，胃残余量（GRV）高占22%，无营养管占14%，不能耐受EN占8%等。另一项纳入203例VV-ECMO患者的大型单中心回顾性分析显示，VV-ECMO治疗期间，197例患者（97%）在48小时内接受EN。虽然仅存在1/4天数（累计2989天）的能量和蛋白质输送不充足，但喂养不足却很常见，尤其发生于病情更严重或器官功能障碍更严重的患者中，其中因医疗相关操作而中断喂养占39.1%，胃动力不良占22.8%。184例（90.6%）患者至少发生一次喂养中断，95例（46.8%）患者发生2次以上喂养中断，且中位持续时间为9小时。此外，106例（52.2%）患者使用了促胃肠动力药。因此，对接受ECMO治疗的患者需要尽可能评估合理的营养需求，减少喂养中断或不足对该群体并发症和死亡率等结局的影响。

（二）营养风险的筛查与评定

由于营养不良的病理生理与潜在的炎症状态密切相关，危重症患者普遍存在与炎症程度相关的压力性分解代谢过程，且与疾病严重程度密切相关。因此，在疾病严重程度和临床结局的背景下需要考虑营养风险和进行营养风险筛查。2018年欧洲临床营养与代谢学会ICU临床营养指南，建议在ICU停留超过48小时

的危重症患者都应被认为有营养不良的风险，应考虑对这些患者进行MNT。2016年美国危重病医学会与美国肠外肠内营养学会（SCCM/ASPEN）成年危重症患者营养支持治疗的实施与评估指南，建议对所有入住ICU的患者进行营养风险测定，推荐使用两种工具：营养风险筛查2002（NRS-2002）和危重症营养风险（NUTRIC）评分。

NRS-2002是根据128项随机对照试验的回顾性分析制定的，基于3个变量，即营养状况［体重减轻、体重指数］（body mass index，BMI）和前一周的进食量、年龄和疾病的严重程度，以确定患者的营养风险。NRS-2002评分≥3分被认为具有高营养风险。NRS-2002不是ICU患者的专用工具，适用于所有成年住院患者。NUTRIC评分较NRS-2002评分可以更准确地对危重症患者的营养风险进行分类，是专门用于ICU患者的工具，包括含IL-6的原始版本和不含IL-6的改良版本（mNUTRIC），另外5个参数分别为年龄、急性生理学和慢性健康状况评价Ⅱ（APACHE Ⅱ）评分、序贯器官衰竭评估（SOFA）评分、合并症数量和ICU住院时间。NUTRIC/mNUTRIC评分≥5分被认为具有高营养风险。NUTRIC/mNUTRIC评分的主要局限性之一是缺乏经典的营养变量。除营养变量外，NRS-2002和NUTRIC在考虑疾病的严重程度方面均表现突出，但在筛查营养风险方面，NUTRIC/mNUTRIC优于NRS-2002，并且与ICU住院时间、非机械通气天数和28天死亡率等主要临床结局有更好的相关性。

虽然上述的营养风险评估工具的有效性已在危重症患者中得到验证，但存在一定的局限性。因为体重、体重指数、体重变化或食物摄入量百分比等变量在危重症患者中很难获得，同时体内成分的变化（如水分增加）也可使其具有误导性。此外，危重症期间患者的骨骼肌肉质量和力量丧失风险也明显增加。肌少症指数（sarcopenia index，SI）［（血肌酐/血清

胱抑素C）×100]是近年来被作为预测营养不良的一种价廉、便捷和客观的工具。有研究显示，ICU营养不良患者的SI显著低于营养良好患者，且SI降低与营养不良严重程度加重相对应。SI作为营养不良风险的筛查指标优于mNUTRIC评分。

目前还有多种评估体内成分的临床技术[如生物电阻抗法（BIA）、CT、骨骼肌肉超声（musculoskeletal ultrasound，MKUS）]用于监测瘦体重（LBM），可以更准确地评估危重症患者的肌肉萎缩情况。BIA主要是利用单频或多频的低幅度交流电流特征化体内导电和非导电的液体和组织成分。虽然BIA价格低廉，无辐射暴露，操作便捷，也适合随访研究，但其局限性主要是受机体水化状态改变的影响较大，可能造成测量数据不准确。CT通过分析第3腰椎水平的肌肉横截面积（muscle cross-sectional area，CSA）替代总肌肉组织面积的评估，也可以通过评估特定肌肉（如股直肌）替代全身骨骼肌质量的评估。其缺点主要是存在高辐射暴露，需要特殊的软件且分析耗时，水肿会造成数据读取困难。MKUS通过声波从肌肉组织反射的强度或回声强度反映肌肉质量，类似于CT的肌肉密度。低质量的肌肉会产生更亮或高回声的图像，可能是由纤维化和脂肪组织浸润引起。另外，回声强度也可用于量化肌内糖原储存，由于糖原与水结合，声波很容易通过水，含有更多糖原的肌肉将产生更暗（低回声）的超声图像。该方法同BIA一样，虽然操作简易、相对便宜、耐受性好且最适用于床边，也适合随访，但其局限性是目前缺乏何处测量（哪些肌肉，在什么点）和测量什么（厚度、CSA、周长、其他测量）及正常值或阈值的标准方案。总之，这几项临床技术具有较为广阔的应用前景，但还需要大量的研究验证。上述筛查和评估营养风险的工具和技术适用于所有ICU危重症患者，但应用于ECMO患者的相关研究仍相对较少。

此外，监测患者ECMO期间对营养治疗反应的相关参数也很重要。例如，营养支持初期反映机体代谢概况的指标：总蛋白、白蛋白、前白蛋白（PA）、C反应蛋白（CRP）、电解质（Na^+、K^+、Cl^-、Ca^{2+}、Mg^{2+}）、尿素氮（BUN）、肌酐（Cr）、谷草转氨酶、谷丙转氨酶、甘油三酯（TG）；血液学指标：血红蛋白、血细胞比容、白细胞、淋巴细胞计数、血小板；其他营养学指标：维生素B_{12}、25-羟基骨化醇、叶酸、24小时尿氮排泄。营养支持期间需要每天监测的指标：BUN、Cr、Na^+、K^+、Cl^-、Ca^{2+}、Mg^{2+}；每周指标：TG、PA、CRP；其他营养评估指标：维生素、促甲状腺素、铁蛋白水平。

（三）营养支持的类型、时机与途径

迄今为止，由于研究数据有限，一直没有专门针对接受ECMO治疗成年患者的营养支持策略指南。2016年SCCM/ASPEN和2017年ESICM的危重症临床营养指南对有关ECMO患者的营养支持策略描述的篇幅很少。直至2019年DGEM临床营养指南对ECMO成年患者营养支持策略的描述篇幅较前增加。其中，针对ECMO支持期间患者的营养支持类型的建议如下：对于VV-ECMO/VA-ECMO支持的危重症患者，如没有严重肠道功能障碍和（或）血流动力学不稳定的迹象，EN可用于疾病的所有阶段。如存在严重的肠功能障碍时，不应通过肠内途径输送营养。相反，患者应该接受肠外营养以达到热量和蛋白质目标（根据个体代谢耐受性调整）。对于血流动力学不稳定的患者（血管活性药物剂量高或增加，器官低灌注症状持续或进展），不应选择肠内途径，而应首选肠外途径。自2004年以来，6项观察性研究报道了接受ECMO治疗患者的营养支持类型。其中，一项单中心回顾性研究纳入203例因严重呼吸衰竭接受VV-ECMO的ICU患者。所有患者的中位入住ICU时间为21天，VV-ECMO支持时间为10天，EN是最常用的喂养途径（123例为胃饲，70例为空肠饲

养），仅10例为肠外营养。但不同ECMO中心的EN实践有相当大的差异。另一项针对67例成人ECMO中心的国际调查显示，78%中心的初始喂养路线是鼻胃管，14%中心首先开始PN。关于ECMO患者开始营养支持的时机，有7项观察性研究显示，除非有禁忌证，一般都将EN作为一线营养支持途径。其中，6项研究报道ECMO开始后24～48小时启动EN，其中3项研究的平均或中位喂养时间约为13小时。只有一项研究比较了心源性或梗阻性休克的ECMO患者早期（48小时内）和延迟（＞48小时）开始EN的情况，结果表明ECMO后48小时内开始EN与较低的住院风险和28天死亡率相关。尽管关于ECMO患者最佳营养开始时机的证据有限，尤其缺乏大规模的前瞻性随机对照试验的证据。基于上述的观察性研究支持早期EN是安全的，并且与血流动力学状态改变和生存优势显著相关。因此，2023年ESPEN ICU临床营养实践指南部分更新，建议接受ECMO治疗的患者可以进行早期EN。

关于EN途径，由于药物在空肠中的吸收通常不确定，营养管插入胃中比插入空肠更容易，胃管直径通常较大，被阻塞的风险更低，因此，研究普遍认为胃入路应优于空肠入路。当误吸风险/GRV高，且插管的技术难度小时，可以采用空肠通路。总体来说，大多数危重症患者通过胃通路启动EN是可以接受的，而对于吸入风险高或胃不耐受的患者，营养物质可通过空肠管输送。如果EN不能实施，需要进行PN时，禁忌从ECMO回路输注，建议单独静脉通路输注。一项ECMO体外研究将Intralipid® 20%（3mL/h）注入ECMO回路（恒定流速200ml/min，ACT＞200秒），持续24小时。在开始输注脂肪乳剂30分钟内，5个回路陆续出现血凝块，管路和连接件均出现分层（从血液中分离完整的脂肪乳状液）和凝集（聚集导致脂肪乳状液很少或没有流动）现象。其中1个ECMO机器输液口的旋塞在输液11小时后破裂，还有1个ECMO在8小时时由于回

路内压力升高而停止流动。24小时后，各环路均可见脂肪乳剂粘连在管路和连接件上，管路内可见血凝块形成。此外，接受PN时，需要每天监测血脂水平，如TG＞3g/L的患者，考虑使用无脂PN与每周脂类和每天脂溶性维生素给药。

（四）营养支持的需要量

接受ECMO治疗的患者可能因入住ICU时间延长和显著的炎症反应导致获得性营养不良。间接测热法（IC）被认为是测量EE的金标准。欧洲和美国的指南推荐通过IC测定危重症患者的静息能量消耗（REE），以优化ICU患者的营养治疗。IC通过测量吸入和呼出气体中的耗氧量（VO_2）和二氧化碳清除（VCO_2）量化REE，但ECMO的膜和肺均可吸收O_2和去除CO_2，因此常规IC不可行且无数据可用，但也有部分研究对接受ECMO治疗的患者进行能量预测。其中一项研究纳入了20例接受VV-ECMO治疗的ARDS患者，通过计算体外生命支持膜对O_2的摄取和CO_2清除，对常规IC进行了改进，并与20例匹配的无ECMO的ARDS患者的常规IC进行了比较，结果显示两组测量的能量消耗无显著差异。与此同时，包括哈里斯-本尼迪克特（Harris-Benedict）公式和美国胸科医师学会（ACCP）公式在内的EE评估公式中，没有一个与ECMO治疗组的EE相匹配，这既高估了也低估了EE。根据Harris-Benedict公式和ACCP公式，用改良IC测量的估计值小于10%的只有35%和25%。在7例病情稳定的ECMO支持患者中也发现了类似的结果，这些患者通过Harris-Benedict公式和每天25kcal/kg（实际体重）的EE计算，因为与IC相比，两个公式都高估和低估了ECMO治疗期间的能量需求。虽然使用一种改良IC的方案说明ECMO对O_2摄取和CO_2清除，可能会更好地评估能量需求，但这种方法仍然存在争议，并未得到普遍应用，目前也不推荐使用。因此，2019

DGEM临床营养指南提出以体重为基础的热量需要量计算公式。

对于非肥胖型患者（BMI＜30kg/m²）的EE或热量目标应估计为每天24kcal/kg实际体重；肥胖型患者（BMI 30～50kg/m²或BMI＞50kg/m²）的目标应估计为每天11～14kcal/kg（实际体重）或22～25kcal/kg（理想体重）。如存在全身水肿（毛细血管渗漏、充血性心力衰竭），需要从测量的体重中减去临床上明显的继发性水肿/腹水/积液。目前针对接受ECMO治疗患者的EE或热量目标研究尚无一致性结论，因此，2019 DGEM临床营养指南建议接受ECMO治疗的患者也需要基于体重的公式确定EE或热量目标。

对于危重症患者的蛋白质或氨基酸摄入量目标也需要参考实际体重。急性期蛋白质或氨基酸摄入量目标应分别为每天1.0g/kg或1.2g/kg（实际体重），先从目标的75%开始，并应根据个体代谢耐受性随后增加，以便在急性期结束时（危重症发病后4～7天）达到100%目标。当有明显的个体代谢不耐受迹象（胰岛素输注速率＞4IU/h，血糖＞180mg/dl，血浆磷酸盐浓度＜0.65mmol/L）时，蛋白质-氨基酸摄入量可能随着总热量摄入量的相应减少而减少。一项针对VV-ECMO期间氮平衡的前瞻性观察性研究结果表明，目前估计危重症患者蛋白质需求的指南可能适用于接受VV-ECMO的非肥胖患者，而对重症肥胖患者的蛋白质推荐可能在VV-ECMO支持期间不足。

对于脂质的摄入，尤其需要注意肠外营养时脂肪摄入，2019年DGEM临床营养指南建议ECMO患者参照危重症患者的脂肪摄入量，即应根据疾病分期和个体代谢耐受性接受肠外脂肪，每天最多摄入脂肪1.5g/kg。在肠外营养期间，患者应连续输注脂肪乳剂12～24小时，而不是推注。接受肠外营养的患者应在急性期末期之前开始摄入脂肪。为避免必需脂肪酸不足，每天最低脂肪摄入量应考虑脂肪乳剂中亚油酸和α-亚麻酸的含量。

（五）营养支持的安全性

对于ECMO患者，接受早期EN可能存在一些优势，如增加内脏灌注，刺激肠道运动，保存肠道上皮屏障功能，绒毛高度吸收营养，维护肠道免疫限制细菌转移病原体进入血液，减少胰岛素抵抗，降低应激性溃疡形成的发生率等。与晚期EN相比，热量目标达到得更快，可能更有助于减轻肌肉萎缩和ICU获得性虚弱。但是，接受ECMO治疗患者是一类特别复杂的群体，通常存在严重的血流动力学不稳定，胃肠道功能可能已严重受损，更易出现胃肠道并发症，如胃排空延迟、腹泻和肠道缺血。因此，早期EN可能会导致喂养不耐受的风险增加。有6项研究描述了ECMO期间的EN耐受性。这些研究使用GRV阈值≥200ml来定义胃肠道喂养不耐受。Ferrie等发现86例患者中33例（38%）在接受ECMO时GRV升高，并伴有腹胀或不适。Umemzawa Makikado等报道7例患者中4例符合便秘标准，但未发现其他形式的EN不耐受。Ridley等报道，在ECMO支持1602天内，患者因GRV升高而接受EN 136次，因其他EN不耐受如腹围增加、呕吐和有记录的（胃肠）功能障碍而接受EN治疗60次。Lu等报道，在接受ECMO治疗的102例患者中，80%的患者对EN有耐受性。Park等报道，在接受EN的30例患者中，4例（13%）因GRV升高而停用EN，如腹围增加、呕吐和有记录的（胃肠）功能障碍。MacGowan等报道呕吐19例（10%），腹胀或便秘12例（7%），GRV升高10例（5%），腹泻1例（1%）。虽然GRV升高是ECMO患者EN中断的常见原因，但其作为不耐受标志的有效性仍存在争议。随机对照试验（RCT）证据反对常规使用GRV，因为其与肺炎、反流或吸入无关。然而，RCT没有具体研究GRV监测在接受ECMO治疗患者中的益处或危害。因此，有学者建议在接受血管活性药物治疗的ECMO患者中监测GRV作为判断肠缺血早期迹象的依据，以此决定能否接受EN。

当营养物质进入肠道，增加肠细胞需氧量，并因微循环血流受损和肠道氧供减少而超过可能的供氧量，氧供失衡会增加非闭塞性肠系膜缺血（NOMI）或非闭塞性肠坏死（NOBN）的风险。在评价ECMO患者接受EN期间肠缺血发生率的6项研究中，有3项研究发生了肠缺血，总发生率为0.7%（1927例患者中13例）。然而，这些研究并没有区分闭塞性和非闭塞性肠缺血。通过评估疾病的严重程度可能解释了不同研究中肠缺血率的差异。例如，Park等虽然报道了10%的肠缺血率，但VA-ECMO开始当天，患者的APACHE Ⅱ评分为33分，SOFA评分为15分。接受ECMO治疗的患者可能存在循环性休克，需要应用血管活性药物。因此，循环性休克时EN的最佳时机和剂量仍存在争议。最近的证据表明，ECMO患者在使用血管活性药物背景下接受低剂量EN是安全和可耐受的。

部分危重症患者在ECMO开始前后可能会接受神经肌肉阻滞剂（NMBA）治疗。由于担心胃肠动力减弱，持续的神经肌肉阻滞可能会导致ECMO患者不能耐受EN。胃肠道运动主要是由自主神经系统支配的胃肠神经系统调节，而NMBA作用于躯体神经系统支配的肌肉。因此，ECMO期间使用NMBA并不会造成胃肠道动力减弱。这一结论在Ohbe等的一项回顾性倾向匹配分析中得到验证，与延迟接受EN患者相比，持续神经肌肉阻滞治疗开始后2天内接受EN患者的住院死亡率较低，院内获得性肺炎的发生率也未增加。

（六）总结

目前关于接受ECMO治疗患者的最佳营养支持策略的证据仍然有限，其证据水平和专家共识级别均较低，仅有来自一些小样本的观察性研究。随着2019年以来新型冠状病毒肺炎的流行，ECMO使用率显著上升，因此，ECMO患者对营养的需求及如何实施最佳的营养策略迫切需要大规模的前瞻性研究。

（杨启纲 黄 锐）

五、体外膜肺氧合与血液净化

体外膜肺氧合（ECMO）越来越多地用于治疗各种类型的休克（如心源性休克、梗阻性休克、感染性休克等）、呼吸衰竭、保护性干预和生命支持如复苏等。ECMO对危重症的救治从以上基础病变器官开始，同时尚需要伴随和（或）走向其他多个器官（包括肾脏、肝脏、免疫器官、血液等）的联合救治。近年重症医学的快速发展给血液净化（blood purification，BP）赋予了新的理念和发展空间。ECMO与血液净化联合治疗，强调在救治基础器官功能衰竭的基础上，对同时存在的急性器官损伤进行支持和对全身内环境紊乱进行调整，以期成为能够明显改善危重症患者预后的有效手段。

（一）ECMO与血液净化的现状

1. 血液净化技术的概况 重症血液净化学（CCBP）是在重症医学理论指导下，研究机体内环境与重症的相关性及变化规律，研究并运用血液净化技术治疗重症的科学。自Kramer等从1977年首次提出对急性肾衰竭患者实施肾脏替代治疗（renal replacement treatment，RRT）以来，随着ICU救治病种的改变，既包括各种由重大手术、创伤、血流动力学不稳定、脓毒症等原因导致的危重病例，也包括比以往更年长的人群，从而多器官功能障碍综合征（multiple organ dysfunction syndrome，MODS）患者的发病率正在迅速增加。血液净化从最初单纯应用于急性肾衰竭的治疗，目前应用范围已扩大到多种危重症疾病的救治，如急性肝衰竭、重症急性胰腺炎、急性呼吸窘迫综合征、严重心力衰竭、中毒、脓毒症及脓毒症休克、横纹肌溶解、内分泌疾病（甲状腺危象、高脂血症）、自身免疫性疾病（重症肌无力、系统性红斑狼疮）等肾外器官功能障碍。目前血液净化治疗不仅包括对有害异物的清除，还包括对血液容量和血浆中各种溶质的管理，以及对ICU中危重症患者不同器官（肾脏、肝脏、肺、心脏等）功能的支持，以恢复内环境稳态、治疗重症和改善预后。近年来血液净化技术已迈入了多器官支持治疗（multiple organ support therapy，MOST）时代，预示着专门的、集成的、多用途的先进平台应用，为MODS患者提供支持。

随着重症技术的发展和理念的进步，当前应用于MOST的血液净化技术主要包括RRT（血液滤过、血液透析）、血浆置换、血液灌流、免疫吸附及一些组合技术等，图11-3为简要列举以上技术的示意图（附页彩图11-3）。根据治疗目的、原理形式及技术复杂程度等不同，可以对血液净化技术进行重新分类。例如，按治疗目的可分为肾脏支持技术、肝脏支持技术、降脂技术及中毒相关、免疫相关、脓毒症相关血液净化技术；按技术原理和形式可分为血液滤过、血液透析、吸附技术、血浆分离技术；按治疗连续性可分为连续性技术和间歇性技术；按复杂程度可分为基本技术（即上述单一技术）和集成技术（即上述两种或两种以上技术同时应用）。总之，当临床面临复杂的MODS患者时，需要结合患者的病情选择合适的血液净化技术，提高危重症患者的综合救治成功率。

2.ECMO与急性肾损伤（AKI）的概况 ECMO是一种机械辅助技术，是挽救严重呼吸衰竭和（或）心血管衰竭患者的一种支持疗法，可以作为患者恢复心肺功能、等待移植的桥梁。近年来随着应用技术的发展进步，ECMO在ICU、急诊科、院际转运及心肺复苏期间等的使用大幅增加，且救治生存率有所提高，但常见的不良反应包括急性肾损伤（acute kidney injury，AKI）、感染、血栓形成和出血等。其中AKI是ECMO辅助患者中常见的并发症并

引起疾病死亡率增加。了解AKI发生发展的影响因素、病理生理特点、治疗策略等对指导临床实践和开展研究至关重要。

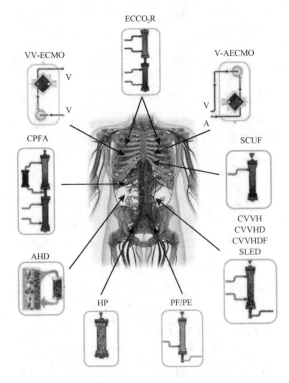

图11-3 应用于MOST的简要血液净化技术示意图

CPFA. 连续性血浆滤过吸附；SCUF. 缓慢连续滤过；AHD. 自动化血液透析；SLED. 持续缓慢低效血液透析；CVVH. 连续性静脉-静脉血液滤过；CVVHD. 连续性静脉-静脉血液透析；CVVHDF. 连续性静脉-静脉血液透析滤过；HP. 血液灌流；PF/PE. 血浆置换

（1）AKI在ECMO中的发生率：AKI已被证明在所有年龄的ECMO患者中均很常见，关于AKI在ECMO中的发生率，目前统计数据主要来自以下两方面。一是在ELSO病例登记系统里登记上报的数据（表11-4）。根据ELSO系统显示，新生儿及儿童ECMO患者中AKI［血肌酐（Scr）>1.5mg/dl］的发生率为8%～17%，成人ECMO患者中AKI（Scr>3mg/dl）的发生率为8%～22%。二是来源于多个研究统计数据。因各中心临床环境存在差异，以及患者特征、采取的AKI定义和诊断标准不同，报道的数据之间存在一定的异质

性：新生儿AKI的发生率为22%～71%，儿童AKI的发生率为12%～30%，成人AKI发生率为26%～85%，需要RRT的重度AKI的综合估计发生率为45%。其中，AKI在VA-ECMO患者中比在VV-ECMO患者中更常见（61% vs 46%），且最常出现在ECMO上机当天。ECMO治疗重度急性呼吸窘迫综合征与常规通气支持试验（EOLIA试验）和ECMO治疗严重成人呼吸衰竭试验（CESAR试验）显示，与标准治疗相比，接受VV-ECMO治疗患者的AKI和RRT发生率较低。此外，47%～60%的ECMO患者需要接受RRT，且RRT被认为是90天死亡率和住院死亡的独立预测因子。然而，接受或不接受CRRT的非AKI患者与AKI患者之间的ICU死亡率并无显著差异。另外，ECMO治疗时间延长与发生急性肾衰竭的风险增加相关。以上数据均表明ECMO辅助患者中AKI的高发病率，积极防治AKI可能会改善ECMO患者的整体预后。

在接受ECMO辅助期间，AKI发生的潜在机制通常是复杂而多种潜在因素叠加作用的结果，以下将从患者和危重症因素、机械通气影响及ECMO相关因素3个方面分别阐述（表11-5）。

表11-5　ECMO辅助时AKI的危险因素

危险因素	病理生理机制
· 患者相关因素	· 低灌注
	· 自主调节功能丧失
	· 缺氧、高碳酸血症
	· 肾毒性药物
	· 全身性炎症
	· 心肾综合征
	· 胸腔内压升高
	· 腹内压升高
	· 神经激素作用
· 机械通气相关因素	· 生物伤
	· PEEP
· ECMO相关因素	· 持续性非搏动血流（VA-ECMO）
	· 缺血再灌注损伤
	· RAAS失调、心房钠尿肽下调
	· 横纹肌溶解、溶血、氧化应激
	· 栓塞、主动脉夹层
	· 全身性炎症、肾脏微循环障碍
	· 生物相容性差、高凝状态

表11-4　ELSO病例登记系统AKI发生率

	适应证	AKI分级	例数（n）	发生率
新生儿	呼吸支持	Scr 1.5～3.0mg/dl	1735	7.1%
		Scr > 3.0mg/dl	334	1.4%
	循环支持	Scr 1.5～3.0mg/dl	584	19.3%
		Scr > 3.0mg/dl	74	13.4%
儿童	呼吸支持	Scr 1.5～3.0mg/dl	464	9.8%
		Scr > 3.0mg/dl	219	4.6%
	循环支持	Scr 1.5～3.0mg/dl	636	12.4%
		Scr > 3.0mg/dl	248	4.8%
成人	呼吸支持	Scr 1.5～3.0mg/dl	442	20.3%
		Scr > 3.0mg/dl	288	13.2%
	循环支持	Scr 1.5～3.0mg/dl	449	31.8%
		Scr > 3.0mg/dl	313	22.2%

（2）ECMO中AKI的病理生理特点：传统AKI的病因分为肾前性（由各种原因导致的肾脏灌注不足）、肾性（肾实质性病变，如肾血管、肾小球、肾间质和肾小管病变）和肾后性（各种尿路梗阻引起的急性梗阻性肾病）。

1）患者相关因素：患者在接受ECMO治疗之前，因自身年龄增长致肾脏储备能力降低和自我调节功能减弱，肾脏血流灌注量减少时的保护性反应下降；同时全身危重疾病影响（如出血、感染、凝血障碍、心力衰竭、腹内压升高等）及血流动力学不稳定、缺血缺氧、高碳酸血症等可引起肾脏血流减少和灌注不足。另外，入住ICU的患者通常存在MODS，全身炎症反应强烈，激活肾素-血管紧张素-醛固酮系统（RAAS）后导致肾脏血管收缩，从而引起肾脏缺氧、肾脏细胞死亡和纤维化，影响肾功能。此外，ECMO上机前常为了维持血流动力学稳定和增强心功能，会使用大剂量血管活性药物（如去甲肾上腺素、肾上腺素、多巴胺等）和影响肾功能的药物，以及为了维持有效循环血量，会大量输注液体，均显著增

2）机械通气相关因素：有创机械通气与血流动力学改变和促炎细胞因子（如肿瘤坏死因子-α、白细胞介素-1β、白细胞介素-6和白细胞介素-8）释放有关。血清细胞因子浓度可以预测AKI的发展和肾功能有无恢复。虽然应用呼气末正压（PEEP）对肺复张和降低左心室前、后负荷有多种有利作用，但增加PEEP和（或）潮气量可能会升高胸腔内压、减少静脉回流、减少心排血量、增加右心室后负荷，并导致全身静脉压升高、静脉充血和肾脏灌注减少。此外，交感神经系统和RAAS的激活及心房钠尿肽释放的抑制可能导致机体液体潴留。已知肺保护性通气策略可以减轻肺损伤，并有可能降低AKI的风险。然而，该策略实施过程中可能出现的允许性缺氧和高碳酸血症，可能会导致肾脏血管收缩、肾脏血流量减少而加重AKI。

3）ECMO相关因素：ECMO上机后，患者氧合和血流动力学情况的改善有助于恢复机体先前由缺氧和低灌注造成的器官和组织微循环障碍，但通常会伴随一定程度的缺血再灌注损伤和活性氧产生，可能引起肾损伤。VA-ECMO运行期间持续的非搏动性血流可能会上调RAAS引起的全身血管收缩，从而对微循环产生不利影响；而肾脏是非搏动性血流最敏感的器官，肾脏的球旁器对非搏动性血流产生轻度的抗利尿作用，导致水钠潴留。与此同时，虽然VA-ECMO改善了氧合和外周循环，但因左心室射血分数低下和ECMO致左心后负荷潜在增加，可能导致左心室过度扩张和肺水肿恶化，使肾功能进一步恶化。与AKI发生相关的ECMO回路因素包括溶血、局部缺血引起的横纹肌溶解、出血、肾脏微血栓形成和插管相关并发症（如插管位置不当导致静脉阻塞、插管后胆固醇栓塞、主动脉夹层等）。溶血可能是血液流经血泵的剪切力、回路内负压及与ECMO膜的非生物和非内皮表面接触所致。溶血导致血浆游离血红蛋白升高、游离铁释放、氧化应激，以及血红蛋白尿导致肾小管梗阻。

此外，血液成分暴露在体外循环人工材料表面会导致炎性细胞因子释放、补体和白细胞激活及高凝状态等，引起ECMO相关全身炎症反应，从而加剧肾功能损害。

综上所述，目前已报道的ECMO辅助过程中AKI的危险因素包括（表11-5）高龄、既往慢性基础疾病（如肝硬化）、心脏术后心源性休克、ECMO上机时间较晚、左心室射血分数降低、术中输血、高乳酸血症、高血浆游离血红蛋白、胆红素升高、中性粒细胞/淋巴细胞比值升高等。针对以上危险因素，应当积极监测、积极预防，筛选高危患者，采取有效的治疗措施以改善患者的预后。

（3）AKI对ECMO辅助患者预后的影响

1）短期预后：已知AKI和RRT与疾病死亡率独立相关，但尚不确定它们是直接增加死亡风险，还是仅代表疾病的严重程度。在接受ECMO治疗期间，AKI和需要RRT的严重AKI患者的合并估计住院和（或）90天死亡率分别为62.0%和68.4%。接受RRT的ECMO患者在医院死亡的可能性是未接受RRT患者的3倍。但与2015年前的数据相比，2016年之后的死亡率下降了20%以上，这可能与选择患者、救治时机和临床应用技术等得到改进有关。

需要RRT的AKI还与其他并发症相关，包括脓毒症、需要筋膜切开/截肢、呼吸衰竭、使用主动脉内球囊反搏、大量输血及无法撤离ECMO等。由于AKI继发液体超负荷、肺水肿、炎性介质增加及并发脓毒症的风险增加，急性呼吸衰竭的病情也会随之加重。其他引起ECMO中AKI死亡的危险因素包括年龄、少尿、AKI 3期、RRT持续时间、高碳酸血症、SOFA评分、失血、输血量、血流动力学不稳定、肝衰竭、低格拉斯哥昏迷评分和液体超负荷。

2）肾功能恢复与远期预后：ECMO幸存者的远期肾脏预后目前尚不确定。既往研究表明，幸存者出院时不需要透析的比率较高；但也有学者报道AKI 3期的幸存者中只有42%的患者肾功能得到完全恢复。在一组接受VA-

ECMO 治疗的心脏术后心源性休克患者中，除 2 名患者外，其余患者的肾功能均在 6 个月后从 AKI 3 期得到恢复。值得注意的是，患者出院时血肌酐水平可能由于长时间住院后肌肉质量下降和营养不良而出现假性降低。因此，低肌酐水平可能会影响肾小球滤过率数值并误导临床医师，导致患者接受不适当的药物剂量和随访不充分。

已证实 AKI 幸存者远期死亡率和罹患终末期肾病、慢性肾病的风险增加。目前仅少数研究探讨了 ECMO 合并 AKI 患者的远期预后。两项大型儿童 ECMO 研究分别报道在没有原发性肾脏疾病的情况下，幸存儿童均未发生终末期肾病。而法国一项针对 VA-ECMO 成年患者的随访分析显示，1 年后幸存者的主要不良肾脏事件发生率为 85%，包括死亡、终末期肾病和肾小球滤过率下降；危险因素包括基础肾小球滤过率较低、ECMO 上机时较高的 AKI 分期及红细胞输注次数。此外，50% AKI 幸存者的肾小球滤过率较基础值下降 30% 以上，且肾小球滤过率下降 30% 以上与终末期肾病风险增加 5 倍以上相关。2019 年有学者对 2272 名接受 ECMO 治疗的成年患者进行分析显示，延长 CRRT 使用时间（>7 天与≤6 天相比）与终末期肾病、呼吸机依赖和再住院率增加有关，但与出院后生存率无关。总之，临床工作中不应低估患有 AKI 的 ECMO 患者出现严重长期肾脏后果的风险。

（二）ECMO 与肾脏替代治疗

1. ECMO 联合 RRT 的适应证与时机

（1）ECMO 联合 RRT 的适应证：传统上肾脏替代治疗（RRT）的适应证通常被分为肾性替代治疗和非肾性治疗两方面；从 ECMO 患者内环境紊乱角度 RRT 适应证又可分为容量失衡和溶质失衡两方面。研究指出，ECMO 患者常见的 RRT 适应证包括尿毒症、酸中毒、电解质紊乱、液体超负荷等。其中，液体超负荷非常普遍，并与较高的死亡率和较长的

ECMO 辅助持续时间相关。2012 年一项国际多中心调查显示，液体超负荷（43%）或预防（16%）是 ECMO 期间启动 RRT 的主要触发因素，其次是 AKI（35%）和电解质紊乱（4%）。累积液体超负荷是与 ECMO 患者死亡率相关的独立危险因素，相比不用 RRT 的患者，前者的氧合更差、住院和机械通气的时间更长。这些数据表明治疗或预防液体超负荷在 ECMO 是否联合 RRT 治疗中起着重要的决策作用；ECMO 患者应每天计算和评估累积液体超负荷量，以确定 RRT 是否有利于整体护理。

其他方面的治疗需要也是决定是否启动 RRT 治疗的重要因素，如 ECMO 辅助期间需要向患者提供足够的营养、药物和血液制品，同时避免进一步液体超负荷。有专家认为，如果要用大剂量利尿剂来保持尿量，还不如早期使用 RRT 管理液体以避免长期使用药物带来的其他毒副作用。

（2）ECMO 联合 RRT 的时机：除了适应证，在 ECMO 中 RRT 的时机一直存在争论。理论上 ECMO 患者早期开始 RRT 可能有助于更快地解决液体超负荷，且能实现比利尿剂更好的排钠效果。然而在普通 ICU 患者中，最近的随机对照试验不仅没有证明早期超标准启动策略的生存益处，而且还显示早期启动组的危害增加，包括 90 天后透析依赖风险和不良事件增加。一项急性呼吸窘迫综合征的后组子分析也显示早期和标准启动策略之间对疾病 60 天死亡率无影响的相似结果。另一项使用倾向-评分匹配研究比较了 ECMO 建立后早期和晚期启动 CRRT 的结果（从 ECMO 到 CRRT 启动的中位时间分别为 1 天和 15 天），发现生存率没有差异。

鉴于血清肌酐、AKI 分期和尿量不能很好地指导选择 RRT 启动时机，有学者提出了需求-容量概念指导 RRT 的决策过程。如果液体超负荷和 AKI 相关代谢紊乱的程度可能超过肾脏的补偿能力，并且药物治疗措施（如利尿剂、碳酸氢钠）效果不佳，则应考虑

RRT。也有不少学者建议在尿毒症相关并发症出现前就给予RRT，尤其是合并其他器官功能衰竭、严重脓毒症或重大手术术后的危重症患者，目的在于减轻器官负担。但第21届急性疾病质量倡议会议指出：没有证据表明在接受ECMO治疗的患者中启动RRT存在益处。因此，在接受ECMO治疗的患者中，启动RRT的时机应该根据临床特征、肾脏满足代谢和液体需求的能力及不良事件的潜在风险个性化选择。

2. ECMO联合RRT的技术（方式和方法）

（1）ECMO联合RRT的常用方式：RRT主要分为连续性肾脏替代治疗（continuous renal replacement therapy，CRRT）、间歇性肾脏替代治疗（intermittent renal replacement therapy，IRRT）、延长式间歇性替代治疗（prolonged intermittent renal replacement therapy，PIRRT）及腹膜透析（peritoneal dialysis，PD）。由于CRRT的连续性特点，体内液体和溶质清除能在治疗时间内缓慢、可控、精准进行，故而特别适合于ICU内危重症患者，是目前ECMO辅助中最常用的支持方式。CRRT的主要优势：①对血流动力学稳定性影响较小；②对液体负荷过重患者的容量管理更为精确，更有益于调控电解质，清除过多液体；③清除血液循环中的炎症因子及毒性介质；④为危重症患者提供强化的营养支持；⑤减少利尿剂的使用和依赖。

其中，CRRT目前主要包括以下模式：缓慢连续滤过（SCUF）、连续性静脉-静脉血液滤过（CVVH）、连续性静脉-静脉血液透析（CVVHD）、连续性静脉-静脉血液透析滤过（CVVHDF）、连续性高通量透析（CHFD）、连续性高容量血液滤过（HVHF）、连续性血浆滤过吸附（CPFA）等。具体模式的选择需要根据CRRT所要清除目标溶质的分子量大小、患者凝血状态、每种模式的特点及科室和医师的习惯等决定。表11-6分别简要列出了几种RRT方式在ECMO应用中的优缺点。

表11-6　ECMO辅助中各种肾脏替代治疗方式的优缺点

方式	优点	缺点
CRRT	· 能与ECMO回路集成应用 · 可持续清除液体和溶质 · 可更精确地控制流体平衡 · 提高血流动力学稳定性	· 患者被约束 · 增加体温过低的风险 · 成本高
IRRT	· 能与ECMO回路集成应用 · 减少滤过器故障时间 · 比CRRT成本低	· 清除液体速度更快 · 血流动力学不稳定 · 失衡综合征风险
PIRRT	· 能与ECMO回路集成应用 · 减少滤过器故障时间 · 液体和溶质清除速度比IRRT慢	· 高危患者血流动力学不稳定风险
PD	· 血流动力学更稳定 · 技术简单 · 成本更低 · 不添加抗凝剂	· 成人患者经验较少 · 需要特殊的腹腔导管 · 腹膜炎、高血糖风险 · 可能会干扰膈肌运动

（2）ECMO联合CRRT的连接方法：由于CRRT是目前ECMO中最常见的应用方式，故下文重点阐述ECMO联合CRRT的连接方法。目前ECMO与CRRT连接的方法主要有3种：①ECMO回路串联血液过滤器，将CRRT的血液过滤器串联连接到ECMO回路中（集成系统）；②CRRT机器并联入ECMO回路（集成系统），在ECMO回路中包含一个CRRT设备；③CRRT独立于ECMO回路运行（并行系统），CRRT通过独立于ECMO回路的独立导管连接到患者。目前尚缺乏具体的循证数据，上述3种方法如何选择和实践基于专家意见、机器的可用性、当地的专业知识与医护人员经验等。2013年对65个ECMO中心的调查显示，50.8%的中心使用独立的CRRT回路，而21.5%的中心使用串联血液过滤器。

1）ECMO回路串联血液过滤器：临床上可以在ECMO回路中串联加入血液过滤器以进行CRRT，具有相对简单和便宜的优点（图11-4A，附页彩图11-4）。血液过滤器被放置在ECMO泵的氧合器之前，以便氧合器能够捕获空气和血凝块。ECMO回路的正压促使血液流经血液过滤器，而后血液再从过滤器返回到泵之前的ECMO回路。血液过滤器中的血流量是ECMO总血流量与输送给患者的实际血流量的差值，可以通过在ECMO回路的动脉通路上放置超声探头测量获得。该技术主要用于超滤模式下的超滤。CVVH或CVVHD可通过标准输液泵添加置换液（CVVH）或透析液（CVVHD）进行输送。通过将标准输液装置连接到血液过滤器的流出端口调节超滤率。但是，此技术清除液体的量不太准确，容易出现高达800ml/d的误差。一种更精确的方法是使用天平或体积测量装置称量超滤的实际体积，但需要耗费大量的人力。由于血液过滤器不是为高压系统设计的，输液泵的最大容积被限制在1L/h，对流和扩散清除效果不如使用传统膜的CRRT。血液过滤器的血流速度可以通过旋塞或限流器调节。然而，产生的湍流可能会导致溶血和引发血栓形成；并且这项技术没有压力监测，可能导致溶血、过滤器破裂或血凝块形成延迟检测。

2）CRRT机器并联入ECMO回路（集成系统）：临床上有几种方法可以将CRRT设备并联到ECMO回路中，使用2个大流量三通转换阀作为CRRT引血端（入口）和回血端（出口）管路的连接器（图11-4B～E）。由于ECMO泵前压力为负（范围为-100～-20mmHg）、泵后压力为正（范围为150～350mmHg），故可能会干扰CRRT回路。如果使用离心泵，CRRT引血端管路应在泵后（氧合器之前或之后），以避免空气滞留（图11-4C、D）。CRRT回血端管路应连接在氧合器之前（泵前或泵后），以避免空气栓塞、血凝块形成和静脉混合。操作过程中应仔细注意不同制造商生产的ECMO回路和CRRT设备的固有设置压力限制情况。由于CRRT机器的默认访问压力通常为负值，尽管当前CRRT机器可以承受更高的压力或允许调整高达350～500mmHg的警报设置，但泵后压力过高

仍可能会触发CRRT机器引血端的压力警报。为了克服CRRT机器的警报限制，在CRRT引血管路连接一条监测延长线或降低血流速度可以帮助降低ECMO回路的压力。另一种选择是使用安装在管道外部的接头或限流器上的开关阀来调整引血或回血管道上的CRRT回路压力，以避免极端压力。但是，以上方法可能导致血流动力紊乱，并引发溶血或血栓形成。当从氧合器后引血并在泵前回血时，可能会出现CRRT回路的再循环和CRRT治疗剂量不足。此外，也可以通过紧接在氧合器之前和之后的三通转换阀安全地连接引血和回血管道，以避免压力报警（图11-4E）。

将CRRT并联到ECMO回路中有几个优点。首先，因不需要建立额外的血管通路，避免了与插管相关的并发症。其次，这种方法比使用单独串联血液过滤器更有效，并能提供更精确的超滤控制和任何模式的溶质清除。此外，CRRT机器还可选择使用加热器，也不需要常规的额外抗凝治疗。然而，CRRT每一次连接和断开都需要ECMO专家/灌注师的支持，操作过程中可能对两种设备造成空气栓塞/凝血。

3）CRRT独立于ECMO回路连接（并行系统）：由于不需要对ECMO回路进行操作，独立连接的RRT设备非常简单（图11-4F）。通过单独建立另一个血管通路使CRRT和ECMO回路可以各自独立运行，主要优点是能够调整每个设备的性能（包括CRRT的治疗剂量、模式、液体平衡等），最小程度干扰其他设备的功能；此外，还可以添加和优化CRRT的局部抗凝，以延长过滤器的使用寿命。主要缺点是CRRT血管通路的位置可能有限，特别是对于血管条件不佳的患者，并且需要在系统抗凝的同时插入单独的血管通路，增加了与管路相关出血和感染并发症的风险；另外这项技术还需要额外的体外血容量，可能会干扰ECMO的运行。

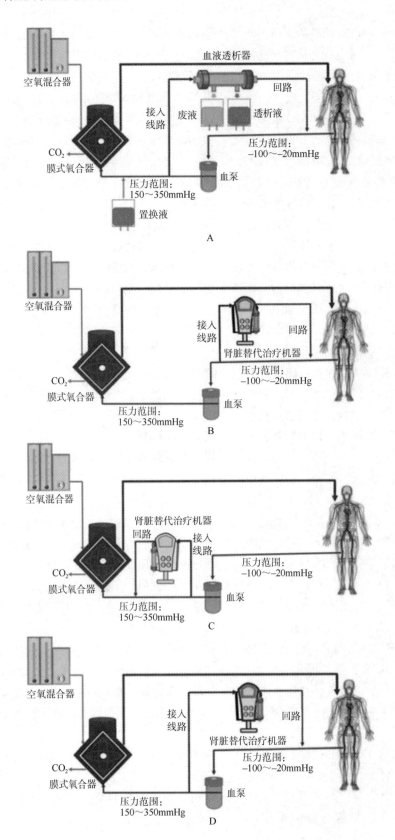

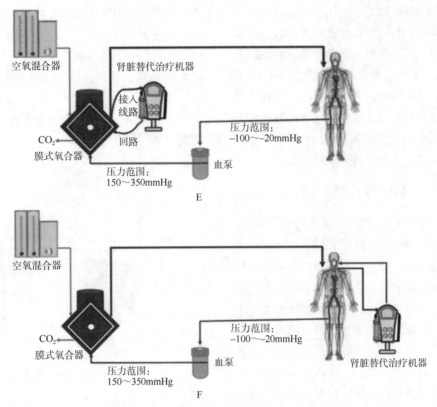

图 11-4 ECMO 与 CRRT 连接方法示意图

3. 抗凝处理 ECMO及RRT两大独立技术的本身均需要考虑抗凝，两者联合后抗凝方案亦可分为全身抗凝、局部抗凝和无抗凝3种情况。

除非存在全身抗凝禁忌证，否则静脉泵入普通肝素是接受ECMO和RRT患者的标准抗凝方案。在ECMO全身肝素化的情况下，CRRT回路可以不使用额外的抗凝剂，但由于CRRT的血流速度较慢，血液过滤器或回路中的血栓形成可能比ECMO氧合器更频繁，从而缩短氧合器的寿命并增加患者的风险，故需要根据患者实际情况酌情调整抗凝目标。需要注意的是，部分患者应用肝素抗凝后可能发生肝素诱导的血小板减少症、肝素抵抗等情况，从而导致血栓形成，此时应用凝血酶抑制剂如比伐卢定、阿加曲班等可能是一种替代的治疗选择，但目前上述替代抗凝方案在ECMO联合RRT运行期间的报道不常见，且药物的使用剂量存在巨大差异性，故仍需要进一步实践探索。

如果患者存在全身抗凝禁忌证，但无枸橼酸盐使用禁忌证，可考虑采用局部抗凝方案。目前暂无枸橼酸盐单独用于ECMO抗凝的研究，且由于ECMO自身血流速度的物理抗凝作用，因而局部抗凝主要针对RRT管路。研究发现，与全身应用肝素相比，在RRT管路中使用枸橼酸盐局部抗凝是一种可行、安全和有效的技术，可以降低RRT管路凝血的发生率。有学者指出，枸橼酸盐作为CVVH的局部抗凝剂，可以减轻膜生物不相容引起的全身性氧化应激和炎症反应，延长CVVH循环使用时间。值得注意的是，局部抗凝过程中补充钙剂应该通过单独的中心静脉通路注入，以减少系统中的凝血现象，并注意低钙血症、代谢性碱中毒等并发症出现。

无抗凝方案在ECMO联合RRT治疗过程

中并不建议常规采取。由于ECMO管路基本都有肝素涂层，且存在自身血流速度的物理抗凝作用，当患者存在明显活动性出血的情况下可以短时间内暂停肝素抗凝；但由于RRT血液透析器的流速较慢，完全不抗凝将导致大量血小板破坏和凝血因子消耗，缩短血液透析器寿命、降低RRT治疗效果，故而不推荐长时间无抗凝，且目前尚无相关研究报道。

（三）ECMO与其他血液净化

1. ECMO与血浆置换　血浆置换（plasma exchange，PE）又称治疗性血浆置换（therapeutic plasma exchange，TPE），是一种用于清除循环中致病性蛋白质分子或蛋白质结合物质的血液净化手段，在多种危重症患者的治疗中发挥重要的作用。血浆置换技术包括膜分离及离心分离2种类型，基本形式是将患者的血浆采用膜过滤或离心方式分离丢弃，以达到清除血浆中存在的蛋白质或蛋白质结合性致病物质，并补充外源性血浆或蛋白的目的。TPE在ICU患者中的应用较为广泛，常应用于以下危重症的救治，如肝脏疾病（重型肝炎、急性肝衰竭、慢加急性肝衰竭等）、代谢性疾病（甲状腺危象、重症急性胰腺炎、严重高脂血症等）、急性移植排斥反应、血液系统疾病（重症血栓性血小板减少性紫癜、溶血危象、Goodpasture综合征、肺出血等）、神经系统疾病（由重症肌无力引起的呼吸衰竭等）、风湿免疫系统疾病（狼疮危象等）、重症感染及中毒（对硫磷或百草枯）等。TPE治疗的相对禁忌证包括：对血浆、人血白蛋白有严重过敏史，难以纠正的全身循环衰竭，急性心肌梗死和（或）脑梗死，颅内出血急性期或重度脑水肿伴脑疝，严重不能配合，活动性出血或明显出血风险。

以上TPE的适应证、启动时机及相对禁忌证同样适用于ECMO辅助患者，ECMO联合TPE治疗可以增加危重症患者的康复机会，已经被认为是整体治疗的一个组成部分。与RRT相似的是，ECMO与TPE联合常用的连接方法有两种，即单纯ECMO环路连接血浆分离器及血浆分离器并联于ECMO环路（图11-5）。ECMO联合TPE的抗凝方案也可分为全身性抗凝（如肝素）、局部抗凝（TPE使用枸橼酸抗凝）和无抗凝方案（TPE采用肝素预充），具体内容参考第11章二、"体外膜肺氧合出血与抗凝管理"。

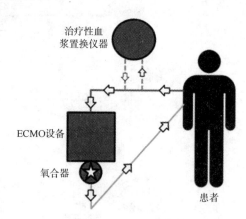

图11-5　连接示意图

目前在危重症患者中同时使用ECMO和TPE的数据或经验非常匮乏，多为个案报道和少数单中心研究；如ECMO联合TPE用于甲状腺危象、弥漫性肺出血、免疫性血小板减少、高胆红素血症等危重症的救治。2014年美国一项针对76例患者的回顾性研究发现，虽然在ECMO和TPE联合使用过程中发生了低血压和低血钙，但是所有患者的TPE治疗方案都能顺利完成，且危重症儿童和成年患者均可以耐受。2015年美国一项对14例由脓毒症引起MODS的危重症患儿实施ECMO的回顾性研究指出，病程早期联合使用TPE与机体器官衰竭恢复和血流动力学状态改善有关。虽然缺乏多中心回顾性数据，目前少数报道显示ECMO联合TPE的可行性，但实施过程中仍然存在一些输血输液、低血压等不良反应。这需要ECMO和TPE实施团队之间充分沟通，以及对患者血流动力学、抗凝水平和内环境等进行严密监测与管理。

2. ECMO与血液灌流　血液灌流（hemo-

perfusion，HP）是一种将患者血液引出体外，通过吸附作用清除血液中有害物质（如多种毒物和毒素），使患者血液得到净化的技术，其核心是净化装置中的吸附材料，既往报道其多用于急性毒物、药物中毒的治疗（如百草枯、有机磷农药、敌草快等），近年其逐步应用于尿毒症、肝性脑病、感染性疾病（如革兰氏阴性菌产生的内毒素血症）等。因HP对蛋白质结合毒素和中大分子毒素的清除能力优于低通量透析、高通量透析和血液透析滤过，初步研究指出HP可改善维持性血液透析患者严重尿毒症相关的皮肤瘙痒、睡眠障碍、周围神经病变、透析淀粉样变和难治性高血压等，以提高患者的生活质量和生存率。HP治疗过程中可能出现的不良反应包括生物相容性异常（如寒战、发热、胸闷、呼吸异常等）、吸附剂颗粒栓塞、空气栓塞、出凝血功能紊乱、低血压等。

目前关于ECMO联合血液灌流的研究主要集中于临床个案方面。例如，2021年韩国学者报道1例由一氧化碳吸入中毒致ARDS患者，经VV-ECMO和多黏菌素B固定纤维柱血液灌流救治后得到恢复出院；2020年日本学者报道1例罕见的严重琥珀酸氯苄啉中毒伴心搏骤停患者，在接受了VA-ECMO、TPE和HP治疗后顺利转院，其间TPE不能改善临床表现，虽然HP治疗后临床情况有所改善，但没有证据表明药物被清除。2015年国外学者报道了3例经多黏菌素B固定纤维柱血液灌流联合VV-ECMO治疗间质性肺炎急性加重的初步研究，3例患者均存活且无严重并发症出现，指出上述技术联合治疗可能是间质性肺炎急性加重的一种选择。目前笔者所在科室已尝试开展ECMO联合血液灌流救治脓毒症、脓毒症休克、MODS等疾病患者；但结合文献报道，未来尚需要大样本随机对照前瞻性研究以提供更多的应用证据。

3. ECMO与免疫吸附、细胞因子吸附　免疫吸附是近年发展起来的一种血液净化技术，其将高度特异性抗原、抗体或有特定物理化学亲和力的物质（配体）与吸附材料（载体）结合制成吸附剂（柱），选择性或特异性清除血液中的致病因子，从而达到净化血液、缓解病情的目的。免疫吸附疗法的优点是对血浆中致病因子清除的选择性更高，同时避免了血浆输入所带来的各种不良影响。其主要用于肾或其他器官移植及肾脏疾病（如新月体性肾小球肾炎、脂蛋白肾病、IgA肾病）、血液病（如免疫性溶血性贫血、血友病、血小板减少性紫癜等）、神经系统疾病（如重症肌无力、吉兰-巴雷综合征等）、风湿性疾病（如激素治疗无效的系统性红斑狼疮、皮肌炎等）。目前ECMO患者联合进行免疫吸附的相关文献罕见。2020年国外报道1例47岁甲型流感并发暴发性心肌炎、吉兰-巴雷综合征的女性患者，给予VA-ECMO辅助治疗心源性休克同时，针对吉兰-巴雷综合征实施了免疫吸附治疗，而后患者病情得到改善与控制。未来期待更多关于ECMO联合免疫吸附治疗的病案报道提供救治经验。

脓毒症是世界范围内导致死亡和持续性损害的主要原因之一，全身炎症反应失调是其特征性表现，并介导毛细血管渗漏和血流动力学不稳定。此外，全身炎症反应失调也发生于非感染性情况下，如心搏骤停后综合征、烧伤或创伤。近年报道细胞因子吸附被认为是一种针对全身炎症反应的新方法。ECMO联合细胞因子吸附是应用于这些危重症患者的新兴治疗方法，但同时使用这两种方法的经验有限。2019年Lother等对6例实施ECMO与细胞因子吸附治疗的患者数据进行分析指出，将细胞因子吸附结合到ECMO支持的危重症患者治疗中是可行的，而且易于操作，30天患者死亡率为83%（预计死亡率为87%），提示在预后较差的危重症病例中，联合细胞因子吸附是一个可供考虑的选择。2020年Akil等对13例ECMO联合细胞因子吸附（CytoSorb）治疗肺源性脓毒症致ARDS患者进行回顾，结果显示与7例未使用CytoSorb治疗的患者相比，CytoSorb组全部存活（对照组30天死亡率为

57%）；与对照组相比，CytoSorb联合ECMO能快速降低大剂量血管升压药剂量、降低降钙素原和C反应蛋白水平，其是预防脓毒症加重的有效方法；但免疫调节治疗的最佳时机和对ECMO相关炎症的影响仍需要进一步研究。然而，2021年一项单中心、开放性、随机对照研究显示，在对需要ECMO支持的重症新型冠状病毒感染患者（34例）使用CytoSorb装置进行细胞因子吸附（17例），结果表明早期在重症新型冠状病毒感染和VV-ECMO患者中开始细胞因子吸附并不能降低血清IL-6水平，且对患者生存期有负面影响，提示细胞因子吸附不应在ECMO辅助的新型冠状病毒感染患者病情最初几天使用。总之，由于目前相关报道研究较少，细胞因子吸附能否改善接受ECMO治疗患者的临床结果，今后需要根据患者病因、病程特点开展大样本随机对照研究以明确。

（四）要点总结

1. ICU中血液净化已从单纯的RRT发展至MOST时代。ECMO辅助患者中AKI及其他器官功能障碍的发生率较高，ECMO联合合适的血液净化技术能最大程度对危重症患者进行救治。

2. ECMO联合RRT的适应证主要包括AKI、酸中毒（失代偿、代谢性）、电解质紊乱、液体超负荷等。ECMO-RRT的启动时机目前仍然存在争议，治疗或预防液体积聚在ECMO-RRT是否启动中起着重要的决策作用，并有利于整体治疗；此外，当重症患者合并MODS、脓毒症或其他重大手术后等情况时，RRT在ECMO中可考虑早期启动以减少肾脏和肾外器官的负担，而非单纯治疗急性肾衰竭。

3. ECMO联合RRT主要根据患者的血管条件、ECMO血流速度、ECMO连接技术的熟练程度等决定采用哪种连接方式。抗凝方案方面，如果没有应用肝素禁忌证，目前仍然首选肝素应用的全身性抗凝方案；若存在全身抗凝禁忌证，可采取RRT局部枸橼酸抗凝或无抗凝方案。

4. 除RRT外，在特定的ECMO患者中可以考虑联合血浆置换、血液灌流、免疫吸附等其他血液净化治疗，以最大程度提供机体器官功能支持和协同治疗。目前尚缺乏ECMO联合以上技术的大规模研究和数据，期待在未来的临床应用中总结出经验和利弊。

（李筱丹　张　玲）

六、ECMO撤离

一旦患者心肺功能改善不再需要ECMO支持，医疗团队应积极考虑ECMO撤离，以确保患者能够重新获得自主呼吸和心功能，同时减少与ECMO相关的潜在风险。另外，当ECMO支持过程中出现严重并发症（如颅内出血、消化道出血、ECMO相关血流感染等）、不可逆的脑损伤，亦需要考虑终止ECMO。临床使用的ECMO方式有静脉-静脉（VV）、静脉-动脉（VA）及杂合模式，因杂合模式临床应用不广泛，本部分不做介绍。

（一）VV-ECMO撤离

VV-ECMO是严重呼吸衰竭的重要挽救性治疗手段。VV-ECMO撤离的时机与患者预后密切相关。VV-ECMO支持的患者通常为镇痛镇静及有创机械通气状态，近年来，清醒VV-ECMO由于可减少机械通气（呼吸机相关性肺损伤、呼吸机相关性肺炎）和镇痛镇静相关的并发症，临床应用增加，亦为VV-ECMO撤机增添了新的挑战。目前关于VV-ECMO合适的撤机策略尚无统一标准，以国际体外生命支持组织（ELSO）推荐的撤机流程为主。撤机前，需要全面评估患者肺部的氧合和通气能力，以提高VV-ECMO支持患者的撤机成功率。

1. 撤机指征　患者原发疾病得到控制，呼吸系统顺应性改善，自身肺氧合能力和CO_2清除能力提高，胸部影像学明显好转时，可考虑撤离 VV-ECMO。对于气管插管的 VV-ECMO 患者，达到以下标准可考虑撤机试验：①氧合指标，吸氧浓度 < 60%，PEEP < 10cmH$_2$O，PaO$_2$ > 70mmHg；②通气指标，潮气量 ≤ 6ml/kg，平台压 ≤ 28cmH$_2$O，呼吸频率 ≤ 28 次/分，血气分析临床可接受的 pH 及 PaCO$_2$，患者无呼吸窘迫的表现。对于非气管插管的清醒 VV-ECMO 患者，达到以下标准可考虑撤机试验：①患者呼吸平稳；②在鼻导管吸氧、面罩吸氧 ≤ 6L/min，或者经鼻高流量氧疗流速 ≤ 40L/min、氧浓度 ≤ 30% 的情况下，血气分析提示 PaO$_2$ ≥ 70mmHg，pH 及 PaCO$_2$ 为可接受水平。

2. 撤机步骤

（1）撤机试验

1）降低 ECMO 氧浓度：目前大多数中心选择在不改变 ECMO 血流速度的情况下下调 ECMO 气流的氧浓度以评估患者氧合能力。下调 ECMO 氧浓度之前先上调呼吸机给氧浓度至 60%，调节呼气末正压 10～15cmH$_2$O。逐步降低 ECMO 氧浓度至 21%，目标是维持患者的氧合状态，要求 SpO$_2$ 保持在大于 92% 或 PaO$_2$ 至少达到 70mmHg。

2）氧储备评价：调节呼吸机给纯氧持续 15 分钟，评估 PaO$_2$。ELSO 指南未具体说明 PaO$_2$ 的阈值，有文献认为应 > 225mmHg。

3）降低 ECMO 气流量：满足上述条件后逐步降低 ECMO 气流量至 1L/min。每次降低气流量后，需要监测患者的血气分析指标，以确保 pH 值在可接受范围内，避免呼吸驱动过强。

4）夹闭气源：满足上述条件后可尝试夹闭气源，中断 ECMO 支持 2～3 小时或更长时间。在此期间，监测患者心率、呼吸频率、潮气量、血气分析和呼吸驱动。研究显示，ECMO 夹闭气源期间潮气量、心率、通气比和食管压力波动较大的患者拔管失败风险高。

（2）撤机拔管

1）准备拔管：满足上述试验条件后可考虑拔管。目前对于停用肝素的时机尚未达成共识，有专家认为肝素应该在拔管后逐渐减停，避免突然停用肝素增加血栓风险，ELSO 指南建议在拔管前至少停用抗凝剂 1 小时，以降低拔管后的出血风险。

2）拔管及拔管后处理：拔管后按压穿刺点 20 分钟，注意力度要适中，避免局部血栓形成，压迫后仍有出血的患者可使用缝合线缝合插管部位。拔管后患者保持仰卧位 4 小时，监测插管部位出血情况。在颈静脉拔管时，患者通常需要保持头低足高位，以减少颈静脉出血的风险。在拔管后的 24～48 小时行超声检查，筛查有无静脉血栓形成。

（二）VA-ECMO 撤离

VA-ECMO 越来越多地用于严重心肺衰竭患者的生命支持。成功撤机是 VA-ECMO 治疗的关键环节，当患者不符合置入持久性左心室辅助装置或心脏移植的条件时，撤机失败意味着生命的结束。然而，目前关于 VA-ECMO 合适的撤机策略并无统一标准。在 VA-ECMO 撤机之前，应谨慎仔细评估心功能，审查可能影响撤机成功的因素并纠正所有可逆的因素，以提高 VA-ECMO 支持患者的撤机成功率。

1. 撤机指征

（1）评估心功能

1）血流动力学稳定：在最少剂量的血管活性药物支持的情况下，满足以下条件。心脏指数 ≥ 2.2L/min/m^2，脉压 > 10mmHg，平均动脉压 > 65mmHg，中心静脉压 < 12mmHg，肺毛细血管楔压 < 18mmHg。

2）维持充足的氧供：逐渐降低 VA-ECMO 血流量并维持在 2～2.5L/min 的较低水平，监测中心静脉或混合静脉血氧饱和度及血乳酸，若能保持在正常范围内，表明患者的心脏具备维持适当的循环和氧供的能力，不再依赖于 ECMO 设备的高强度支持。

3）超声心动图检查

A. 心肌收缩功能：心肌足够的收缩储备是 VA-ECMO 成功撤机的先决条件。患者处于最小的ECMO支持及低剂量血管活性药物的支持下，心功能满足以下标准：左心室射血分数≥25%～30%，主动脉流出道速度时间积分≥12cm/s，组织多普勒二尖瓣环侧壁收缩期峰值速度≥6cm/s，右心功能评估良好，心室壁运动协调。

B. 心脏结构：一些机械性功能障碍如心脏压塞、室间隔破裂、二尖瓣脱垂和左心室流出道梗阻等，可能引发心功能不全，增加VA-ECMO撤机失败的风险。因此，在撤机前应主动排查这些问题，如果情况允许，可以考虑手术干预。

（2）评估可能影响撤机成功的因素

1）心内因素

A. 心律失常：在VA-ECMO撤离阶段，需要注意心率管理，维持较低水平的心率（60～80次/分）有利于减轻心肌负荷和降低代谢需求。若心动过缓影响心排血量，可考虑使用儿茶酚胺类药物或临时起搏器。快速型心律失常应尽可能控制，以减轻心肌的机械和代谢负荷，恢复窦性心律为首选，药物和射频消融可考虑用于控制心律失常。室性心律失常需要进行病因检查（如电解质异常、药物、心肌缺血及结构异常等），去除可逆病因后可考虑应用抗心律失常药物或进行射频消融。

B. 心脏前后负荷：为确保ECMO撤机成功，需要降低心脏前后负荷，减少心肌代谢和氧需求。VA-ECMO非生理性逆行主动脉血流会加重心脏负担，因此应避免使用过高的ECMO血流量，将其调整至维持氧供需平衡的最低流量，亦可考虑使用血管扩张剂或抗心力衰竭药物。当主动脉瓣开放不全甚至无开放时，可考虑使用左心室辅助装置。同时，要关注右心功能，降低肺血管压，使用利尿剂或持续的肾脏代替治疗降低前负荷。

2）心外因素

A. 呼吸系统：在VA-ECMO撤机前，患者的呼吸系统功能应部分恢复。氧合指数≥200mmHg且呼吸机参数达到以下标准：潮气量≤6ml/kg、气道峰压≤30cmH$_2$O、呼气末正压≤12cmH$_2$O。

B. 内环境：严重的低钙血症会引起短暂的充血性心力衰竭和心源性休克，严重的低钾血症和低镁血症可增加致心律失常的风险，高钾血症可能导致严重的传导障碍和严重的心动过缓。VA-ECMO撤机前需要优化内环境，使血钙、钾、镁在正常偏高水平。

C. 内分泌系统：当患者具有高升压药需求而无明显原因解释或存在典型肾上腺功能不全的特征时，有必要进行彻底的内分泌检查，包括甲状腺功能及肾上腺皮质功能检查。

2. 撤机步骤

（1）撤机试验：对于符合撤机指征的患者，每天进行撤机试验评估。目前VA-ECMO撤机前常用的方法为流量减少试验，即减少血流量以观察降低体外循环支持力度对机体血流动力学的影响。VA-ECMO的血流量减少有"快""慢"两种方式。"快"方式尤其适用于高出血风险及活动性出血而无法充分抗凝的患者，迅速将血流量降至最低，在10～15min，ECMO血流量下降到66%，然后继续下降到33%或达到1.5L/min，一般在1～2小时完成。"慢"方式即逐渐减小ECMO血流量，每6小时降低ECMO血流量0.5L/min直至1.5L/min，观察患者情况，一般需要6～24小时。

血流量减少过程中动态监测心肺功能相关指标，包括心率、血压、中心静脉压、SpO$_2$（右手）、血管活性药物、血气分析结果等，并使用超声心动图监测左右心室容量及功能。如果发生明显的低血压、左心室或右心室扩张，则停止撤机试验并恢复至全流量。

需要注意，即使是最小的ECMO血流量，也会降低右心室前负荷，此时无法充分评估右心功能。泵控逆流试验可以在减少或忽略ECMO循环支持的情况下进行血流动力学评估。此外，在关闭气流量的情况下，该技术可以准确评估肺功能。然而，血液逆流理论上存在使氧合器静脉侧的血凝块脱离致肺栓塞的风险。目前关于此试验证据尚不充分，未来需要更多的研究验证。

（2）撤机拔管

1）拔管前评估：VA-ECMO流量下调至1.5～2L/min，当患者可耐受至少8小时，可进行拔管前评估。血流量逐渐降低至1L/min约1分钟，监测是否存在血流动力学不稳定。如果患者可以耐受，则血流量将恢复到2L/min，制订拔管计划。如果患者未通过床边评估，则流量将恢复到2L/min，并计划每24小时重新评估1次。

2）准备拔管：满足上述试验条件后可考虑拔管。由于在ECMO撤机过程中血流量较低，血流缓慢，为避免血栓形成，应确保充分抗凝，密切监测临床出血情况和出凝血指标。

3）拔管及拔管后处理：VA-ECMO拔管应在无菌手术室进行。静脉端拔管同上述VV-ECMO拔管处理。动脉端置管尤其是手术切开插管患者通常需要通过滑线缝合血管壁切口修复血管，应用生物材料修补血管壁，或使用血管封堵装置。中心血管置管的撤除需要进行手术，关闭切开的胸骨。医疗团队根据情况选择适当的方法，以确保患者安全和最小化并发症，在拔管后的24～48小时行超声检查，筛查有无静脉血栓形成。

（三）要点总结

1. 撤机前，需要全面评估患者氧合和血流动力学，以提高撤机成功率。

2. 掌握VV-ECMO的撤机指征，以降低气流量和氧浓度为主，遵循合理化的撤机步骤，去除ECMO插管后以局部压迫为止血主要手段。

3. 掌握VA-ECMO的撤机指征，逐渐降低ECMO的血流量，撤机过程中注意合理抗凝，动脉插管通常需要手术修补相应血管。

（刘正东）

第 12 章　体外膜肺氧合的转运

体外膜肺氧合（ECMO）作为危重症患者救治与体外生命支持的有效手段，目前得到了越来越普遍的认可与应用。越来越多的数据证实了ECMO对危重症患者救治的有效性，但研究发现，与留在非ECMO中心的患者相比，转运至ECMO中心接受治疗的患者住院死亡率显著降低，在经验丰富的ECMO中心接受治疗的生存率高达60%～70%。因此，缺乏或不具备完全建立ECMO能力和经验的医院可以通过与经验丰富的ECMO中心合作改善患者预后，这种客观实际需求也促进了ECMO转运的发展。

ECMO转运多为院内转运和院际转运，也见于院外突发情况，如在突发公共卫生事件、战场等院外场地建立ECMO后转运至医院。尽管使用ECMO运送患者是安全可行的，参与转运过程的医护人员也大多数接受过规范培训，但即使有良好的理论和实践知识，在ECMO转运过程中还是会出现不同程度的不良事件，这与患者病情的危重程度与ECMO管路的复杂程度有关。因此，需要参与ECMO转运工作的医护人员精通ECMO的管理并具有处置突发不良事件的能力。ECMO转运需要多学科、多部门的跨学科配合和协作，本部分将详细介绍ECMO转运过程中涉及的各种问题，因为院内转运的路程和时长相对较短，因此本部分主要介绍院际转运或院外转运。

（一）ECMO 转运的历史

在过去，ECMO仅限于在选定的三级医疗中心内救治危重症患者。自20世纪70年代首次报道在医院内成功实施ECMO治疗后，随着体外循环辅助系统的小型化及相关生物材料的进步，ECMO越来越多地用于院外危重症患者的救治。移动ECMO意味着由经验丰富的ECMO中心派出ECMO转运小组对患者进行穿刺插管等一系列处理后将患者转回ECMO中心，但有时也需要转运已经建立ECMO的患者。

这一显著发展为拓展ECMO治疗提供了可能性，意味着将其应用范围扩大到更为危重的情况，如为传统心搏骤停后心肺复苏（CPR）提供可行的替代方案（ECPR）。移动ECMO还将ECMO治疗从手术室和ICU转移至较小的医院甚至是院外，其中最令人印象深刻的一篇报道展示了在火车站、公寓甚至艺术博物馆成功置入ECMO治疗心搏骤停的案例。

（二）转运出发前准备

组织与运输：在大多数情况下，ECMO中心接到转诊医院的电话并讨论患者的情况后决定启动转运ECMO团队。根据需要选择ECMO支持的类型，对患者基线临床特征进行评估，准备所需设备。为安全转运ECMO患者必须进行高效的信息沟通，充分了解如下情况，如患者是否已经插管或者需要在团队到达后插管。如果患者需要进行静脉-动脉模式（VA-ECMO）辅助，还应该了解是否已经进行心脏机械辅助，如主动脉内球囊反搏或Impella，为这些额外的设备在运输中预留空间和处理方案。ECMO患者经常会使用多种类别的药物以维持生命体征，提前了解某些特殊用药的情况及所需的额外设备对安全过渡到运输环境至关重要。团队到达转诊医院后，对患者的情况进行最后评估，然后建立ECMO。患者的安全是压倒一切的优先考虑，一旦血流动力学和呼吸稳定性得到保证，立即启动转运工作。

转运还需要考虑天气因素，恶劣的天气条件使ECMO转运难度增加，同时也增加了患者及ECMO转运团队成员的风险。一般来说，救护车、直升机和固定翼飞机是用于ECMO转运的3种主要选择交通工具。运输距离、天气条件和特定运输的可行性是决定运输工具选择的主要因素。ELSO指南对地面运输的距离建议达到250英里（1英里=1.6km）。因此，对于大多数区域性ECMO中心而言，救护车转运还是最普通的选择。对于400英里以下距离，指南建议使用直升机转运，而超过400英里推荐使用固定翼飞机。

1. 团队人员　ECMO转运团队需要面临复杂的过程，患者的血流动力学状况随时可能恶化，以及在某些极端困难情况下建立ECMO的能力，如体外心肺复苏（ECPR），需要同时进行ECMO启动和穿刺置管，需要一支经验丰富的ECMO团队，由1名资深医师领导团队，指挥治疗。除具备常规经皮插管的能力，负责插管的医师还应具备在腹股沟区域进行手术"切开"的开放式植入技术。团队还应包括1名灌注师或重症医学医师和1名接受过ECMO培训的专科护士。团队成员都应接受过ECMO专门的培训并具备相应技能，特别强调对ECMO设备系统或其部分相关的问题的处理能力。

一般的组织流程大致相似，但ECMO团队的组成还存在一些地域差异，如美国的ECMO团队不配备麻醉医师，而欧洲的ECMO团队配备麻醉医师。插管医师通常主要负责ECMO插管和建立，领导医师负责组织患者的整体医疗管理，包括抗凝、镇静镇痛、机械通气和血管活性药物的管理。灌注师或者重症医学医师主要负责确保在出发前装载清单上的所有设备，以及血制品输注、ECMO回路的预充和准备、启动时机及ECMO设备的管理。转运护士负责管理药物和液体，协助评估及运输

过程中患者的护理。

2. 响应时间　时间是影响转运ECMO患者预后最重要的因素之一。即使已经进行危重症加强治疗，当有效循环不能及时重建或者氧合难以维持时，心、脑等重要器官也会出现不可逆的缺血性损伤。因此，ECMO团队必须全天候待命，并在30~90分钟做好出发准备，快速响应。前往转诊医院的路途时间也是患者预后的基本预测因素，有文献强调了自接到电话通知到建立ECMO的时间不超过90分钟的重要性。时间受多种因素的影响，与转诊患者的各种临床情况、转诊中心之间的距离及天气条件、运输工具的可用性有关。许多研究表明，响应时间与患者的神经系统预后密切相关。

3. 设备　用于转运的ECMO设备与在院内使用的ECMO设备类似，但因运输环境的限制会有一些特殊要求。转运团队出发前需要根据清单（表12-1）完成设备检查，避免所需设备不全。移动ECMO系统应配备合适的血泵、膜式氧合器、医用气罐、调节阀、流量计、插管装置、头灯和一些管路接头。此外，还应配备静脉和动脉压力监测设备、凝血监测设备、应急泵和不间断电源。如果可能，转诊医院还应提供便携式床旁超声用于引导插管。对于所有飞机运输，单个部件和组装设备必须符合特定的航空运输标准，并得到国家监管机构的批准。转运车辆必须有足够的空间和固定设施，以容纳医疗团队和额外的设备，还需要提供独立的氧气源和压缩空气源及稳定输出功率的电源。

表12-1　转运团队出发前的检查清单

沟通转诊医院患者信息后填写
□姓名、年龄
□诊断
□拟ECMO支持方式，插管指征
□合并症
□目前的血流动力学支持药物：血管活性药物种类和剂量
□目前机械通气的参数
□最近一次的神经系统检查和任何神经影像学检查

续表

□出血或其他并发症

□是否有其他设备，如临时起搏器或主动脉内球囊反搏设备

□如在当地已建立ECMO，ECMO流量能否维持在2L/min以上

□血常规、生化、止凝血及乳酸指标

□血管通路及监测，包括中心静脉压和有创动脉压

□插管后超声心动图（评估插管位置、左心室扩张、心脏压塞）

□插管后胸部X线片（评估插管位置、气胸）

□参与转运途中管理的人员

□确认当地转诊医院的ECMO设备与转运车辆和接收单位能够兼容

□通知转诊医院的团队到达时间，做好准备

□在转运前对转运流程进行讨论，制订方案

对当地转诊机构的要求

□尽可能安排至少2U的红细胞和血浆置于血液转运箱中

□确保提供足够的镇静药和肌松药

□准备提供足够数量的血管活性药物和其他静脉用液体，数量为预估转运过程所需的2～3倍

□在转运团队到达转诊医院前及时通报病情变化

□保障氧气罐的氧气充足

ECMO转运团队需要准备

□至少3组以上的静脉输液泵

□额外的管路钳

（三）到达后评估与流程

1. 患者评估与检查　强调神经系统检查的重要性。通常情况下，当转诊医院要求进行ECMO转运时，患者通常无法允许外出进行神经系统影像学检查。因此，了解患者最后一次基线神经功能评估的时间和神经影像学检查结果至关重要。如果患者已知有严重的神经损伤，则认为是转运和持续ECMO支持的禁忌证。

明确血流动力学目标，包括目标平均动脉压（MAP）和ECMO流量。根据患者的血流动力学状态调整或维持血管活性药物治疗方案，常规镇静镇痛，必要时联合应用神经肌肉阻滞剂，防止运输过程中发生管路移位和脱出。

进行全身检查，明确所有管路的位置并妥善固定，重点记静脉引流管和回血管的位置和置管深度。检查穿刺缝合部位线结的稳定性，评估有无出血并及时止血。对于VA-ECMO，还需要注意远端灌注情况，包括穿刺部位远端肢体的温度和毛细血管再充盈情况。结合体格检查和床旁超声对胸腹腔进行评估，评估胃肠道功能，必要时积极进行胃肠减压，降低转运过程误吸的风险。

2. ECMO使用的记录与检查　在转运至交通工具前需要详细记录ECMO运行相关的数据，在运输途中根据所记录数据调整治疗，处置应急事件，详见表12-2。在转运前需要再次按照清单对患者信息及设备进行检查以确保转运途中安全（表12-3）。

表12-2　ECMO运行的相关数据记录表

□模式：VV-ECMO、VA-ECMO、VAV-ECMO

□外周/中心置管

□插管部位和插管型号

ECMO参数

□转速（r/min）：

□血流量（L/min）：

□气流量（L/min）：

□吸入氧浓度（%）：

呼吸机参数设置

□潮气量（ml）：

□呼吸频率（次/分）：

□呼气末正压（cmH$_2$O）：

□吸入氧浓度（%）：

□VA-ECMO远端灌注管

□左心室辅助装置：IABP、Impella

□外科引流管

□设备型号

流量压力

□引流管压力（mmHg）：（≥300mmHg）

□膜前压力（mmHg）：（≤400mmHg）

□膜后压力（mmHg）：（≤50mmHg）

□中心静脉血氧饱和度

□生命体征

□体温

□心率及心律

□血压

□外周经皮氧饱和度

续表

实验室检查结果

□动脉血气（VA-ECMO选择右侧上肢）

□血红蛋白

□血小板

□APTT：

□ACT：

□PT/INR：

□纤维蛋白原：

□钾：

□钙：

□乳酸：

□抗凝药物及剂量：

表12-3　转运前患者信息及设备核查表

□转运管理人员及分工确认

□气道管理及管路监测

□体格检查，确认管路位置及有无出血

□血流动力学监测运行良好

□ECMO电池及电量稳定

□达到所设定的血流动力学目标

□转运呼吸机运行稳定

□氧气瓶及氧源充足

□携带一定数量的血制品，如红细胞、血浆和血小板

3. 运输途中的一些细节问题　许多ECMO设备的电池使用时间为90～120分钟，但实际性能将随转速而变化，在转运过程中应确保有足够的电池供电，转移至交通工具如车辆后必须尽可能地连接到车载电源上，保证交直流电有效切换。设备放置的位置是另一个关键因素，如车内狭小的空间、多种设备及电源、电路的接入使场面相当复杂。患者和ECMO管路在运输过程中遇到加速、减速或振动时都需要保持稳定，所有医疗设备都需要加强固定，应尽可能多携带有挂钩的绳索用于设备固定；同理，电源线和连接电缆也必须固定，尽量减少电路漏电甚至发生火灾的

风险。在运输过程中，无论其他设备如何放置，都要时刻确保手摇泵放置在转运人员能够使用的位置。需要保持插管及管路始终在视线范围内，使用不可擦除的记号笔或醒目颜色的胶带标记插管的深度，确保插管的深度在转运过程中没有发生变化。同时需要注意在车辆突发转向的情况下有插管脱出的致命风险，因此需要将插管及管路固定在患者身体上。

（四）转运风险与不良事件处理

尽管在转运前已经对ECMO患者进行了充分的评估和准备，但是在运输途中还是有多种并发症或不良事件发生的可能。对突发事件及时识别并进行有效干预是安全转运的前提与保证，根据原因并发症可分为患者相关并发症和设备相关并发症（表12-4）。

1. 出血　是ECMO最常见的并发症，高达50%的住院ECMO患者会发生出血。出血量约为5ml/（kg·h）时即被认为发生大出血，但准确估算出血量有较大难度。即使没有所谓的大出血，出血也会导致血流动力学不稳定，患者的病情进一步恶化。

在运输过程中，患者的大部分身体必须被覆盖以保温，为出血的观察增加了额外的障碍。典型的失血症状如低血压和心动过速缺乏特异性，这些症状也可能由血管麻痹、高代谢状态、疼痛等引起。在运输过程中干预和治疗出血的措施十分有限，因此在出发前应对所有可能出血的部位进行仔细检查，记录最近的血红蛋白水平，通常目标水平是7～9g/dl。导管插入部位是最常见的出血部位，但其他部位如手术切口、各种体腔内引流管也应检查。注意腹部皮肤有无发绀或腹肌紧张，如有，应考虑应激性溃疡或肠缺血引起的消化道出血。在静脉-静脉模式（VV-ECMO）中，胸腔也是出血的常见部位，如果怀疑出血，在转运前进行胸部X线片或超声检查。

表 12-4 转运途中的并发症及处理

并发症	症状	处理
出血	低血压，心动过速 在包裹覆盖的情况下难以肉眼发现出血	寻找出血来源，如插管 直接加压包扎 应用止血敷料 纠正凝血功能障碍 若出血严重且无血凝块形成，暂停抗凝 使用氨基己酸、氨甲环酸
血栓形成	管路中见血凝块 氧合器前压力升高 回流管压力升高	启动抗凝或加强抗凝 如果在出血时发现血凝块形成，需要权衡止血与抗凝之间的平衡 氧合器内有大量血凝块需要更换氧合器
高血压	MAP＞80mmHg	加强镇静镇痛 下调或暂停升压药物使用 如果MAP仍然升高，开始使用降压药
低血压	MAP降低 管路抖动	如果引流管抖动，暂时调低转速 如有指征，则补充容量，如输注晶体液、白蛋白或血液制品 若容量充足，使用血管升压药或增加药物剂量
流量丧失	在转速恒定的情况下流量下降	暂时降低转速 根据指征给予容量复苏，输注晶体液、白蛋白或血制品后恢复转速
低氧血症	引血管和回血管颜色均呈现暗红色或蓝色	评估氧合器功能 检查氧气管路连接，确认氧源充足
再循环	引血管和回血管颜色均为鲜红色	降低流量并评估SpO_2是否恶化或改善 确认双腔插管的位置，使返回口在前面 补充容量再次评估 重新插管
差异性低氧	右手或右耳末梢的SpO_2低 右上肢动脉PaO_2低	外周型VA-ECMO转运途中始终保持100% FiO_2 优化肺功能 使用β受体阻滞剂 提高ECMO流量
脉压消失	动脉波形平坦 脉压下降 无法检测出SpO_2	VV-ECMO：立即开始心肺复苏流程及高级生命支持流程 VA-ECMO：使用正性肌力药物如肾上腺素 通知接收转诊的ECMO中心 保持电解质平衡 使用钙剂 电除颤或电复律

　　ECMO管理需要平衡出血和血栓形成的风险，血小板会黏附在ECMO回路中，刺激并激活凝血级联系统，最终导致循环中的血小板耗竭。因此，ECMO患者一般需要抗凝。如转运前血红蛋白低于8mg/dl、血流动力学不稳定或有大出血迹象，则应积极输血。出血可能为内科出血、外科出血或混合性出血。内科出血通常由凝血病引起，既有原发疾病引起的，也有抗凝因素存在，可以通过输血和应用药物治疗。外科出血指的是血管性出血，需要进行积极的外科干预。外科干预的时机取决于患者病情的稳定性、出血部位或者来源、转运路途时间和配套设施。如果出血部位通过简单的外科处理可以控制，则在转运出发前应进行干

预。插管部位也可以使用外科止血敷料。

对于大出血或持续出血，应停止抗凝并使用氨甲环酸或氨基己酸等抗纤溶药物。ECMO运行期间经常会出现血小板减少或弥散性血管内凝血（DIC），转运前应核查最近的血小板计数（PLT）、凝血酶原时间（PT）、国际标准化比值（INR）和纤维蛋白原（FIB）。存在活动性出血时，PLT低于$100×10^3$/ml时应输PLT，INR大于1.6时输注新鲜冷冻血浆（FFP），FIB低于100mg/dl时输注冷沉淀。表12-5列出了ECMO输血和出血的注意事项。

表12-5 ECMO输血管理

血红蛋白水平维持在7~9g/dl，存在出血时，目标血小板水平>80 000/ml，而活动性出血时，目标血小板>100 000/ml
国际标准比值大于1.6时输注新鲜冷冻血浆
纤维蛋白原<100mg/dl输注冷沉淀
持续出血使用氨基己酸或氨甲环酸
因为存在血栓形成的风险，谨慎使用鱼精蛋白

大量输血的定义为在24小时内输血超过10U的红细胞。在大量输注红细胞的同时也应以1∶1∶1的比例输入FFP和PLT。如有可能，尽量从转诊医院携带充足血制品用于转运途中输注。在大量输血的同时，注意监测钙离子水平并及时补充钙剂。

2. **高血压** 通常容易被忽视，但会引发致命的颅内出血。ECMO运行中MAP的设定目标通常为65~80mmHg，较高的MAP增加了颅脑损伤的风险。在ECMO启动后改善了氧输送，患者可能对血管活性药物的需求减少，因此需要对血管活性药物进行调整以达到目标MAP。在充分镇静镇痛的基础上，对未使用任何升压药物的患者可使用尼卡地平或硝酸甘油等降压药物以控制血压。

3. **低血压和管路抖动** 低血压通常是由失血或体液丢失造成的有效容量下降引起。患者在ECMO启动后的24~48小时可出现明显的血管舒张，此外循环管路诱发的全身炎症反应、毛细血管渗漏和血管内容量减少等均可

造成MAP降低，另外一个有效容量降低的迹象为管路的规律性抖动。当处于低血容量状态时，静脉引流管从右心房抽吸血液，而心房几乎处于排空的状态，导管中的负压将开始牵拉邻近组织和器官，造成组织损伤和间歇性低氧，持续的管路抖动也会导致溶血，加重血流动力学紊乱和器官功能损害。

可以通过降低ECMO转速减少流量来解决管路抖动的问题，但是流量下降会进一步恶化血流动力学，中心静脉压（CVP）监测有助于评估容量状态，低CVP可以选择晶体液、白蛋白或血液制品进行容量复苏，而CVP升高则需要与梗阻性休克相鉴别。

如果患者容量充足但血压仍低，应强调使用缩血管药物如去甲肾上腺素。一些VA-ECMO病例会先期使用小剂量肾上腺素作为正性肌力药物，维持一定的脉压，以减轻左心室（LV）的负荷。血管升压素具有轻微的肺血管舒张作用，对右心室功能差的患者是一个很好的选择。去氧肾上腺素作为一种纯作用于α受体的药物只会增加全身血管阻力和肺血管阻力，不建议使用。

ECMO启动后会发生心脏压塞，原因有很多，如心肺复苏后肋骨骨折在ECMO抗凝治疗过程中微小出血变成大出血，导致延迟性心脏压塞。心脏压塞的征象包括在低血压或管路抖动时CVP不降反升，如果怀疑有心脏压塞，应立刻进行超声心动图检查。

极少数情况下，由容量超负荷或腹部出血引起的腹腔室间隔综合征（腹腔内高压）也会产生类似梗阻的效应，导致静脉回流减少和血压降低。当出现低血压、机械通气肺顺应性下降和尿量减少时，应考虑到这一点，可以通过测量膀胱内压间接反映。

4. **"没流量"** 如果从ECMO启动时就没有血流，通常是静脉端引血管的位置不正确，需要检查和调整引血管的位置。如果初始流量稳定，但是由于失血或组织间隙分布，也会出现"没流量"。ECMO启动可导致严重的血

管扩张，导致血液在固有静脉循环中淤积，限制了静脉引流。在低血容量的情况下增加转速只会加剧问题，理想的方法是在解决潜在问题的同时降低ECMO转速，可以输注血液制品或晶体液补充容量，同时如果MAP小于65mmHg，需要调整血管活性药物解决潜在的血管麻痹。"没流量"也可能是梗阻造成的，表现为循环管路内血栓形成、插管或循环管路的扭结及心脏压塞。

5. 氧合　确保ECMO患者足够的氧合至关重要，VV-ECMO的氧合目标是全身动脉血氧饱和度至少达80%，但是动脉血气分析在转运路途中难以实施，其他的一些指标如脉搏血氧饱和度、皮肤颜色或患者的精神状态通常难以提供准确的判断依据。当氧合难以达到设定的目标水平时，需要从以下几方面寻找原因。

（1）无论是VV-ECMO还是VA-ECMO，静脉引血管内血液呈暗红色，而回血管或动脉管内的血液呈鲜红色，如果没有色差，应立即引起关注。当出现回血或动脉插管内血液呈暗红色，外周血氧饱和度或混合静脉血氧饱和度（SvO_2）直线下降时，最常见氧气源连接中断或氧气瓶内氧气耗尽，须立即确认氧气源已连接并正常工作。

（2）再循环：是指含氧的回流血液在进入肺循环之前再次被引血管抽出，主要见于VV-ECMO。VV-ECMO在运行过程中总会有一定程度的再循环，但当再循环干扰到所需的氧输送时，需要立即解决。再循环的主要标志是外周血氧饱和度低而SvO_2高，且引血管和回血管均为鲜红色。影响再循环的关键因素包括容量状态、导管相对位置、泵速和导管型号。当怀疑有严重的再循环时，将ECMO流量减少5%～10%，若外周血氧饱和度升高，则表明存在严重的再循环问题。要立刻检查插管是否移动或重新固定插管；如果存在容量不足，则扩容补液可减少再循环部分。其他干预措施如在超声指导下优化插管位置，在运输过程中都是不切实际的。

（3）感染：一个经常被忽视的导致氧耗和二氧化碳产生增加的原因是感染。虽然ECMO患者不常规使用抗生素进行预防性治疗，但如果存在可疑感染，则需要早期积极使用广谱抗生素进行治疗。通常情况下，患者用水温箱来控制体温，不会表现出体温升高。转运团队需要在转运前详细了解患者抗生素的使用情况。

6. 差异性缺氧　又称Harlequin综合征或南北综合征，是一种发生于外周插管VA-ECMO并发呼吸衰竭时的现象。一般来说，所有通过外周插管进行VA-ECMO的患者都应该在100%的吸氧条件下进行运输。治疗差异性缺氧的方法可以概括为改善患者的肺功能或降低心排血量。具体包括调整呼气末正压、提高呼吸机吸入氧浓度或者行支气管镜检查排除气道阻塞；选择使用部分负性肌力药物甚至短效β受体阻滞剂，降低心排血量，减少自身血流与ECMO逆向血流的对抗。难治性低氧血症可以增加第二个回血管，使含氧血液通过上腔静脉进入肺循环，转换成VAV-ECMO或更改为中央插管。但是这些方法在转运途中是无法实现的，需要提前通知接收转运患者的ECMO中心做好准备。

7. 脉压消失/肺出血　在VA-ECMO支持过程中，通过有创动脉压监测的脉搏波形会因导致心力衰竭的病因而变化。脉压消失与危及生命的并发症、心脏病理进展或ECMO治疗有关。外周VA-ECMO逆行血流显著增加了左心室后负荷，导致心肌顿抑，本已较差的心功能进一步恶化。在这种情况下转运团队应确保足够的MAP、持续的ECMO血流，以及相对稳定的CVP。如果所有指标均在可接受范围内，则脉压的变化反映了心脏病理的进展或对ECMO启动的反应。左心室功能障碍及压力升高会继发肺水肿和肺泡出血，如果患者在脉压消失的情况下发生肺水肿，建议使用正性肌力药物如肾上腺素、多巴酚丁胺或米力农，或使用Impella。低钙血症也可导致脉压降低，因此在大量输血时应经验性补钙并监测钙离子水平。

8. 空气栓塞 会对所有形式的ECMO造成毁灭性后果。引血管路或静脉端有很高的负压，一旦循环管路出现管路裂缝、接头松脱或三通接口关闭不全，空气都很容易进入循环管路中。大量空气栓塞可以使ECMO立刻停止运行，所以必须迅速处理空气栓塞，避免空气进一步进入循环管路内，具体管理如表12-6。

表12-6 空气进入VV-ECMO引血端的处理

夹闭回血管路，停泵；处理空气栓塞
在VV-ECMO中，少量空气可能在肺循环中被吸收
将患者的头部向下倾斜，左侧卧位，使右心室顶端充满血液
使用血管活性药物和呼吸机维持循环
尝试使用注射器从中心静脉或肺动脉导管中抽气
寻找管路裂缝或断端，包括开放的或不安全的静脉输液通路
维持低流量泵速，保持血液循环，从而使空气逸出

对于VV-ECMO，回血端空气栓塞类似于其他疾病导致的静脉空气栓塞，可能导致心力衰竭。而对于VA-ECMO，由于回血端直接与动脉循环相连，空气栓塞会迅速导致脑血管意外和患者死亡。少量的空气在静脉系统中可以被重吸收，在动脉系统中却无法吸收。表12-7列出了VA-ECMO回血端空气栓塞的处理。

表12-7 空气进入VA-ECMO回血端的处理

动脉循环中任何数量的空气栓塞都是真正的紧急情况
立即夹闭回血管路并停泵
通过使用血管活性药物和呼吸机维持循环
寻找管路中的裂缝

9. 低体温 ECMO的保温系统无法依靠电池供电，可能会导致患者意外的低体温。转运患者时应保持连续的体温监测，通过提供温暖的毯子、确保床单干燥并兼顾绝缘、在将患者移至救护车之前提高车内的温度或在飞机上使用保温水箱来解决。患者全身覆盖或包裹可能会掩盖出血发生，无法观察插管部位和插管

的情况。注意避免寒战，机体温度降至34℃以下时会刺激利尿，导致血容量进一步降低。即使是在高温环境，也不能防止低体温发生，所以在室内也需要注意患者体温。

10. 血泵故障 血泵故障的原因有很多，包括电机故障、交流电源故障、泵头脱离和流量传感器故障。如果是交流电源故障，需要立即连接手动泵以保证流量，同时排查电源故障。如为流量传感器故障，则更换现有的流量传感器或使用新的流量传感器。如果在循环管路中检测到空气，设备会停止运行，在空气被清除或再次启动循环之前，系统不会自动恢复运行。

11. 管路破裂 管路破裂的大小不一，可以从管路中的一个微小的裂缝到一个毁灭性断口。在转运前和临床状态发生任何变化时，必须对管路进行检查。严禁使用针头等锐器对管路进行操作，注意在连接之前不要用酒精湿巾对管路表面进行消毒，建议使用以碘伏为基础的消毒溶液。

扭结或血栓形成导致循环管路内压力增加也会使管路发生破裂，如果管路发生破裂，处理方法取决于破裂发生的部位。如果在引血端，应调低转速，夹闭引血管路，如果发现裂缝，用封闭敷料覆盖，到达接收单位后立即更换。如果回血端的孔洞或裂缝很大，则患者会迅速失血，降低转速和夹闭回血端管路，使用血管活性药物、呼吸机和容量复苏，尽最大可能将患者安全地送到接收单位后更换管路。

12. 插管脱出 是所有并发症中最致命的。避免插管松脱是运输过程中关注的重点，如同人工气道一样，ECMO插管也是优先观察和保护的对象，插管脱落会导致患者迅速死亡。

运输前，确保插管以合适的方式缝合或固定，在插管部位并沿着腿部及颈部间断缝合将导管固定在皮肤上。转运过程中由1名人员专门负责保护插管。如果引流端的插管移位，

应立即直接对该部位加压控制出血，提高呼吸机支持参数，尽可能补充容量。回血端脱位可以直接对该部位加压控制出血，除容量管理外，增加血管活性药物的剂量也是必需的。

（五）院内转运

不同于院际转运或院外转运，院内转运主要满足ECMO患者诊断和治疗的需要，转运路途和转运时间较短，流程相对简单，但也涉及多学科和多部门，主要包括各种专科和综合ICU、手术室、介入导管室、CT室等，同样需要做好沟通衔接和转运工作，不同的院内转运的目的需要的转运工作也有所不同。

1. 院内转运的目的

（1）目的地：通常手术室、介入导管室、普通病房等不具备长期ECMO运行和管理的条件，需要转移至综合和专科ICU进行治疗，在院内可以直接推动病床，ECMO转运车跟随病床同时移动，或者将主要ECMO设备包括主机、氧合器及血泵放置在患者床尾的空余空间，氧气瓶挂于床尾或床侧，不需要携带保温水箱，这样的好处在于减少了患者身体接触，不直接搬动患者身体，降低了管路扭结、脱管等致命并发症。

（2）明确诊断：对于ECMO患者而言，严重的神经系统并发症是患者预后的决定因素，了解有无神经系统并发症对维持ECMO治疗至关重要，因此将患者移至CT室进行影像学检查不可或缺；对于部分急性心肌梗死心源性休克患者，常在急诊抢救室进行ECMO抢救治疗，ECMO建立后需要转运至介入导管室进行冠状动脉造影以明确病变血管的情况，这些检查最好在1小时内完成，尽量将某些检查项目在ICU内完成，如心脏超声、胸部X线片等，且如果医院条件允许，可以使用移动CT进行颅脑筛查，尽最大可能减少患者外出检查的转运风险。

（3）评估和进一步治疗：对于肺部疾病导致的呼吸衰竭行ECMO治疗的患者，高分辨率肺部CT的影像学检查对评估患者肺部病理改变和进展至关重要，外出CT检查是必要的；而一些患者在ECMO治疗的同时需要对原发疾病或并发症进行处理，如在介入手术室完成冠状动脉支架置入或球囊扩张、房间隔开窗减压、起搏器置入等；还有一些患者需要转运至手术室进行下一步心肺移植手术等，这些都需要进行院内转运。

2. 转运注意事项　院内转运前的沟通协调工作也非常重要，在转运出发前需要提前告知转运目的地如ICU病房、手术室等做好接诊准备工作，同时规划好转运路线，缩短转运距离，保持路途和电梯通畅。做好设备检查：ECMO设备切断交流电源后观察电池电量及工作情况，确保电池电量充足；确认瓶装氧气是否充足，能否满足转运途中的氧气供应；判断输液泵电量是否充足，静脉输液管路是否通畅，准备好手摇泵和额外的管路钳；转运呼吸机工作是否正常，确认人工气道的位置，最好随病床转运患者。如需要将患者转移至平车或担架车，需要注意ECMO循环管路是否发生扭曲、打折，固定好插管和循环管路，防止管路意外滑脱。注意携带心电监护和脉搏氧饱和度监测仪器，观察患者生命体征。在路遇陡坡等情况时，注意控制速度，保持ECMO转运车与病床之间的距离，避免设备之间发生碰撞。

总之，ECMO患者因其危重程度及管理的复杂性显著增加了转运过程中不可预知的风险。在医院环境中运行ECMO的一些普遍和易忽略的因素，如可靠的电源和设备的位置，受重视程度在运输途中显著增加，成为决定转运安全与成败的关键。除了确保足够的沟通和良好的硬件设施来解决这些问题，成功的ECMO运输还需要能够在相对严峻的环境下用有限的资源处理常见的并发症。凝血病和出血是最常见的并发症，在出发前应做好准备。低血压和流量降低通常对液体复苏反应良好，但可能需要血管活性药物维持目标MAP至少

65mmHg。VV-ECMO的再循环增加会引起低氧血症，通过观察插管的色差及时发现并处理。脉压消失和差异性缺氧是VA-ECMO常见的并发症。空气栓塞对ECMO运行管理是毁灭性的，必须避免。最后，血泵故障、管路破裂和插管松脱是危及生命的紧急并发症。尽管存在这些风险，但训练有素的转运团队将患者转移到经验丰富的ECMO中心接受治疗仍然利大于弊。为了安全地进行ECMO转运，转运团队必须熟悉并能及时处理这些并发症。

（刘 念 韩 喧）

第13章 体外膜肺氧合并发症

一、机械性并发症

（一）出血、血栓形成

目前，ECMO技术在临床上使用越来越广泛，并且在危重症患者的抢救治疗中发挥了重要作用。虽然ECMO使用肝素涂层的材料，但实施了有创操作、采用了非搏动性灌注及全身抗凝等措施使ECMO运行过程中患者机体和机械性并发症的发生率较高，严重影响了ECMO的治疗效果和患者的预后。在ECMO支持过程中，出血和凝血并发症都可能发生，通常在同一患者中共存，并与显著的发病率和死亡率相关。平衡出血和血栓形成的相对风险可能很困难，因为与患者疾病相关的因素很多，体外支持及促炎和抗炎途径的平衡在患者之间会有所不同。常见血栓性出血和溶血性并发症如下：

1. **血栓形成** 是ECMO支持最常见的并发症之一。ECMO血栓栓塞并发症的真实发生率尚不清楚，尸检研究表明，临床评估低估了其发生率。近13%的患者在氧合器中发生血栓。在接受ECMO支持的患者中，电路其他部位的血栓比接受呼吸支持的患者更常见。据报道，高达3.5%的患者发生中枢神经系统梗死。ECMO血栓形成本质上是血液和非内皮表面的接触，并导致凝血和纤溶途径的激活及补体介导的炎症反应。常见血栓：①机器相关血栓形成；②电路和氧合器中血栓沉积；③泵血栓形成；④肝素诱导的血小板减少症。普通肝素仍是目前国际上ECMO抗凝的标准。它价格低廉，可滴定，而且有药物对抗。除了全身

抗凝外，电路元件的生物活性已经逐步使用肝素、磷胆碱和聚甲氧基丙烯酸酯进行涂层，从而减少电路暴露引起的炎症和凝血反应。它们现在被广泛使用。然而，肝素监测或治疗靶点没有共识，机构间存在相当大的差异。值得一提的是，血栓弹力图能够实时描述血栓形成、血栓强度和血栓溶解情况，建议更大的随机对照试验证实其抗凝监测价值。

2. **出血** 是ECMO患者死亡的主要原因。常见原因：①血小板减少；②弥散性血管内凝血；③纤溶亢进；④获得性假血友病综合征。接受ECMO支持的患者出血可能与凝血异常的程度不成比例，可能在没有或轻微创伤后发生。管理包括预防出血的策略，如果发生严重出血，应停止抗凝，输血支持，应用抗纤溶药物，必要时选择局部止血措施和手术止血。

（二）插管问题

无论选择何种插管策略，指南均建议插管前利用超声评估血管条件，以期减少近期和远期并发症。常规应用床旁血管超声进行置管前检查，可以明确股总动脉直径、股深动脉开口、穿刺动脉前壁是否有钙化病变及髂股动脉是否通畅、有无夹层，最终指导导管的选择与置入。穿刺并发症：①局部感染或败血症；②血管损伤；③穿刺部位局部血肿，皮下气肿；④心血管症状；⑤周围组织、神经损伤；⑥空气栓塞；⑦血栓形成；⑧穿刺及置管失败；⑨渗液、渗血，出血量大时可出现休克甚至危及生命；⑩导管折叠、折断、遗留、阻塞、滑脱等。导管相关血管并发症有插管部位

出血、血管栓塞、下肢缺血或充血等。

（三）氧合器功能障碍

氧合器的安全评估包括膜肺的颜色、跨膜压差及通透性（渗漏）。主要表现为动脉氧分压和氧饱和度逐渐下降、动脉二氧化碳分压升高。肉眼可见膜肺氧合后的血液颜色暗红甚至发黑，与氧合前血液颜色无明显差别，交换功能失效。常见原因：①通气血流比例失调；②膜肺出现血浆渗漏；③静脉输入脂类药物；④膜肺的跨膜压差升高；⑤膜肺进气。

（四）其他

其他还有ECMO系统进气、离心泵监测不到转速、机械泵和加热器故障及其他机械原因等。

二、出　血

出血是ECMO支持过程中最常见的并发症之一，可以发生于插管部位、外科创面、气管、胃肠道等部位，甚至发生弥散性血管内凝血（DIC），其是ECMO支持患者最具威胁和最难处理的并发症之一。

临床可表现为血液通过置管处切口渗出至体表或流至体腔，还可间接表现为血红蛋白浓度进行性降低、静脉引流量下降、中心静脉压降低、脉压降低和心率增快等。出血最常发生的部位为插管位置；如果患者为外科手术后，出血也可以出现在手术切口部位；此外，由于全身性凝血功能障碍和重症患者合并应激反应，出血还可以发生于颅内、胃肠道、尿道、气管内等部位。

（一）原因

1. 局部止血困难　主要表现为ECMO血管插管处和外科手术后手术野的止血困难。新生儿颈部插管局部常存在中度渗血（>10ml/h）；无论是动脉插管还是静脉插管，均可因局部固定不当或插管时周围组织止血不彻底而局部渗血。心脏外科手术后需要ECMO支持的患者通常已经历了长时间体外循环，由于凝血因子的损耗和心脏手术后不能使用鱼精蛋白完全中和肝素，加上心脏切口、胸骨和组织创面，患者常表现为ECMO过程中胸腔内出血。非颈部切口的严重出血可能有很大的危险性，须尽可能确定出血部位。血红蛋白水平下降、心率增快、低血压或VA-ECMO中PaO_2上升是急性出血的征象。颅内、胃肠道、胸腔内、腹腔和后腹膜腔出血都可以在ECMO患者中发生，突然病情变化如抽搐、瞳孔散大、脉压小（心脏压塞）、腹部膨隆、血便或胃管引流物为血性时，需要立即行超声或CT检查。行侵入性操作的患者出血风险增加，如先天性膈疝修补患者术后出血的可能性增加。开胸、耻骨上膀胱穿刺术、腰椎穿刺术或血管内置管等在非ECMO患者中常见的操作对ECMO患者来说出血的风险非常大。当出血发生于胸腔内、腹腔或后腹膜腔时，应该进行有效引流或探查。活动性出血可导致间隙填塞，严重时引起血流动力学失代偿。

2. 全身肝素化和凝血机制受损　根据使用装置不同，ECMO过程中需要进行不同程度的全身肝素化以避免人工装置内血栓形成。此外，由于人工装置的介入、血液流变学的改变及临床与凝血功能相关的治疗，ECMO支持将对凝血系统产生明显的影响，包括凝血因子损耗，特别是血小板数量和聚集功能显著下降，以及凝血因子补充不足等。此外，极少数患者也可能出现肝素诱导的血小板减少症（heparin-induced thrombocytopenia，HIT），导致严重凝血功能障碍。ECMO系统具有大量的非生物表面，在ECMO支持过程中，特别是在ECMO启动初期，随着血小板在非生物表面的聚集及血小板性状的改变，以及血小板在体内肝、肺及脾的隔离，血小板计数可能出现明显下降；此外，血液稀释、组织缺氧及肝素的作用也可减少血液中血小板含量。ECMO支持过程中循环血小板计数明显降低，可导致出血加剧或出现新的出血表现。凝血机制受损，一方面可导致ECMO插管局部或手术创面出血和止血困难；另一方面可能导致内脏器官出血，如颅内、胃肠道、尿道、气管内、游离腹腔及腹膜后等部位出血，临床上也可表现为多个部位同时出血。

3. ECMO治疗期间获得性血管性血友病　血友病（hemophilia）为一组遗传性凝血功能障碍的出血性疾病，其共同的特征是凝血活酶生成障碍，凝血时间延长，终生具有轻微创伤后出血倾向，重症患者没有明显外伤也可发生自发性出血。获得性血管性血友病综合征（acquired von Willebrand syndrome，AVWS）是由于非生理状态下（如高血流应切力、系统性炎症）或各种获得性因素导致血管性假血友病因子（von Willebrand factor，vWF）病理性减少，降低了其介导血小板黏附功能，从而导致机体凝血功能障碍。

Johannes Kalbhenn等的一系列研究显示，AVWS增加了ECMO患者出血风险，所有ECMO均会发生AVWS。2018年的一项研究显示，AVWS在ECMO上机后1天内即可发生，撤机后3小时开始恢复。1天即完全恢复至基线水平。这提示，AVWS是ECMO期间导致出血事件的高发、高危并发症，如能及时发现并纠正，可迅速恢复ECMO相关的凝血功能障碍。

4. 其他原因　除凝血机制受损外，低氧血症、高碳酸血症、组织缺血、低血压或血压过高、脓毒症、静脉压上升、癫痫发作、产伤、晶体液或高渗溶液快速输注、机械辅助通气等，均为导致新生儿颅内出血的相关因素。在右侧颈总动脉和颈内静脉插管VA-ECMO支持时，可能出现脑动脉供血减少及脑静脉压力升高，不仅可能导致右侧中枢神经系统损伤，同时也可能成为颅内出血的原因。此外，ECMO可导致机体出现应激反应，主要表现为胃肠道出血。

（二）预防及处理

目前对出血并发症仍缺乏确切有效的预防措施，在临床应用时注意以下原则可减少此类并发症发生，具体措施如下。

1. 避免非紧急穿刺操作　开始ECMO支持后，除非紧急情况，应维持原有的静脉通路，尽可能避免在ECMO过程中建立新的静脉通路，尽量避免皮下注射和肌内注射。血标本应从体外循环管路或动脉、静脉通路中采集，避免动脉或静脉穿刺采血。在进行护理操作时要特别注意保护黏膜，避免损伤血管，如吸痰、放置鼻胃管和口腔护理时应注意轻柔操作。一旦出血，由于患者凝血功能受到影响，出血很难被止住，有可能出现致命性失血表现。如果出现大量血液丢失，应及时补充相关血液制品。适当降低凝血时间（ACT）水平，有助于控制出血。但ACT水平降低的同时ECMO管路血栓形成风险增加，发生相关机械并发症可能性增加。

2. 加强外科干预止血　完成ECMO插管后，可采用电烙止血或使用局部止血剂对手术创面进行细致止血。为减少插管处出血，也可在缝合皮肤切口前局部使用止血材料，在拔除插管时再将止血材料清除。在ECMO支持过程中如发现局部插管处切口出血，可通过局部加压、使用局部止血剂和局部注入冷沉淀表面胶方式止血。如局部治疗无效，则可根据辅助检查适当减少肝素用量，使ACT降至120～160秒，并注意补充血小板，使血小板计数超过$100×10^9$/L。如颈部切口出血连续2小时超过10ml/h，则需要重新暴露切口进行电烙止血，并在采取局部止血措施后缝合切口。如插管处有明显出血，则需要重新暴露止血，必要时需要更换插管部位。外科手术后如患者进行ECMO支持，即使是创面很小的手术，出血也可表现为手术创面渗血。与插管部位的出血不同，手术野出血常需要根据临床表现改变进行判断，如血细胞比容（HCT）降低、心率加快、血压下降、VA-ECMO支持时与患者肺部状态改善不相符的PaO_2上升等，均间接提示了患者的低血容量状态。对于术野出血表现，需要动态观察并调整机体的抗凝状态和补充凝血因子，必要时需要再次手术探查，通过采用电凝止血、结扎动脉和局部使用纤维蛋白胶等止血措施，控制ECMO支持过程中外科出血或渗血。

3. 凝血机制的保护　稳定可靠的抗凝治疗是避免或减少ECMO支持过程中出血并发症的重要措施之一。术中定期检测ACT或常规止凝血指标如血小板功能、血小板计数和血浆纤维蛋白原含量。在术中血小板计数低于$100×10^9$/L和（或）纤维蛋白原低于1.0g/L时，应常规进行相应的补充。通过调整肝素的维持用量，使ACT维持在安全范围（160～200秒）。对于有明显出血或可能发生出血并发症的高危患者，纤维蛋白原浓度应维持在1.5g/L以上，ACT可控制在140～180秒。在顽固性凝血因子损耗及凝血功能障碍的情况下，更换ECMO装置有时能纠正凝血功能异常。对于肝素诱导的血小板减少症患者，可选用替代药物进行抗凝治疗，如阿加曲班和重组水蛭素等。肝素涂层的ECMO系统因其更好的生物相容性拓展了ECMO的应用领域，抑制了ECMO支持过程中血小板、白细胞、补体和激肽系统的激活，减小了ECMO对肝素的依赖及对凝血机制的影响，降低出血、血栓形成及相关并发症的发生率。静脉输注抗纤溶药物如氨基己酸，可减少ECMO出血相关并发症发生。氨基己酸的使用方法：在ECMO插管前后，按100mg/（kg·h）静脉滴注；此后，在ECMO支持过程中按30mg/（kg·h）静脉滴注。

4. 新生儿颅内出血的预防及处理　对于新生儿，预防颅内出血是ECMO支持过程中的重要工作之一。在ECMO建立之前需要常规行头颅超声检查，排除术前颅内出血（ECMO的禁忌证）。术中需要密切监测可能导致颅内出血的各种相关因素，并及时进行处理。ECMO支持过程中动脉收缩压过高（＞90mmHg）是新生儿颅内出血的重要发病原因之一，对于动脉压力过高的患儿，需要有适当的治疗方案，包括使用硝酸甘油和卡托普利等降压药物。新生儿ECMO支持过程中一旦出现明显的颅内出血或原有出血灶扩大，应终止ECMO支持治疗。

5. 消化道出血的处理　ECMO预充时可能使用甲泼尼龙（小儿30mg/kg，成人500mg），以减轻患者的全身性应激反应，降低消化道应激性溃疡的发生率。对于ECMO支持过程中发生消化道出血的患者，在控制抗凝和补充缺失凝血因子的同时，可使用冷生理盐水洗胃，或使用制酸剂如质子泵抑制剂和H_2受体拮抗剂。必要时可静脉使用垂体加压素收缩血管或局部加压止血。

6. AVWS的治疗　ECMO患者早期即可发生AVWS，实施目标导向干预可减少ECMO期间AVWS相关出血并发症发生。在压迫止血、局部应用肾上腺素、成分输血基础上，所有AVWS患者均应接受去氨加压素治疗，必要时给予含有凝血因子Ⅷ、vWF的浓缩剂。氨甲环酸是治疗遗传性血管性血友病（von Willebrand disease，WD）的常用药物，也是治疗AVWS的潜在有效药物。另外，有体外研究发现，多西环素可通过抑制ADAMTS13的活性，改善血流动力学异常导致的vWF数量及功能异常，但尚无相关的临床研究。

对于继发于血流动力学异常的AVWS相关出血，最有效的治疗手段是病因治疗。研究显示，AVWS在ECMO患者中是可逆的，患者的vWF相关参数最早可在撤机后3小时内恢复正常，最迟不超过1天。因此，对于ECMO期间难以控制的出血，尽早撤机是有效的备选方案，这可以在数小时内显著缓解出血症状。

此外，在ECMO撤机后血管性血友病因子抗原（vWF：Ag）水平会持续升高数天，血管性血友病因子胶原（vWF：CB）则最早可在数小时内正常化，导致vWF：CB/vWF：Ag＞1，加之血小板计数逐步恢复正常，机体会进入高凝状态，增加血栓栓塞事件发生风险。故ECMO撤机后也应常规监测vWF参数，并考虑加强抗凝治疗，直至vWF参数恢复正常。

三、溶　　血

体外膜肺氧合（ECMO）是一种高级生命支持形式，在危重症患者抢救及治疗中的应用越来越频繁。尽管在过去20年中其取得了重大的技术进步，但ECMO相关的溶血仍然是此治疗中可能出现的并发症。人工装置及其控制过程无法避免导致不同程度的红细胞完整性破坏、血红蛋白逸出形成溶血。临床主要表现为血红蛋白浓度下降、血浆中游离血红蛋白浓度水平上升及血红蛋白尿等。ECMO的溶血程度通常随辅助流量增加、辅助时间延长及血细胞比容（HCT）增加而加重。其严重程度可直接通过血浆游离血红蛋白浓度评估，可表现为不同的强度，从无警报可耐受的溶血到致命性溶血。

（一）原因

1. ECMO系统非生物表面　ECMO系统的非生物表面可通过血液中的变性蛋白、补体等物质的作用，改变红细胞膜的通透性，红细胞可出现肿胀、僵硬和变形能力下降，在其他外力的作用下容易导致红细胞损坏和正常寿命明显缩短。

2. 剪切力和喷射力　在ECMO机械循环系统中，血液将流经不同的装置、管道、连接和插管等通路。由于通路口径不同，血液流变学的改变会使血液有形成分因剪切力和喷射力的影响而出现红细胞脆性和破坏增加。红细胞因细胞脆性增加可出现寿命缩短，产生延迟性溶血。

3. 静脉引流负压过大　泵头的旋转动作产生负吸压力，使血液流入ECMO回路。

ECMO导管静脉侧开始"抖动"时通常会发生溶血，这种现象可能因为静脉回流不足或静脉插管位置不正，或管路扭结导致泵速突然升高至3000r/min以上，产生高达700mmHg的负压，并引起空化和溶血。

4. 血泵的影响　在使用离心泵作为ECMO动力装置时，长时间使用可在其轴心处产生血栓，后者可造成离心泵转动不稳或血栓在泵内转动，对红细胞产生直接机械性损伤，导致红细胞破坏。

（二）预防及处理

1. 控制辅助流量和HCT　在ECMO支持过程中，根据需要避免不必要的高流量辅助和维持适当的HCT（0.3～0.35），尽可能减少红细胞破坏。当怀疑血容量不足时，液体替换是直观有效的，目标是在尽可能低的转速下，维持足够的流量。

2. 控制静脉引流负压　监测泵入口压力提供了一种安全机制，以确保及时反映ECMO回路负压上升，ECMO支持过程中控制静脉引流负压不低于–30mmHg，在静脉引流量不足时，主要通过维持有效循环血量保持静脉引流通畅，避免为了保证足够的灌注血流量而导致的静脉引流负压过高。

3. 碱化尿液及维持尿量　在出现血红蛋白尿时，使用碱性药物碱化尿液，同时可通过利尿措施增加尿量而冲刷肾小管，并尽可能维持尿量＞3ml/（kg·h），以尽量降低游离血红蛋白的肾毒性。游离血红蛋白亦可通过血液透析、血浆置换等从血液中去除。

4. 更换ECMO装置　密切监测血浆游离血红蛋白浓度，仔细检查和监测泵头。对于ECMO支持过程中无其他原因导致的严重溶血，特别是同时发现在ECMO装置内有血栓形成时，更换泵头，可以防止溶血恶化。如果回路的其他部分，包括氧合器，显示血栓形成，那么可能需要更换整个回路。

5. 缩短ECMO支持时间　通过提高心肺

辅助效率、有效治疗原发病和及时监测患者心肺功能恢复情况，尽可能缩短ECMO辅助时间。

6. 抗凝管理 泵头和氧合器中的血凝块促进溶血，谨慎抗凝管理，包括对实验室监测值的仔细解读，指导抗凝管理以预防血栓形成是必不可少的。

7. 游离血红蛋白（fHb）监测 fHb可以被视为血栓形成的促成因素，fHb在大多数条件下应＜10mg/d（6.2μmol/L），血浆fHb水平升高（＞50mg/dl）提示溶血；溶血指数（h指数）与fHb相关性显著，具有良好的分析性能，至少连续2次抽血溶血指数大于20，表明有明显的溶血。为确保溶血被早期发现，建议至少每天进行溶血指数监测，并在观察到溶血指数＞20的当天连续进行第2次确认测量。

四、中枢神经系统并发症

中枢神经系统损伤是导致ECMO支持失败的重要原因之一。主要临床表现包括脑水肿、脑缺血缺氧、脑梗死、颅内出血和脊髓损伤等。与VV-ECMO相比，VA-ECMO由于其直接的动脉灌注及颈部血管插管，更容易出现中枢神经系统并发症。完全性脑梗死是ECMO最严重的并发症，是VA-ECMO状态下导致患者死亡的重要原因。

（一）原因

1. 颈部血管插管 对于VA-ECMO，通常在插管后结扎右颈总动脉和颈内静脉，一般来说，颈部插管及血管结扎后可通过对侧的颈部血管进行代偿，且右颈总动脉结扎后右侧大脑半球血流也可以通过颈外侧动脉和大脑动脉环前交通动脉侧支循环而保留，对脑部供血不会产生大的影响及不会导致术中和术后中枢神经系统并发症，但这种操作仍有潜在的术中脑血流量降低、脑静脉压力升高及脑组织损伤的危险，有研究显示，术后结扎血管可出现同侧缺血性脑损伤，对于儿童，可能影响其中枢神经系统的正常发育。而拔管后重建颈总动脉也增加了颈动脉夹层、血栓形成、栓塞或晚期狭窄的发生。

2. 栓子栓塞 在ECMO支持过程中，来自ECMO的人工装置的各种栓子，如空气、凝血块或异物等，可经过动脉插管进入患者体循环动脉系统，造成包括脑组织在内的血管栓塞，而脑血管栓塞可引起局部出血。在ECMO支持时，一般需要进行全身肝素化抗凝，以及患者可能存在凝血功能异常，此时脑组织局部出血很容易发展为广泛出血而造成严重的脑组织损伤。

3. 全身性缺血或缺氧 一般在患者呼吸系统和（或）循环系统存在严重障碍无法纠正时才考虑ECMO支持，故在行ECMO支持前患者就可能已经存在全身性缺血或缺氧、代谢性酸中毒等，虽然ECMO支持后可以改善循环和组织灌注，但在ECMO支持过程中，非生理性循环、血管插管位置不当、血液稀释及氧合器气体交换不良等因素可能导致脑组织损伤加重，甚至可能造成新的缺血或缺氧性脑损伤。且缺血或缺氧的脑组织在恢复有效灌注时可能出现缺血再灌注损伤或缺氧再氧合损伤，从而造成多重打击，导致脑组织严重受损。

4. 凝血功能异常 ECMO支持过程中出现脑出血或脑梗死的重要原因之一就是凝血功能异常。ECMO支持治疗过程中，患者血液暴露于大面积的管道中，血液与管道表面的相互作用和全身肝素化抗凝治疗，以及患者自身病情危重导致凝血功能异常，综合以上因素导致ECMO支持过程中患者凝血功能发生不稳定变化。除此之外，血液的过度稀释对凝血功能亦可产生影响，而且可以促进脑水肿发生。ACT、血小板计数及血浆纤维蛋白原浓度等检查的异常变化，通常是发生中枢神经系统并发症的早期预警。

（二）预防及处理

1. 血管插管的安全　插管前利用超声评估患者血管状况及直径，而后选择直径合适的血管插管，并在超声定位下争取一次插管成功，减少反复穿刺导致血管损伤。并在插管成功后再次使用超声或X线检查确认血管插管的位置并评估局部血流状态。对于可能出现脑组织灌注不良的患者，及时调整插管的位置或额外建立灌注管。在拔除颈部血管插管时尽可能修复血管。

2. 保持循环和气体交换稳定　在ECMO支持过程中，选择适当的辅助血流量、及时调整血管活性药物用量和维持有效循环血容量，保证相对稳定的动脉血压，避免血压过高或过低及短期内大幅波动。密切监测患者动静脉血氧饱和度和脑氧饱和度，及时发现并纠正低氧血症和代谢性酸中毒，并通过调节氧浓度和ECMO辅助血流量，维持组织有效循环。密切关注氧合器的气体交换能力，确保有效气体交换。此外，保持正常的头位以利于较好的颅内血供。充分镇静镇痛可减少ECMO期间的躁动和癫痫发生，降低脑组织氧耗。在容量补充时应注意胶体渗透压的变化，尽可能保持胶体渗透压处于生理状态。

3. 维持凝血功能稳定　密切监测凝血系统功能，定期监测ACT、血小板功能、血小板计数和血浆纤维蛋白浓度。及时调整肝素的维持用量使ACT在安全及稳定的范围；维持血小板计数≥$50×10^9/L$；对于其他凝血因子缺乏，应使用冷沉淀、纤维蛋白原等相应凝血因子进行及时补充。

4. 中枢神经系统损伤的治疗　ECMO支持过程中，需要对患者的中枢神经系统功能进行密切观察，可通过头颅CT、脑电图、经颅多普勒超声、脑氧饱和度监测和临床表现等对中枢神经系统功能进行及时评估。对于出现中枢神经系统损伤的患者，需要针对损伤的类型及程度进行相应治疗，包括出凝血功能的调整、脑组织脱水、超滤及使用利尿剂和置管引流等，并在条件允许的情况下尽快行高压氧治疗。

5. 终止ECMO　如使用ECMO前即表现出明显的脑损伤，应放弃使用ECMO治疗。对于ECMO支持过程中出现的中枢神经系统严重损伤，如出现明显的脑出血或原有出血明显增多，或临床及物理学检查显示脑组织不可逆损伤甚至脑死亡患者，应终止ECMO治疗。如新生儿大量颅内出血，也应终止ECMO治疗。

五、远端（末端）肢体缺血

远端肢体缺血是外周VA-ECMO支持期间10%～70%的患者会发生的严重并发症。严重的肢体缺血会导致筋膜间室综合征，这可能需要筋膜切开术甚至截肢。此外，在缺血肢体恢复血供后，局部积聚的代谢产物进入血液循环，可因横纹肌溶解导致全身性毒性作用。导致远端肢体缺血的因素包括股动脉损伤、高剂量的血管活性药、较大的插管直径和潜在的动脉疾病。

（一）原因

1. 插管口径过大或插管方法不正确　外周动脉或静脉插管口径选择不合理如管径过大或插管过程中对插管动静脉进行阻断时间过长，都将严重影响插管远端的肢体动脉供血及下肢静脉淤血。

2. 插管局部血栓形成　插管局部血管损伤、远端血流速度和血流状态出现异常无法避免。由于血管插管的非生物表面和ECMO支持时血液抗凝不足，局部血流速度缓慢和湍流形成，最终不可避免地在插管远端血管内形成血栓致血管栓塞。如存在潜在动脉血管疾病如原有动脉狭窄、动脉血管硬化或斑块形成，则ECMO插管及运行期间易形成血栓致末端肢体缺血坏死。

3. 高剂量血管活性药物应用 患者循环衰竭时需要大剂量升压药物（去甲肾上腺素或间羟胺等）维持血压，肢体外周血管严重收缩致末端肢体缺血坏死。

（二）预防及处理

1. 选择合适的外周血管插管 ECMO为对循环或呼吸的辅助支持，血管插管的选择与常规体外循环比可相对较小。可在直视下根据血管的直径选择薄壁和口径较外周血管稍小的血管插管。如动脉血管较细，需要积极放置远端灌注管对插管部位远端肢体补充动脉灌注；在静脉插管受限于血管口径时，可考虑建立第2条静脉引流通路。

2. 适当抗凝 维持稳定的全身性血液抗凝，避免插管局部血栓形成和血管栓塞。

3. 正确的插管技术 切开皮肤和皮下组织，在直视下进行血管插管。一方面，可根据血管的直径选择适当口径的血管插管；另一方面，可通过在血管壁做荷包缝合避免插管血管完全阻断和局部出血。随着床旁彩超技术的兴起，彩超评估患者血管直径后选择适宜血管插管也不失为一种新的安全置管方法。

4. 密切观察插管肢体的末梢循环 肢体缺血的典型症状包括肤色苍白、无脉搏、感觉迟钝、瘫痪、疼痛和体温过低。多普勒超声可以监测VA-ECMO患者远端动脉的收缩峰值速度（PSV），但缺乏搏动性使PSV不可靠，特别是完全支持的ECMO患者。组织血氧饱和度测量是一种很有前途的检查，它可以提供不依赖于动脉血流的肢体氧合的定量测量。发现肢体缺血时，应重新打开插管部位的伤口，并通过动脉灌注管建立侧支循环，开通插管远端肢体的动脉灌注通路；必要时可更换插管位置或增加插管。如果肢体缺血持续存在，可以考虑优化ECMO流量或升压药物的应用，以及进行进一步手术干预。

5. 切开减压及截肢 如肢体缺血、肿胀明显，应行筋膜切开减压，避免肢体坏死；对于已出现肢体坏死的患者，为避免坏死组织内大量毒性代谢产物在恢复循环时释放入血导致全身性损害，需要进行截肢手术，以保证患者生命安全。

六、水、电解质紊乱和酸碱失衡

ECMO患者因器官功能损伤大量输液和输血、机体循环障碍及对水、电解质和酸碱平衡调节能力下降等众多因素可导致组织水肿、低钙血症、血钾水平异常及代谢性酸中毒等，并因此可导致全身器官功能和结构异常。

（一）原因

1. ECMO支持前水、电解质和酸碱平衡紊乱 对于ECMO支持的患者，术前可能因有效循环血量不足导致全身性组织缺血或缺氧而出现不同程度的机体内代谢性酸中毒，或ECMO治疗前期，患者存在不同程度的组织水肿及电解质紊乱。

2. ECMO的非生理性预充成分 为避免血细胞比容过低，ECMO预充常需要使用库存全血或红细胞。由于库存血含有钾离子浓度较高，可能在ECMO启动后出现不同程度的高钾血症，且输入库存血的同时会输入枸橼酸钠，易造成低钙血症。

3. 肾功能异常 高达75%的ECMO治疗患者有肾功能不全的迹象。ECMO治疗过程中肾功能不全的发病机制包括：与ECMO直接相关的因素（过度产生细胞因子、红细胞应激、溶血、出血、ECMO流量减少）、基础疾病（如慢性心力衰竭、慢性肾病、糖尿病）、原发病（呼吸衰竭、心力衰竭、败血症）及其治疗（需要血管活性药物支持、慢性利尿治疗、抗生素治疗、造影剂）均促进了肾功能不全发生，可导致患者肾脏对水、电解质和酸碱平衡的调节能力下降。

（二）预防及处理

1. 预充液成分尽可能接近生理成分　尽量使用时间较短的库存血制品；对于低体重和使用库存血量相对较多的患者，可使用血液回收机对库存红细胞进行清洗后再注入ECMO系统。预充完毕后，需要常规对预充液的血细胞比容、血浆胶体渗透压、电解质及酸碱平衡指标进行检测，并根据结果进行相应调整，使其尽可能接近生理水平。

2. 各器官功能保护　减少和避免使用肝肾毒性药物，保障各器官氧供，减轻组织氧耗，减轻炎性损伤。

3. 液体管理　VA-ECMO治疗期间，在满足ECMO引流的前提下，尽量维持容量相对较少，降低心脏前后负荷，减轻静脉系统内压，改善器官灌注。VV-ECMO最初的流体管理：ECMO回路提供气体交换的能力依赖于通过氧合器有足够的血流量。增加VV-ECMO时的血流量以达到氧合器的额定流量，可预见地增加全身供氧。因此，ECMO治疗中液体管理的目标最初是确保足够的血管容量，使ECMO流量与所需的气体交换相称。实际上，这意味着许多患者在VV-ECMO启动后需要液体复苏。随后的液体管理：ECMO启动后，血流和氧气输送增加通常导致器官功能改善，在肾功能保留的情况下，会出现自体利尿。多项研究表明，液体负平衡与预后改善有关。因此，目前可用的最佳数据表明，在VV-ECMO的初始复苏阶段后，患者应在血流动力学稳定的情况下达到液体负平衡，直到达到净重。

4. 密切监测和及时纠正水、电解质紊乱与酸碱失衡　ECMO支持过程中要求常规测定血细胞比容、胶体渗透压、动脉或静脉血气分析及血电解质。在此期间常因发热、利尿、出血、肾脏替代治疗排除水分过多、酸碱失衡等因素，需要监测血气分析，补充缺失的电解质成分，使用碱性药物纠正代谢性酸中毒，尽可能及时纠正ECMO支持过程中水、电解质紊乱和酸碱失衡。要维持ECMO支持过程中正常的水、电解质和酸碱平衡，除有赖于机体的自身调节功能及临床处理外，更有赖于ECMO为全身组织提供有效血流灌注，保持通畅的静脉引流可减少毛细血管内液体成分渗出、维持肾血液循环和肾有效的滤过功能，避免全身性组织水肿。

5. 肾脏替代治疗　ECMO治疗过程中严重的水、电解质紊乱和酸碱失衡常需要采用血液过滤或血液透析等方法对肾内环境调节功能进行替代性治疗。ECMO患者CRRT的起始适应证：①尽管静脉注射碳酸氢钠，仍然存在持续性代谢性酸中毒（pH＜7.1），特别是由心肺功能衰竭引起代谢功能紊乱，不太可能改善；②持续严重高钾血症，或尽管采取了降钾措施，但血钾仍迅速升高；③液体过量，对利尿剂无效；④存在尿毒症症状/体征，如感觉改变、惊厥、存在心包摩擦音。然而，CRRT开始的时间、选择的方式、ECMO与CRRT结合的方法及透析的剂量还没有达成共识。在临床实践中，决策通常取决于当地的专业知识、技术和机构协议。

（查君敬　方长太）

一、体外膜肺氧合医院感染的特点

（一）ECMO 医院感染的发生率

ECMO 医院感染是 ECMO 术后最常见的并发症之一，使 ECMO 及呼吸机支持时间延长，延长住院时间，增加患者病死率。大多数学者将 ECMO 术后相关医院感染定义为 ECMO 开始后 48 小时至结束后 48 小时内发生的医院感染。美国密西根大学医学院将发生于 ECMO 支持后 48 小时或 ECMO 脱机后 72 小时的感染认定为 ECMO 相关感染。ECMO 支持期间常见感染包括呼吸系统感染、血流感染、尿路感染、穿刺部位皮肤软组织感染等。ECMO 医院感染的发生率各地报道不同，总体为 20.5%～35.0%，随着 ECMO 支持治疗时间延长，感染率上升，超过 14 天的患者的总感染率高达 30% 以上。成人感染发生率高于儿童，在成人接受 ECMO 支持的患者中年龄越大，感染发生率越高。VV-ECMO 支持的患者由于多数同时接受有创机械通气，所需 ECMO 支持时间较长，因而其医院感染的发生率总体高于 VA-ECMO。

（二）ECMO 医院感染的高危因素

1. 患者因素

（1）年龄因素：是 ECMO 相关感染的重要因素。年龄较大的患者，因基础疾病多，身体抵抗力弱，成为医院感染的高危人群。

（2）基础疾病：存在基础疾病是各类感染尤其是肺部感染的高危因素，自身免疫性疾病患者感染风险可增加 7 倍，可能与长期应用免疫抑制剂治疗有关。

（3）疾病严重性：插管前较高的序贯器官衰竭评估（SOFA）评分提示器官损害严重是总体感染和血流感染（BSI）的独立危险因素。

2. ECMO 技术本身因素

（1）回路配置和插管技术：大多研究认为不论成人、儿科患者和新生儿患者 VA-ECMO 方式与 VV-ECMO 相比，感染并发症的风险增加。这可能与 VA-ECMO 更多依赖外科置管技术或与外科手术有关，特别是在心脏手术后和通过开胸进行时，在这种情况下，必须考虑发展为纵隔炎的风险。但也有研究发现 VV-ECMO 患者的感染风险高于 VA-ECMO，推测这可能是由于 VV-ECMO 患者的基础条件更差，多合并肺部感染，需要呼吸机支持。由于股动静脉插入中心静脉可能意味着更高的导管相关性血流感染（CRBSI）的风险，故双腔颈静脉插管或许可降低感染风险。

（2）ECMO 持续时间：感染的发生与 ECMO 持续时间显著相关。研究报道，ECMO 支持时间越长，感染的发生率越高。ECMO 撤离前机械通气时间与 ECMO 支持期间感染有关，亦是呼吸机相关肺炎的危险因素。而 ECMO 使用时间延长也与其他侵入性设备，如气管插管、尿路导管和中心静脉导管一样，增加了院内感染的风险。较长的 ECMO 治疗疗程增加感染的风险，而院内感染的发生又导致 ECMO 撤离延迟，使 ICU 入住时间及住院时间延长。

（三）ECMO 医院感染的感染部位与病原微生物特征

1. ECMO 医院感染的感染部位

（1）呼吸系统感染：接受ECMO支持治疗的患者，处于发生医院内感染的高危状态，其相关感染部位分布范围广，最常见的感染部位是肺部。由于呼吸机的使用及气管插管或切开，机体防御机制受到了破坏，血行感染或周围器官直接感染等会导致肺部感染。

（2）血流感染（BSI）：由于ECMO置入导管管路较粗，置管时损伤较大，长期滞留在血管内，微生物可能会定植于管腔，从而导致ECMO治疗过程中血流感染的概率增加，占ECMO相关感染的第二位。报道的血流感染的发病率为2.7%～14.1%。血流感染一旦发生，病死率较高。

（3）其他：其他少见的感染部位有手术部位、泌尿系统等。手术过程中无菌操作不严格或患者自身因素等会导致手术部位感染。由于留置尿管、尿路畸形、医疗操作处理不当等原因，患者会发生泌尿系统感染，虽然其本身死亡率不高，但ECMO患者易因此继发全身感染。

2. ECMO 相关感染的病原微生物　ECMO相关感染的病原微生物比率高低依次为革兰氏阴性杆菌、革兰氏阳性球菌及真菌。具体根据感染部位不同而不同，下呼吸道感染以革兰氏阴性杆菌为主，肺炎克雷伯菌及鲍曼不动杆菌占前二位。凝固酶阴性葡萄球菌是ECMO医院感染最常见的血流感染病原菌，其次是念珠菌、铜绿假单胞菌、金黄色葡萄球菌。此外，大肠埃希菌、克雷伯杆菌、肠球菌感染等也有报道。近年来，多重耐药菌和泛耐药菌逐渐成为ICU患者院内感染的重要致病菌，应引起临床重视。有报道ECMO支持1周内的早期感染以革兰氏阳性球菌为主，2周之后的晚期感染则以革兰氏阴性杆菌为主。高龄、入院时即存在感染、ECMO前接受肾脏替代治疗是多重耐药菌感染的高危因素。因患者常使用广谱抗生素，加之自身重大疾病和侵入性导管的使用，其免疫系统易受到损害，真菌感染和定植的风险增加了。有关报道显示，真菌感染和定植的发生率为10.8%，VV-ECMO支持的患者占大多数，其中念珠菌和曲霉菌是最常见的分离真菌。高达15%的血流感染是真菌来源。曲霉菌感染的高危因素包括实体器官移植、接受呼吸支持和流感病毒感染；念珠菌血症的高危因素包括脓毒症和肾脏替代治疗。分离出曲霉菌和念珠菌均是死亡的独立危险因素。

二、体外膜肺氧合医院感染的预防原则

（一）ICU 医院感染的管理

1. 人员管理　限制人员出入可降低医院感染病原体传播，应遵循严格的更衣、换鞋等制度。

2. 环境管理　ICU环境是耐药菌的重要储藏所，耐药菌通过患者污染的空气、物体表面可使易感宿主获得感染，因此，ECMO治疗患者最好单间，要定时进行环境消毒。

3. 加强基础护理　特别是意识障碍、昏迷患者的皮肤、口腔护理，注意患者的体位、肺部体疗，以防止肺、皮肤等部位感染，注意患者各种留置管路的观察，局部护理与清洁消毒，加强感染监测密度。

4. 建立健全的各项规章制度　规范管理，加强院感知识培训，提高院感防控认知水平，ICU医务人员应具备较强的预防感染理念，了解和掌握医院感染检测的各种知识并能自觉执行各项规章制度。

5. 密切监测ICU医护人员　要了解他们所在医院内感染的情况，加强侵入性诊疗操作的监测与管理，及时发现感染高危因素，及时分析反馈，查找原因并进行持续质量改进，以减少医院感染发生，降低病死率。同时，有必要

将严格执行控制感染的具体方法和正确操作程序纳入必修的继续教育课程内容。

（二）预防导管相关性感染

1. ECMO支持治疗中导管相关性血流感染（CRBSI）的预防措施　因ECMO导管通常不宜去除，血流感染的预防尤其重要。具体预防措施如下。

（1）置管时管理

1）严格执行无菌技术操作规程。置管时应当遵守最大程度的无菌屏障要求。置管部位应当铺大无菌单（巾），置管人员应当戴帽子、口罩、无菌手套，穿无菌手术衣。

2）严格按照"医务人员手卫生规范"认真洗手并戴无菌手套，尽量避免接触穿刺点皮肤。置管过程中如手套污染或破损，应当立即更换。

3）置管使用的医疗器械、器具等医疗用品和各种敷料必须达到灭菌水平。

4）采用卫生行政部门批准的皮肤消毒剂消毒穿刺部位皮肤，自穿刺点由内向外以同心圆方式消毒，消毒范围应符合置管要求。消毒后应避免再次接触皮肤穿刺点。皮肤消毒待干后，再进行置管操作。

5）局部皮肤存在疖肿、湿疹等皮肤病时应避免穿刺。

（2）置管后管理

1）应尽量使用无菌透明、透气性好的敷料覆盖穿刺点，对于高热、出汗及穿刺点出血、渗出的患者，应使用无菌纱布覆盖。

2）应当定期更换置管穿刺点覆盖的敷料。更换间隔时间如下：无菌纱布为1次/2天，无菌透明敷料为1～2次/周，如果纱布或敷料出现潮湿、松动、可见污染，应当立即更换。

3）医务人员接触置管穿刺点或更换敷料时，应当严格执行手卫生规范。

4）ECMO患者最好安排在单间病房，由经过系统培训、有经验、足够数量的护士看护

留置ECMO导管通路。

5）病情允许情况下尽早撤离ECMO。

6）应每天观察患者导管穿刺点及全身有无感染征象。当患者穿刺部位出现局部炎症表现，或全身感染表现，怀疑发生血管导管相关性感染时，建议综合评估决定是否需要拔管。如怀疑发生中心静脉导管相关血流感染，拔管时建议进行导管尖端培养、经导管取血培养及经对侧静脉穿刺取血培养。

7）对所有连接和接入点使用无菌操作和无针装置，进行抽血标本、推药、输液操作时避免空气进入。不宜在血管导管局部使用抗菌软膏或乳剂。

8）进行ECOM治疗的患者，即使发生院内感染，也可能难以表现出明显的症状、体征，因此应定期进行血培养，有研究中心建议ECOM支持第10天开始每天留取血标本进行培养。

2. 呼吸机相关肺炎（VAP）的预防

（1）气管插管首选经口途径，而非经鼻途径，从而减少了院内鼻窦炎和VAP的发生。

（2）预防误吸一般采用床头抬高30°～45°，注意肠内营养呕吐反流，应注意避免胃过度膨胀并监测胃残留量。可采用声门下吸引，持续低压抽吸气管内套囊上方的声门下分泌物，保持气管导管气囊压在25cmH$_2$O以上。

（3）在接触和护理患者时，严格遵循手卫生制度。

（4）口腔护理：每天使用0.12%～2%氯己定凝胶进行口腔清洁，可减少口腔菌群的病理定植，减少细菌定植。

（5）在保持呼吸机回路关闭的同时，注意呼吸机回路并清除回路中的冷凝液。

（6）合理使用预防应激性溃疡的药物，因为胃内pH的改变与胃内微生物定植增加有关，应避免常规应激性溃疡的预防。

（7）尽早脱机拔管，减少有创通气时间。每天镇静中断，如果认为不必要，停止镇静，

每天苏醒和每天自主呼吸试验。

3.导管相关性尿路感染（CAUTI）预防

（1）告知患者留置导尿管的目的、配合要点和置管后的注意事项。

（2）严格执行无菌操作，认真洗手后，戴无菌手套实施导尿术。正确铺无菌巾，避免污染尿道口，保持最大无菌屏障。

（3）对于留置导尿管的患者，应采用密闭式引流装置。

（4）注意会阴部清洁。大便失禁的患者清洁后还应进行消毒。留置导尿管期间，应每天清洁或冲洗尿道口。

（5）保持尿液引流装置密闭、通畅和完整，活动或搬运时夹闭引流管，防止尿液逆流。

（6）留取小量尿液标本进行微生物病原学检测时，应消毒导尿管后，使用无菌注射器抽取标本送检。留取大量尿液标本时（此法不能用于普通细菌和真菌学检查），可以从集尿袋中采集，避免打开导尿管和集尿袋的接口。

（7）长期留置导尿管患者，不宜频繁更换导尿管。若导尿管阻塞或不慎脱出，以及留置导尿装置的无菌性和密闭性被破坏，应立即更换导尿管。

（8）患者出现尿路感染时，应及时更换导尿管，并留取尿液进行微生物病原学检测。

（9）不应常规使用含消毒剂或抗菌药物的溶液进行膀胱冲洗或灌注以预防尿路感染。

（10）每天检查导管，一旦认为不必要，立即移除导管。

（11）对于长期留置导尿管的患者，拔除导尿管时，应训练膀胱功能。

（12）加强营养支持，增强患者自身抵抗力。

（13）减少ECMO使用时间。

三、体外膜肺氧合常见相关感染

（一）肺部感染

1.病因

（1）发生机制：ECMO支持患者由于心肺功能明显降低，需要长时间呼吸机辅助通气，且患者一般入住ICU，极易发生肺部感染和呼吸机相关性肺炎（ventilator-associated pneumonia，VAP）。而且一部分患者本身是因为肺部严重感染而采取ECMO支持治疗。ECMO患者若上机时无严重肺部感染，因长时间使用呼吸机辅助通气而发生VAP，会显著延长患者机械通气天数及ICU入住时间，增加患者经济负担，增加患者病死率。有研究显示，ARDS的VAP发生率为29%，如果接受了ECMO治疗，VAP发生率会提高至35%。发生VAP的机制主要如下：①口咽部微生物迁徙入肺；②误吸含有微生物的胃液；③吸入含有微生物的颗粒物；④远处感染灶迁徙如血流感染致病菌入肺；⑤镇静镇痛药的应用，抑制患者有效咳嗽。

（2）危险因素：发生VAP的危险因素可分为宿主自身因素和医疗环境因素两大类。宿主自身因素主要包括高龄、误吸、基础疾病（慢性阻塞性肺疾病、糖尿病、恶性肿瘤、心功能不全等）、免疫功能受损、意识障碍、精神失常、脑外伤、长期卧床、营养不良、肥胖、吸烟、酗酒等。医疗环境因素主要包括机械通气时间、侵袭性操作尤其是呼吸道侵袭性操作、应用抑酸剂、镇静镇痛药物的应用、大手术创伤、平卧位、交叉感染等。患者通常因多种因素同时存在导致VAP发生、发展。

（3）病原学：VAP常见致病菌为革兰氏阴性菌，包括鲍曼不动杆菌、铜绿假单胞菌、肺炎克雷伯杆菌及大肠埃希菌等。金黄色葡萄球菌是引起VAP最常见革兰氏阳性球菌。厌氧菌所致VAP比较罕见。近年来，细菌耐药给VAP治疗带来了挑战。我国多中心细菌耐药监测网和中国院内感染的抗菌药物耐药监测数据均显示，在各种标本（血、尿、痰）中碳青霉烯耐药的鲍曼不动杆菌分离率高达60%～70%，碳青霉烯耐药的铜绿假单胞菌的分离率为20%～40%，产超广谱β-内酰胺酶（ESBL）的肺炎克雷伯杆菌和大肠埃希菌的分离率亦呈上升趋势。多重耐药菌（multi-drug resistance，MDR）感染的危险因素包括：前 90 天内曾静脉使用过抗菌药物、MDR 定植史、住院 5 天以上发生的 VAP、合并感染性休克、接受肾脏替代治疗、ARDS 等。一般来讲，真菌感染较少见。引起 VAP 的真菌中，白假丝酵母菌最常见，曲霉菌中的烟曲霉可能会引起晚发型 VAP，尤其是对于有流感病史的患者。一些病毒如流感病毒、呼吸道合胞病毒、巨细胞病毒、EB 病毒、单纯疱疹病毒等也可以引起 VAP。

2. 诊断

（1）临床诊断：根据病情严重程度，从单一的典型肺炎到快速进展的重症肺炎伴感染性休克均可发生。胸部 X 线检查或 CT 显示新出现或进展性浸润影、实变影或磨玻璃影，加上下列 3 种临床表现中的 2 种或以上，可建立临床诊断：①发热，体温 > 38℃；②脓性气道分泌物；③外周血白细胞计数 > 10×10^9/L 或 < 4×10^9/L。

（2）病原学诊断：在临床诊断的基础上，若同时满足以下任一项，可作为确定致病菌的依据。①合格的下呼吸道分泌物（中性粒细胞数 > 25 个/低倍视野，上皮细胞数 < 10 个/低倍视野，或两者比值 > 2.5）、经支气管镜防污染毛刷、支气管肺泡灌洗液、肺组织或无菌体液培养出病原菌，且与临床表现相符；②肺组织标本病理学、细胞病理学或直接镜检见到真菌并有组织损害的相关证据；③非典型病原体或病毒的血清 IgM 抗体由阴转阳或急性期和恢复期双份血清特异性抗体 IgG 抗体滴度呈 4 倍或 4 倍以上变化；④呼吸道分泌物相应病毒抗原、核酸或病毒培养阳性。

3. 治疗

（1）经验性治疗抗生素选择：尽量在抗菌治疗前及时留取相应合格标本送病原学检测，尽早查明感染源。在获知病原学检测结果前或无法获取标本时，可根据患者个体情况、病情严重程度、抗菌药物用药史、基础疾病、器官功能状况、药物过敏史、患者所在医疗机构常见的病原菌及耐药情况等分析可能的致病菌，及时开始经验性抗菌治疗。对于早发型 VAP 且没有免疫缺陷和 MDR 高危因素患者，单药治疗即可。存在 MDR 感染高风险的 VAP 建议联合用药。呼吸道存在 MASA 定植或住在 MASA 分离率高的医疗场所时，建议经验性覆盖 MASA。对于重症感染、合并感染性休克、存在器官功能障碍的患者，可考虑降阶梯治疗，尽快使用高效广谱抗生素治疗，以改善预后。

（2）目标治疗的药物选择：在获得病原学检测结果后，根据检测出的病原菌及其药敏试验结果，在初始经验性治疗疗效评估的基础上及根据患者治疗反应，调整给药方案，进行目标治疗，防止诱导耐药产生。针对出现的 XDR 和 PDR 菌感染，应遵循早期、足量、联合原则使用抗菌药物，并根据 PK/PD 理论，结合病原体药敏试验结果，优化给药方案。VAP 抗感染疗程一般为 7 天以上。应根据患者感染的严重程度、致病菌种类及耐药性、患者临床症状和体征、影像学及实验室检查结果决定停药时机。

（3）辅助支持治疗：除抗感染治疗外，液体管理、营养支持、气道分泌物引流、血糖及内环境控制等综合措施同样重要。

4. 预防　见本章相关内容。

（二）血流感染

ECMO 期间发生的血流感染占第二位，主要为导管相关性血流感染（catheter related blood stream infection，CRBSI），其是指带有血管内导管或者拔除血管内导管 48 小时内的患者出现菌血症或真菌血症，并伴有发热（体温 > 38℃）、寒战、低血压等感染的临床表现，除血管导管外没有其他明确的感染源。

1. 病因

（1）感染方式

1）皮肤定植：皮肤表面的细菌在穿刺时或之后，通过皮下至导管皮内段至导管尖端的细菌定植，随后引起局部或全身感染；中心静脉导管相关性感染的最常见来源是导管的皮内和血管内部分由患者皮肤的微生物定植，偶尔来自医务人员的手。

2）血行播散：微生物从其他感染灶通过血行播散到导管，在导管上黏附定植，引起感染。血行播散可能来源于另一个感染灶的血流感染期间，这种情况最有可能发生在重症患者或长期置管患者。

3）直接污染：微生物污染导管接头和内腔，导致管腔内细菌繁殖，引起感染。

（2）易感因素

1）宿主因素：患者的年龄、所患疾病及宿主免疫功能均与导管感染密切相关。婴幼儿或老年人（＜1岁或≥60岁）、存在慢性疾病、恶性肿瘤、骨髓移植、免疫功能低下，尤其是中性粒细胞缺乏、营养不良、使用全胃肠外营养，皮肤完整性丧失如烧伤、皮炎、银屑病等均是促进感染的独立危险因素。

2）导管材料：革兰氏阳性球菌对聚氯乙烯、聚乙烯或硅胶导管亲和力高。聚乙烯导管表面不规则，有利于血小板黏附形成纤维蛋白鞘，从而导致导管相关血行感染率升高。聚氨基甲酸乙酯导管表面相对光滑，短期（24～48小时）使用不会引起炎症反应。另外使用有抗菌药物或抗生素涂层的导管可以使细菌定植显著降低，但对血流感染的影响尚未明确。同时，有抗生素涂层的导管具有潜在的局限性，包括全身过敏反应和出现耐药微生物的风险。

3）医源性因素：常用深静脉导管相关局部感染与CRBSI危险性依次为股静脉＞颈内静脉＞锁骨下静脉，导管留置的时间越长，发生感染的概率越高。对导管的频繁操作、医务人员不遵守无菌制度、置管技术不熟练等导致导管相关性感染的风险显著增加。

（3）病原菌：导管相关性感染病原体最常见的为革兰氏阳性球菌，以凝固酶阴性葡萄球菌占第一位，近来肠球菌感染也有报道；其

次为革兰氏阴性杆菌，以鲍曼不动杆菌、肺炎克雷伯杆菌居多；最后是念珠菌感染，以白念珠菌感染发病率最高，相对于细菌感染，念珠菌血症常发生于长时间CEMO支持治疗的后期。近年，ICU多重耐药菌形势严峻，有报道ECMO导致的血流感染以革兰氏阴性杆菌占第一位，其中，鲍曼不动杆菌的感染发病率占首位。

2. 临床表现及诊断

（1）临床表现

1）突发高热是最敏感的临床表现，但缺乏特异性。

2）导管插入部位炎症或化脓有较高的特异性，但敏感性差。

3）其他临床表现包括血流动力学不稳定、多器官功能障碍等。

4）有血管内导管的患者若出现高热，应怀疑与导管有关。如导管拔除后症状消失，则强烈提示存在血流感染。

5）并发症：导管相关性血流感染可出现下列并发症，如化脓性血栓性静脉炎、感染性心内膜炎、骨髓炎及其他迁徙性感染。

（2）辅助检查

1）血培养：当怀疑导管相关性血流感染（CRBSI）又不能拔除导管时，应同时取外周静脉与中心静脉导管血进行培养。①外周血培养：应在开始抗生素治疗前留取血标本进行培养，阳性率低，但培养阳性对CRBSI的诊断有重要意义，一旦培养阳性，需要做菌落计数。②导管血培养：与经皮采集血样的培养结果相比，经导管采集血样的培养结果假阳性率更高，因此，与培养经导管获得的血样相比，培养外周静脉血样的特异性和阳性预测值更高，如两者培养微生物相同，且菌落计数超过外周血培养菌落数5～10倍，则提示发生CRBSI。③这两种类型的血样培养均有极好的阴性预测值，在不能获得外周血样且无临床证据提示存在其他感染源的情况下，应假设经导管采集血样培养获得的阳性结果反映的是真正

的感染。

2）导管培养：①临床怀疑CRBSI时，应对导管尖端及导管皮下段进行定量或半定量培养；②对于多腔导管，需要对每一个导管腔进行培养；③对于Swan-Gan导管，应同时对导管及其引导管的尖端进行培养；④当置管处存在渗出物时，应送检引流物拭子进行染色和培养。

3）超声心动图：主要用于感染性心内膜炎的诊断，可发现心脏瓣膜损害情况、赘生物等，经食管超声心动图（TEE）阳性率较高，如有下列之一者应行TEE检查：①置入心脏人工瓣膜、起搏器、心内除颤器的患者；②在恰当的抗生素治疗72小时后和导管去除后仍发热者；③CRBSI为金黄色葡萄球菌感染的患者。

（3）诊断：临床上留置导管的患者如出现高热、休克等，实验室检查提示白细胞计数、C反应蛋白、降钙素原升高，应考虑血流感染，应行微生物学培养。根据2007年中华医学会重症医学分会血管内导管相关感染的预防与治疗指南制定的诊断标准，具备下述任1项，可证明导管为感染来源。

1）有1次半定量导管培养阳性（每导管节段≥15CFU）或定量导管培养阳性（每导管节段≥1000CFU），同时外周静脉血也培养阳性并与导管节段为同一微生物。

2）从导管和外周静脉同时抽血做定量血培养，两者菌落计数比（导管血∶外周血）≥5∶1。

3）从中心静脉导管和外周静脉同时抽血做定性血培养，中心静脉导管血培养阳性出现时间比外周血培养阳性至少早2小时。

4）外周血和导管出口部位脓液培养均阳性，并为同一株微生物。

3. 治疗

（1）导管的处理：对于中心静脉导管，应考虑临床相关因素后再决定是否拔除或更换导管。对于ECMO患者，拔除或更换ECMO导管操作起来较为复杂，而且患者病情通常不容许撤除ECMO导管，更重要的在于预防导管相关感染出现，在病情允许的情况尽早撤除ECMO。

（2）抗生素治疗

1）经验性治疗：①根据疾病严重程度和病原微生物的流行病学，选用可能覆盖病原微生物的抗生素。葡萄球菌是导管相关感染最常见的病原菌，且存在高耐药性，糖肽类抗生素应作为导管相关感染经验性治疗的首选药物。②对于中性粒细胞减少尤其粒细胞缺乏、器官移植、恶性肿瘤接受放化疗、存在免疫功能低下的患者，对革兰氏阴性杆菌包括假单胞菌属进行经验性抗生素治疗是适当的。对于已知定植耐药性微生物的患者，应予以相应经验性抗生素治疗。③对于胃肠外营养、长期使用广谱抗生素、血液系统恶性肿瘤、骨髓移植或实体器官移植、股动/静脉插管、假丝酵母菌于多个部位定植的患者，可针对念珠菌进行经验性治疗，治疗首选棘白菌素类药物。

2）目标治疗：导管相关感染的病原微生物及抗生素敏感性一旦明确，应根据微生物和药敏试验结果调整抗生素，使经验性治疗尽快转为目标治疗。根据美国感染病学会指南成人静脉导管相关性血流感染的针对性病原菌治疗推荐如表14-1所示。

3）抗生素疗程：①一般而言，对于无并发症的患者，治疗的持续时间通常为10～14天（从获取阴性培养结果第1天开始计算）。②对于移除导管后菌血症仍持续超过72小时的患者，需要警惕发生了菌血症相关并发症（如感染性心内膜炎、迁徙性感染），治疗一般需要持续至少4～6周，根据感染的具体情况调整。

4. 预防　见本章相关内容。

表14-1 成人静脉导管相关性血流感染的针对性病原菌治疗

病原体	首选抗菌药物	药物剂量举例	替换选用抗生素	注释
革兰氏阳性球菌				
金黄色葡萄球菌				
甲氧西林敏感	耐酶青霉素类	萘夫西林或苯唑西林2g q4h	头孢唑林2g q8h，或万古霉素15mg/kg q12h	耐酶青霉素类或头孢菌素类疗效优于万古霉素，对于血液透析患者，头孢唑林20mg/kg（根据体重）。透析后，增加500mg
甲氧西林耐药	万古霉素	万古霉素15mg/kg q12h	达托霉素6～8mg/kg，或利奈唑胺，或万古霉素联合利福平或庆大霉素，或单用磺胺甲噁唑-甲氧苄啶（如敏感）	已有万古霉素敏感性降低和耐药金黄色葡萄球菌的报道。利奈唑胺和达托霉素耐药性菌株亦有报道
凝固酶阴性葡萄球菌				
甲氧西林敏感	耐酶青霉素类	萘夫西林或苯唑西林2g q4h	第一代头孢菌素或万古霉素或磺胺甲噁唑-甲氧苄啶（如敏感）	万古霉素给药次数少于萘夫西林或苯唑西林，但宜选用后者以避免万古霉素耐药
甲氧西林耐药	万古霉素	万古霉素15mg/kg q12h	达托霉素6～8mg/kg，或利奈唑胺，或奎奴普丁-达福普汀	成人体重小于40kg，利奈唑胺10mg/kg。也有利奈唑胺耐药的报道
粪肠球菌/屎肠球菌				
氨苄西林敏感	氨苄西林或青霉素或联合氨基糖苷类	氨苄西林2g q4h或q6h，或氨苄西林联合庆大霉素1mg/kg q8h	万古霉素	万古霉素给药次数少于氨苄西林，但已有万古霉素耐药的报道
氨苄西林耐药，万古霉素敏感	万古霉素或联合氨基糖苷类	万古霉素15mg/kg iv q12h，或联合庆大霉素1mg/kg q8h	利奈唑胺，或达托霉素每天6mg/kg	奎奴普丁-达福普汀对粪肠球菌无效
氨苄西林耐药，万古霉素耐药	利奈唑胺或达托霉素	利奈唑胺600mg q12h或达托霉素每天6mg/kg	奎奴普丁-达福普汀7.5mg/kg q8h	万古霉素耐药性肠球菌菌株之间敏感差异大，奎奴普丁-达福普汀对粪肠球菌无效
革兰氏阴性杆菌				
大肠埃希菌和克雷伯菌属				
ESBL阴性	第三代头孢菌素	头孢曲松1～2g qd	环丙沙星或氨曲南	菌株间敏感性存在差异
ESBL阳性	碳青霉烯类	厄他培南1g qd，亚胺培南500mg q6h；美罗培南1g q8h；或多利培南500mg q8h	环丙沙星或氨曲南	菌株间敏感性存在差异
肠杆菌属和黏质沙雷菌	碳青霉烯类	厄他培南1g qd，亚胺培南500mg q6h；美罗培南1g q8h	头孢吡肟或环丙沙星	菌株间敏感性存在差异
不动杆菌属	氨苄西林-舒巴坦或碳青霉烯类	氨苄西林-舒巴坦3g q6h；或亚胺培南500mg q6h；或美罗培南1g q8h		菌株间敏感性存在差异
嗜麦芽窄食单胞菌	磺胺甲噁唑-甲氧苄啶类	磺胺甲噁唑-甲氧苄啶3～5mg/kg q8h	替卡西林-克拉维酸	

续表

病原体	首选抗菌药物	药物剂量举例	替换选用抗生素	注释
铜绿假单胞菌	第四代头孢菌素或碳青霉烯类，或哌拉西林-他唑巴坦，或联合氨基糖苷类	头孢吡肟2g q8h；或亚胺培南500mg q6h；或美罗培南1g q8h；或哌拉西林-他唑巴坦4.5g q6h；阿米卡星15mg/kg q24h；或妥布霉素5～7mg/kg q24h		菌株间敏感性存在差异
洋葱伯克霍尔德菌	磺胺甲噁唑-甲氧苄啶或碳青霉烯类	磺胺甲噁唑-甲氧苄啶3.5mg/kg q8h；或亚胺培南500mg q6h或美罗培南1g q8h		其他菌种，如食酸伯克霍尔德菌、皮氏伯克霍尔德菌可对相同的抗菌药物敏感
真菌				
白念珠菌或其他念珠菌	棘白菌素类或氟康唑（如敏感）	卡泊芬净70mg，之后，50mg/d；米卡芬净100mg/d；阿尼芬净，200mg/d，之后，100mg/d；氟康唑，400～600mg/d	两性霉素B脂质体	棘白菌素类用于危重症患者，直至鉴定出菌种
不常见病原体				
杰氏棒状杆菌	万古霉素	万古霉素15mg/kg q12h	利奈唑胺（根据体外活性）	对其他棒状杆菌核查敏感性
金黄杆菌属	氟喹诺酮类，如左氧氟沙星	左氧氟沙星750mg，q24h	磺胺甲噁唑-甲氧苄啶或亚胺培南或美罗培南	依据体外活性
人苍白杆菌	磺胺甲噁唑-甲氧苄啶或氟喹诺酮类	磺胺甲噁唑-甲氧苄啶3.5mg/kg q8h；或环丙沙星400mg q12h	亚胺培南，或美罗培南，厄他培南或多利培南联合氨基糖苷类	
糠秕马拉色菌	两性霉素B		伏立康唑	停用脂肪制剂，部分专家建议移除导管
分枝杆菌属	菌属间敏感性存在差异			不同菌属间药敏谱差异大

注：q8h. 每8小时1次；q12h. 每12小时1次；q24h. 每24小时1次；iv. 静脉滴注；qd. 每天1次。

（三）尿路感染

1. 病因

（1）高危因素：尿路感染是指各种病原微生物在尿路中生长繁殖而引起的炎症性疾病。尿路感染发生的常见高危因素：留置尿管、尿路本身存在畸形或病变（如结石、肿瘤等）导致尿路梗阻、患者年龄、存在糖尿病、免疫缺陷、医源性操作处理不当等。ECMO支持患者病情危重，通常入住ICU，且处于镇静镇痛状态，合并多种基础疾病，免疫力低下，通常置入尿管，因此是尿路感染的易感人群。

（2）常见病原菌：ECMO引起的尿路感染常见致病菌有大肠埃希菌、铜绿假单胞菌、克雷伯杆菌、沙雷菌和变形杆菌等革兰氏阴性杆菌，以及肠球菌、金黄色葡萄球菌等革兰氏阳性菌，念珠菌感染也有报道。

2. 临床表现

尿路感染多表现为尿频、尿急、尿痛、血尿等，由于ECMO患者多处于镇静镇痛状态，因此临床症状表现不典型，尿路感染通常根据尿色浑浊，出现絮状物，血尿，尿常规提示白细胞计数偏高，甚至发热、寒战等判断，依据尿培养培养出致病菌等做出诊断。

3. 诊断 有尿路刺激征、发热、耻骨上方压痛及叩击痛、腰部疼痛及叩击痛等症状和体征，且清洁中段尿培养菌落数 $\geq 10^5$CFU/ml，即可诊断。当尿培养菌落数不能达到标准时，以下几项可辅助临床诊断：①白细胞尿或脓尿；②硝酸盐还原试验和（或）白细胞酯酶试验阳性；③未离心新鲜尿液革兰氏染色发现病原体，且一次尿培养菌落数 $\geq 10^3$CFU/ml。

4. 治疗

（1）更换导尿管：患者出现尿路感染时，应及时更换导尿管，并留取尿液进行微生物病原学检测。

（2）抗感染治疗：尿路感染最常见致病菌为大肠埃希菌，其他有铜绿假单胞菌、克雷伯杆菌、沙雷菌和变形杆菌等革兰氏阴性杆菌，以及肠球菌、金黄色葡萄球菌等革兰氏阳性菌，少数为念珠菌感染。可先经验性应用抗生素进行抗感染治疗，待药敏试验结果出来后根据药敏试验结果调整抗生素。经验性抗感染治疗应选择肾内及尿内浓度高、毒性小、副作用少的抗生素。

（3）加强支持治疗。

5. 预防 见本章相关内容。

（四）ECMO穿刺部位相关皮肤软组织感染

ECMO插管过程中局部软组织损伤及术后插管长时间留置在血管内均可造成局部软组织感染。

1. 病因

（1）高危因素

1）插管方式：经皮插管对局部软组织损伤相对较小，而切开直视下插管使局部皮肤不完整而增加感染概率。

2）插管部位：腹股沟区靠近会阴部位，相比较而言选择腹股沟区动静脉插管比颈内动静脉插管感染风险增加。

3）插管过程：插管过程不顺利，反复尝试，可使局部软组织损伤加重，造成局部血肿或渗血，从而增加局部皮肤软组织感染概率。

4）管道固定与换药：管道固定不牢固引起插管部位渗血、渗液，换药不及时，从而使皮肤软组织感染增加。

5）宿主本身因素：年龄75岁或以上、肥胖、吸烟、免疫缺陷、糖尿病、恶性肿瘤、营养不良、近期抗生素暴露及既往有住院史患者是感染尤其耐药菌感染的高危人群。

（2）病原体：外部环境或患者的皮肤菌群中的金黄色葡萄球菌是感染常见病原体。然而，在一些特定身体部位，如腹股沟皮肤也可以被肠道菌群定植导致感染。

2. 临床表现

（1）全身表现：如发热、呼吸急促、心动过速、血压下降等SIRS表现，严重者可合并脓毒症及脓毒症休克。

（2）局部表现：穿刺部位有红、肿、热、痛，局部出现硬结、脓性分泌物、局部波动感等表现。

（3）辅助检查：可出现白细胞计数、C反应蛋白、降钙素原升高，血培养、分泌物培养阳性。

3. 诊断 患者穿刺部位出现红、肿、热、痛，局部出现硬结、脓性分泌物、局部波动感等表现，可合并发热或不发热，严重者可出现脓毒症休克表现，结合患者辅助检查结果，一般可诊断。

4. 治疗

（1）抗感染治疗：及时完善血培养、局部分泌物培养，在病原学获得之前，可经验性予以抗感染治疗，一般首选针对革兰氏阳性球菌的万古霉素，待病原体药敏试验结果出来后根据药敏试验结果调整抗生素方案。

（2）局部处理：积极换药，清除分泌物。

（3）全身支持治疗。

（4）尽早撤离ECMO。

四、体外膜肺氧合常见感染抗菌药物的临床应用

（一）ECMO相关感染抗菌治疗原则

1. 如怀疑ECMO相关感染，则首先采集病原标本，尽早查明感染源，明确感染部位。

2. 根据病情严重程度、感染部位、患者免疫功能情况等立即采取经验性抗生素治疗，待病原学结果回报后根据病原体种类及药敏试验结果调整抗菌药物。合并脓毒症及脓毒症休克时应采取降阶梯治疗，尽可能覆盖可能的致病菌。

3. 应注意甄别是否为定植菌或污染菌，定植菌或菌污染菌不必治疗。

4. 如考虑病毒感染，不应该使用抗生素。

5. 综合患者病情、病原体种类及抗菌药物特点制订抗菌治疗方案，如品种选择、给药剂量、给药途径、给药次数、疗程及抗菌药物的联合应用。

（二）经验性抗生素应用

1. 相关感染的初始抗生素应用主要为经验性治疗，而初始抗生素药物选择的依据主要是感染的严重程度、感染的危险因素、可能的病原菌和当时当地的细菌耐药情况。鉴于葡萄球菌是ECMO导管相关感染最常见的病原菌，且存在高耐药性，因此，在耐甲氧西林金黄色葡萄球菌（MRSA）感染高发的医院，万古霉素应作为首选。在很少发生MRSA感染的医院，可选用苯唑西林、氯唑西林或第一代头孢菌素。

2. 对于危重症患者或免疫功能低下的患者，根据当地抗菌药物敏感性和疾病严重程度，决定经验治疗是否覆盖革兰氏阴性杆菌，而常见的不动杆菌、铜绿假单胞菌、肠杆菌科细菌的耐药现象非常普遍，可选用第三代或第四代头孢菌素、碳青霉烯类、β-内酰胺酶抑制剂合剂，联合或不联合应用氨基糖苷类，而后根据细菌培养及药敏试验结果实施降阶梯治疗。

3. 如怀疑真菌血症，尤其ECMO后期发生的感染，可选用氟康唑、伏立康唑、卡泊芬净或两性霉素B。有下列危险因素的患者，ECMO导管相关感染经验治疗应覆盖念珠菌，如全胃肠外营养、长期使用广谱抗菌药物、恶性血液病、骨髓移植或器官移植受者、股静脉导管或多部位念珠菌定植，应早期给予积极的经验性抗真菌治疗，首选棘白菌素类药物。

4. 缺乏细菌、真菌、分枝杆菌、不典型病原体、立克次体和部分原虫等感染依据及病毒性感染者，无指征应用抗生素。初始抗生素治疗多选用静脉注射途径，当患者病情逐渐稳定且药敏试验结果已获得的情况下，亦可选用口服吸收良好、组织穿透能力强的口服抗生素。

（三）目标性抗生素应用

1. 病原微生物及抗生素敏感性一旦明确，应根据微生物和药敏试验结果调整抗生素。如果初始抗生素治疗效果很好，并证实病原菌是凝固酶阴性葡萄球菌，疗程1周。对于金黄色葡萄球菌或革兰氏阴性杆菌引起的感染，疗程一般为10～14天。

2. 微生物学证实念珠菌感染，应结合药敏试验结果调整抗真菌药物。抗生素疗程至临床症状、体征消失及最后一次血培养阴性后2周。

3. 若出现严重的并发症，如感染性血栓（包括外周化脓性血栓性静脉炎、腔静脉血栓、肺栓塞、外周动脉栓塞）或细菌性心内膜炎、心脏瓣膜感染性赘生物、骨髓炎等，这些并发症主要由金黄色葡萄球菌引起，其他病原微生物还包括念珠菌和革兰氏阴性杆菌，抗菌治疗方案疗程应延长，疗程至少在4周以上，一般为4～6周，真菌感染者可能长达6～8周。经内科治疗后，菌血症仍不能控制者，可能需要外科干预，如外周感染静脉段切除、外周动脉感染性栓子切除、心脏瓣膜大赘生物（直径＞1cm）或真菌赘生物清除术等。合并骨髓炎者，抗生素应用时间需要长达6～8周。

五、体外膜肺氧合相关耐药菌防治策略

医院感染多重耐药菌（multidrug resistance bacteria，MDRO）是指对通常敏感临床使用的三类或三类以上抗菌药物同时呈现耐药的细菌，多重耐药也包括泛耐药（extensive drug resistance，XDR）和全耐药（pan-drug resistance，PDR）。临床常见多重耐药菌包括耐甲氧西林金黄色葡萄球菌（MRSA）、耐万古霉素肠球菌（VRE）、产超广谱β-内酰胺酶（ESBL）肠杆菌科细菌（如肺炎克雷伯菌及大肠埃希菌）、耐碳青霉烯肠杆菌科细菌（CRE）、多重耐药鲍曼不动杆菌（MDR-AB）、多重耐药/泛耐药铜绿假单胞菌（MDR/PDR-PA）等。由于ECMO治疗需要多根内置插管，并且接受治疗的患者大多数病情危重，管路不能轻易更换，因此ECMO治疗患者处于较高的医院获得性感染危险之中，一旦发生医院感染，患者病情加重，病死率高。

耐药菌株的预防、控制策略如下。

1. 环境和设备管理

（1）医院严格执行消毒隔离制度，加强各项无菌操作，防止耐药菌株交叉感染，对于ECMO支持患者，尽可能住单间，诊疗用品应专人专用。

（2）严格执行手卫生管理，按世界卫生组织（WHO）提出的实施手卫生的5个时刻，即医务人员在接触患者前、实施清洁/无菌操作前、接触患者后、接触患者血液/体液后及接触患者环境后，均应进行手卫生。

（3）护理人员应用"无接触"式方法给患者加药。

（4）血制品输液器每4小时更换。

（5）将ECMO管路上自由开放三通管换成闭式单向三通，避免任何情况下血液与空气直接接触。

（6）在无菌条件下预先预充好ECMO管路备用，尽可能避免紧急ECMO预充，降低在紧急情况下预充液污染可能。

（7）尽早拔除插管，去除静脉通路、人工设备。

2. 建立细菌耐药性监控网

（1）保证监测结果的标准化、有效性、可靠性，为耐药细菌流行的监控提供准确的数据。

（2）应动态掌握国际、国内、所在地区、所在医院甚至所在医疗区的病原体耐药特点，选择敏感抗菌药物。

（3）做到早期、足量准确应用抗菌药物，不仅避免反复多种抗生素暴露，亦有利于提高治愈率。

3. 合理使用抗菌药物

（1）ECMO应用期间不推荐预防使用抗菌药物。

（2）严格把握联合用药指征，减少抗菌药物的使用强度，减少抗菌药物的选择压力，让耐药突变株失去竞争优势，从而阻止耐药性的发生与蔓延。但易产生耐药性药物需要联合使用，如铜绿假单胞菌。

（3）严格执行抗菌药物分级管理制度，了解药效动力学/药代动力学的原理，正确掌握用药剂量、疗程和给药方法，尽可能缩短疗程，延缓耐药菌株的出现。

4. 加强病原学检查

（1）快速、准确检测病原菌及其耐药性。ECMO管理过程中常规监测患者体温、床边胸部X线片、白细胞计数和分类、C反应蛋白。每天进行细菌培养及药敏试验，必要时加做真菌检测。

（2）送检标本通常包括咽拭子或痰、血液、外科创口分泌物等。

（3）如患者疑似存在血流感染征象，根据情况评估是否更换或拔除侵入性导管，如中心静脉导管等，并常规送检。

（4）综合临床及实验室资料判断是致病菌还是污染菌。

5. 加强护理及营养支持

（1）加强肺部护理，维持患者清醒状态，

定时手动膨肺。

（2）尽早给予肠内营养支持，降低肠源性感染。

（3）改善患者全身营养状态，控制高血糖。

（4）尽早拔除气管插管。

6. 抗菌药物治疗策略

（1）抗菌药物使用原则

1）严格掌握应用指征：根据患者的症状、体征及血常规/尿常规等实验室检查结果，初步诊断为细菌感染者，以及经病原学检查，确诊为细菌感染者，才有指征应用抗菌药物。

2）尽早实施目标性治疗：尽量在抗菌治疗前及时留取相应合格标本送病原学检测，尽早查明感染源，争取目标性抗菌治疗。

3）正确解读临床微生物检查结果：对于细菌培养结果，须综合标本采集部位和采集方法、菌种及其耐药性，以及抗菌治疗反应等，鉴别感染菌和定植菌。

4）结合药物PK/PD特点选择合适的抗菌药物：合理选择抗菌药物品种、剂量、给药间隔、给药途径及疗程。

（2）针对不同MDRO已有可以考虑的治疗方案，如表14-2所示。

表14-2　针对不同MDRO已有共识推荐的可以选用的抗菌药物治疗方案

病原菌	宜选药物	备选药物	备注
MRSA	糖肽类（万古霉素、去甲万古霉素、替考拉宁）	头孢洛林、复方磺胺甲噁唑、达托霉素、多西环素和米诺环素、磷霉素、夫西地酸、利奈唑胺、利福平、特拉万星、替加环素	各感染部位的药物推荐方案不同。脓肿、疖、痈等局部病灶需要注意切开引流
VRE	无明确有效的治疗，可考虑达托霉素	替考拉宁、氨苄西林、庆大霉素、利奈唑胺、红霉素、利福平、多西环素、米诺环素和喹诺酮类、呋喃妥因、磷霉素（仅用于尿路感染）	根据药敏结果及抗菌药物在感染组织的聚集浓度，决定用药方案
产ESBL肠杆菌	碳青霉烯类抗生素（多尼培南未被批准用于肺炎）等	β-内酰胺类/β-内酰胺酶抑制剂复合制剂、头霉素类、氧头孢烯类、多黏菌素、替加环素、磷霉素和呋喃妥因、喹诺酮类和氨基糖苷类	氟喹诺酮类和氨基糖苷类不适于产ESBL菌株的经验性治疗，可作为重症感染的联合治疗；磷霉素可作为非复杂性尿路感染的治疗药物，呋喃妥因可用于轻症尿路感染或尿路感染的序贯治疗或维持治疗
多重耐药不动杆菌	多黏菌素B或E、替加环素	舒巴坦及含舒巴坦的复合制剂、四环素类、氨基糖苷类、碳青霉烯类、喹诺酮类、头孢菌素类	XDR-AB感染：①舒巴坦或含舒巴坦复合制剂联合米诺环素（或多西环素），或多黏菌素E，或氨基糖苷类，或碳青霉烯类等；②多黏菌素E联合含舒巴坦的复合制剂（或舒巴坦）、碳青霉烯类；③替加环素联合含舒巴坦复合制剂（或舒巴坦），或碳青霉烯类，或多黏菌素E，或诺酮类，或氨基糖苷类；④含舒巴坦复合制剂（或舒巴坦）+多西环素+碳青霉烯类；⑤亚胺培南+利福平+多黏菌素或妥布霉素等
多重耐药铜绿假单胞菌	多黏菌素	抗假单胞菌青霉素类及酶抑制剂复合制剂、抗假单胞菌头孢菌素及其酶抑制剂复合制剂、抗假单胞菌碳青霉烯类、单环酰胺类、抗假单胞菌喹诺酮类、氨基糖苷类	多重耐药鲍曼不动杆菌肺炎治疗联合用药：①抗假单胞菌β-内酰胺类+氨基糖苷类；②抗假单胞菌β-内酰胺类+抗假单胞菌喹诺酮类；③抗假单胞菌喹诺酮类+氨基糖苷类；④双β-内酰胺类治疗，如哌拉西林-他唑巴坦+氨曲南；⑤多重耐药鲍曼不动杆菌肺部感染，推荐上述联合的基础上再加多黏菌素治疗

（笪　伟　俞　凤）

一、概　述

体外膜肺氧合（ECMO）作为严重呼吸衰竭或心力衰竭有效支持手段，越来越受到危重症患者及临床医师的重视，自2009年H1N1流感大流行以来，能够提供ECMO治疗中心数量逐渐增加，越来越多的危重症患者接受ECMO支持。2019年以来新型冠状病毒感染肆虐全球，WHO和体外生命支持组织（ELSO）建议在大流行早期进行ECMO治疗。然而调查显示，使用ECMO患者生存率仅为44%～53%，患者出血、感染、谵妄等是导致预后不良的关键，故抗凝药、抗感染药、镇静镇痛药等相关药物是保障ECMO顺利治疗常用药物，我们迫切需要了解在危重症患者中增加ECMO循环回路后，药物药代动力学和药效学产生复杂变化，以便指导临床更精准用药。

危重症患者本身会出现药代动力学和药效学改变，药物剂量与临床效应的关系也会被改变；ECMO体外循环支持的使用，进一步导致药代动力学可变性增强；因此，危重症与ECMO结合的情况下，要给出最佳药物治疗方案，对临床医师是一种极大的挑战。预测药代动力学和药效学变化，进而提供个体化的治疗方案，对该群患者至关重要；该方案可以使患者获得最大治疗效益，同时使毒性最小化。

尽管ECMO技术近年来在呼吸衰竭和心力衰竭中取得一定进步，但接受ECMO治疗的患者进行药物治疗的数据仍然缺乏。本部分总结了目前ECMO对危重症患者中常用几种药物的药代动力学和药效学影响。

危重症和ECMO对药代动力学的影响如下。

药代动力学包括药物的吸收、分布、代谢和清除，最终影响作用靶点的浓度；而药效学则是指药物浓度与药物对机体的生理生化作用之间的关系，包括药物治疗和不良反应的强度。药代动力学和药效学之间的关系受到药物种类、潜在疾病过程和体外因素的影响。所有这些因素可导致难以预测药代动力学改变。图15-1总结了危重症和ECMO对血清药物浓度和药代动力学变化的影响。

药物从体内的清除高度依赖于其清除率和分布容积。患者的生理情况和药物的特殊理化性质，如蛋白质结合、亲水性、分子量和生理pH下的电离度，都可能影响药物的清除率和分布容积。在此基础上，ECMO的存在经常导致额外的改变，包括增加分布容积和增加/减少药物清除。

肝脏和肾脏是药物代谢和排泄的两个主要器官，胆汁系统、胃肠道和肺是次要的排泄系统。危重症患者在病程中经常出现器官功能不全或功能衰竭，从而改变药物消除率。肾脏血流量降低或肾功能受损导致肾小球滤过率降低，影响依赖于该途径药物的清除（主要是亲水性药物），而肝脏灌注或肝功能受损引起肝酶活性下降及药物提取效率降低，导致药物毒性增强。

药物在体内的分布（分布容积）很大程度上取决于药物的亲水性和酸电离常数。亲水药物的分布容积较小，其浓度主要受液体再分布和大量液体复苏的影响。相反，亲脂性药物渗透到组织中，在血液中浓度较低，分布容积

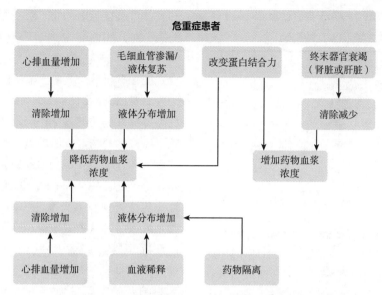

图 15-1 体外膜肺氧合时的药代动力学变化

明显增加。ECMO循环可以通过血液稀释或药物隔离增加分布容积。ECMO启动时引入预充液（血浆、生理盐水或白蛋白）引起的初始分布容积增加，导致亲水性药物血浆浓度下降，可能导致药物治疗失败；同样，这种分布容积的增加也可能导致血浆蛋白（尤其是白蛋白）稀释，对蛋白结合率较高的药物影响较大，未结合部分药物比例增加，可导致药物毒性增强。

现代体外电路通常由套管、PVC管、离心泵和用于气体交换的人工膜（通常称为膜式氧合器）组成。膜式氧合器和PVC管构成了潜在较大表面积的药物隔离，这可能会导致药物（尤其是亲脂性药物）随着时间推移而丢失。管道和膜式氧合器的组成可能对被隔离的药物量起作用。一些研究已经观察到PVC管和膜式氧合器吸收药物的程度相似，而另一些研究则显示出显著的差异，这可以与管路的使用年限和所用泵的类型有关。

白蛋白和α₁-酸性糖蛋白都是在肝脏中合成的，是血液中与药物结合的两种主要蛋白。在危重症中，白蛋白浓度随着血管通透性增加而降低，合成减少，分解代谢增加；然而，

α₁-酸性糖蛋白是一种急性相蛋白，在生理应激下可能会增加。蛋白质浓度变化既会影响未与蛋白结合的药物量，也会影响药物的总体分布容积。此外，ECMO导管内表面的蛋白质沉积，也可能会潜在增加高蛋白结合力药物的隔离。最近的一个体外模型测试了高蛋白结合药物浓度随时间的变化，该研究发现与蛋白质结合程度较低的药物相比，头孢曲松、卡泊芬净和硫喷妥钠等与蛋白质结合程度较高的药物24小时的平均药物回收率均显著降低（分别为80%、56%和12%）。

由于亲脂性和高蛋白质结合的药物更容易在ECMO管路中隔离，了解药物的理化特性可以帮助确定给药剂量与预期血药浓度之间的关系。辛醇-水的分配系数或$\log P$是一种报告药物亲脂性测量的常用方法。具有高$\log P$值（约2.0）的药物在有机材料（如用于ECMO循环中的PVC管）中具有很强的溶解性。然而，到目前为止，还没有对超过24小时的药物-管路相互作用的研究，因此，对于ECMO支持较长时间内管路的吸附能力知之甚少。表15-1根据药物的亲脂性程度总结了危重症和ECMO对药物药代动力学的影响。

表 15-1　危重症和 ECMO 基于亲脂性程度对药物药代动力学（PK）的影响

影响 PK 参数	亲水药物	亲脂药物
表观分布容积（Vd）	低	高
主要清除模式	肾脏	肝脏
$LogP$	低	高
危重症对 PK 影响	增加 Vd	不改变 Vd
ECMO 对 PK 影响	增加 Vd	增加 Vd
总体效应	不改变清除	增加清除

因此要了解危重症患者 ECMO 支持时药物的精准治疗，需要了解药物的亲水或亲脂程度，并根据药物的分布容积，主要清除方式，$LogP$，患者目前所处的病理生理特点对 PK 的影响，再结合 ECMO 对药物 PK 的影响，得到总体对药物的清除效应，指导临床给药，以提高最佳的药物浓度和疗效，最大程度降低药物毒性，本部分以常见的几种药物如肝素、抗菌药物、镇静镇痛药物等在危重症患者 ECMO 支持下的使用进行讨论。

（鹿中华　孙　昀）

二、体外膜肺氧合对抗菌药物的影响

危重症患者本身病理生理机制复杂，影响药代动力学过程的因素众多，随着经济发展和重症医学技术的提升，体外膜肺氧合（ECMO）给更多心肺循环衰竭的危重症患者带来福音，国内外公认 ECMO 治疗冠状病毒肺炎合并严重急性呼吸综合征（ARDS）是一种有效的抢救方法。ECMO 支持也使临床面临更多感染相关方面的挑战。由于样本量偏少，目前尚没有关于 ECMO 治疗期间抗菌药物推荐剂量的相关指南。

ECMO 通过吸附和增加表观分布容积（Vd）等对抗菌药物的药代动力学产生影响，个体差异大，血药浓度难以预测。ECMO 管路和膜肺可直接吸附药物，对不同药物吸附力有差别，对亲脂性药物和高蛋白结合力的药物影响大，同时，氧合器的类型也会影响药物的结合程度，有机硅膜式氧合器中隔离的药物多于中空纤维微孔氧合器，提示 ECMO 装置循环回路各部件的差异可能对药物的吸附有不同影响。ECMO 药物与管路的螯合作用降低了血药浓度，并且可能在停止给药后释放已附着于管路中的药物。由于 VA-ECMO 通过产生非搏动性血流改善组织器官灌注，使肾素-血管紧张素系统激活，导致表观分布容积增大，同时肾脏清除率下降，故 VA-ECMO 较 VV-ECMO 可能会对同期药物的 PK 过程产生更大影响。以下将结合研究新进展介绍 ECMO 对危重症患者抗菌药物的药代动力学影响。

（一）抗细菌类药物

1. **头孢唑林**　属于高蛋白结合率药物，Booke 等测定 VA-ECMO 患者头孢唑林的总血药浓度和游离血药浓度，发现尽管所有患者给药剂量相同，但头孢唑林的浓度变异性很大。将观察到的药代动力学（PK）与在线提供的免费剂量软件计算的剂量推荐值进行比较，平均总血浆浓度和游离血浆浓度均比标准患者显著增高，其中肾功能正常的患者头孢唑林清除率比 CRRT 患者显著升高（$P=0.009$），根据计算肌酐清除率调整剂量通常会导致头孢唑林浓度偏低，但仍能达到目标有效浓度。头孢唑林表现出很高的 PK 变异性，在 ECMO 中清除率降低，可能弥补 ECMO 和危重症相关的分布容积增加。ECMO 患者对头孢唑林的药代动力学影响机制复杂，但具体影响程度尚不清楚，故"一刀切"的给药方案会导致患者的头孢唑林游离药物浓度过高。

2. **头孢曲松**　是一种中等亲水性药物，但具有高度血浆蛋白结合率（83%～95%）。最近，Heffernan 等推荐急诊收治的脓毒症患者的标准剂量为 2g，每 24 小时 1 次，可以达到 90% 以上的治疗成功率。但是肾功能亢进，可能会使治疗失败，有学者建议使用高敏感度的估算肾功能临界值（CKD-EPI）＞87.3ml/（min·1.73m²）检测危重症患者肾功能亢进（ARC）。

Leegwater等发现虽然头孢曲松的蛋白结合率高，但是ECMO患者与非ECMO ICU患者相比，头孢曲松的游离PK，如药物清除率、分布容积（Vd）等，较非ECMO ICU患者没有明显变化。可能是因为它的亲水性使药物在ECMO回路中的吸附较低。在ECMO治疗48～72小时后其血药浓度没有受到显著影响，可能是因为头孢曲松在ECMO治疗的第1个48小时内ECMO回路中吸附达到饱和。

Gijsen首次报道了2名接受ECMO支持的危重症患者的总头孢曲松浓度和游离头孢曲松浓度监测结果。2名患者均因社区获得性肺炎合并严重呼吸衰竭住进ICU，接受静脉注射头孢曲松治疗，并接受ECMO支持。研究显示，由于ECMO支持的前48小时内头孢曲松吸附饱和，超过48～72小时ECMO对药物浓度似乎没有显著影响。ECMO可能不会显著改变头孢曲松的PK，ICU临床医师需要意识到，标准剂量方案可能并不能达到每个ICU患者的目标。

3. 哌拉西林与哌拉西林-他唑巴坦　有研究发现，重症监护患者中哌拉西林的蛋白结合率估计为血清总浓度的20%～30%。尽管全球范围内使用最广泛的哌拉西林-他唑巴坦给药方案是每天分3～4次应用，或持续滴注，但是基于临床经验和PK/PD模型模拟积累的证据表明这可能是不恰当的。2019年报道的TARGET试验比较了使用哌拉西林-他唑巴坦的脓毒症两组患者，即每天使用13.5g常规剂量的哌拉西林-他唑巴坦治疗组和治疗药物浓度监测（TDM）下调整剂量组，结果证实应用该药物最佳剂量应参考TDM。

一系列ECMO的体外试验和临床试验研究希望明确ECMO对β-内酰胺类抗菌药物PK的影响，早期的研究表明ECMO组和非ECMO组，药物浓度有很高的变异性，PK曲线很难预测。但也有研究认为ECMO的应用不会显著改变β-内酰胺类药物的PK。

Kühn在2018年10月至2019年12月在德国进行一项前瞻性研究，研究对象为接受哌拉西林-他唑巴坦、头孢他啶、美罗培南或利奈唑胺抗生素治疗的ECMO支持患者。所有抗生素均采用持续滴注，用高效液相色谱法监测治疗药物血药浓度（以"mg/L"表示）。根据欧洲抗菌药物敏感性试验委员会（EUCAST）推荐药物折点，目标浓度被定义为比敏感细菌分离株的最低抑菌浓度（MIC）高4倍。最终入组包括105名ICU患者，其中30名接受ECMO治疗。从ECMO患者的112次测量和非ECMO患者的186次测量中得出的抗生素血清浓度数据显示，ECMO组的哌拉西林（32.3 vs 52.9；$P=0.029$）的中位血清浓度明显较低。ECMO患者使用哌拉西林治疗组与非ECMO患者治疗组相比，未能达到预先指定的MIC目标率分别为48%和13%，存在显著差异。

Fillâtre等采用观察性、前瞻性、多中心、病例对照方法，研究法国两家三级医院的入住ICU选择使用哌拉西林-他唑巴坦治疗的ECMO支持脓毒症患者。对照组根据SOFA评分和肌酐清除率进行配对。用群体药代动力学模型描述了哌拉西林的药代动力学过程，计算了哌拉西林血药浓度超过64mg/L的时间比例（即铜绿假单胞菌的MIC值为4×MIC值）。结果共纳入42例患者。首次给药时哌拉西林浓度达到≥64mg/L的时间比例与对照组相比差异无显著性（$P=0.184$），在稳态时两组间差异均无显著性（$P=0.309$）。首次给药后，86%患者的哌拉西林浓度低于64mg/L，稳态浓度与对照组相似（$P=0.535$）。稳态时肌酐清除率≥40ml/min与哌拉西林的谷浓度＜64mg/L独立相关（$OR=4.3$，$P=0.043$），而ECMO支持与其不具有独立相关性（$OR=0.5$，$P=0.378$）。结论认为ECMO对哌拉西林的药物浓度无影响。

Vesa等入组27名ECMO支持同时应用哌拉西林-他唑巴坦的患者,其中14名患者同时接受RRT,连续测定哌拉西林和他唑巴坦的血药浓度,基于剂量模拟,确定最优给药策略,当给药方案4.5g每6小时1次滴注超过4小时时,哌拉西林MIC为16mg/L时获得较高的有效概率,同时使患者暴露在中毒浓度的概率小于3%。在接受ECMO和RRT的患者中,将频率降至每12小时1次剂量可以降低中毒浓度的可能性。目前结论仍有待进一步研究。

4. 美罗培南 作为时间依赖性抗菌药物,临床建议药物靶目标为T > MIC% > 40%~50%。Hanberg等发现美罗培南的药代动力学与肌酐清除率(ClCr)有关,建议当ClCr增加和需要加强抗感染时,可能需要提高美罗培南的药物剂量或增加治疗频次。

Kuhn等进行了一项目前对ECMO患者进行的最大规模的TDM研究。研究对比了112份ECMO患者和非ECMO患者的血清样本,发现使用标准剂量(3g/d)美罗培南的ECMO患者的血清浓度明显低于非ECMO患者,但是超剂量使用(6g/d)美罗培南的ECMO患者的血清浓度和非ECMO患者相比差异无统计学意义。Gijsen等进行了一项观察性匹配队列研究,以评估ECMO对美罗培南PK变异性和靶向性(TA)的影响。根据肾功能和体重,患者与非ECMO的ICU患者进行1∶1配对,并进行总体PK建模。靶向性定义为在整个给药间隔内美罗培南的游离血药浓度 > 2mg/L或8mg/L(即分别为1倍或4倍MIC)。总共纳入了25名患者,对于2mg/L和8mg/L的目标,总的TA分别为56%和26%。人群PK模型根据慢性肾脏疾病流行病学方程和体重确定了估算的肾小球滤过率为重要的预测因子,而不是ECMO。该研究认为在危重症患者的标准剂量下美罗培南的靶向性不足,但未发现ECMO的影响。未来的研究应该集中于基于肾功能的美罗培南的剂量优化策略上,而不考虑ECMO。应用ECMO治疗并选择美罗培南的患

者需要关注肌酐清除率对药物浓度的影响。

5. 亚胺培南 2019年Bouglé等对危重症ECMO应用患者进行抗生素血药浓度监测,发现应用亚胺培南的ECMO患者,在平均1.0g每8小时的给药剂量下,靶目标实现率仅为10%,随着患者MIC值升高,实现T > MIC的比例明显变少。故推荐面对高度耐药的细菌感染,应用高剂量亚胺培南治疗,有希望实现理想的抗菌效果。因缺乏对照组,无确切证据证明ECMO回路对药代动力学的影响。

同年Jaruratanasirikul等给10名ECMO患者每6小时滴注0.5g亚胺培南,发现亚胺培南的Vd、CL及消除半衰期分别为33.38L±13.89L、9.99L/h±10.47L/h和12.01小时±29.63小时。因此,可能需要更大剂量(1g,每6小时1次)的亚胺培南维持足够的药物浓度,以达到在ECMO患者中有效抗微生物治疗的PK/PD目标。

中日友好医院呼吸与危重病团队在2020年发布一项研究,根据48名ECMO患者与199名非ECMO的ICU患者,建立了亚胺培南PK模型,确定了影响其PK的重要参数是ClCr、体重(BW)和ECMO;提示ECMO患者的亚胺培南血药浓度低于非ECMO人群,亚胺培南剂量调整为750mg每6小时1次将使ECMO患者获得更高的治疗成功率。

6. 替加环素 面对多重耐药感染的严峻形势,替加环素作为首个获批临床的甘氨酰环素类抗菌药物,成为治疗多重耐药菌感染的重要选择。

替加环素作为高蛋白结合率的亲脂性药物,很容易被ECMO管路吸附,导致患者体内最大血药溶度和$AUC_{0\sim12h}$降低进一步影响药效。宋一帆等发现ECMO组与非ECMO组之间药代动力学如血药浓度-时间曲线下面积、半衰期、表观分布容积无显著差异,提示ECMO尚未影响替加环素的PK,但该研究对象均为VV-ECMO患者、样本量不足、合并感染性休克均可能影响研究结论。ECMO治疗

期间替加环素在肺组织分布也可能造成肺部药物暴露不足。未来进行肺部药物浓度的精密测定，可能会更好指导临床。

7. 庆大霉素　作为氨基糖苷类的一种，属于浓度依赖性抗生素，蛋白结合率低、亲水性高，对于MIC要求高的致病菌种，需要增加每次给药剂量。危重症患者和ECMO都使其Vd加大，故需要给予更高的负荷量，Bouglé等研究表明，对于大多数患者来说，推荐剂量的阿米卡星20～25mg/（kg·d）并不能达到PK目标，治疗药物监测可以优化与有效抗生素治疗相关的药代动力学目标的实现。

8. 达托霉素　蛋白结合率高，表观分布容积低，危重症患者低蛋白血症时游离型达托霉素血药浓度明显增高。2018年Cies等研究表明，ECMO回路中没有明显的达托霉素损失，预计治疗浓度取决于所需的体外容量。Cabanilla等报道1例因VV-ECMO并发急性呼吸窘迫综合征（ARDS）患者，并发VRE尿肠球菌血症和光滑念珠菌血症。患者每24小时给予达托霉素10mg/kg，米卡芬净150mg/24h，连续14天，实现了细菌和真菌清除，且不需要更换ECMO回路。研究提示应用ECMO患者有使用达托霉素指征时需要应用超出说明书6mg/kg每天1次的常规推荐剂量。

9. 万古霉素　系水溶性、中等蛋白结合率的抗菌药物，Jung等希望建立万古霉素的群体药代动力学（PK）模型，并评价其在成人ECMO中的药效学指标，在单次服用1000mg万古霉素后，前瞻性对每名患者采集9次样本，利用非线性混合效应模型建立了群体PK模型，采用蒙特卡罗模拟方法对万古霉素在不同给药策略下的靶向达标率（PTA）进行了评估。应用甲氧西林耐药的万古霉素MIC折点分布，研究24小时以上稳态万古霉素浓度-时间曲线下面积与MIC的比值（AUC/MIC值），共纳入22名成年患者194个血药浓度，群体PK符合三室模型，万古霉素清除率为4.01L/h[0.0542L/（h·kg）]，稳

态分布量为29.6L（0.400L/kg）。如果治疗目标AUC/MIC值仅为≥400，当MIC值假定为1mg/L时，肾功能正常[估算肾小球滤过率为60～120ml/（min·1.73m^2）]的患者每天总剂量3～4g（PTA值为90%）为最佳剂量。然而，无论MIC和估算肾小球滤过率如何，任何给药策略都很难达到400～600的AUC/MIC值。因此，使用蒙特卡罗模拟的总体剂量方法很难达到ECMO患者的疗效和安全性目标，应该对这些患者实施治疗药物监测。

10. 利奈唑胺　Crass等基于对603名成年患者的1309个利奈唑胺药物浓度的分析，建立了利奈唑胺的群体药代动力学模型。这项分析表明，在估算肾小球滤过率为90ml/（min·1.73m^2）的患者中，可能需要每8小时600mg的剂量才能达到目标浓度，这一剂量水平与血液系统毒性的风险增加有关，特别是在肾功能不全和肥胖的患者中。Taubert等认为无论采用哪种方案，每天1200mg利奈唑胺可能不足以治疗ICU患者。没有合并急性呼吸窘迫综合征的患者可能特别受益于每天增加剂量至1400mg/d，分4次给药。

有关利奈唑胺在ECMO患者中的数据有限，利奈唑胺在ECMO患者的剂量选择更具挑战，Kuhn等使用了1800mg/d的更高剂量的利奈唑胺进行持续滴注，但仍有35%的ECMO患者没有达到理想的目标血清浓度。也证实了这一结果。

Nikolos等于2020年报道1例55岁男性右肺移植后接受ECMO治疗耐甲氧西林金黄色葡萄球菌（MRSA）肺炎继发呼吸衰竭的病例。患者开始使用经验性抗生素，然后改用利奈唑胺600mg每8小时1次。分别在第6次给药前30分钟和第6次给药后30分钟采集利奈唑胺血药浓度，其分别为0.4g/ml和1.7mg/ml。研究发现在接受同期VV-ECMO支持的患者中，每8小时600mg的利奈唑胺并不能实现目标血药浓度。

11. 替考拉宁　具有高蛋白结合率，具有

亲水性，在危重症患者中常规剂量下常存在表观分布容积大、药物浓度偏低。台湾地区Chen等对11名VA-ECMO患者进行替考拉宁血药浓度监测，研究发现进行VA-ECMO治疗的患者中，前72小时内给予替考拉宁（12mg/kg）的负荷剂量，才可达到足够的治疗量，超出常规剂量。目前针对ECMO支持患者的该药给药方案有待进一步研究。

（二）抗真菌药物

1. 伏立康唑 脂溶性强，蛋白结合率高，ECMO支持时血药浓度变化明显，给药后吸附力超70%，故需要增加负荷剂量和维持剂量。Peterson等于2020年报道了1名接受伏立康唑治疗的疑似曲霉病的ECMO患者。在接受ECMO支持之初，需要多次增加剂量，最高至11.3mg/kg，才能使伏立康唑的最大血药溶度维持在2～5.5μg/ml。在ECMO撤机以后，患者的伏立康唑剂量降至7.3mg/kg，伏立康唑剂量需求降低了45%。这一现象提示ECMO对伏立康唑的血药浓度有影响。

2. 卡泊芬净 作为水溶性抗生素，该药物蛋白结合率高达97%，不易被ECMO回路吸附清除。中日友好医院詹庆元团队研究招募了12名接受ECMO支持和7名未接受ECMO支持的肺移植受者，发现ECMO支持患者、非ECMO支持患者和自身对照组（ECMO撤机后血药浓度监测）之间的卡泊芬净PK参数和血药浓度没有显著差异。但这一结论仍需要更多研究来印证。

3. 米卡芬净 作为高蛋白结合率、水溶性、肾脏极少清除的抗真菌药物。Watt等研究发现行VV-ECMO治疗的患者米卡芬净血药浓度与VA-ECMO治疗的患者相近，VV-ECMO在返回静脉系统的一部分含氧血液通过套管的引流腔立即被带回ECMO回路；这种现象将增加药物在ECMO回路中停留时间，称为再循环。López-Sanchez等在一项在12名成年ECMO患者中进行的前瞻性观察性研究发现，米卡芬净的PK参数没有明显改变。以上研究认为VV-ECMO中再循环的存在可能不会影响其PK，但研究样本量有限，结论有待验证。

目前ECMO对药物药代动力学的研究规模较小，个体差异大，影响因素仍需要进一步研究，需要依赖血药浓度监测指导临床用药。ECMO患者进行PK研究以精准指导临床医师用药，对于改善患者预后尤为重要。

（杨 翔 孙 昀）

三、体外膜肺氧合对镇痛镇静药物的影响

接受ECMO治疗的患者通常需要镇痛和镇静，以减少耗氧量，促进患者呼吸机同步，减轻患者压力和不适，并防止患者启动装置移位或移除。然而，由于镇痛镇静方案的范式转变及常用镇痛药和镇静药的药代动力学改变，在接受ECMO治疗的危重症患者中实现所需的镇静水平和预防谵妄仍然是ICU的挑战。镇静药和镇痛药常用于ICU需要机械通气的危重症成年患者，但在接受VA-ECMO支持的患者中，成人ECMO中国专家共识指出建议保持轻度镇静和避免应用苯二氮草类药物，对于等待移植过渡的患者尤其重要，以努力促进气管插管并在适当时防止身体不适。同样，那些因心搏骤停而接受ECPR的患者应接受最少量的镇静药，以进行准确的神经系统评估。相比之下，接受ECMO治疗的严重ARDS患者可能需要在ECMO支持的前几天深度镇静，以尽量减少与呼吸机相关肺损伤的患者努力相关影响。常用镇痛药包括阿片类药物芬太尼及其衍生物和氯胺酮，而镇静药通常包括丙泊酚、右美托咪定和苯二氮草类药物。最佳药物选择和剂量仍不明确，评估其药代动力学的研究有限。这些患者常用的镇静药和镇痛药已被证明对ECMO回路有明显的吸附作用，可能导致临床疗效降低。

（一）镇痛药

阿片类镇痛药包括芬太尼和吗啡，其是接受ECMO治疗非神经性疼痛患者最常用的阿片类药物。然而，在设计镇痛方案时，应考虑药物特性及ECMO回路的潜在相互作用。在临床上，在小型回顾性研究中观察到需要更高剂量的阿片类药物。

（1）吗啡：在ECMO回路中可能有轻微到中度的隔离，但它的使用可能会受到活性代谢物的积累（尤其是在肾衰竭的情况下）和组胺释放引起的潜在低血压效应的限制。第一次描述接受ECMO治疗的患者的阿片类药物和镇静需求的研究观察到吗啡需求平均增加29mg/d，然而芬太尼的需求没有显著增加。

（2）氢吗啡酮：基于其低亲脂性和蛋白质结合率，该药物在ECMO回路中的隔离量可能很小。使用基于氢吗啡酮的镇痛药与VV-ECMO患者的临床结果改善有关。然而，在该患者群体中使用其他药物的安全性和有效性仍然是进一步研究的领域。

（3）芬太尼：与其他阿片类药物相比，芬太尼和瑞芬太尼在ECMO回路中的隔离程度更大，因此剂量可能会超过建议以提供足够的疼痛缓解。一项使用成人ECMO回路的体外研究表明，在24小时内，芬太尼的恢复率只有3%，而吗啡则完全恢复。芬太尼在回路中的高度隔离很可能是由于其与吗啡相比具有高亲脂性（$\log P=4.1$）和高蛋白质结合率（$\log P=0.9$）。有两项研究描述了接受ECMO的患者使用阿片类药物，芬太尼平均日剂量为3875μg，第5天芬太尼峰剂量为5880μg/d。迄今为止唯一的对比试验发现，接受VV-ECMO治疗的ARDS患者最大中位6小时芬太尼当量显著高于未接受ECMO治疗的患者：中位数750μg与900μg（$P=0.001$）。

（4）瑞芬太尼：最近在接受VA-ECMO的15名成人中进行的一项体内药代动力学研究观察到，与先前报道的未接受ECMO的患者的人群参数相比，瑞芬太尼的Vd和清除率增加。尽管瑞芬太尼的$\log P$值低于芬太尼，但其高蛋白结合率使该药物易于在ECMO回路中被隔离。

（5）舒芬太尼：用于ECMO镇痛中的研究甚少，有研究认为其清除与低体温及血浆蛋白浓度密切相关，因此在镇痛过程中需要密切监测患者体温及血浆蛋白浓度。

（二）镇静药

许多常用的镇静药，包括咪达唑仑、丙泊酚和右美托咪定，都具有亲脂性和高蛋白质结合率，使它们容易在ECMO回路中发生严重的隔离。体外模型排除了可能影响某些药物药代动力学的患者因素，没有区分可能发挥更重要作用的药物特性（亲脂性与蛋白质结合率），限制了对多次注射剂量随时间发生的变化的适用性或连续滴注，并没有考虑ECMO回路的差异，尤其是管道的长度，它可以为药物提供多少表面积。这些都给接受ECMO治疗的患者提供最佳镇静方案造成挑战。

1. 咪达唑仑　在成人ECMO回路体外实验中观察到咪达唑仑螯合显著，咪达唑仑的浓度显著降低，在30分钟和24小时分别降低了基线浓度的54%和11%。另一项ECMO模拟回路试验中24小时仅可检测到相当于基线水平13%的咪达唑仑。有趣的是，在ECMO支持的第1小时，回路中损失50%的咪达唑仑。

当针对严重ARDS接受ECMO治疗的患者进行深度镇静时，需要增加镇静需求。一项单中心、回顾性队列研究观察到ECMO插管后咪达唑仑的日剂量增加10%。最近的一项回顾性研究发现，在插管后的前48小时内，咪达唑仑等效剂量的中位数为202mg。在一项比较试验中也观察到严重呼吸衰竭患者使用ECMO镇静药需求增加，ECMO组6小时镇静药剂量的中位数几乎是非ECMO组的2倍（118mg vs 60mg，$P=0.004$），并且在3天后达到。然而，在调整后的分析中，6小时的镇静药剂量没有显著差异。因此，该研究挑战了阿片类药物和镇静药需求增加不仅仅与回路相关，还有其他因素，如耐受性、年龄或药物基因组学，均发挥了核心作用。

在一项接受 VV-ECMO 和 VA-ECMO 治疗的混合队列研究中，发现 ECMO 对镇静药需求比既往临床试验低得多，咪达唑仑等效物的中位日剂量为 24mg，在整个 ECMO 支持期间没有增加需求。这些较低的需求可能是由于较轻的镇静目标、使用其他非苯二氮䓬类镇静药及 ECMO 的适应证不同。值得注意的是，在一项将 ECMO 作为移植的桥梁排除在外研究中发现，接受 VV-ECMO 治疗的患者对苯二氮䓬类药物的需求明显高于接受 VA-ECMO 治疗的患者（分别为 48mg 和 34mg，P=0.006）。Skelton 等回顾性研究评估了镇静药和镇痛药的选择和剂量是否对 VA-ECMO 撤机后的临床结果有影响，研究表明，接受经验性镇静药减少 50% 的患者的机械通气时间和 ICU 停留时间有缩短的趋势，认为临床可能需要将镇静药剂量降低 50% 以上。

2. 丙泊酚　最近的调查数据表明，治疗严重呼吸衰竭的 VV-ECMO 支技患者的中心经常使用咪达唑仑，其次是丙泊酚。鉴于这些患者经常需要深度镇静，如前所述，咪达唑仑和丙泊酚具有高度亲脂性和蛋白质结合率，因此可能需要比正常剂量更高的剂量才能达到目标镇静水平。此外，丙泊酚可以更快实现浅镇静，缩短机械通气时间，并不会导致氧合器寿命下降。然而，长期使用高剂量丙泊酚可能会受到不良反应的限制，包括低血压、丙泊酚相关输注综合征和高甘油三酯血症。最近使用成人 ECMO 回路的体外研究观察到，在 2 分钟时仅恢复基线丙泊酚浓度的 2%，在 24 小时时恢复到可忽略不计的浓度。在同一实验模型中，丙泊酚在 2 分钟时的回收率为 2%，在 24 小时检测不到。这些体外模型的发现提供了 ECMO 回路在药物螯合和多项队列研究中镇静需求增

加的依据。临床医师可能会选择丙泊酚而不是咪达唑仑，因为推荐使用非苯二氮䓬类镇静方法以避免延长 ICU 住院时间、短期和长期神经心理损害及死亡率增加。

3. 右美托咪定　当针对轻度镇静或停用其他镇静药时，右美托咪定可能是首选药物。右美托咪定在回路吸收的结果不一。一项体外研究表明，在 24 小时内 ECMO 回路内的药物损失高达 93%，而最近的一项调查表明，药物损失变化很大（高达 42%），并且严重依赖于管道的类型和使用的氧合器。鉴于右美托咪定的高亲脂性（logP=2.8）和高水平的蛋白质结合率（94%～97%）及已知的 ECMO 回路内的隔离，可能需要高于正常剂量才能达到所需的镇静水平。

4. 氯胺酮　在不改变交感神经张力的情况下，考虑使用低剂量氯胺酮，可以改善觉醒和增强阿片类药物镇痛作用，可能有助于实现镇静目标，最近已在指南中推荐用于减少术后成人阿片类药物的消耗。氯胺酮可应用于 ECMO 支持患者的辅助镇静，可减少镇静药和（或）阿片类药物滴注，而不会改变 RASS 评分。氯胺酮的血流动力学效应可能有助于降低血管升压药的需求。

由于氯胺酮具有中等亲脂性（logP= 2.9）和蛋白质结合率（27%），因此上述试验中使用的氯胺酮剂量可能不足以克服 ECMO 诱导的药代动力学变化，需要更大的试验使用各种剂量确认这些观察结果。

两项非对照研究表明，加入低剂量氯胺酮滴注可降低镇静率。最近，一项随机试验显示，在接受 VV-ECMO 治疗的严重呼吸衰竭患者中，在标准镇静实践中加入低剂量氯胺酮与单独使用标准镇静实践相比，阿片类药物或镇静药的需求没有任何差异。标准镇静措施包括输注芬太尼或氢吗啡酮和咪达唑仑，以在 ECMO 开始时达到 RASS 评分 -5 分。与对照组相比，从 ECMO 开始到决定实现清醒，低剂量氯胺酮组中芬太尼和咪达唑仑等效物的中

位累积量分别几乎是对照组的2倍和4倍。然而，在决定实现清醒后的72小时内，接受低剂量氯胺酮滴注的患者RASS评分有类似的改善。

（三）小结

接受ECMO治疗的患者的疼痛管理应包括平衡阿片类药物暴露的益处和风险的常规评估和治疗。应考虑使用多模型药物治疗方法，包括对乙酰氨基酚、非甾体抗炎药或低剂量氯胺酮治疗非神经性疼痛，以尽量减少阿片类药物的暴露。

鉴于该患者群体独特的生理和药代动力学变化，需要ECMO支持的患者的镇静和镇痛管理对床旁临床医师构成了挑战。Rochani等开发了一种定量、高效液相色谱-质谱方法同时检测人血浆中的氯胺酮、咪达唑仑及其代谢物。该方法灵敏，已成功应用于正在进行的ECMO治疗患者的药代动力学研究。应使用管理镇痛和镇静的多模式策略，并且使用肠内药物可能在减少肠外药物需求方面发挥作用。

在现代体外技术的背景下，现有数据不足以指导接受ECMO治疗的成年患者应用阿片类药物和镇静药。许多用于镇痛和镇静的一线药物是亲脂性的，因此很容易被体外回路吸附或隔离。在接受ECMO的患者中实现充分镇静的一种方法是从持续滴注阿片类药物和镇静药开始，预期需求超过标准剂量，最终目标是尽量减少镇静药的有害影响，尤其是苯二氮䓬类药物，每天中断或减量滴定。此外，鉴于ECMO分布容积可能迅速下降，临床医师应预见在停止ECMO时需要显著减少剂量。如果不这样做，可能会导致过度使用这些药物。剂量减少可能难以校准，因此谨慎监测戒断和谵妄的迹象。在适当的时候，应以使用非苯二氮䓬类药物方案的轻度镇静为目标，以尽量减少镇静药的暴露并降低谵妄的风险。然而，高剂量苯二氮䓬类药物对接受ECMO治疗的患者

的影响在很大程度上是未知的。在ECMO撤退时，当导致药物隔离和低血浆浓度的ECMO相关因素被逆转时，应预期阿片类药物和镇静药的剂量减少以减轻药物暴露和不必要的过度镇静的潜在增加。预测最合适的剂量减少策略可能很困难，临床医师应警惕监测戒断和谵妄的迹象。需要围绕影响镇静清除的化学和生理参数及由此产生的与不同实践相关的长期临床结果进行未来研究。

（杨 翔 孙 昀）

四、体外膜肺氧合对普通肝素的影响

ECMO作为有效的人工器官替代支持治疗，越来越受到危重症患者及临床医师的重视，在心肺功能不全患者中发挥重要的作用。尽管ECMO在急危重呼吸和（或）循环功能不全的治疗中挽救了许多患者，但ECMO相关并发症也成为临床医务人员必须面对的棘手问题，其中最常见的并发症是ECMO管路内血栓形成或患者体内血栓和（或）出血事件。此类并发症的发生直接与ECMO期间抗凝管理相关，其原因很多，且与患者原发疾病、生理基础及对血液人工回路的反应有关。肝素是临床上ECMO治疗最常用的抗凝药物，了解ECMO对肝素分布、代谢及功能的影响，对更好应用肝素抗凝、减少ECMO治疗时血栓或出血事件具有重要的临床价值。

（一）肝素的作用机制

肝素（普通肝素）是一种硫酸多糖，属于糖胺聚糖家族，与多种蛋白质相互作用，具有多种重要的生物活性。它能够加速抗凝酶抑制血凝级联中的丝氨酸蛋白酶的速度。肝素和结构相关的硫酸肝素是由不同长度的链混合物组成的复杂线性聚合物，具有可变的序列。硫酸肝素广泛分布于动物细胞表面和细胞外基

质中。它还介导各种生理和病理生理过程。普通肝素是ECMO支持患者最广泛使用的抗凝药物。其抗凝机制如下：①肝素主要通过与血浆蛋白抗凝血酶（AT）形成复合物发挥作用。AT缺乏会影响普通肝素的量效反应，在增加肝素用量时，应监测AT水平。②肝素同时抑制Ⅹa因子和凝血酶活性，从而阻止纤维蛋白交联形成血凝块。③肝素会增加组织因子蛋白抑制剂（TFPI）从内皮中释放，抑制组织因子-活化Ⅶ因子复合物（TF-FⅦa）途径活化的凝血反应。ECMO可能会影响肝素吸收、分布、代谢和消除，最终影响药物在血浆及靶作用部位的浓度，了解ECMO对其影响机制，有助于我们更好地应用肝素。

（二）ECMO对普通肝素的影响机制

药代动力学包括药物的吸收、分布、代谢和消除，最终影响作用靶点的浓度。而药效学则是指药物浓度与药物对机体的生理生化作用之间的关系，包括药物治疗和不良反应的强度。药代动力学和药效学之间的关系受到药物、潜在疾病过程和体外因素的影响。所有这些因素最终可导致相当大和不可预测的药代动力学改变。图15-2总结了ECMO对血清药物浓度和药代动力学变化的影响。

患者的生理和药物的特殊理化性质，如蛋白质结合率、亲水性、分子量和在给定的生理pH下的电离度，都可能影响药物的清除和分布容积。ECMO的存在经常导致额外的改变，包括增加分布容积和增加或减少药物清除。药物在组织间的分布取决于下列变量：心排血量、区域血流、细胞内外间隙水的总含量及负责代谢和药物清除器官的生理储备资源。药物的分布也取决于其理化性质，即水溶性、脂溶性和与血浆蛋白的结合率。我们就ECMO可能影响肝素在血浆中浓度相关机制总结如下。

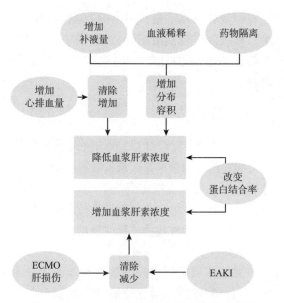

图 15-2　ECMO 对血浆肝素浓度的影响机制

1. ECMO相关性急性肾损伤减少肝素清除　ECMO治疗可能引起ECMO相关性急性肾损伤（ECMO-associated acute kidney injury，EAKI）。AKI在ECMO患者中也很常见，其发生率高达70%～85%。AKI在ECMO启动前和启动后都可存在，然而关于肾损伤发生的时机和危险因素尚不清楚。尽管没有足够的机制和临床数据定义ECMO和AKI之间的联系，已有文献报道了体外循环（CPB）下的AKI。我们知道CBP产生的主要是无脉系统对肾功能产生影响，考虑到CPB与ECMO（尤其VA-ECMO）的相似之处，推测ECMO可能对肾功能造成损伤。除此之外，研究显示多系统疾病的进展、ECMO前期管理不良、促炎介质的激活、肾微血管系统的改变、缺血再灌注、溶血和氧化应激等均可能参与EAKI的发病机制，这些过程发生在ECMO治疗过程中，它们是体外循环时导致AKI发生率增加的基本特征，促进EAKI病情进展，进一步可能影响预后。大多数研究均发现接受ECMO治疗同时需要RRT治疗的AKI成年患者死亡率增加，且与ECMO治疗时间无关，而在儿童患者研究中发现，出院时的ECMO治疗患儿生存期降低和

ECMO持续时间延长显著相关。

EAKI可能导致ECMO时肝素的清除减少：一种药物在肾脏的清除率是由总和决定的3个不同的流程，肾小球滤过、肾小管分泌和肾小管重吸收。肾功能通常表示为在肌酐清除率的基础上估算的肾小球滤过率。在一些指南中，使用估算肾小球滤过率衡量肾功能的充分指标药代动力学指标。值得注意的是，肾脏药物清除也可能受肾小球过滤以外的过程影响，如肾小管分泌和重吸收，然而几乎没有任何临床数据可用流程。各种原因导致的肾脏血流量或功能降低将导致肾小球滤过率降低，影响依赖于这一消除途径的药物（主要是亲水性药物），亲水性药物在急性肾损伤时药物清除率下降，但高于慢性肾衰竭患者的清除率。普通肝素钠作为亲水性药物在ECMO合并或并发AKI时可能导致肝素清除障碍，导致药物蓄积。普通肝素输注后的半衰期为1～2小时，低剂量肝素清除较快，它与巨噬细胞结合被内化和解聚；它还能迅速与内皮细胞结合，从而阻止与抗凝血酶结合，从而产生抗凝血作用。对于较高剂量的肝素，内皮细胞的结合将趋于饱和，因此，肾脏从血流中清除肝素将是一个较慢的过程，但出现EAKI时，肝素清除更为缓慢。

2. ECMO可能增加分布容积降低肝素的血浆药物浓度 药物在体内的分布（分布容积）很大程度上取决于药物的亲水性和酸电离常数。亲水性药物的分布容积较小，其浓度主要受液体转移和大容量液体复苏的影响。相反，亲脂性药物渗透到组织中，在血液中浓度较低，增加了明显的分布容积。药物分布除了受到上述因素影响外，还受分布容积的影响，ECMO可能通过增加分布容积影响肝素血浆药物浓度。ECMO循环可以通过血液稀释增加分布容积。为了补充ECMO管路容积，补液导致患者初始分布量增加，发生在ECMO的起始时引入启动液（血浆、生理盐水或白蛋白），主要影响亲水性药物，可能导致血浆浓度降低，并可能导致药物治疗失败。这种体积的增加也可能导致血浆蛋白（尤其是白蛋白）的稀释，从而影响与蛋白高度结合的药物，导致药物未结合部分游离药物的增加，从而导致潜在的毒性。

3. ECMO管路及膜式氧合器可能对肝素药物的隔离作用 ECMO循环管路或耗材对药物的隔离作用：现代体外循环管路通常由套管、PVC管、离心泵和用于气体交换的膜式氧合器组成。膜式氧合器和PVC管构成了潜在药物隔离的大表面积，这可能会导致药物随着时间推移而丢失，如亲脂性药物芬太尼和咪达唑仑的隔离作用明显，这可能部分解释了ECMO期间这些药物剂量需求增加，美罗培南在ECMO治疗中也存在隔离，肝素的研究仍然不详。Preston发现大部分药物都丢失在PVC管中，氧合器的类型似乎影响不大，也有研究显示出氧合器对药物影响存在较大差异。ECMO对普通肝素是否有隔离作用鲜见报道，需要进一步明确。

ECMO管内表面蛋白质的沉积可能会增加对蛋白质具有高亲和力的药物的隔离。许多药物与血浆蛋白结合，如白蛋白（主要是阴离子化合物）和α$_1$-酸性糖蛋白（阳离子化合物）。白蛋白和α$_1$-酸性糖蛋白都是在肝脏中合成的，是与药物结合的两种主要血液蛋白质。蛋白质浓度的变化会影响游离药物量和总体分布量。Kiran Shekar研究发现与非蛋白质结合程度低的药物相比，高蛋白结合率药物头孢曲松、卡泊芬和硫喷妥钠在ECMO回路中24小时的恢复显著降低。类似于亲脂性药物，蛋白质结合的程度也可能决定ECMO循环管路药物丢失量。肝素是最具生物活性的天然GAG化合物，与大量不同的蛋白质相互作用，发挥不同的生物学功能，如防止蛋白分解或改变转化生长因子β$_1$（TGF-β$_1$）的生物活性。ECMO是否通过影响肝素结合相关蛋白的沉积进而影响肝素的隔离研究较少，从Malin Skagerlind的研究中可以得到一些启示，在间歇性血液透析（IHD）时有出血风险的患者中，为了避免体外循环凝血同时最大限度地减少肝素的应用，他们使用肝素和白蛋白（HA）混合物预充抗凝，使管路中附着肝素-白蛋白涂层，确实减少了肝素的用量，同时达到抗凝效果。由此可见在ECMO体外循环中，ECMO管内表面白蛋白的沉积可能会增加肝素的药物隔离作用。

4. ECMO相关肝损伤可能导致肝素的清除障碍　药物胆汁排泄是药物排泄的两大主要途径之一。肝胆中药物的排泄过程与肝脏P-gp、MRP、BCRP和MATE等外排转运蛋白密切相关。急性肝损伤使肝转运蛋白激活受到抑制，影响药物排泄。

ECMO治疗可能引起急性肝损伤：①体外循环时间影响肝动脉血流。ECMO对肝损伤影响的研究较少，有研究报道体外循环过程中内脏血流减少，心肺转流期间肝动脉血流减少20%～45%。胆管细胞主要由肝动脉供血，肝动脉供血不足可引起胆管细胞缺血性损伤，可导致胆管细胞功能障碍或胆汁淤积，继而发生高胆红素血症。②通过破坏红细胞导致肝损伤。体外循环期间因各种非生理因素大量红细胞被破坏，形成高浓度的非结合胆红素，超过了肝细胞的摄取、结合与排泄能力，使非结合胆红素在血液中潴留，形成高胆红素血症。贫血后大量输血会导致肝代谢超负荷，表现为肝功能不全及外源性高胆红素血症，高胆红素血症能够诱发细胞凋亡，触发严重的氧化应激反应，导致血小板减少和呼吸功能障碍。另外，红细胞被破坏后也可产生大量游离血红蛋白，引起自由羟基产生和脂质过氧化反应，通过损伤细胞膜系统造成细胞死亡，从而导致肝损伤；缺血及炎症损伤引起肝细胞损伤后肿胀也导致肝内胆汁淤积。

ECMO相关肝损伤可能导致肝素清除减少：肝素皮下、肌内或静脉注射吸收后分布于血细胞和血浆中，部分可弥散至血管外组织间隙。其静脉注射后能与血浆低密度脂蛋白高度结合成复合物，也可与球蛋白及纤维蛋白原结合，由单核-吞噬细胞系统摄取到肝内代谢，经肝内肝素酶作用，部分分解为尿肝素。肝功能不全者由于肝素的代谢排泄延迟，有体内蓄积的可能。肝素的代谢产物一般为尿肝素，经肾脏排泄，大量静脉注射后其50%可以原型排出。对于肝脏提取率高的药物而言，肝脏药物清除率正比于血流量，而对于提取率低的药物而言，其清除率则正比于血中未与蛋白质结合的药物比例。基于体外循环的降温对肝药物清除率的影响有3个方面：低温对代谢的直接影响，肝内微循环变化，肝血流量降低。ECMO并发肝损伤时可能导致肝素清除障碍。

5. 血液稀释是ECMO导致肝素清除减少的重要机制　ECMO破坏红细胞后不仅引起肝损伤，同时贫血及补液导致的血液稀释是导致血浆肝素浓度下降的又一因素。

6. ECMO增加心排血量促进肝素清除　危重症患者因给予ECMO过度治疗而出现类似于高心排血量病理生理改变，进而出现高肾小球高滤过率，导致药物过度清除。当患者心功能改善或使用强心药时药物的清除可能被促进，故在使用肝素时，我们需要动态评估患者本身心功能恢复和体外VA-ECMO心排血量参数设置，ECMO支持治疗是一个动态的过程，随着时间推移，患者病情改变导致机体的PK/PD参数和体液中的肝素浓度发生变化，如调整抗生素浓度一样，我们需要实时监测肝素用量相关疗效指标及临床表现调整肝素用量。

总之，ECMO对肝素的分布、代谢、清除产生影响，结合上述机制，个体化给予患者肝素治疗，最大限度减少肝素应用相关并发症产生，实现良好的抗凝效果。

（鹿中华　孙　昀）

一、超声基本方法学

超声心动图作为一种临床工具，于1953年由心脏病专家Inge Edler与物理学家Carl Hertz联合推出。重症超声（critical care ultrasonography，CCUS）顾名思义是对危重症患者使用超声诊断。CCUS通常适用于病情危重或即将危及生命的患者，探查休克和呼吸衰竭的病因，并通过连续性检查动态监测危重症的进展情况。近年来ECMO技术广泛开展，作为重症医师的"眼睛"，重症超声以其即时、准确、便捷、无创或微创等特性在运行ECMO的患者中广泛开展。

（一）基本原理

超声波是一种声波，超声波传播过程中对几何尺寸大于超声波波长的反射物体将产生反射现象，反射的超声波能量被探头接受，通过一系列转化后在超声机器上显影。反射能量的大小取决于声波的入射角度和组织声阻抗大小。传播到两种物质的交界处时，两种物质声阻抗差距越大，反射率越高，探头接收的能量越大。超声波在传播过程中存在衰减现象，发出的超声波频率越高，衰减越快，频率越低，衰减越慢。

（二）基本切面与操作方法

1. 重症心脏超声　在ECMO中应用最为广泛，根据探头探查的位置不同，分为经胸心脏超声和经食管心脏超声。

（1）经胸心脏超声基本切面：经胸超声心动图（transthoracic echocardiography，TTE）是指对患者的胸部进行心脏超声检查。

1）胸骨旁声窗

患者体位：胸骨旁成像最理想的体位是左侧卧位，患者左臂伸展。如患者无法转身，也可采取仰卧位。超声机放置在患者左侧，操作者左手握住探头，右手操作超声机。

呼吸控制：患者保持浅呼吸成像更好。自主呼吸患者胸骨旁声窗在呼气末时图像最清晰。也可让患者呼气末短暂屏气以改善成像。可进行呼吸指导如"深吸一口气，然后一直呼气，保持住……，保持住……，现在吸气"。有创呼吸机支持的患者，如条件允许，可考虑短暂停呼吸机以获得最佳影像。

胸骨旁左心室长轴切面（图16-1）：探头放置在胸骨左缘第3/4肋间，探头Mark点指向右肩，调整深度，可看到降主动脉的最浅深度，可看到右心室位于图像顶端，尽可能使室间隔与左心室后壁在同一水平，双侧流出道位于屏幕中央。二尖瓣及主动脉瓣显示清楚。

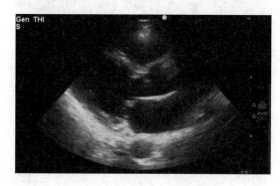

图16-1　胸骨旁左心室长轴切面

胸骨旁左心室短轴切面（图16-2）：在胸骨旁长轴切面逆时针旋转90°，探头Mark点朝向患者左肩，可获得胸骨旁短轴切面，通过倾斜探头可获得胸骨旁短轴主动脉瓣、二尖瓣、乳头肌及心尖四个面。主动脉瓣平面：探头紧贴胸壁，探头声束先向心底倾，可看到主动脉瓣三个瓣膜呈"Y"形。二尖瓣平面：主动脉瓣平面再向回倾，可看到左右心室截面，右心室呈"C"形，壁薄，左心室腔尽量呈圆形，壁厚，左心室内为二尖瓣鱼嘴样瓣膜活动。乳头肌平面（图16-2）：继续回倾探头，可见左心室内二尖瓣变成乳头肌。前外侧乳头肌大致在3点钟位置，后内侧乳头肌大致在8点钟位置。PSAX视图在乳头肌水平（左心室中部）横切左心室和右心室。心尖切面：探头再倾为胸骨旁短轴心尖切面。图像深度为正好能看到完整的左心室短轴图像。操作时注意旋转、倾斜和进行角度微小改变以优化图像。在此切面可以看到由3个主要冠状动脉中的每一个灌注的心肌区域，此切面提供了关于整体和局部心室功能和充盈的重要信息，特别适用于血流动力学不稳定的患者。

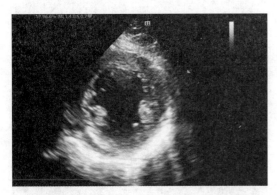

图 16-2　胸骨旁左心室短轴乳头肌切面

2）心尖声窗

患者体位：最佳体位为左侧卧位，患者难以取左侧卧位时可取仰卧位进行测量，但成像质量较差，实际上患者少许左倾也可改善图像，ICU中可常通过在患者右侧垫一条毛巾或枕头来实现。但当患者处于过度左侧卧位时，会导致图像中右心室位于屏幕的顶点，给人以右心室增大的错误印象。

呼吸控制：在找到一个合理的声窗后，让患者缓慢吸气或呼气，直到获得最佳的心尖图像。呼吸指导如前。

心尖四腔心切面（图16-3）：此切面重要的是要找到心尖，肥胖者心尖偏左上，体型瘦长者心尖偏内下，一般来说，男性的心尖通常位于乳头的下方和侧面，女性位于左乳房的下外侧象限。操作时首先获得胸骨旁长轴切面，探头Mark点指向右肩方向不变，将探头向心尖滑动，可看到屏幕上心尖向图像的右边移动，当室间隔从扇形图像上刚刚消失时，将探头顺时针旋转90°，标记点朝向患者左侧，再做倾的动作，将探头尾部下压获得心尖四腔切面。对于四腔心切面，从上方观察时，探头Mark点通常指向5点钟位置。图像可见左心房、左心室在屏幕右侧显示，右心房、右心室在屏幕左侧显示，左心室的顶点应该在屏幕的顶部。尽可能显示心尖。右心室呈三角形，左心室呈椭圆形，左心房和右心房在图像的底部。右心室：右心房：左心房：左心室正常大致为2：3：4：5。此切面可见左心室下壁和前侧壁，并可识别6个心肌节段（基底、中间和顶端）。房室间隔垂直于屏幕中央，二尖瓣、三尖瓣开闭自如，较长的二尖瓣前叶可见于内侧，较短的二尖瓣后叶可见于外侧，三尖瓣相对于二尖瓣稍微向心尖移动。在心尖四腔心切面的基础上向下倾探头，可见左心室流出道和主动脉出口。

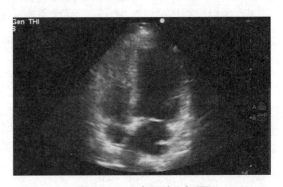

图 16-3　心尖四腔心切面

3）剑突下声窗

患者体位：平卧位。

呼吸控制：让患者部分或完全吸气并保持屏气。随着膈肌下降，探头越来越靠近心脏。

剑突下四腔心切面（图16-4）：剑突下声窗通常位于剑突下方1～2cm处或中线稍右侧。为了获得最佳的肋下图像，以肝脏为声窗。探头Mark点直接指向患者左侧。从脐与剑突下中点开始将探头轻轻上滑至剑突下，显露心脏。可见肝脏在图像左侧，靠近肝脏的为右心室与右心房，远离肝脏的为左心室与左心房，同时显示二尖瓣、三尖瓣。图像深度为刚好能看到左心房最浅深度。

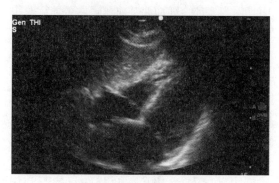

图 16-4　剑突下四腔心切面

剑突下下腔静脉切面（图16-5）：获得剑突下四腔心切面后，使用"摇"的动作将右心房调整至屏幕中央，逆时针旋转探头90°左右，可获得剑突下下腔静脉切面。此切面可见下腔静脉汇入右心房、肝静脉汇入下腔静脉，下腔静脉前后壁清晰。调整深度至可看到完整剑突下下腔静脉（IVC）的最浅深度为最佳。在这个切面中，区分IVC和腹主动脉是非常重要的。主动脉壁较厚，且有明显的收缩性搏动。IVC壁薄，可见IVC直接进入右心房，并有肝静脉汇入。左肝静脉通常可以在右心房附近的12点钟位置进入IVC。一般来说，此处腹主动脉位置在身体稍靠右。重症超声的剑突下切面可利用距离下腔静脉与右心房

交口2cm处的下腔静脉的大小和塌陷或扩张程度判断机械通气或自主呼吸患者的容量状态和液体反应性。

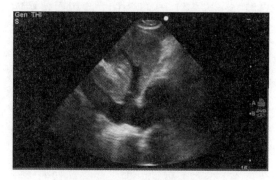

图 16-5　剑突下下腔静脉切面

（2）经食管心脏超声基本切面：经食管超声心动图（TEE）也是对复杂危重症患者进行实时、基于图像管理的一种新兴有效工具。相比TTE，TEE通过食管及胃部取切面，成像更加准确清晰。TEE在ICU中的应用变得越来越普遍，TEE可在更加复杂的血流动力学场景中进行更精确的测量，如可在食管中段二腔心切面观察左心耳是否有血栓。在ICU非心脏手术患者中，TEE通常作为TTE的补充。

TEE基本切面和操作方法：TEE最常用的切面为20个基本切面。基本分为3个群，食管上段切面群、食管中段切面群、经胃底部切面群。食管上段切面群包括食管上段主动脉弓长轴切面、食管上段主动脉弓短轴切面。食管中段切面群包括食管中段四腔心切面、食管中段二尖瓣联合部切面、食管中段两腔心切面、食管中段长轴切面、食管中段双房/双腔静脉切面、食管中段降主动脉长轴切面、食管中段降主动脉短轴切面、食管中段主动脉瓣短轴切面、食管中段右心室流入流出道切面、食管中段主动脉瓣长轴切面、食管中段升主动脉长轴切面、食管中段升主动脉短轴切面。经胃底部切面群包括经胃中段短轴切面、经胃基底部短轴切面、经胃两腔心切面、经胃长轴切面、经胃右心室流入道切面、经胃底深部左心室长轴

切面。

1）经食管中段切面群：将TEE探头经口腔深入食管直至见到食管中段四腔心切面（距口腔35cm左右），角度为0°，此切面包括四个心腔（左右心室、左右心房）、两个房室瓣（二尖瓣、三尖瓣）及两个房间隔（房间隔、室间隔），可见舒张期前向血流，此时二尖瓣瓣膜主要为P2、A2部分，如成像不清晰，可稍前屈探头，随后的切面以食管中段四腔心切面为基准，通过调整探头依次呈现。食管中段四腔心切面将二尖瓣调整至图像中心，调整角度至45°～70°可见二尖瓣联合部切面，此时呈现"陷阱门"征象，即二尖瓣的P1、A2、P3部分，同时后内和前侧乳头肌可清晰显示。继续调整角度为90°为两腔心切面，此切面能够看到前壁和下壁，显示左心室、左心房、冠状窦。右转探头可见左心耳。在二腔心切面将整个探头向患者右侧旋转90°可获得食管中段双腔静脉切面，调整探头可见左心房和右心房及上腔静脉和下腔静脉长轴，房间隔缺损在此切面显示较清晰。在食管中段四腔心切面上将角度增加为120°为食管中段长轴切面，此切面左心室流出道、主动脉根部、主动脉瓣右冠瓣及近端升主动脉清晰可见，可见左心室后壁和前间壁。食管中段长轴切面基础上减浅深度为食管中段主动脉瓣长轴切面，在此切面左心室流出道主动脉瓣和升主动脉近端更加清晰可见，其他左心室结构和二尖瓣部分不再可见，可见主动脉瓣右冠瓣及另一个瓣膜（无冠瓣或左冠瓣）。在食管中段主动脉长轴切面的基础上调整角度为60°，可见右心室流入道、流出道切面，此区域可显现血流经三尖瓣流入右心室，然后有右心室经过肺动脉瓣流出至肺动脉的整个过程。再继续调整增加角度至30°～45°，就是食管中段主动脉短轴切面，此切面主动脉瓣三个瓣全部成像且对称，呈"奔驰征"，此切面可见冠状动脉左右冠状动脉开口。

在食管中段四腔心切面将探头向左转，可见降主动脉短轴切面，可见环状的降主动脉短轴切面，靠近视野近端的是降主动脉右前壁。此切面如果出现收缩期和舒张期连续血流提示主动脉关闭不全。将角度调整为90°，可见降主动脉长轴切面，图像左侧为主动脉远端，右侧为主动脉近端。

在食管中段四腔心切面后退探头即可见食管中段五腔心切面，在此基础上再次后退，并可适当调整角度，可见食管中段升主动脉短轴切面，在此切面上可见右肺动脉、升主动脉和上腔静脉，有时在此切面上可见肺动脉栓塞的直接征象。在此切面基础上调整角度至100°～110°，可见升主动脉长轴切面。

2）经胃底部切面群：通过TEE探头保持中立深入胃部，随即调整前弯角度可陆续获得经胃左心室基底部短轴切面、乳头肌中部短轴切面。经胃基底部切面可见整个二尖瓣的前后瓣叶，包括A1、A2、A3、P1、P2、P3等区域。经胃中段短轴切面可同时见到左心室短轴6个基底段和2条乳头肌，在此切面上可判断心肌梗死患者缺血节段和受累的相应冠状动脉。在经胃乳头肌中段短轴切面上调整角度至90°（75°～100°），可见经胃两腔心切面。在经胃两腔心切面上将探头角度调整为120°～140°，可获得经胃左心室长轴切面，可显示左心室流出道、主动脉根部和主动脉瓣，此切面是除深胃切面外唯一可以测量主动脉流速时间积分（VTI）的。在经胃左心室长轴切面的基础上将探头向患者右侧方向旋转并将三尖瓣置入图形中央，可见右心房血流自三尖瓣流入右心室，即可获得经胃右心室流入道切面。在经胃中段短轴切面的基础上进一步深入胃部，并前弯可获得经胃深部长轴切面，可见两房两室。

3）食管上段切面群：自降主动脉短轴切面将探头向头侧后退可见食管上段主动脉弓长轴切面，可见椭圆形横向主动脉长轴切面图像。图像左侧是近端主动脉弓，图像右侧是远端主动脉弓。主动脉收缩期、舒张期持续存在血流提示主动脉关闭不全。在长轴切面基础上增加角度为60°～90°，可见食管上段主动脉弓短轴切面，于此切面图像右上侧显示锁骨下动脉近端及无名静脉，左下方为主肺动脉和肺动脉瓣，甚至可见右心室流出道，可见收缩期前向血流。

2. 重症肺部超声　肺部超声在ECMO中应用较为广泛，有研究表明，B超对呼吸衰竭患者诊断的敏感度为93%，特异度为92%。对COPD/哮喘加重诊断的敏感度为78%，特异度为94%。

临床上常采取BLUE方案评估患者肺部情况：采取上蓝点（图16-6）、下蓝点、膈肌点、PLAPS点（图16-7）、后蓝点五点法常规评估一侧肺部。

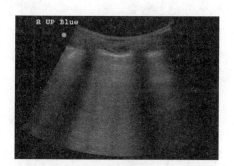

图16-6　上蓝点

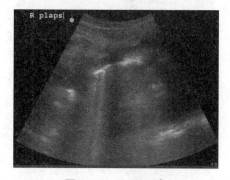

图16-7　PLAPS点

而在VV-ECMO患者中，ICU医师常采取12区肺部评分法也称肺通气半定量测定（横向扫描）进行评估与测量，通过肺部超声在人为划分的12个标准胸部区域根据超声结果计算评分（得分0：A线或≤2B线；得分1：≥3个

良好间隔的B线；得分2：聚集B线；得分3：组织样变），根据评分结果及ECMO运转过程中评分的动态变化评估肺部病情。LUS评分法是ECMO患者肺通气床旁评估的一种有价值的方法。

3. 重症血管超声　血管超声在ECMO患者中应用非常广泛，常用于探查上下肢深静脉血栓（deep venous thrombosis，DVT），进行动脉、中心静脉、外周静脉置管，或者利用超声排除置管禁忌证和探查穿刺并发症。

上下肢DVT是危重症患者出现并发症和死亡的常见原因，在疑似DVT患者中，重症医师进行深静脉超声（图16-8）检查，行两点（股总静脉和腘静脉）探查和三点（股总静脉、股深浅分支和腘静脉）超声加压探查，在诊断DVT时体现出显著优势。因此在重症休克患者中，怀疑患者为梗阻性休克，怀疑病因为下肢深静脉栓塞时，使用超声探查是非常必要的。

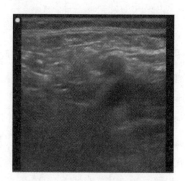

图16-8　通畅的股静脉与股动脉

由于VA-ECMO中，导管内血流并非搏动性血流，因此临床需要利用有创动脉监测技术监测血压，所以桡动脉穿刺技术在ECMO患者开展广泛。随着超声引导下动态针尖定位技术的发展，超声引导下桡动脉置管可提高穿刺置管成功率，并减少操作时间和与插管相关的并发症。

在ECMO患者中，无论静脉补液或监测CVP或监测ScvO$_2$，中心静脉穿刺或外周血管静脉穿刺如经周围静脉置入中心静脉导管

（peripherally inserted central venous catheter, PICC），最好采用超声引导。血管超声的可视化特性能够让穿刺更加方便安全，能够减少并发症如误穿动脉和气胸。

腹主动脉综合征包括腹主动脉瘤（abdominal aortic aneurysm, AAA）破裂和夹层，均可由超声诊断识别。对于血流动力学不稳定的患者，如果出现主动脉夹层，ECMO会加重病情，需要急诊手术处理，超声是AAA破裂首选的影像学检查方法。典型超声表现包括主动脉扩张，伴或不伴腹水。

4. 重症肾脏超声　急性肾损伤是ICU中最常见的器官功能不全之一，在ECMO患者中也很常见。重症肾脏超声选用2～5MHz凸阵超声探头，患者取仰卧位，超声探头置于腋中线或肋弓下缘，分别通过肝脏右叶下部及脾脏寻找并显示右侧和左侧肾脏。ECMO支持患者中，使用肾脏超声可以评估肾灌注，可使用彩色多普勒血流显像获得肾脏整体的灌注图像，然后采用半定量评分标准评估肾脏灌注。半定量评分标准：0级，未检测到血流；1级，肾门可见少许血流；2级，可见肾门及大部分肾实质内的血流（显像可见叶间动脉）；3级，可见肾血流至肾皮质（显像可见弓状动脉水平）。

总之，重症超声已成为急诊和重症监护医师最重要的监测手段之一。尤其是在使用ECMO的患者中，我们需要评估病因，评估器官功能，重症超声在这些方面都能提供助力。

（周　亮）

二、心功能监测与评估

自20世纪80年代初期François Jardin的开创性工作以来，超声心动图已发展为重症医学的基石。超声心动图是多维评估心功能和血流动力学状态的可靠工具。下面分为VV-ECMO和VA-ECMO两个部分讨论重症超声对心功能的监测与评估。

（一）VV-ECMO患者的心功能监测与评估

急性呼吸窘迫综合征（acute respiratory distress syndrome, ARDS）等导致严重呼吸衰竭可能诱发肺动脉高压，甚至导致右心室衰竭。在接受VV-ECMO治疗的严重ARDS人群中，超过50%的患者可能存在肺动脉高压或右心室衰竭，并与死亡率相关。VV-ECMO可在肺保护性通气策略的基础上通过优化气体交换，降低氧合改善而降低胸腔内压力、降低肺动脉压和右心室后负荷。运行VV-ECMO后肺动脉高压和相关的右心室衰竭能否部分或完全可逆将影响关于ECMO模式选择及ECMO启动后的循环支持和呼吸机设置。因此VV-ECMO支持的严重呼吸衰竭患者中，应使用重症超声监测右心室的形态和功能及肺循环状态。

当VV-ECMO流速明显较高或导管位置不恰当时，可能出现再循环。如出现再循环，ECMO流量则不能很好地反映体外循环对全身氧合的贡献，因此重症超声对右心排血量的监测在VV-ECMO患者中非常重要，当出现再循环时，可能需要应用正性肌力药物提高心排血量或根据超声探查结果调整管道位置，避免再循环发生。

1. VV-ECMO右心功能监测　经胸超声心动图（TTE）和经食管超声心动图（TEE）均可应用于VV-ECMO，常见的右心室超声心动图参数包括右心室是否扩张、收缩功能指标、右心室后负荷指标（表16-1）。

（1）右心室扩张：急性肺源性心脏病（pulmonary heart disease, ACP）是右心室后负荷急剧增加的结果，右心室扩张可能损害左心室充盈。ACP有多种超声心动图定义。比较普遍的定义是同时存在矛盾的室间隔运动和右心室扩张（RVEDA/LVEDA＞0.6ACP；重度ACP：RVEDA/LVEDA＞1）。超声心动图有助

表 16-1　右心室功能障碍超声心动图参数

超声参数	正常值	右心室/肺血管功能障碍
右心室收缩功能		
TAPSE[1]（mm）	＞15	＜15
S'[2]（cm/s）	＞10	＜10
FAC[3]	≥35%	＜35%
右心室扩张		
RVEDA/LVEDA[4]	＜0.6	＞0.6，＞1.0（严重）
右心室后负荷		
RVSP[5]（mmHg）	＜30	＞30
室间隔矛盾运动	无	有
RVOT AT[6]（毫秒）	＞120	＜105

1. TAPSE：三尖瓣环收缩期偏移。

2. S'：三尖瓣环收缩期组织运动速度。

3. FAC：面积变化分数。

4. RVEDA/LVEDA：右心室舒张末期面积/左心室舒张末期面积。

5. RVSP：肺动脉收缩压。

6. RVOT AT：右心室流出道加速时间。

于对需要VV-ECMO的难治性ARDS患者进行风险分层。Boissier等观察到，利用超声在49%的无ACP患者中可发现中度右心室扩张（定义为右心室与LDVEDA之比大于0.6且小于1.0），因此表明右心室扩张可能先于ACP出现。测量方法：

1）定性评估：TTE胸骨旁左心室短轴/TEE经胃左心室短轴切面/TTE或TEE四腔心切面，通过"eyeballing"方法进行视觉评估（图16-9）。

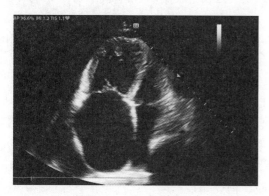

图 16-9　右心室扩张

2）定量评估：①可利用RVEDA/LVEDA面积之比进行定量评估，可在舒张末期TTE心尖四腔心切面或TEE食管中段四腔切面进行测量；②通过以右心室为中心的心尖四腔心切面进行测量，右心室底部直径＞41mm和中部直径＞35mm时考虑右心室扩张。

（2）反映右心室后负荷的指标

1）肺动脉收缩压：诊断肺动脉高压的金标准是右心导管插入术，但它是一种侵入性检查。超声心动图可以通过三尖瓣反流速度计算肺动脉收缩压（图16-10，附页彩图16-10），即通过使用连续多普勒超声心动图和修正的伯努利方程（右心室收缩压$=4v^2+$右心房压力）进行计算。然而，由于偏心三尖瓣反流束等原因，该值可能被低估。有研究指出通过超声心动图测量肺动脉收缩压时，轻至中度肺动脉收缩压与右心导管插入术测量的结果有相关性。

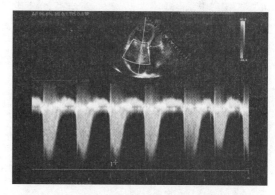

图 16-10　通过三尖瓣反流计算肺动脉收缩压

注意事项：肺动脉压受多种因素的影响，如肺部疾病的严重程度（即肺血管系统内发生的变化、高碳酸血症和缺氧程度）及右心室功能和收缩力。此外，机械通气本身（PEEP、潮气量和平台压）能够通过负荷后右心室的变化直接影响肺动脉压，并通过PCO_2和pH的变化间接影响肺动脉压。

2）右心室流出道加速时间（RVOT AT）

测量方法：于胸骨旁左心室短轴切面将频谱多普勒（PW）取样容积置于右心室流出

道近肺动脉瓣处。测量频谱收缩期开始到血流速度峰值之间的时间。RVOT AT与平均肺动脉压相关，RVOT AT＜105毫秒为异常。随着肺动脉压（PAP）增加，RVOT AT缩短。RVOT AT＞120毫秒被认为是正常的，RVOT AT＜100毫秒表示平均肺动脉压＞28mmHg。

注意事项：①若心率异常（＜70次/分或＞100次/分），需要行心率矫正。矫正RVOT AT=RVOT AT×75/心率。②平均加速时间，即肺动脉峰值流量与加速时间的比值，已通过实验验证与右心室后负荷负相关，此指标可用于调整呼吸机后的随访或其他干预措施评价。

3）室间隔运动：右心室收缩期超负荷时，右心室收缩期将延长，而在左心室舒张期开始时，右心室仍处于收缩期，造成右心室内压力高于左心室，导致左心室舒张早期就出现室间隔向左运动。由于舒张期超负荷常与收缩期超负荷同时存在，因此在舒张期室间隔仍将处于受压左移的状态，直到左心室开始收缩时，左心室压力迅速超过右心室，室间隔又迅速移回右侧，这种超声表现称为室间隔矛盾运动。室间隔在舒张期会表现为凸面逐渐消失、变平，导致左心室逐渐呈现"D"字征（图16-11）。室间隔运动障碍还包括"McConnell征"，"McConnell征"指的是肺栓塞患者急性右心室后负荷增加，出现特征性局部室壁运动异常如中间游离室壁运动迟缓，同时心尖运动正常或增加。

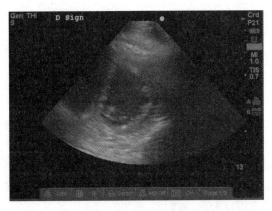

图 16-11　　"D"字征

（3）反映右心室收缩功能的指标

1）三尖瓣环收缩期偏移（TAPSE）（图16-12，附页彩图16-12）。

测量方法：在心尖四腔心切面将M模式取样容积与右心室三尖瓣外侧环纵向运动方向对齐后进行测量。TAPSE＜15mm表示右心室功能障碍。

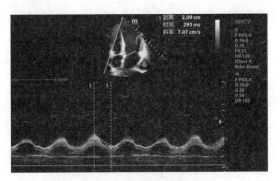

图 16-12　　三尖瓣环收缩期偏移

角度依赖性是TAPSE测量的主要限制。TAPSE不能代表右心室整体功能。TAPSE与右心室面积分数变化和右心室射血分数具有良好的相关性。TAPSE实际上只能代表右心室基底段功能。TAPSE＜15mm与重症患者预后不良相关。

注意事项：如M型超声的游标未与纵向运动方向平行放置，会因成角出现TAPSE测量值减小。

2）三尖瓣环收缩期组织运动速度（S'）：TAPSE可反映收缩期三尖瓣环纵向位移，而S'反映的是收缩期三尖瓣环纵向运动速度。

测量方法：S'在心尖四腔心切面进行测量，将组织多普勒游标放置于三尖瓣环外侧，使用组织多普勒模式（TDI）在收缩期测量此点的峰值运动速度。应注意测量射血波形的峰值，而不是测量较早的等容收缩期波形的峰值。S'越大提示右心室的收缩功能越好，S'的正常参考范围为≥10cm/s。

S'的优缺点与TAPSE相同：S'很容易测量，但受角度影响，且只反映了右心室瓣环的纵向运动。已有研究证实S′与CMR测得的RVEF相关，并且可预测肺动脉高压患者的结局。

3）面积变化分数（FAC）：是舒张期至收缩期右心室面积变化的百分数，是可代替射血分数的二维参数，反映右心室流入区和心尖区的收缩功能。FAC不再局限于单方向运动，而是包含了纵向缩短、径向增厚及室间隔的影响。

测量方法：FAC在心尖四腔心切面测量，通过在舒张末期和收缩末期手动描绘右心室轮廓完成。测量FAC可总体反映右心室收缩功能的需求。

计算公式：FAC=[（舒张末期右心室面积-收缩末期右心室面积）/舒张末期右心室面积]×100

研究发现，与其他反映右心室收缩功能的二维指标（如TAPSE和S′）相比，FAC与心脏MRI测得的右心室射血分数（RVEF）相关性最好。

注意事项：需要准确识别并描绘真正的右心室心内膜边界，而非突出的小梁和心肌束。

4）心肌做功指数（myocardial performance index，MPI）：能够同时反映右心室的收缩和舒张功能。与TAPSE、S′和FAC不同，MPI根据时间间隔计算，与腔室的几何结构和收缩模式无关。MPI为等容舒张期和等容收缩期的总时间与射血期时间的比值，计算公式：MPI=（等容舒张时间+等容收缩时间）/射血时间=（三尖瓣关闭至开放的时间-射血时间）/射血时间，比值越低表示右心室功能越好。

脉冲多普勒法：射血时间通过脉冲多普勒在RVOT远端测量；三尖瓣关闭-开放时间通过脉冲波多普勒测量三尖瓣流入血流（时间从A波结束至随后的E波开始）或用连续波多普勒测量三尖瓣反流（tricuspid regurgitation，TR）束获得；总等容时间是三尖瓣关闭-开放时间与射血时间之差。脉冲多普勒MPI的正常参考范围为≤0.43。

组织多普勒法：射血时间、三尖瓣关闭-开放时间和总等容时间均由脉冲波组织多普勒在三尖瓣环外侧测量。组织多普勒MPI的正常参考范围为≤0.54。该方法的明显优势是可通过单次心搏的单次数据采集进行测算。

MPI特别适用于两种临床情况：①由于MPI常在其他功能性参数改变之前受到影响，评估亚临床或早期右心室功能不全更敏感；②由于MPI本质上不依赖心脏的几何结构，仅依据时间间隔测量右心室功能，可用于评估形状不规则或显像效果不佳的右心室。

因为右心室和肺循环之间的相互作用，在VV-ECMO支持的呼吸衰竭患者，右心监测非常重要。重症超声使重症监护医师可以根据检查为患者个体化制订通气策略并间断或持续提供右心和肺部监测。

2. VV-ECMO左心功能监测　VV-ECMO患者需要使用超声评估左心室功能，如左心室大小和室壁运动，此外还应检查瓣膜功能。瓣膜疾病如二尖瓣关闭不全、瓣膜反流量的大小会影响肺功能，同时会影响医师的液体管理策略。此外，左心室舒张功能障碍也会导致肺动脉压升高和进一步右心室功能障碍。

（二）VA-ECMO患者的心功能监测与评估

1. VA-ECMO左心功能的监测与评估

（1）评估左心室大小和主动脉瓣开放程度：患者在运行ECMO后血流动力学特点发生了改变，VA-ECMO尤为明显。如VA-ECMO启动后右心室舒张末期容积（RVEDV）显著减小会导致右心室每搏量减少，外周VA-ECMO向主动脉内逆行的血流虽然能够维持外周血流灌注和体循环平均动脉压（MAP），但因与生理血流方向相反，会出现动脉压升高、动脉脉压降低、左心室每搏量减少、主动脉瓣开放时间缩短、心脏后负荷显著提高等现象。如主动脉瓣开放受限甚至关闭会导致左心室扩张和血栓形成。监测心腔大小以确保心室是否充分排空非常重要。重症超声不仅可以评估心腔大小和整体功能，还可以评估主动脉瓣打开的程度和持续时间。如超声下左心室腔内出现云雾影则表明左心室排空不足，提示心腔内可能有较高的血栓形成风险（图16-13），更加严重者甚至出现主动脉反流。在VA-ECMO支持期间识别左心室扩张（图16-14）至关重要。

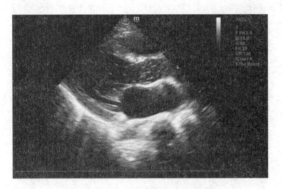

图 16-13　主动脉瓣开放受限
左心腔和左心室流出道血流云雾影

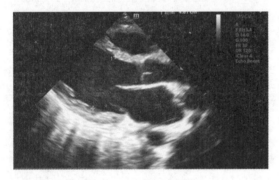

图 16-14　左心室扩张

但是由于左心室舒张末期压力-容积关系是非线性的，LVEDP大幅增加可能只会导致LVEDV轻微增加。使用左心室腔室大小作为左心室扩张或LVEDP的指标可能不敏感。

此外，肺超声检查还可以发现左心室后负荷增加所致的心源性肺水肿，有利于临床医师早期进行临床决策。

（2）残余左心室收缩能力监测

1）左心室缩短率（left ventricular fractional shortening，LVFS）：是一种较早期的、简化的线性指标，主要反映的是左心室收缩期直径缩短百分比，通常用M型或二维TTE进行测量。缩短率（FS）的正常值常低于相应的LVEF值。计算需要使用左心室腔舒张末期和收缩末期直径的线性测量值。测量方法：胸骨旁左心室短轴切面，超声调整至M模式，将视图深度调整至可见左心室的最浅深度，取样线垂直于左心室进行测量。

FS=[（左心室舒张末期直径-左心室收缩末期直径）/左心室舒张末期直径]×100%

注意事项：虽然FS计算简单，但在定量评估左心室收缩功能障碍时，一般只能准确评估左心室整体收缩功能障碍，对左心室节段性收缩功能障碍的评估并不准确.

2）左心室射血分数（left ventricular ejection fraction，LVEF）（M法和SIMPSON法）：是评估左心室整体收缩功能最常用的临床指标，定义为收缩期射血占舒张末期总容积的比例。LVEF的计算是用每搏量（SV）除以左心室舒张末期容积，每搏量（SV）是左心室舒张末期容积（EDV）和收缩末期容积（ESV）之差。SV=左心室舒张末期容积－左心室收缩末容积，LVEF=（EDV-ESV）/EDV×100%]。

起初超声心动图LVEF是根据二维超声心动图M模式进行线性估计的，后来发展为利用二维法进行测量。欧洲心血管成像协会（EACVI）和美国超声心动图学会（ASE）建议通过改良的Simpson法评估二维LVEF，可通过心尖四腔心和两腔心切面获取左心室容积。

具体方法：①胸骨旁左心室长轴切面M模式，采样线置于二尖瓣腱索上，垂直于左心室后壁，分别测量收缩末期和舒张末期室间隔厚度、左心室后壁厚度、左心室内径。②二维双平面法（改良Simpson法），分别于收缩末期和舒张末期在心尖四腔心及两腔心切面手动描记心内膜以计算容量。描记过程中，应将乳头肌从室腔中删除。心尖四腔心切面上左心室面积的基底部边界应由二尖瓣环侧缘与间隔缘之间的直线来确定，而在两腔心切面，则用瓣环前缘与下缘之间的直线来确定。

推荐使用改良Simpson法测量LVEF（图16-15）。LVEF男性＜52%、女性＜53%提示左心室收缩功能异常。LVEF 40%～52%为轻度降低，30%～40%为中度降低，＜30%为重度降低。

注意事项：①LVEF的各种成像方法测定结果有很大差异。要求2次检查之间差异低于10%。M法测量LVEF缺点在于只能反映M线测量的某个心肌节段的EF值而非全心，特别是在心肌节段运动障碍的某些疾病如心肌梗死或应激性心肌病中应用（图16-16，附页彩图16-16）。而改良Simpson法缺点主要是易出现心尖短切问题，图像欠佳、心内膜显示不清时准确性差。②即使在成像最佳时，LVEF也并不一定准确体现左心室泵血功能。例如，在肥厚型心肌病或小腔心脏中，尽管LVEF正常甚至超常，但实际心脏可能仍存在收缩功能障

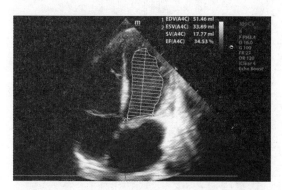

图16-15 二维Simpson法测左心室射血分数
（心尖四腔心）

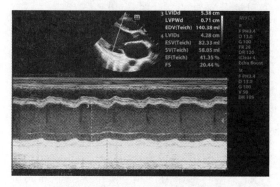

图16-16 M法测左心室射血分数

碍和实际每搏量减少。③LVEF取决于当前的负荷条件，并且可能因负荷的不同而被高估或低估。例如，严重二尖瓣关闭不全的心脏前负荷降低，由于大量的反流量而导致LVEF较高，并不能代表其实际心脏收缩功能。而在严重的主动脉瓣狭窄和其他后负荷显著增加的情况下，则正好相反。

3）每搏量（stroke volume，SV）测量：每搏量（SV）指每次心动周期左心室排出的血流量，是定量左心室泵血功能的重要指标。SV=EDV–ESV，可以根据主动脉瓣环流量测定，$SV=\pi \times (d/2)2 \times VTI$。$d$为通过二维胸骨旁左心室长轴切面测量的主动脉瓣环直径，VTI为心尖五腔切面根据脉冲多普勒获得的主动脉口血流频谱计算的流速-时间积分。每搏量的正常值男性为33～78ml，女性为29～63ml。

左心室流出道主动脉速度-时间积分（VTI）（图16-17，附页彩图16-17）是对收缩期红细胞柱通过左心室流出道的距离的合理估计。由于左心室流出道横截面积不随时间变化，主动脉VTI的任何变化都与每搏量的变化严格成正比。由于VTI变化直接提供血流变化的信息，此指标在ECMO患者心脏收缩功能评估中特别重要。将主动脉速度时间指数（VTI）转换为每搏量需要准确测量主动脉直径。VTI的变化可用于评估液体反应性，可通过比较被动抬腿试验前后的瞬时VTI值评估患者的容量反应性。临床上主要通过VTI最小显著变化值（LSC）判断。LSC＞15%提示有容量反应性，而＜5%则提示无容量反应性。

方法：左侧卧位，心脏探头置于心尖，标记点朝向左肩，显示心尖四腔心切面，在心尖四腔心切面基础上稍微下压探头尾部，即可得到心尖五腔心切面。选择多普勒模式，PW采样区间置于主动脉瓣下方，记录左心室流出道频谱，并进行描记和计算。

TEE在VTI的监测中也有其价值。根据美国超声心动图学会的建议，经食管超声心动图

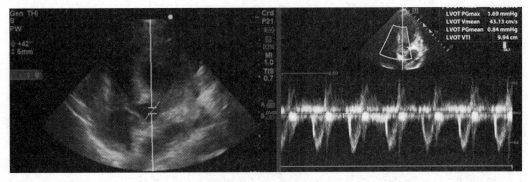

图 16-17　VTI

于食管中段长轴切面（ME LAX 120°）中测量左心室流出道的直径（dLVOT），并随之计算横截面积（CSA），CSA$=(dLVOT/2)^2\times\pi$。SV$=$CSA$\times$VTI。TEE测量VTI可通过经胃长轴切面（TG LAX 110°～130°）或深经胃五腔切面（深TG五腔 0°～20°）获得。

4）组织多普勒二尖瓣环收缩期峰值流速（S′）：将组织多普勒取样容积置于二尖瓣环室间隔或侧壁处测量S′，可用于评价左心室整体功能，S′的大小与LVEF具有较高的一致性，S′正常值＞5cm/s。

其他反映左心室收缩功能的指标还有斑点跟踪超声心动图的全局纵向应变等。

（3）左心室舒张功能指标：心脏舒张期分为等容舒张期（主动脉瓣及二尖瓣均关闭且左心室压不断下降）、二尖瓣开放后舒张早期左心室充盈、中间舒张期（在心动过缓患者可见）及左心房收缩时的晚期心室充盈。正常心脏大部分的左心室充盈发生于舒张早期。当左心室舒张受损时，左心室充盈向舒张晚期偏移且变得依赖于左心房的收缩功能。因此心房增大的患者常伴有舒张功能不全。

2016年，ASE/EACI（美国超声心动图协会/欧洲心血管成像协会）修订了2009年指南，以简化超声心动图对舒张功能的评估。对于左心室射血分数（LVEF）＞50%的患者，指南推荐四项测量值，其中提示舒张功能障碍的截断值如下：①e′速度（间隔e′＜7cm/s；侧壁e′＜10cm/s）②平均E/e′比值＞14（侧壁E/e′＞13，间隔E/e′＞15）③左心房容积指数＞34ml/m²④三尖瓣峰反流速度＜2.8m/s。舒张功能不全可分为轻（Ⅰ级）至重（Ⅲ级）度，分级越高，发生症状性心力衰竭的可能性越大，且预后越差。

1）左心房最大容量指数（LAVI）

方法：取心尖四腔心和两腔心切面，冻结二尖瓣开放前1～2帧，保持长径和横径最大，采用二维或三维超声测量左心房容量（不应包含左心耳和肺静脉），并用体表面积进行校正。

临床意义：可反映升高的左心室充盈压随着时间变化的累积效应，左心房容量增加对死亡、心力衰竭、心房颤动和缺血性卒中具有预测价值。此指标可行性、重复性好，可为左心室舒张功能障碍和慢性心血管疾病提供诊断和预后信息。正常值：LAVI＞34ml/m²。

注意事项：运动员、轻度以上二尖瓣狭窄或关闭不全的患者及心房颤动患者左心室功能可能是正常的，此时LAVI不能代表左心室舒张功能。升主动脉瘤、降主动脉瘤及较大房间隔膨出瘤时，测量难度会增加。

2）二尖瓣舒张期血流速度（E峰、A峰）：正常的血流模式包括早期充盈（E波）（心室舒张早期）和晚期充盈（A波）（心室舒张晚期心房射血）。在正常的年轻人群中，由于等容舒张期（isovolumetric relaxation period，IVRT）左心室压力迅速下降，大部分前向血流发生于舒张早期。E峰速度反映了在舒张早期左心房与左心室的压力阶差，其受左心室松弛速度和左心房压变化的影响；A峰速度反映了舒张晚期左心房与左心室的压力阶差，受左心室顺应性和左心房收缩功能的影响。二尖瓣E/A值用于确定充盈类型：正常、松弛受损、假性正常化和限制性充盈。正常>1，松弛受损<0.8，假性正常化0.8~1.5，限制性充盈>2。

方法：二尖瓣口多普勒血流速度是在心尖四腔心切面下将1~2mm的脉冲（pulsed wave，PW）多普勒取样容积置于二尖瓣尖水平所获得的。与二尖瓣血流对齐无成角至关重要。

3）二尖瓣环侧壁和间壁运动速度（e′）与平均E/e′值

方法：将取样线置于二尖瓣环的间隔缘及外侧缘处。在收缩期，二尖瓣环向心尖下移，而在舒张早期（e′）及晚期（a′）向心底回弹。e′ TDI速度反映了舒张期左心室舒张的速率，与传统的多普勒参数相比，对负荷依赖性更小。间隔速度比侧壁速度低且可重复。

正常值：间壁e′>8cm/s，侧壁e′>10cm/s。

TDI的局限性在于在某些人群如二尖瓣疾病（包括严重二尖瓣环钙化）患者中，E/e′比值无法可靠地估计左心室充盈压。

平均E/e′值，即二尖瓣血流E峰速度除以二尖瓣环侧壁和间壁舒张早期速度的平均值e′，常规用于估算左心室充盈压。

优点：重复性和可行性好，平均E/e′值<8通常提示左心室充盈压正常，>14提示左心室充盈压升高。

缺点：在伴有二尖瓣疾病、心包疾病、冠状动脉疾病和节段性室壁运动异常患者中准确性降低，该比值的"灰色区域"即8~14不能确定左心室充盈压是否升高；不同切面测量结果临界值不同。

4）三尖瓣（TR）反流峰速

方法：TR反流峰速是从右心室流入切面、剑突下四腔心切面或者心尖部四腔心切面使用CW多普勒，将彩色血流多普勒采样框放于反流束上。测量结果与取样线平行，记录最高速

度。三尖瓣反流峰速<2.8m/s。

其他关于左心室舒张功能的指标还包括：

1）肺静脉血流S波、D波：心尖四腔心切面或者TEE食管中段二腔心切面，以彩色多普勒为引导，PW取样线置于右（或左）上肺静脉下1~2cm处，分别于收缩早期及舒张早期获取收缩期峰值速度S、舒张早期峰值速度D。临床意义：S波反映左心房压变化和心室收缩功能；D波反映舒张早期左心室充盈和顺应性，且与二尖瓣E峰速度变化有关，左心房顺应性降低和左心房压升高与S波速度降低和D波速度增加有相关性。

2）二尖瓣E峰减速时间（DT）：获取E峰频谱，从二尖瓣E峰峰值测至基线水平的时间即为DT，结合二尖瓣E/A值有助于判断充盈类型。

优点：可行性和重复性强，尤其LVEF降低患者，出现DT缩短提示左心室舒张末压升高，无论窦性心律还是心房颤动，都具有较高准确性。

缺点：对于LVEF正常者，DT与左心室舒张末压无相关性；E峰和A峰发生融合时准确性下降；同时其受年龄影响，随着年龄增长而增长；不适用于心房扑动患者。

2. VA-ECMO右心功能监测与评估　VA-ECMO由于从右心室引血，在治疗早期右心前负荷明显减少，因此在治疗早期，右心并非关键监测对象。但当流量逐渐减少时，右心前负荷逐渐增加，右心的超声监测需要得到重视，具体右心监测参数见上文。

（三）TTE 和 TEE 在心功能监测和评估中的临床选择

TTE监测心排血量特点：间歇测量、高度依赖操作员、无创。而TEE提供了一种理想的成像方式，可以对休克或急性循环衰竭期间的患者进行连续评估，具有"理想"血流动力学监测系统的大部分特性。

TTE对三尖瓣反流速度、左心室流出道

速度和跨瓣主动脉血流速度的多普勒测量优于TEE，对心脏浅表结构（心尖血栓、心包前间隙）的二维成像优于TEE。然而，TTE的一个主要缺点可能是由于患者特定的因素（如身体习惯、敷料、排水管和设备的存在、过度充气、无法为危重症患者定位以获得最佳图像）而导致图像质量不佳。据报道，与入院体重相比，体重增加超过10%、呼气末正压≥15cmH₂O和胸腔导管是TTE成像失败的风险因素。

总之，重症超声在心功能监测方面应用广泛，是重症医师"可视化的听诊器"，能够及时反馈患者体征和病情发展，为治疗提供助益。

（周 亮）

三、重症超声在体外膜肺氧合期间的应用

新型冠状病毒感染大流行增加了重症医师对肺部评估的便捷、即时、准确的成像需求，对于危重症患者，特别是运行ECMO的患者，转运进行检查费时费力且存在安全隐患。作为一项古老而新兴的影像学评估工具，重症超声在ECMO围术期发挥了重要的作用。

以下将分为指征评估、置管评估、运行及疗效评估、撤机评估4个部分对重症超声在ECMO患者围术期中的应用进行讨论。

（一）指征评估

1. 判断休克病因，排除禁忌证 避免ECMO的使用给患者带来继发性损害或因为放置导管延误实施正确抢救措施的时机。

急性主动脉夹层：无论何时进行干预，急性主动脉夹层患者进行ECMO支持均与极高的死亡率相关。主动脉夹层是ECMO的禁忌证。如发现主动脉夹层，则应该优先采取急诊手术。

严重主动脉反流（图16-18）：严重的主动脉反流是VA-ECMO的绝对禁忌证。有研究

发现，在考虑VA-ECMO时，即使患者存在中度主动脉反流，也应该先进行其他特殊处理。虽然VA-ECMO能够有效维持患者循环和器官灌注，但由于VA-ECMO特别是较长时间进行ECMO会导致左心室负荷过重，可能需要同时使用高剂量的正性肌力药或植入心脏辅助装置。

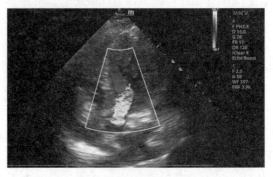

图 16-18　主动脉反流

如出现心脏压塞（图16-19）、二尖瓣脱垂、心房黏液瘤等情况，临床医师可能需要优先选择心包穿刺或外科手术处理。

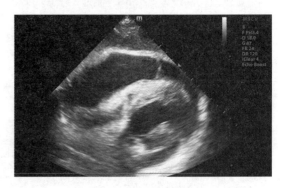

图 16-19　心脏压塞

2. 明确病因 为是否需要选择ECMO支持和选择ECMO支持的模式做出精准决策。

（1）明确病因和判断是否存在适应证：重症超声通常能够对细微的征象做出甄别，发挥关键作用。如超声评估发现右心明显增大，左心舒张末期受压呈"D"字征（图16-11），收缩末期不受压，此种征象是容量超负荷引起的，此时需要对患者进行反向液体复苏以解除右心对左心的压迫。如患者右心明显增大，左

心舒张末期和收缩末期均受压呈"D"字征，应考虑右心室增大是压力过负荷引起，应注意是否存在急性右心压力增大的证据，如严重三尖瓣反流、右心增大、主肺动脉或肺动脉增宽，如同时发现下肢静脉血流无信号、静脉压之不塌陷，考虑可能存在DVT导致肺栓塞，需要考虑进一步检查以明确，并可能需要外科手术或溶栓处理。如血流动力学不稳定，则可能需要ECMO支持维持器官灌注。收缩期肺动脉压可通过三尖瓣反流准确估计。ECMO可以使肺栓塞的患者迅速达到稳定状态，在改善患者组织灌注和稳定血流动力学的同时，为后续治疗争取时间。

（2）选择ECMO模式：尽管严重ARDS患者的肺保护性通气策略已显著降低了右心室衰竭发生率，但其发生率仍高达25%。如果是ARDS合并急性肺源性心脏病，此时采用VV-ECMO支持即可改善低氧血症和高碳酸血症，从而降低平台压并降低肺血管阻力，也有利于改善与右心室故障相关的血流动力学不稳定，迅速纠正休克，因此此时选择创伤更小、对左心后负荷影响更小的VV-ECMO更加合适，而非因为休克而直接简单选择VA-ECMO。

超声心动图还能够对心脏结构和功能进行全面探查，对没有条件实施PCI的心源性休克患者，通过心室多个切面进行充分评估，可以判断心肌缺血范围，初步判断梗死相关血管（图16-20）。

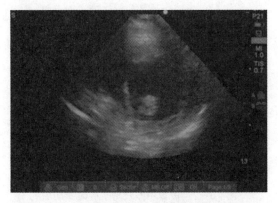

图 16-20　心肌梗死。左心室短轴乳头肌切面

3. 探查心脏结构　早期发现影响ECMO治疗效果的因素。超声探查还应排除影响VV-ECMO或VA-ECMO成功的严重瓣膜病变（如严重主动脉瓣关闭不全、二尖瓣关闭不全、三尖瓣狭窄）。ECMO置入前，使用超声检查瓣膜尤其是三尖瓣和二尖瓣非常重要，除了排查有无瓣膜反流/狭窄外，还应排除有无赘生物。应使用超声对瓣膜关闭不全（尤其是二尖瓣关闭不全）的严重程度进行定量分析并明确病因，以便在ECMO置入之前/期间开始针对性治疗，在ECMO运行期间和撤机时应反复评估瓣膜功能，如在ECMO置入前超声发现存在中度二尖瓣关闭不全，应重点关注液体管理。如果存在二尖瓣脱垂，应在VA-ECMO支持期间重复进行超声心动图检查以排查有无心内膜炎。建议在ECMO置入前评估和量化二尖瓣反流（图16-21），因为在插管引流后，使用超声是无法准确量化二尖瓣反流的。

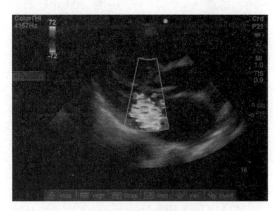

图 16-21　二尖瓣反流

VV-ECMO上机前除了使用超声评估右心室功能及右心室大小外，还需要排除卵圆孔未闭，因卵圆孔未闭可能会干扰ECMO的氧合功能和血液流动方向。另外右心结构的正常变异或胚胎残留也可能影响静脉插管的适当和安全放置。例如，突出的Chiari网络可能会妨碍导管正确定位并增加血栓形成的风险。

（二）置管评估

超声在为ECMO困难置管的患者辅助建立血管通路方面具有重要作用。常规使用超声引导可提高成功率并减少血管穿刺的并发症。采用实时超声引导进行置管已成为许多协会强烈推荐的标准做法并且有大量研究证据支持。

1. 明确有无置管禁忌证 穿刺前需要排查有无穿刺置管禁忌证，利用超声探头如果发现穿刺血管存在血栓，或者穿刺血管存在夹层或动脉瘤，则穿刺风险极大，建议更换穿刺血管。

2. 定位穿刺部位 需要进行ECMO手术的患者，病情危急，迅速准确置管非常重要，因此置管前和置管过程中的超声定位非常关键。对于ECMO外周置管来说，常见的穿刺部位为颈内静脉、股静脉、股动脉。以股动脉穿刺为例，股总动脉分支为股浅动脉和股深动脉，一般来说，灌注管需要放置在股浅动脉，回血管需要放置在股总动脉，此时超声实时、可视化定位非常重要。

3. 根据血管情况选择导管 为了充分改善患者氧合，ECMO流量经常需要保持在正常心排血量范围之内。由于管中的流动阻力与半径的四次方（伯努利定律）成反比，因此管道的直径非常关键。由Alain Combes和Matthieu Schmidt进行的研究表明，ECMO血流量通常必须高于个体心排血量的60%，才能实现足够的氧合，因此应在置管前至少通过TTE、TEE或其他技术估计心排血量。一般使用23F插管时流量3L/min，使用27F插管时流量4.5L/min，使用31F Avalon插管时流量限制为6.5L/min是比较安全的。尽管ECMO插管能够超过推荐流量，但会增加溶血的风险，因此建议使用安全范围内最大直径的管道。临床上一般建议外周VV-ECMO的血流循环通路为从股静脉引流并回输至颈内静脉。使用21~23F静脉引流套管获得的ECMO血流量可达到ARDS患者心排

血量的60%，因此判断血管直径，选择合适的导管非常重要。一般建议导管直径小于血管直径的2/3。

4. 穿刺过程引导管道和最终对导管尖端的定位 VV-ECMO的一根插管用于引流静脉血，另一根插管用于回输含氧血液时，引血导管尖端的最佳位置是在进入右心房之前的下腔静脉近端。回输导管尖端最佳位置是在右心房，并与房间隔和三尖瓣保持距离。如VV-ECMO两根导管尖端靠得太近，则容易产生再循环现象。再循环是指ECMO回输入体内的含氧血流被引流静脉套管抽出而不通过体循环，它会降低VV-ECMO的有效性，导致进入肺循环和体循环的含氧血液很少。在超声心动图监测下，导丝经皮插入并放置在右心房内，然后套管穿过这些导丝置入体内。导丝会产生明显的伪影，在放置导管时必须特别注意导丝的位置。在插管定位之前，建议再次检查导丝的位置和心包。不正确的导管超声定位可能需要后续再次插管或操作以重新定位，这会增加出血和感染的风险。除了再循环，置管过深还可能会损伤心肌、房间隔、三尖瓣等。置管过浅易导致引流不畅，引流速度同时容易受到腹腔内压、血容量和自主呼吸强弱等因素的影响（图16-22，图16-23）。

超声心动图有助于正确放置ECMO插管，并在ECMO支持开始时提供实时反馈。但除了动态、实时和精准等优势外，超声心动图定

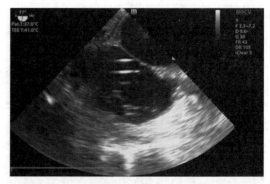

图16-22　食管中段双房双腔静脉切面
引流管过深抵达房间隔

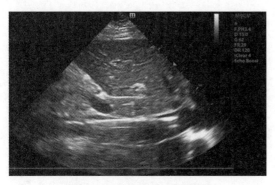

图 16-23　引血管在下腔静脉内

位的主要优势还有能够及时监测置管并发症，如在为VV-ECMO放置双腔导管之前插入导丝时，需要TTE/TEE专业操作人员指导ECMO双腔导管置入，此时TEE和TTE的组合可以更好地追踪导丝，防止可能危及生命的导管错位。在插管过程中TEE可动态引导并确认导丝的前进方向，可以排除在右心房内的盘绕或误穿过三尖瓣甚至穿过房间隔或进入颈动脉窦。

（三）运行 ECMO 中的监测及疗效评估

1. VV-ECMO 的监测　包括肺部病变的评估、右心管理和液体管理3个方面。

（1）评估肺部病变的严重程度，监测病情进展，评估最终转归：有研究显示，胸部超声与胸肺部CT相比，在气胸、肺水肿、肺实变等方面的诊断，其特异度和敏感度均极高。使用重症超声对ECMO患者肺部进行评估，目前常采用12区肺部评分法，即肺通气的半定量测定，根据评分结果及ECMO治疗前后评分的动态变化评估肺部病情。有研究在ECMO开始（T0）和ECMO停用（T1）时收集肺部超声评分（LUS）和呼吸变量，结果发现T0时的LUS在存活者和死亡者之间没有差异。从T0到T1，存活者的LUS显著降低，表明停用ECMO时肺通气功能是改善的。在死亡患者中，撤离ECMO的患者的LUS也呈下降趋势。在ECMO治疗期间死亡患者的LUS

保持稳定的高水平状态。因此，使用重症超声可以监测VV-ECMO治疗患者的转归情况。

（2）使用重症超声进行右心管理：右心室壁薄，对容量变化不敏感，但对压力变化很敏感。因肺循环低阻和低压，肺血管阻力（pulmonary vascular resistance，PVR）升高对右心室影响较大。如PVR迅速持续升高，右心室将无法有效收缩以抵抗增加的后负荷而出现心力衰竭。如PVR缓慢升高，右心室也将始终处于脆弱平衡代偿状态。因此由于低氧性肺血管收缩会导致PVR增加，急性性呼吸窘迫综合征患者常出现右心室衰竭甚至急性肺源性心脏病，右心甚至能够影响左心，导致高静水压性肺水肿，进一步加重肺部病变。因此利用重症超声心动图对ARDS患者右心进行监测与评估非常重要。有研究提示右心室扩张是ICU死亡的独立预测因素。超声心动图有助于对VV-ECMO支持的难治性ARDS患者进行风险分层。

如通过重症超声发现右心室扩张、三尖瓣反流（图16-24）、右心收缩功能障碍等异常，可通过增加ECMO血流量、氧浓度和气流量等措施改善低氧血症和高碳酸血症，可尝试使用肺复张、俯卧位通气等技术改善肺部通气血流比例失调，使用药物扩张肺的小动静脉病降低肺循环阻力，使用限制性液体策略等治疗措施，并可使用超声动态评估治疗效果。

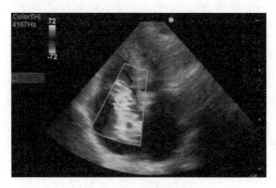

图 16-24　三尖瓣反流

（3）使用重症超声进行液体管理：在处理机械通气ARDS患者的血流动力学紊乱时，右心室仍然是最直接受正压通气和ARDS影响的心血管结构。因此，治疗策略应主要针对右心室功能障碍的预防和治疗。应遵循5个一般原则：①优化右心室前负荷；②优化右心室收缩功能；③降低右心室后负荷；④维持适当的全身血压和冠状动脉灌注；⑤治疗基础疾病。因此容量管理对右心室功能来说非常重要。

重症超声可通过观察下腔静脉直径及其变化评估前负荷是否充足。VV-ECMO并不会减少右心前负荷。ECMO导管放置在下腔静脉，如容量过低，下腔静脉直径过小，引血管容易紧贴静脉壁，导致静脉壁损伤和血细胞破坏和影响流量。TTE测量下腔静脉直径呼吸变异度（ΔIVC），TEE测量上腔静脉直径呼吸变异度（ΔSVC）和左心室流出道的最大多普勒速度（VmaxAo），同时记录患者处于半卧位时脉压变化（ΔPP）。在预测容量反应性方面，ΔVmaxAo敏感度最佳，ΔSVC特异度最佳。ΔSVC的诊断准确性高于ΔIVC和ΔPP。

在危重症患者中，还可以使用左心室流出道速度-时间积分（velocity time index，VTI）对患者进行评估，其变化值通常用于评估容量反应性。

一旦发现容量不足，应该短时间降低ECMO泵转速，并快速给予少量液体，稳定后重新调整泵转速和滴定容量。

对于肺部病变特别是ARDS患者而言，TEE可能有其特殊价值。在俯卧位通气期间，由于受到切面的影响，TTE通常不开展，TEE则非常适合在俯卧位通气期间应用。

2. VA-ECMO的监测包括液体管理和流量管理及心功能监测

（1）VA-ECMO患者的液体管理和流量管理：使用常规方法评估VA-ECMO患者的液体反应性存在生理"限制"。首先，放置于下腔静脉（IVC）的引流管可能会影响我们对下腔静脉直径变化的观察。其次，ECMO血流引出体外与非搏动性血流等特点导致脉搏指示连续心排血量监测等评估手段失效。

重症超声是少见适合对VA-ECMO容量评估和管理的工具。VA-ECMO开始运转时，心功能极度低下时，要求液体负荷在不影响灌注的前提下尽可能稍小，以减少回心血量、心内压力和心肌氧耗并改善冠状动脉供血，甚至可将引流管插入右心房或上腔静脉进一步增加引流。后期自身心功能逐渐恢复，根据患者的个体病情使用超声量化滴定其个体合适的容量，即满足自身氧供氧需平衡的合适容量。

（2）左心功能监测：VA-ECMO患者的左心功能常受损严重，如左心室收缩功能严重受损，左心室后负荷增加，主动脉瓣通常会关闭，血液会在左心室腔内积聚，最终导致致命的血栓栓塞并发症，此时外周VA-ECMO提供逆行主动脉血流，导致主动脉瓣水平的后负荷增加，病情甚至会导致左心室进一步扩张和顽固性肺水肿。如超声监测发现左心室扩张或主动脉关闭，还需要调整流量或使用强心药物甚至其他减压措施。超声对左心功能的实际监测是非常全面的。

（四）如何在撤机前进行评估

在评估VA-ECMO是否可以成功撤机时，超声心动图和有创血流动力学监测是必不可少的。有研究指出，VTI≥10cm、LVEF＞20%～25%和频谱组织多普勒二尖瓣环外侧峰值速度（TDSa）≥6cm/s且最小ECMO流量的患者更容易成功撤机。另有一项研究提示，侧室壁e'速度的改善可能比最小流量下的传统超声心动图参数更好地代表心脏储备功能的恢复。除了经胸超声心动图，经食管超声心动图也能对撤机进行指导，有研究在经食管超声心动图（TEE）指导下撤机。利用连续TEE评估左心室和右心室功能和容量状态，最终发现TEE对心室恢复的阳性预测值为100%。

心功能恢复的超声证据很多，但目前仍无统一标准，需要结合临床进行个性化动态评估，反复权衡ECMO获益和风险，才可选取最佳撤机时机。

对VV-ECMO支持的呼吸衰竭患者，撤机前提为呼吸衰竭原发病好转。床旁超声可利用肺部超声评分量化肺脏疾病转归，同时探查膈肌厚度和活动度，可了解患者自主呼吸能力恢复情况，了解患者心功能，指导撤机。

要点总结：①重症超声能够在ECMO上机前判断患者心肺状态和有无ECMO治疗的适应证和禁忌证，有助于ICU医师选择正确的治疗手段和ECMO治疗模式；②重症超声能够帮助ICU医师判断有无ECMO置管禁忌，定位穿刺血管，选择合适的导管及准确动态定位导管尖端，避免相关并发症发生；③重症超声在ECMO运行过程中多维度、多方位、多角度进行监测，为器官功能变化提供监测和疗效评估；④重症超声可通过评估心、肺、肌肉等指导ECMO撤机。

（周　亮）

四、肺部超声在体外膜肺氧合患者中应用

由于气体对超声的强反射性，在超声应用于临床的很长一段时间里胸腔与肺脏都被认为是绝对禁区。直到20世纪60年代文献才首次报道超声用于胸腔积液的诊断。之后法国重症医学专家DA.Lichtenstein教授的一系列开创性研究发现胸膜在超声中的伪像与肺部疾病相关。例如，出现B线表明肺间质出现病变；胸膜滑动见于脏胸膜与壁胸膜连接紧密。对肺部超声（lung ultrasound，LUS）伪像的识别与认识使肺部超声逐步成为重要床旁肺部检查方法。

真正使肺部超声广泛应用于临床的学科是重症医学，肺部超声由于其良好的诊断性能特点及整体的易用性，是治疗呼吸衰竭患者的一种有用的影像学方式。简单、方便是肺部超声

在重症医学中快速发展的精髓。简单的设备、简便的流程、简易的技术便可以获得精准的诊断与监测，这与重症医学的特点和需求不谋而合，进而激活了肺部超声发展的活力与生命力。

对于重症医学科常见的许多呼吸疾病的诊断和评估，肺部超声优于体格检查和胸部X线片，甚至可与CT媲美。肺部超声的肺实变诊断率可以达到与CT相似的96%，明显高于床旁胸部X线片（73%），肺间质改变超声识别率可达86%，而床旁胸部X线片仅为29%。应用ECMO的患者临床需求与床旁超声的特性同样具有一致性。应用ECMO患者外出检查复杂，危险性高，任何细小差错都有可能造成非常严重的后果。重症ECMO患者在治疗过程中需要频繁监测肺部变化以及时发现气胸、肺部实变、肺不张等病理改变，第一时间正确指导治疗调整是成功撤离ECMO的关键。本部分将介绍肺部超声的基本原理、正常与异常肺部超声的基本征象、肺部超声检查流程及肺部超声如何在ECMO患者中应用几个方面。

（一）肺部超声的原理、设备与基本征象

1. 肺部超声的基本原理与设备　人类可感知声波范围的上限为220kHz，医学应用的超声波频率远高于此，通常使用2～20MHz的频率。超声波是由位于超声机换能器或探头头部的压电晶体产生的。电能通过超声机换能器中的压电晶体传输时，使晶体变形而产生超声波。这些超声波随后被组织或邻近介质传播、衰减、吸收、反射、折射和衍射。虽然几乎所有的能量都被反射回来，但是不同组织的声阻抗的差异改变了超声信号的强度。这些数据被计算机处理成灰度图像，而超声技术正是基于灰度图像提供了关于组织位置和特征的信息。

肺部超声无须使用高级、复杂的超声设备，ICU内小型、简单的便携式超声机即可。肺部超声对探头也没有特别的要求，关于肺部超声的最佳探头，在超声学界也有争论。凸阵

探头（腹部探头）、相控阵探头（心脏探头）、线阵探头（血管探头）均可应用于肺部超声。大多数学者推荐低频探头作为肺部超声的主要选择，凸阵探头能够显示大部分肺表面，并提供整个胸部的快速检查；相控阵换能器相对更小，使声波更容易通过肋间隙进行探查；线阵探头在详细检查胸膜线形态方面具有优势。实际上探头选择更多取决于可用性及检查者的偏好（图16-25）。

超声波在不同介质中的传播速度与穿透性有很大差异。气体会完全反射声波，而声波在液体中几乎可以完全通过。在肺组织中不同的气体与液体比例可以产生不同的超声图像与伪像。例如，气体比例为0时提示患者存在胸腔积液；气体比例为100%时则为气胸。不同比例的气液构成了肺部超声的基本理论基础（图16-26）。

尽管不同超声机的设计仍有一些差异，大多数超声波机具有统一的功能，机器都有一个特定的"肺部超声"模式，对于较老的机器，可以选择"腹部超声"模式替代进行检查。进行肺部超声时常用的模式是B模式和M模式。扫描深度根据患者体质不同而进行选择，初始选择8～10cm低频探头（腹部探头、心脏探头）是合适的。适当调整增益使图像不过度明亮或灰暗。强烈建议录制视频片段或截取静止图片，方便回顾对比评估治疗或求助经验丰富的医师再次阅览及保存宝贵临床影像学资料。下面对重要的生理及病理肺部超声征象进行介绍。

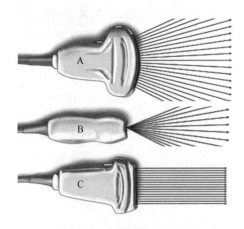

图 16-25　肺部超声常用探头

A.凸阵探头；B.相控阵探头；C.线阵探头

气胸

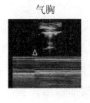

正常肺组织

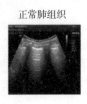

肺水肿

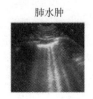

肺实变

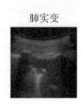

胸腔积液

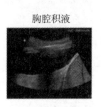

气体　　　　　　　　　　　　　　　　　　　　　　　　　　　　　　　液体

图 16-26　肺部气体与液体比例致不同肺部超声征象

2.肺部超声的基本征象

（1）A线征：在超声B模式下，胸膜与肺的交界存在明显的声波反射现象，会导致在超声显像的胸膜线下出现与胸膜线平行的，距胸膜线距离与胸膜线到超声探头距离相等的多条亮线，这些伪像即为A线。A线是声波在胸膜与探头之间反复反射形成的伪影，随着反射次数增加，这些伪影逐渐减弱。临床中存在A线即提示探头下为含气的肺组织或游离气体。A线合并胸膜滑动征即可确定目前探头下的肺组织正常（图16-27）。

（2）B线征：是由于声波遇到肺组织内的气液交界产生反射而形成的一类边界清晰、与胸膜线垂直的伪影。B线拥有以下一系列特点：①起源于胸膜线；②垂直于胸膜线；③线性强回声且无衰减；④与胸膜滑动同步运动；⑤消除A线，在大多数正常生理情况下肺部超声看不到B线，少数的健康成人可在下肺膈上监测到局限性B线，新生儿肺内液体多，可见到后胸部少量局限B线，且多在出生后48小时内消失。

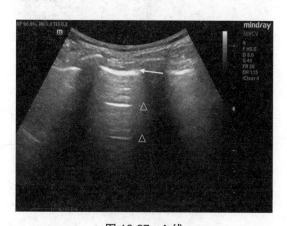

图 16-27　A 线

箭头指示胸膜线；三角指示A线，随着反射次数增加，亮度逐步衰减

一个视野的肋间隙有3条或3条以上B线时即为B线征或火箭征。B线间距为7mm时提示肺小叶间隔增厚，为B7线。而B线间距为3mm时提示血管外肺水增多，为B3线。在

Blue方案中前胸及侧胸出现弥漫B线被定义为弥漫肺间质综合征，可能原因为严重肺水肿或其他肺间质病变（图16-28）。

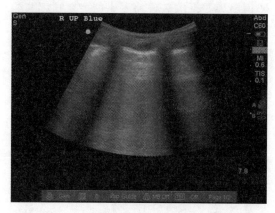

图 16-28　B 线征

（3）蝙蝠征：应用超声探头垂直胸膜及肋间隙扫描，将肋间隙移至探头的正中可以看到由相邻的肋骨及肋间隙胸膜组成的特征性超声表现——蝙蝠征。蝙蝠征是肺部超声正常的征象之一，也是肺部超声标准切面对图像的要求。方便进行胸膜滑动征的观察及后续M超声的观测（图16-29）。

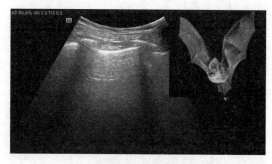

图 16-29　蝙蝠征

（4）胸膜滑动征：生理情况下肺部超声在成功找到蝙蝠征即肋间隙胸膜后，可以观察到胸膜滑动征。脏胸膜与壁胸膜随着呼吸出现的相对移动形成胸膜滑动征，也称为肺滑动征。胸膜滑动征的出现表明脏壁两层胸膜紧密贴合，具有极强的气胸排除诊断意义。但是胸膜滑动征消失并不一定诊断气胸，在严重肺气

肿、肺纤维化、胸膜炎性粘连时也可发生胸膜滑动征消失。

（5）海岸征与平流层征：胸膜滑动征的超声M模式下的表现为海岸征。在超声M模式下，胸膜线以上的组织呈现不随呼吸相对运动，呈水平平行线，胸膜线以下由于呼吸形成的脏壁两层胸膜相对位移形成均匀颗粒表现，形似海浪与沙滩，称为海岸征。海岸征的意义与胸膜滑动征相似，消失不能明确诊断气胸，但是出现具有极强的气胸排除诊断意义（图16-30）。

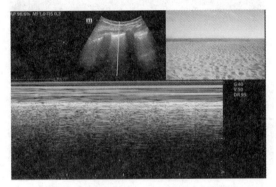

图 16-30 海岸征

发生气胸时，超声M模式下海岸征消失，取而代之的是粗细不等的平行强回声线，称为平流层征。平流层征不能明确诊断气胸，出现高度提示气胸可能（图16-31）。

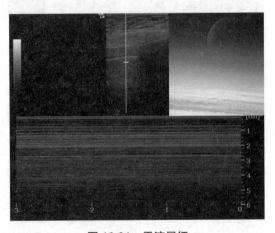

图 16-31 平流层征

（6）肺点：当出现局部性气胸时，气胸脏壁两层胸膜分离处即为肺点。B型超声与M型超声均可以观察到肺点，典型表现为随着呼气，B形超声出现胸膜滑动征消失，M型超声出现平流层征取代海岸征。临床工作中气胸患者首先在前胸观察到胸膜滑动征消失，随后缓慢向后方移动探头直到再次观察到胸膜滑动，即发现肺点。肺点的位置出现在前胸提示气胸量小，如肺点出现在侧胸，则多提示需要胸腔闭式引流。肺点对气胸的诊断具有高度特异性，但实际临床气胸诊断中观察到肺点需要丰富的临床肺部超声经验与敏锐的观察。临床上发现肺点一定需要与胸部X线片及肺CT结合，以提高诊断的准确性（图16-32）。

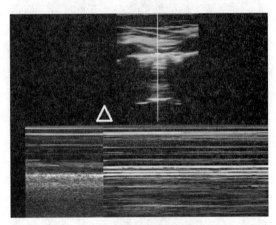

图 16-32 肺点征
三角指示肺点

（7）碎片征：正常由于存在大量的气体，声波无法穿透肺部，但病理情况下肺部出现肺实变、肺不张且累及胸壁时即可被超声检测到。大量实变超声表现与比邻的肝脾回声相似。如肺部未完全实变，正常肺组织与实变的肺交界处会形成不规则形状的强回声，称为碎片征。碎片征在诊断肺实变方面与CT的价值相似，具有较高的敏感度与特异度（图16-33）。

（8）胸腔积液：是超声在胸部最为成熟的应用，早在20世纪60年代就已经成熟应用于临床，诊断效能超过床旁胸部X线片，与CT类似。典型的胸腔积液肺部超声表现为脏壁两

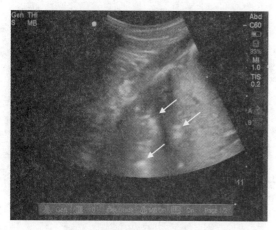

图 16-33 碎片征

层胸膜之间出现液性暗区。仰卧位时腋后线近胸膜处最易发现胸腔积液，由于超声的床旁易获得性，诊断胸腔积液后还可以在超声引导下进行实时胸腔积液穿刺引流，提高成功率的同时还可以降低再损伤发生率（图16-34，附页彩图16-34）。

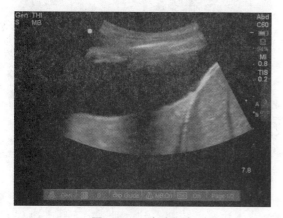

图 16-34 胸腔积液

（二）肺部超声在 ECMO 患者中的应用实践

1. ECMO 患者肺水肿与肺实变的识别与诊断　急性呼吸窘迫综合征（ARDS）的基本病理生理特征是肺泡-毛细血管屏障通透性增加，导致非心源性肺水肿。当正常调控良好的内皮屏障被破坏时（如病原体的直接损伤、促炎信号分子的间接作用、内皮细胞的激活），

血浆和炎性细胞会释放到间质，导致间质水肿。一旦通常紧密的肺泡上皮屏障被打破，肺泡水肿就会发生，然后随着肺泡液清除减少而进一步恶化，导致氧弥散功能进一步恶化。来自ARDS患者的临床资料证实，液体超载对患者预后有害。在重症病程早期，ARDS发生前液体正平衡预示着更高的死亡风险。ARDS机械通气患者液体正平衡同样预示着预后不良，2019年的一项针对600例ARDS患者的观察性研究发现ARDS患者入院7天液体正平衡与机械通气天数及住院28天病死率具有剂量相关性。ECMO患者顺利撤除同样需要避免肺水肿，第一时间诊断并在满足氧输送基础上给予负平衡是肺水肿患者改善氧合的关键。肺部超声具有无创伤、床旁检查、患者无须承担转运风险、易反复评估等特点，使其对肺水肿的诊断价值极大。2018年的一项肺部超声对肺水肿诊断价值的系统评价收录8项研究共1301例患者，研究发现超声诊断急性肺水肿的总体敏感度为97%（95% CI 96%～98%），总体特异度为98%（95% CI 97%～99%）。肺部超声对危重症急性肺水肿患者是一种有用且可靠的诊断工具。

临床上肺水肿的表现变化多样，从早期间质渗出表现B线征到渗出增多液体填充肺泡导致肺实变表现碎片征，液体进一步增多导致胸腔积液。应用B线评估肺水肿需要注意与其余肺间质病变鉴别。屏幕内出现2条及2条以上的B线即称作B模式（B-Pattern），无论是肺水肿导致的间质改变或其他原因导致的肺间质改变均可表现为B模式。此时应结合心脏超声评估下腔静脉宽度与变异度评估容量状态及 e' 与 E / e' 评估左心舒张功能，以排除心源性肺水肿。排除心源性肺水肿后还应该结合病史与其他肺间质改变进行鉴别诊断。

肺体积大，如果双侧胸部逐一肋间隙进行检查需要大量时间，与ICU快速判断、紧急处理的特点不符合。ICU应用超声评估肺部需要快速且全面流程化的管理。基于重症医学的理念，由临床医师针对肺部临床问题提出的多目标流程BLUE方案可以很好满足重症医学对肺部超声的要求。

对于ICU临床患者，BLUE方案可以在数分钟内完成，对呼吸困难的正确诊断率可高达90%以上。BLUE方案检查时，我们要充分考虑患者体位，探头摆放位置，因为气体和液体均会受到重力的影响。纵向探查超声探头与肋间隙方向垂直，探头的中点对准肋间隙进行检查。对于绝大多数患者，手掌大小与肺部大小呈等比关系。正常成人双手拇指并拢大小与单侧肺部大小相似。首先检查者与受检者双手对比大小定位（图16-35）。之后双手并拢进行检查：上蓝点（上手的第3、4掌指关节处）；下蓝点（下手的掌中心，这样定位主要是避免心脏的影响）；膈肌点（下手小指的横线约是膈的位置）；PLAPS点，定位是下蓝点垂直向后与同侧腋后线相交的点。一侧胸部检查完毕后同样定位检查对侧（图16-36，图16-37）。这样检查有明显的优势：方便、快捷。上蓝点：检查气胸；下蓝点：检查气胸；膈肌线：分清胸腔还是腹腔、膈肌麻痹；膈肌点：膈肌线与腋中线的交点；PLAPS点：大量的胸腔积液、肺实变。

当然肺水肿的评估一定要结合心脏超声，评估容量状态，左右心的收缩舒张功能，甚至定量测量左心房压。以上内容在前面已经进行了详细叙述，这里不再赘述。

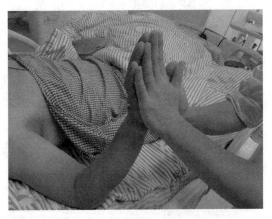

图16-35　检查者与受检者对比手部大小

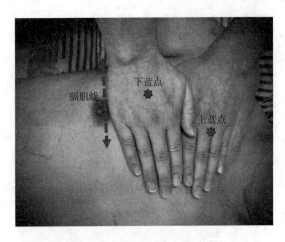

图16-36　上蓝点与下蓝点的体表定位

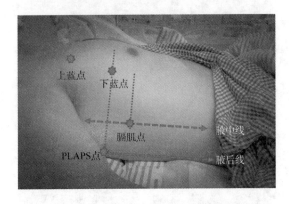

图16-37　膈肌点与PLAPS点的体表定位

肺水肿是公认的ECMO期间容易严重影响氧合状态的病理生理状态。医学发展了一系列探测和监测肺水肿技术方法，其中床旁肺部超声具有独特的优势，但需要临床医师培养执行流程化检查方案的习惯、准确的测量及扎实的理论基础。

2. VV-ECMO患者撤机前肺部超声的评估　随着重症医学及体外生命支持技术的发展，VV-ECMO数量出现快速增长，2017年ECLO统计ECMO超过1万例，而2010年仅为2000例左右。2018年发表于新英格兰医学杂志上ARDS患者行VV-ECMO治疗随机对照EOLIA试验中，ECMO治疗组124例患者中仍有44例（35%）患者无法撤离ECMO或撤离后死亡。随着ECMO中心的增加及技术的成熟，ECMO建立已经不再是难点，而建立后如何处理撤机困难困扰着目前全球各大ECMO中心。虽然截至目前暂无肺部超声应用于ECMO脱机的相关研究，但肺部超声已在多项研究中证实对常见呼吸衰竭病因的诊断具有良好的敏感度与特异度。

一项140例ARDS患者行ECMO治疗的回顾性研究发现，持续高PEEP、气道平台压、肺实变是VV-ECMO患者独立死亡的危险因素。以下将对影响VV-ECMO呼吸功能恢复主要原因的超声的评估方法进行介绍。

（1）肺部超声指导ARDS患者的肺复张：ARDS患者肺部大量渗出导致除肺水肿外的另一重要病理特点为重力分布的肺实变，改善ARDS患者氧合的一项重要治疗目标即为实变的肺重新复张。肺复张目前可以采用的治疗策略有增加呼吸末正压（PEEP）、手法肺复张、俯卧位等。手法肺复张与PEEP可能导致肺过度复张、右心损伤，俯卧位管路脱落风险增高，管理难度加大，每一种方法都有带来再损伤的可能，需要实时监测评估肺复张，避免副损伤发生。常规评估肺复张方法（肺CT与胸部X线片）需要院内转运且预测复张结果有限，肺部超声的床旁应用为评估ARDS肺复张提供了新的方法与思路。

ARDS患者的肺部病变具有异质性，有广泛分布、单侧及局部分布等不同表现，又合并渗出、实变、不张等病理特点。在评估方法上肺部超声不仅对病变定位更准确，而且可以对病理特点进行评估。对于肺实变、肺不张及胸腔积液等累及胸膜下肺组织的实性病变，肺部超声更是可以得到高质量图像。广泛分布型相对局部病变型ARDS患者行肺复张效果好，局部病变型ARDS患者复张过程中通气良好部位过度通气可能性大，进而引起肺损伤，因而对肺复张过程中驱动压及PEEP有着更高的要求。广泛分布型ARDS患者肺部超声的表现为双肺多发B3线，甚至B3线融合在一起成为"白肺"。局部病变型ARDS患者在上肺可见正常

的A线，而在侧胸可见B线及碎片征等肺实变征象，背部可见肺实变征象甚至胸腔积液（图16-38）。所以应用肺部超声对ARDS患者肺部可复张性进行预测评估，对不同肺可复张性患者给不同的肺复张策略，减少相关副损伤。但目前应用肺部超声预测肺复张的相关研究结果并不一致。2009年首次报道利用肺部超声对ARDS患者肺复张进行评估，超声方法具有CT不可替代的安全性和易用性优势，并提出肺部超声能够有效监测肺复张过程中通气水平的动态变化。2016年的一项前瞻性多中心研究纳入中重度ARDS成年患者进行肺部超声预测俯卧位肺复张效果研究。试验一共纳入54例患者，收集患者俯卧位前、俯卧位后1小时、俯卧位结束前1小时及俯卧位后1小时共4个时间点局部肺通气变化及肺部超声评估数据，结果床旁肺部超声无法预测俯卧位后氧合改善，但可以第一时间监测到ADRS患者俯卧位时肺复张。分析可能的原因为虽然肺部超声在识别肺实变具有同CT相似的诊断价值，但由于肺部超声在识别过度通气上存在固有不足，肺部超声不能作为肺复张评价的唯一方法，需要综合整个复张过程，并结合其他指标综合判断，这也是在应用肺部超声评估肺复张时值得注意的问题。

（2）气胸的肺部超声诊断：当空气在胸腔壁胸膜和脏胸膜之间时，即发生气胸。空气可以通过两种机制进入胸膜腔，一种是通过创伤引起的壁胸膜破坏处，另一种是肺内气体通过脏胸膜破裂口进入胸腔。气胸有两种类型：创伤性气胸和非创伤性气胸。非创伤性气胸又分为原发性气胸和继发性气胸。原发性非创伤性气胸在没有已知诱发事件的情况下自动发生，而继发性非创伤性气胸发生于潜在肺部疾病之后。ARDS是重要的继发性非创伤气胸病因之一。新型冠状病毒感染导致的ARDS患者仅在2020年1年中就有超过18例气胸的病例报道。

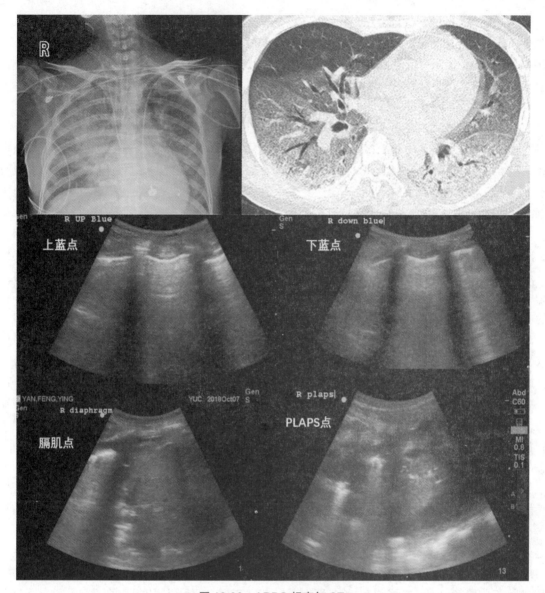

图 16-38　ARDS 超声与 CT

对于重症患者，尤其是对于运行 ECMO 患者来说，识别气胸非常重要。气胸成功诊断后的处理并不复杂，预后良好，但气胸的诊断具有时间紧迫性，如果漏诊，可出现持续通气氧合障碍，严重张力性气胸还可以压迫心脏导致梗阻性休克，甚至心搏骤停等严重后果。实际气胸首诊有着高达 30% 的漏诊率，床旁胸部 X 线片有可能不能明确诊断。ECMO 患者外出检查对转运要求极高，风险远高于一般 ICU 患者院内转运，进一步选择 CT 检查困难。此时超声可以协助我们在床旁进行快速诊断或排除气胸，并且肺部超声检查是连续的、实时的，对于迟发性气胸较其他检查具有更大的优势。

肺部超声主要通过四个征象（两阴性两阳性）完成大部分患者气胸诊断。两阴性：胸膜滑动征、B 线征的消失；两阳性：A 线和肺点。

胸膜滑动征消失：胸膜滑动征是在胸膜线处可见的随着肺与胸壁的相对运动动态影

像，可以在床旁快速完成。只要两层胸膜之间进入气体，胸膜滑动征即消失，只要存在胸膜滑动征，即可除外气胸，存在胸膜滑动征的患者气胸诊断的阴性预计值高达100%，但是反过来胸膜滑动征消失对诊断气胸的阳性预测值较差。一些疾病会使胸膜滑动征减弱，如肺不张、重度哮喘、肺气肿、COPD等，尤其是重度ARDS患者，胸膜滑动征消失下降到70%左右。因此，胸膜滑动征阴性具有良好排除气胸价值，但消失并不能进行气胸诊断，还需要其他肺部超声征象探查。

B线征消失：B线征也称彗尾征，是与胸膜滑动同步移动的垂直伪影，B线征发生的机制为脏胸膜下的间质增厚，所以只要在壁胸膜和脏胸膜间存在气体，B线就会消失。与胸膜滑动征相似，其阴性预计值高达100%，只要存在B线征即可除外气胸，尤其胸膜滑动征消失时，其是一种很有价值的排除气胸的辅助超声征象。

A线征：A线代表正常肺通气状态，需要与胸膜滑动征结合进行分析。A线见于胸膜线下，与胸膜线平行，是胸膜表面与探头之间的声波反射形成的伪像。如果胸膜滑动征存在，A线代表正常肺通气状态。A线与B线征在同一切面下多数情况下仅可以显示其中之一，所以当胸膜滑动征消失且无B线征、存在A线时，则高度怀疑可能存在气胸，需要进一步检查明确。胸膜滑动征、B线征、A线需要结合起来分析，这样才能够提高诊断效能。如行VV-ECMO支持的ARDS患者突发低氧，A线存在、B线和胸膜滑动征消失时，要高度怀疑是否存在气胸。

肺点：在吸气期表现为胸膜滑动征或B线，转到呼气期则表现为胸膜滑动征消失合并A线。肺点是一种全或无征象，超声找到肺点即证明存在气胸。临床实际工作中在怀疑气胸存在时，应首先在前胸壁探查，发现胸膜滑动征消失合并A线后将探头向外缓慢滑动，注意观察直到发现肺点。此时的位置也进一步提示

气胸的大小。肺点征阳性率与操作者的经验和技术密切相关。正常呼吸时在吸气与呼气之间相互转换时，胸膜之间的相互运动停止也会产生静止不动的肺，在B模式下就表现为胸膜滑动征消失，甚至在M模式下还可见到平流层征出现与沙滩征消失。这时非常容易误诊为气胸，鉴别的关键为随呼吸出现的征象全肺均可出现，而肺点仅在特定位置可以检测。肺点征需要超声操作者丰富的临床经验与操作技巧，而临床医师尤其肺部超声的初学者应更重视胸膜滑动征及B线征，出现胸膜滑动征及B线征即可排除气胸，相关研究提示以上征象阴性排除气胸的预测价值可达100%。

（三）肺部超声在ECMO患者中应用的局限

重症超声的核心在于重症，尤其对于ECMO患者，任何肺部超声获取的图像均必须以ECMO患者为核心，结合ICU医师对患者病情的判断，综合做出超声图像的解读与结论。而作为ICU新兴技术，熟悉肺部超声各种优点的同时也需要进一步了解肺部超声在ICU的局限性，这样才能更好将肺部超声应用于ECMO患者的临床管理。

肺部超声在多数情况下可以对ECMO患者进行良好评估与指导，但并不是所有患者均适合进行超声检查。在此将可能影响肺部超声在ECMO患者应用的因素进行介绍。

1. 患者的局限性　肺部超声的应用基础是超声穿透组织进而观察胸膜及胸膜下的结构，当胸壁组织过厚或病变时超声穿透受阻时就会影响肺部超声的质量，误导图像的解读。肥胖与伤口皮下气肿是常见影响肺部超声图像的患者因素。一部分患者由于过于肥胖，过厚的皮下组织会影响超声的穿透，导致很难看清脂肪下的胸膜线，胸膜线是肺部超声的基础，进而其余肺部超声征象判断困难。可能改善图像质量的方法为检查者在不损伤组织的情况下尽量试压，降低脂肪厚度进而改善肺部超声图

像质量。ECMO管理工作中常会遇到心胸外科术后患者，胸壁上会有术区伤口及引流管，多有大面积无菌敷料覆盖，这些伤口和敷料严重影响了肺部超声实施。对于烧伤等皮肤疾病患者，肺部超声检查可能加重局部损伤，甚至还可能导致严重医源性感染，对于此类患者，肺部超声的应用应慎重。如仍需要肺部超声评估，应权衡获益与可能的再损伤，应用无菌超声保护套可以最大程度降低超声探头引起的院内感染风险。皮下气肿是ARDS患者呼吸机相关性肺损伤的一个重要临床表现，在行VV-ECMO治疗患者中并不少见。胸部出现皮下气肿对声波强烈反射，阻止了超声波穿过，无法明确其深部的结构。皮下气肿可以产生多条类似B线的伪影，导致图像错误解读，所以不建议对存在皮下气肿患者使用肺部超声检查。

2. 超声设备与检查者的局限性　心脏超声等其他部位超声需要特定探头进行探查，而肺部超声对探头几乎无特殊要求，所有的超声探头都可以进行肺部超声检查。但不同的探头在应用于肺部超声中还是具有各自的优点和缺点。凸阵探头是肺部超声最常采用的探头，优点是可以看到较深部的结构，但对表浅结构的分辨力较差，对于胸膜滑动不明显者，凸阵探头可能无法清楚观察到胸膜滑动征。相控阵探头具有多项优点，首先容易获得，ICU床旁超声相控阵探头配备率高于凸阵探头；其次体积较小，可以更好探查肋间隙肺组织；最后心脏与肺评估选用同一探头提高诊断效率，可以在第一时间完成所需要的心肺切面。但相控阵探头辨别B线数量等细微结构的能力也相对较差，限制了超声图像的质量。

检查者的技术与能力同样影响着肺部超声在重症患者中的应用。例如，进行胸膜滑动征检查时，操作者的手必须保持静止不动以保证观察到准确滑动的胸膜。任何除了患者胸膜自身运动以外的所有运动对肺部超声征象的判断都会产生干扰。反复多次的练习、稳定的操作才能得到可以指导临床的高质量肺部超声图像。超声图像质量非常重要，但扎实的重症医学功底及丰富的临床经验更为重要。在对ECMO患者开展肺部超声技术的同时，一定不能忽略了重症医学、ECMO基础根基的巩固。

ECMO患者多存在免疫抑制，院内感染高危，一定要引起重视。床旁超声已经是一个新的重要院内感染来源，2016年10月，在印度的一所医院儿科重症监护病房10天时间内超过7名儿童被发现从血液培养中分离出洋葱伯克霍尔德菌，最后流行病学调查及环境病原学筛查显示受污染的超声耦合剂为确定感染源。避免超声成为院内多重耐药菌传播的关键是超声探头的消毒及手卫生，重视重症超声可能给患者带来的副损伤，重症患者才可以真正获益。

（余　超）

第 17 章　心脏外科使用体外膜肺氧合

一、心脏外科术后体外膜肺氧合的管理特点

（一）心脏手术特点：体外循环相关性炎症反应

1953 年 5 月 6 日，John H. Gibbon 在费城第一次成功完成了体外循环（cardiopulmonary bypass，CPB）操作，自此在停搏心脏上短时间进行手术操作成为心脏手术的标准策略。尽管 CPB 突破性发展给心脏手术带来巨大的发展机会，但是其劣势很快变得明显，CPB 期间心肌缺血（缺血再灌注损伤），低温，血液层流（非生理性搏动血流），人工管道表面接触血液后激活补体、血小板、白细胞、凝血系统，引起机体全身炎症反应，而这种炎症反应可加剧至全身炎症反应综合征（systemic inflammatory response syndrome，SIRS）。10% CPB 心脏手术患者会出现严重的全身炎症反应，与心脏术后严重的并发症和死亡率有关，因为 CPB 诱导的全身炎症反应可引起短期的器官功能障碍、多器官功能衰竭甚至死亡。尽管在过去几十年中改善了 CPB 围术期的管理策略，但 SIRS 仍然是心脏手术的一个致命并发症，如心脏手术后出现心房颤动甚至心肌顿抑（心力衰竭），认知功能障碍，体外循环相关的获得性肾上腺功能不全 [下丘脑 - 垂体 - 肾上腺（hypothalamic-pituitary-adrenal，HPA）轴功能]，急性肺损伤、肾损伤及胃肠器官功能损伤。

CPB 相关炎症反应的生理变化包括血液与体外循环管道表面直接接触，搏动血流转化为层流，心脏在停搏液的保护下暴露于冷缺血中，低温（比正常体温降低了几摄氏度）。机体由于上述因素激发了体内的炎症反应，包括激活内皮细胞及白细胞、血小板、补体系统和凝血级联反应。体外循环引起的内毒素血症，可能是由于肠道细菌易位。此外，手术创伤本身也影响了心脏手术后发生的复杂炎症反应。几种促炎症信号通路 [如 Toll 样受体 4（TLR4）和肿瘤坏死因子 α（TNF-α）信号通路] 介质 [补体、细胞因子、活性氧（ROS）] 协同作用，最终产生免疫和非免疫细胞的系统性激活恶化，炎症反应进一步扩大，最终出现以心动过速、发热或体温过低、白细胞增多或减少、呼吸急促为特征的 SIRS，心力衰竭、肾损伤、肺损伤、神经功能障碍、免疫功能障碍和弥散性血管内凝血可作为心脏手术的并发症，最终导致多器官功能衰竭。体外循环的心脏手术患者出现 SIRS 时，严重者心肌顿抑可以看作是一种进展快速性心力衰竭的临床模型。另外，心脏术后血管麻痹综合征（post-cardiotomy vasoplegic syndrome，PCVS）是心脏术后常见的并发症，发生率为 5%～45%。其特征如下：血管张力降低、组织灌注不足和代谢性酸中毒。脓毒血症是仅次于体外循环心脏手术的第二致病因素，导致败血症后的血管麻痹性休克。两种病因引起的病理生理改变是相似的，临床表现一致，只是前者由于心脏手术在数小时内即可完成，体外循环炎症反应是自限的，而后者却不能在几小时内控制感染因素导致炎性反应对机体的影响更大。所以，体外循环的心脏手术患者可能还会出现脓毒症类似的血管麻痹性休克。

（二）减少体外循环相关性炎症反应的策略

临床上，心脏手术的发展一直致力于减弱CPB的炎症反应，减少心脏手术时SIRS的发生率。微创、小切口心脏手术因避免了胸骨切开从而减少了促炎症刺激，为炎症减轻奠定了基础。非体外循环心脏手术避免了自体血液接触人工管道的激活及全身缺血再灌注损伤，从而减少了CPB相关性炎症反应。自20世纪80年代以来，由于心脏固定（心脏稳定器）和暴露技术[暂时性阻塞狭窄冠状动脉近端和（或）远端]的改进，不停搏冠状动脉搭桥术（OPCAB）在常规心脏手术中开始兴起。

理论上，OPCAB手术策略避免了CPB引起的所有炎症反应，从而可以减少全身炎症反应的可能性和严重程度。但真实世界观察数据并没有显示出理论预测的差距。

ROOBY研究发现，与体外循环冠状动脉搭桥术相比，非体外循环下冠状动脉搭桥术的血运重建更不完整，移植物通畅性更差，死亡、非致命性心肌梗死及术后1年血运重建的发生率更高。但是，该研究纳入的患者以低风险为主，心脏手术外科医师对非体外循环冠状动脉搭桥术没有经验，所以认为ROOBY研究对非体外循环冠状动脉搭桥术是有偏倚的。作为对ROOBY研究的回应，非体外循环冠状动脉搭桥术的支持者设计了两项多中心研究：CORONARY（冠状动脉搭桥术非体外循环或体外循环血运重建研究）和GOPCABE（德国老年患者非体外循环冠状动脉搭桥术的研究）。CORONARY纳入了19个国家79个中心的4752名冠状动脉搭桥术的高危患者（根据年龄和共存条件进行风险分层）。GOPCABE登记了德国12家医疗机构的2539名75岁及以上的患者。这两项研究都要求外科医师具有丰富的非体外循环冠状动脉搭桥术的临床经验。然而，早期的这两项研究的结果与ROOBY研究的结果并没有太大差异。3项研究全部显示，

死亡、脑卒中及在30天内出现急性肾损伤在非体外循环和体外循环冠状动脉搭桥术的两组患者间均无显著差异。这三项研究都显示非体外循环组的血运重建效果差于体外循环组。

对于体外循环组，需要长期随访，以确定非体外循环组是否具有长期的负面影响。ROOBY-FS是对ROOBY研究中的患者进行5年长期随访的临床研究。5年随访研究的终点是任何原因导致死亡的发生率（15.2%非体外循环组与11.9%体外循环组，$P=0.02$）和综合结果（包括任何原因的死亡、重复血运重建和非致命性心肌梗死）（31.0%非体外循环组与27.1%体外循环组，$P=0.046$）。非体外循环冠状动脉搭桥术的上述事件发生率较高，发生得很早，这些观察结果表明，非体外循环冠状动脉搭桥术组血运重建效果较差并不局限于术后早期，而是具有长期的负面影响。

ROOBY-FS的5年随访结果与CORONARY的5年随访结果截然不同。CORONARY的5年随访结果显示，比较非体外循环和体外循环冠状动脉搭桥术两组，死亡、非致命性脑卒中、非致命性心肌梗死、非致命性新发生的肾损伤或重复的血运重建，以及他们的复合结果均不存在显著差异。为什么有这种差别？两项均显示，非体外循环冠状动脉搭桥术的早期血运重建效果不如体外循环冠状动脉搭桥术。也许这种差异是进行非体外循环手术的外科医师的经验所致。虽然在这两项研究中非体外循环组使用冠状动脉移植物更少，但是，与ROOBY-FS相比，CORONARY的结果并没有那么严重。在ROOBY研究中，死亡、非致命性心肌梗死、1年时重复血运重建率在非体外循环组中比较高；但在CORONARY研究中，两组之间在综合结果的患病率方面没有显著差异（死亡、非致命性心肌梗死、脑卒中、1年后出现新的肾损伤）。

所以，CPB相关性炎症反应的生理变化在冠状动脉搭桥术患者的短期和长期预后中并没有显示出劣势；而众所周知，手术经验、手

术技能、手术方式的判断对患者的结局都发挥着重要作用，关于非体外循环和体外循环冠状动脉搭桥术的手术操作可能也没有什么不同；而是应该专注于确定临床上哪些患者能从手术操作中受益，确定哪些患者将从体外循环或非体外循环治疗中获益。例如，在75岁或以上的患者接受非体外循环冠状动脉搭桥术的脑卒中风险更低。

总之，抑制炎症的策略取得了一些成功，但临床上未能控制心脏术后的SIRS。管理心脏外科患者的ECMO时，需要考虑到此类患者经历了体外循环相关性炎症反应的病理生理过程，但是最终决定ECMO成功撤机的主要因素还是心脏手术解决患者心脏问题的程度。例如，冠状动脉搭桥术再血管化的程度直接决定患者术后心功能恢复的程度。

二、心脏外科使用体外膜肺氧合的时机

ECMO是心源性休克患者首选的短期血流动力学支持方法。在过去10年中，VA-ECMO的适应证已经从需要外科医师切开插管的心脏术后低心排血量综合征患者扩展到由多学科团队操作经皮插管的多因素心源性休克和心搏骤停患者。目前临床上常规使用ECMO的指征：①心脏手术后无法脱离体外循环；②心脏移植后（通常由于原发性移植物衰竭）；③严重心力衰竭，如心肌病、心肌炎、急性冠脉综合征伴心源性休克，或败血症；④呼吸衰竭，如急性呼吸窘迫综合征（ARDS）、肺炎、创伤或原发性肺移植衰竭，或作为移植前的桥梁过渡。

临床上心脏外科使用ECMO的时机：①心脏手术后无法脱离体外循环；②术后返回ICU后使用；③ECPR。

心脏手术后心源性休克（postcardiotomy cardiogenic shock，PCCS）出现对强心药和IABP都无法维持循环的情况称为难治性PCCS，其是一种罕见且普遍致死的心脏术后严重并发症。难治性PCCS通常出现在长时间

手术和复杂心脏手术之后，但也可能在常规心脏手术操作中遇到了意想不到的技术困难时发生，如手术过程中对重要结构的医源性损伤。在上述两种情况，患者即使在有多种正性肌力药物和IABP支持的情况下，常因血流动力学和内环境的严重紊乱无法脱离体外循环（CPB）。此外，临床常又因心脏手术时间长导致手术团队疲惫不堪，缺乏有效的技术援助和经验建议，加剧了这种脱离CPB的困境。

VA-ECMO作为心脏手术的机械循环支持技术已将近50年，但是关于何时最好开始或撤离这种侵入性和资源密集性治疗技术的决定，仍然存在争议。VA-ECMO是治疗难治性心脏手术后心源性休克的一种临时循环支持技术，有些患者可能就此康复，有些患者可能需要过渡到置入长期循环支持装置（如左心室辅助装置，left ventricular assist device，LVAD），有些患者可能最终需要心脏移植。心室辅助装置近几年刚刚在中国注册使用，目前心脏术后患者接受心室辅助装置的病例数有限。

（一）术后无法脱离CPB

临床上VA-ECMO成为由各种侵入性操作导致的急性血流动力学不稳定的常用急救措施，如经导管主动脉瓣置换术（TAVI）。

在心脏手术结束患者出现难治性PCCS无法脱离CPB时，作为CPB的连续通常建立中央型VA-ECMO，即通过升主动脉回血到患者体内，从右心房引血到ECMO。虽然在原理上CPB和VA-ECMO的使用是相似的，然而在难治性PCCS患者中使用VA-ECMO有几个重要的优点。CPB在较低流量下实现全VA旁路速率[$2\sim 2.4L/(min \cdot m^2)$]（血细胞比容水平约20%），导致低于生理水平的全身氧输送（DO_2）。运行CPB时需要大剂量（$300\sim 400U/kg$）的普通肝素（UH），因为CPB的循环通路上带有一个静脉蓄水池（淤血）；此外，CPB全VA的"断路"会导致一部分血液淤滞在心脏心腔和肺循环内，所以需要保证较高的激

活凝血时间（activated clotting times，ACT）。另外，VA-ECMO更具生理性。它通常在常温下，通过"闭合回路"（无静脉储备罐）和较短的导管进行VA旁路连接，血细胞比容水平正常，目标接近正常DO_2。由于VA-ECMO允许静脉血回流至心脏，它允许心脏喷射，减少血栓形成风险，因此与CPB相比，需要最小剂量的UH。这使得同时使用机械控制系统（MCS）时术后出血并发症需要再次探查的发生率降低。VA-ECMO在ICU环境下更容易使用，可管理，通常会根据患者病情需要延长使用时间（几天或几周），与ECM不同，CPB更倾向短期支持（即几小时）。VA-ECMO的管路可以经过患者皮肤，外科可以关闭胸骨。正如Unosawa的一项研究所确认的那样，"胸骨不完全闭合"已被报道为VA-ECMO死亡率的独立预测因素，这一点可能很重要。有报道称，插管部位可以切换到其他地方，如腋动脉、股动脉和股静脉。偶尔联合右心房和股静脉插管用于改善静脉引流。血管通路（插管）可以通过外科缝合技术或Seldinger技术两种方法建立。有外科医师会缝一段人工管道移植到动脉（如腋动脉）或使用远端灌注管（如股动脉）以降低远端肢体缺血和骨筋膜室综合征的风险。

（二）术后返回ICU后使用

在心脏大血管外科，是否对PCCS患者进行VA-ECMO的决定目前仍然很困难。临床上为PCCS患者建立VA-ECMO通常是没有计划的，并且患者也缺乏难治性PCCS进展的病因，或者患者的难治性PCCS并不是在术后脱离CPB时立即显现。在接受冠状动脉搭桥术的患者中，约1%的患者会在术后出现难治性PCCS，增加了病死率。对100例经皮穿刺置管的主动脉瓣植入术（TAVI）患者进行的研究显示，对EuroSCORE量表"高危"的患者预防性使用VA-ECMO比抢救性使用能够得到更好的结果，在这项研究中，所有接受预防性VA-ECMO的高危患者均未发生全因死亡（尽管$P > 0.05$）。

1. 心脏手术后心源性休克（postcardiotomy cardiogenic shock，PCCS） 心源性休克是血流动力学极不稳定并伴有终末组织器官灌注不足的危重情况。通常公认的血流动力学定义心源性休克的参数包括心脏指数< 2.0L/（$min \cdot m^2$）伴收缩压< 90mmHg和肺毛细血管楔压≥ 24mmHg，并且至少依赖2种强心药或血管升压药（不包括是否使用IABP）。仅使用药物治疗，患者心功能恢复有限，当患者的休克原因是可逆的，尤其是心肌顿抑，与心功能的严重抑制有关，可考虑给予VA-ECMO。

因引起心源性休克的病因不同，所以其生存率差异比较大。急性心肌梗死存活至出院2%～87.5%，心肌炎47%～83.3%，肺栓塞57%～100%。VA-ECMO治疗心脏移植急性排斥反应时，早期预见性使用ECMO的患者出院生存率为79%，而作为抢救性措施，其生存率仅14%。暴发性心肌炎和肺栓塞合并急性右心功能不全时的生存率非常高，在这两类患者中，出现早期血流动力学不稳定时就要考虑实施VA-ECMO。

2. 难治性室性心律失常 VA-ECMO已成功用于难治性室性心动过速或心室颤动患者，无论病因，ECMO给室性心动过速、心室颤动或者电风暴的患者提供了持续、稳定的血流动力学，维持机体充足的氧供，保证器官灌注，特别是在服用抗心律失常药物或进行射频消融期间，早期稳定了患者的生命体征，帮助患者生存下来，同时也为下一步的治疗提供机会，如围术期心肌梗死，可以在综合评估患者临床获益和风险后紧急行冠状动脉搭桥术，甚至为心脏移植或左心辅助植入提供了机会。

（三）VA-ECMO在心搏骤停复苏时使用

当患者不能恢复自主循环（spontaneous circulation，ROSC，连续20分钟不需要传统胸外按压）时，快速应用VA-ECMO建立循环。因持续低心排血量启动VA-ECMO不属于体外心肺复苏（ECPR）范畴。心搏骤停后及时心肺复苏或无血流时间小于5分钟是行ECPR的先决条件。从心搏骤停到开始心肺复苏应该被视为无血流阶段，心肺复苏时间是低流量期，推迟开始传统心肺复苏的每一分钟都有可能降低良好神经系统结局发生率。对常规心肺复苏30分钟无反应称为难治性心搏骤停，而此时给予ECPR的生存率是极差的。

关于决定难治性PCCS患者需要置入VA-ECMO的时机，国内侯晓彤院长带领的团队主张多学科团队（multidisciplinary team，MDT）共同决策。由于考虑伦理及成本问题，同时严重威胁生命的ECMO并发症也是很常见的，所以应由外科医师、麻醉医师、重症监护医师、灌注师和心脏病内科专家共同参与决定每个难治性PCCS病例是否需要实施ECMO。并且，由于此类患者病情复杂，规程可能不适用MDT用以决策及管理此类复杂患者的ECMO。对于接受VA-ECMO的高危患者，在心脏手术前可能需要讨论利弊，并让患者家属获得知情同意，有助于事件的决策。ECMO患者，一般来说，需要延长ICU住院时间，有时还需要紧急心脏手术。像这种不加区别地使用VA-ECMO可能会导致工作效率受干扰的严重后果。

心源性休克会导致严重的细胞和代谢损伤，多系统、多器官功能障碍，直至死亡；建议对心脏术后难治性心源性休克及心搏骤停复苏的患者尽快建立VA-ECMO，避免徒劳在缺氧性脑损伤或不可逆多器官功能衰竭出现时建立；在时机选择上，应该建立在对心脏围术期危重患者的潜在病因及病理生理熟悉的基础上，有预判地、宜早不宜迟地建立VA-ECMO。

三、心脏外科不同病种体外膜肺氧合的循环支持

（一）冠心病

关于冠状动脉搭桥术后接受VA-ECMO治疗的患者数据很少。一项回顾性研究涉及148名冠状动脉搭桥术后的PCCS患者行VA-ECMO治疗的住院死亡率为64.2%。国内侯晓彤院长带领的团队开展了一项单中心回顾性研究，在14年期间166名冠状动脉搭桥术后出现PCCS的患者接受了VA-ECMO治疗，其住院死亡率为55%，同时确定了与住院死亡相关的风险因素，并制定了死亡风险评分（REMEMBER评分，如表17-1所示），表现出良好的性能，其中包括6个接受ECMO前的变量，包括年龄、左主干病变、血管活性药物评分（inotropic score）>75分、肌酸激酶同工酶（CK-MB）>130U/L、血清肌酐>150μmol/L、血小板计数<100×10⁹/L，其被用来预测接受ECMO治疗前的住院死亡率，REMEMBER评分可能有助于临床医师床旁预测冠状动脉搭桥术后因PCCS行VA-ECMO治疗患者的住院死亡率（表17-2）。

表17-1　REMEMBER评分

参数	分数（分）
年龄（岁）	
<54	0
54~67	8
>67	11
左主干病变	7
血管活性药物评分>75分	5
CK-MB>130U/L	5
血清肌酐>150μmol/L	7
血小板计数<100×10⁹/L	6

注：左主干病变定义为任何狭窄≥左主干的50%；血管活性药物评分取ECMO插管前6小时内的最差值。CK-MB. 肌酸激酶同工酶。

表17-2　REMEMBER评分预测冠状动脉搭桥术后PCCS患者行VA-ECMO的住院死亡率

REMEMBER评分	风险分级	住院死亡率（%）
0~13	I	13
14~19	II	55
20~25	III	70
>25	IV	94
总和		55

（二）心肺移植

VA-ECMO可用于更好地保存供者器官，方便移植使用。可用VA-ECMO挽救移植器官，如肾脏、肝脏。机体心死亡后使用VA-ECMO给予器官灌注，与脑死亡后获得的器官移植结果相同，是目前死后捐献者捐赠的金标准。VA-ECMO可以灌注捐赠器官并保持体温，并在移植前允许器官评估良好。

心脏移植术后出现右心衰竭，在经过积极优化右心前负荷和心肌收缩力，同时降低肺血管阻力（右心室后负荷）后仍然不能缓解，临床上应该更积极地尽早给予外周VA-ECMO来迅速缓解右心功能不全，保护移植供体心脏，使其顺利度过移植围术期，适应受体的体、肺循环。

（三）其他

对于大面积肺栓塞导致以右心衰竭为主要表现的患者，可给予VA-ECMO治疗，保证患者循环和器官灌注的前提下，采取下一步治疗策略。

其他可能使用ECMO受益的包括：急性心肌梗死，急性失代偿性肺动脉高压，在预计高风险的常规手术（如高风险经皮穿刺冠状动脉介入手术，无论有没有心源性休克），心导管消融术，经导管主动脉瓣植入术，高危外科手术，合并严重或失代偿性肺动脉高压产科手术，先天性心脏病围术期。根据2017年体外生命支持组织（Extracorporeal Life Support Organization，ELSO）报告，1990～2016年，4%的心源性VV-ECMO和VA-ECMO是因为先天性心脏病，心搏骤停占5%，心肌炎占2.2%，心肌病为6.7%，心源性休克为24.4%，其他指征为58%。

四、心脏循环辅助装置

ECMO一旦启动，ECMO相关性炎症反应类似于全身炎症反应综合征（SIRS）。当患者的血液第一次与ECMO的人工管道表面接触，系统性和细胞性因素便被激活，从而产生各种凝血和炎症级联反应。ECMO这一过程与CPB期间出现的炎症反应有一些重要的区别。

（一）CPB和ECMO的区别

ECMO是与CPB非常相近的一种技术。ECMO和CPB都能在患者体内产生生物材料诱导的炎症反应。尽管如此，ECMO和CPB之间有着重要的区别（表17-3）。①ECMO和CPB提供支持的时限和原因不同。CPB通常只能提供几分钟到几小时的循环呼吸支持，以方便外科手术操作。而ECMO用于严重器官功能衰竭的患者时，可延长数周至数月。②这种持续时间上的差异需要不同的抗凝方法。体外循环期间，普通肝素通常可使用到300～500U/kg，而ECMO期间为40～80U/kg。CPB完成后，硫酸鱼精蛋白用于逆转肝素的作用；在ECMO治疗期间和结束时，避免使用硫酸鱼精蛋白中和肝素，因为鱼精蛋白-肝素复合物的形成通过激活经典和凝集素补体途径加剧炎症反应。③CPB期间必须进行低温治疗，但ECMO期间通常不进行低温治疗。④CPB期间需要血液稀释，ECMO期间的血液稀释程度要轻。大量观察研究表明CPB期间记录的最低血细胞比容和心脏术后的死亡率相关，可能是因为血液稀释导致中性粒细胞大量激活。⑤作为常规CPB手术的一部分，术中心脏切开、抽吸，血液储存器被整合到静脉回路中，这个血液储存器形成了一个空气/血液界面。多项研究都发现了心脏切开术中吸出的血液中含有较高水平的促炎因子，以及在某些情况下，较低水平的抗炎细胞因子，如IL-10。ECMO由于是闭合环路，缺乏空气/血液界面，其可能是炎症反应减少的一个因素。⑥CPB期间的灌注通常是非搏动性的。在VA-ECMO期间，由机体自身心脏搏动在ECMO动脉逆行灌注时产生不同程度的搏动性血流。

VV-ECMO依赖于机体心脏泵血进行全身灌注。有证据表明，体外循环过程中存在的搏动血流可能起到减轻炎症反应的作用，这可能是由于搏动性血流的灌注能更好地维持患者的微循环功能状态。⑦与ECMO不同，CPB会导致缺血再灌注损伤。术中夹闭主动脉，使心脏、肺在很大程度上承受缺血。手术完成后，重新打开主动脉，心、肺都进行一段时间的再灌注。缺血和再灌注都会引起明显的炎症反应。在一些患者中，CPB会显著导致肺缺血再灌注损伤或灌注肺。⑧使用患者群体存在明显的差异。大部分接受CPB患者合并慢性病，但在手术时不太可能处于急性严重期。相反，正在应用ECMO支持的患者通常病情严重。

表17-3 体外膜肺氧合（ECMO）与体外循环（CPB）的重要区别

	ECMO	CPB
使用时长	数天至数周甚至数月	数分钟至数小时
抗凝	低剂量肝素	高剂量肝素
中和抗凝剂	不中和	鱼精蛋白中和
血液稀释	是，但比CPB程度低	是
低温	不是	是
空气/血液界面	无，密闭环路	有
搏动性血流	不定，根据模式	非搏动性血流

（二）其他临时循环支持系统

其他用于支持难治性休克的临时机械循环设备又称临时循环支持（temporary circulatory support，TCS）设备，旨在为潜在可逆性疾病的恢复搭建桥梁，包括IABP、TandemHeart、Impella。TCS设备不是长期机械循环支持设备，装置侵入性和置入患者体内的难度都相对较小，是难治性心源性休克患者治疗的首选，与长期增加心源性休克患者的心排血量的装置不同，如左心室辅助装置（LVAD），后者相对费用高昂。当临床管理患者循环的目标可能转向症状控制时，TCS可以作为过渡，选择用长期辅助循环装置或移植维持生命。

在过去的15年中，这些临时循环支持设备的使用大幅增加，然而，其经济成本高昂，人力资源使用密集，且会发生严重的并发症，临床上又缺乏高质量证据支持它们的使用。在难治性心源性休克发作之前启动TCS已经被证明可以改善患者的预后。临床上迫切需要有力的随机对照试验更好地定义各种临时循环支持装置在心源性休克患者中的作用。本部分将对TCS治疗心源性休克的生理学基础进行简要介绍。

1. 主动脉内球囊反搏（intra-aortic balloon pump，IABP） 减少左心室后负荷，改善冠状动脉灌注。

气囊经皮股动脉置入降主动脉起始部，气囊在心脏舒张期（反搏动）充满氦气后膨胀，在心脏收缩期主动放气收缩。充气的气囊有助于在心脏舒张期时引导血液流向冠状动脉，增加了冠状动脉血流量并由于在心脏收缩期前气囊主动放弃收缩，从而引导了血液流向主动脉远端，减少了左心室的后负荷。

2. TandemHeart 增加心排血量，降低心脏充盈压。其是一种经皮的心室辅助装置，由体外离心泵组成的设备（VAD）从左心房泵出连续流动血液并以一定的流速将其泵入股动脉，血流速度高达4L/min，用于临时增加心源性休克患者的心排血量装置，重定向血液从左心房流向股动脉（TandemHeart；LivaNova）。左心房导管：通常通过股静脉置入，然后穿过房间隔进入左心房。TandemHeart增加心排血量和平均动脉压，通过引流左心房血液而降低心脏充盈压；这种影响可能在一定程度上由于逆行的血液沿着主动脉流向主动脉根部从而增加了左心室的后负荷而有所抵消。在2项小型随机试验中与IABP比较，TandemHeart可以改善机体的血流动力学及氧代谢；然而，生存率并没有改善，安装了TandemHeart的患者出现了更多的并发症。

3. Impella 减小左心室大小及室壁张力，

降低左心室内压力。

其是一种增加从左心室到主动脉或从右心室到肺动脉的血流设备（Impella；ABIOMED）。其增加从左心室到主动脉或从右心室到肺动脉的血流（Impella；ABIOMED）。Impella 2.5、5.0、5.5和Impella CP是连续轴流泵，它们是以逆行的方式穿过主动脉瓣，积极地将血液从心脏输送到主动脉，可以减小左心室大小、压力和心室壁张力。Impella CP、2.5和5.0基于导管的连续轴流泵，顶部带有螺旋桨，以逆行方式放置穿过主动脉瓣支撑左心室。Impella 2.5和Impella CP经皮通过股动脉插入。Impella RP经皮通过下腔静脉插入肺动脉旨在支持右心室。然而，回顾性研究显示Impella的使用带来高额的临床花费和更多的副作用。

4. VA-ECMO 同时支持右心与左心功能，改善全身氧合，并通过CO_2分压调节机体的酸碱平衡。

临床常用的外周股动脉-股静脉ECMO将血液从右心房抽出，通过膜式氧合器进行氧合和排除二氧化碳，然后逆行回主动脉；外周VA-ECMO增加了左心室后负荷，增加了左心室舒张末压、主动脉瓣膜和二尖瓣膜的反流，减少了冠状动脉血流，可能导致患者肺水肿。由于增加了左心室后负荷，从而增加了左心室的室壁应力和心肌耗氧量，所以外周VA-ECMO对心源性休克患者的左心室恢复是不利的。外周VA-ECMO联合主动脉内球囊反搏（IABP）会降低左心室后负荷，增加冠状动脉血流量。VA-ECMO期间置入Swan-Ganz导管，可以监测肺动脉压和肺毛细血管楔压，作为监测左心室扩张的一种方式，同时间断监测乳酸，也是有帮助的。

由于中国没有注册心室辅助装置（VAD），因此VA-ECMO患者无法过渡到VAD，VA-ECMO对这些患者的作用有可能被低估。近两三年中国已经成功地自主研发了属于中国自己的左心辅助装置，目前每台机器的市场价格为80万～100万人民币，由于刚进入市场，价格昂贵，一定程度限制了临床使用。目前对于左心辅助装置在临床使用的数据，无论是近期还是中期都是乐观的，当然也体现了临床在选择使用左心辅助患者群体的慎重。我们期待将来更多的终末期心力衰竭患者可以获益此项设备技术的应用。

至于ECMO持续时间对撤离或死亡率的影响，回顾性研究与体外生命支持组织（ELSO）登记的结果是相似的。ECMO持续3～6天的患者死亡率明显低于使用ECMO＜3天的患者。大多数使用ECMO时间＜3天的患者不能脱离ECMO的原因包括出血、器官衰竭和家庭要求。所以并不建议在某一天撤离以最大限度地满足生存率，临床上VA-ECMO的持续时间还是应该取决于患者潜在的疾病过程。

ECMO与其他短期心脏循环辅助装置的比较如表17-4所示。

表17-4 体外膜肺氧合（ECMO）与其他短期心脏循环辅助装置的区别

项目	VA-ECMO	IABP	Tandem Heart	Impella（2.5、CP、5、RP）
流速（L/min）	4～6	0.5～1	4～6	2.5～5
支持时间（美国FDA批准）		9天	21天	4天（Impella 2.5、CP），6天（Impella 5）14天（Impella RP）
支持心室	左心室和右心室	左心室	左心室或右心室	左心室或右心室

续表

项目	VA-ECMO	IABP	Tandem Heart	Impella （2.5、CP、5、RP）
插管支持（F）	引流管18～21 回血管15～22	7～9	引流管21 回血管15～17	12～21
附加要求	潜在需要左心室减压，可 能消减		经房间隔穿孔	Impella 5需要手术切除
优点	提供较高的心排血量，可 以完全心肺支持（氧合 和CO_2去除）	易于放置 安全性良好 副作用较少，特别是血管	提供较高的心排血量，与 VA-ECMO相比，无左心 室扩张	多种设备可供选择
缺点	与其他设备相比，需要更 多的资源和支持人员， 逆行血流会增加左心室 后负荷（左心室扩张） 血管并发症 血小板减少	有限的血流动力学支持 禁忌证是严重的主动脉瓣 反流	需要在特殊中心实施 必须经房间隔打孔，有潜在 的并发症 血管并发症 逆行血流	比置入IABP更具侵入 性、更复杂 位置不稳定 频繁溶血 血管并发症
设备相关并 发症	•空气栓塞 •左心室后负荷增加 •左心室扩张 •左心室淤血 •肺水肿 •差异氧合 •管路凝块 •弥散性血管内凝血或氧合 器内凝血 •氧合器故障 •改变药物的药代动力学	•脊髓缺血	•空气栓塞 •心脏穿孔 •心脏压塞 •残余房间隔缺损 •巨大的右心房-主动脉分流	•频繁溶血 •瓣膜病变
常见并发症	血液学 •溶血 •获得性血管性血友病 •血小板减少 •肝素诱导的血小板减少症 •静脉血栓栓塞 •胃肠道或肺部出血 •菌血症或败血症	设备置入部位 •感染 •出血 •血管穿孔 •腹膜后血肿 •肢体缺血（骨筋膜室综 合征、筋膜切开术、截 肢）	急性肾损伤 •诱发溶血 •其他原因	神经系统 •中枢神经系统出血 •中枢神经系统梗死 •脑死亡 •癫痫发作

（龚 倩）

第18章　体外心肺复苏

一、概　　述

体外心肺复苏（extracorporeal cardiopulmonary resuscitation，ECPR）目前在临床上被定义为心肺复苏期间，在心脏机械活动停止后出现突发和意外无脉状态的患者快速启动VA-ECMO。ERCP是在心肺复苏抢救过程中，对心搏骤停（cardiac arrest，CA）和传统心肺复苏（conventional cardiopulmonary resuscitation，CCPR）失败的患者开展体外膜肺氧合（ECMO）治疗。近年来，随着全世界对ECPR的认识和使用在逐年增加。ECPR启动技术、设备和术后护理都取得了重大进展。ECPR是一项团队工作，需要多学科专家、高水平的医务人员，并需要配备专有设备的充足基础。团队成员之间的完美协调和沟通对ECPR患者的预后起着至关重要的作用。在启动ECPR之前及在ECPR无效时撤离时，都需要考虑伦理、法律和财务等问题。在过去几年中，关于ECPR的大量研究发表得越来越频繁。因此，不断更新ECPR理念，对正确选择病例及其管理非常重要。

如果在心搏骤停后，尽管进行了适当的常规心肺复苏，但仍无法恢复自主循环，则恢复的概率非常低。一段时间以来，人们尝试了各种药理学和机械方法提高生存率。其中一种方法是对这些患者启动VA-ECMO。VA-ECMO是一种机械装置，血液直接或通过股静脉插管从右心房引出，然后返回患者的动脉系统。血管通路的建立最常见的是通过一侧的股动脉和股静脉建立。ECPR的目的是在潜在的"可逆"条件得到控制时，为大脑等器官提供足够的灌注。CCPR只能提供25%～30%的心排血量，ECPR可以实现充分的终末器官灌注，包括脑灌注，并且可以缩短低流量持续时间。ECPR是一种资源密集型治疗，需要专门的设备和高度的安全性训练有素的多学科专家来完成，通常仅限于设施充足的大型医疗中心，如我国的三级综合医院。早在1976年，Mattox等就开展了ECRP治疗。众所周知，随着CA发病时间的延长，死亡率增加。ECPR的成功取决于心搏骤停后的启动时间、合适的设备、人员和团队合作。理想情况下，医院应能够全天候提供所有必需的医疗服务。如果难以实现，应该有组织让ECPR团队尽快到地点开展ECPR，尽可能短的时间运行ECMO机器。

二、体外心肺复苏适应证和禁忌证

ECPR是一种紧急操作，规范的流程与标准有助于选择理想的ECPR患者，以挽救值得的CA患者，并避免出现ECPR成功率低得令人无法接受的情况。

儿童和成人在心肺复苏期间自然循环恢复失败后使用体外支持技术（ECPR）进行急救取得成功的情况已有较多报道。一些ECPR的良好预后在相关单中心或回顾性研究中也得到证实。体外生命支持组织（ELSO）发布的2021年的注册数据显示，新生儿和儿科人群中使用ECPR的出院生存率为42%，在29%的成年人群中，ECPR后的生存率较新生儿和儿科人群低，虽然这可能反映了选择ECPR患者的原因，如可能存在影响结果和及时使用ECPR的系统问题（如院外开展ECPR）。但是，目前在国内外的文献中，并没有一个统一标准。表18-1列出了大多数中心接受的选择标准。

表18-1 ECPR纳入和排除标准

纳入标准	排除标准
有心脏起源或无任何明显原因的CA	年龄在18岁以下和75岁以上
常规心肺复苏前10分钟（少数中心为20分钟）	CPR持续时间小于10分钟
无持续性ROSC	已知严重不可逆脑损伤
初始心电图上的心室颤动或无脉性室性心动过速	晚期恶性肿瘤
	外伤性出血
	心脏切除术后休克，无法脱离体外循环急性主动脉夹层
	非心脏原因（窒息、原发性脑病）不可逆性器官衰竭（如肝衰竭和晚期成人呼吸窘迫综合征）
	严重感染性休克
	CA核心体温低于30℃之前的日常生活活动水平差

难治性心肺复苏的ECPR可用于支持患者进行心肺脑复苏或支持器官捐献。ECPR在心肺脑复苏中的应用：①通过为诊断和（或）治疗提供时间过渡到康复（如心脏手术后出现急性心律失常，或电解质紊乱导致心排血量减少，对常规治疗无效，急性心肌炎伴复杂心律失常或心脏传导阻滞，心脏手术后有残余病变的患者，可在导管室进行手术或干预）；②桥接器官移植，或以另一种装置桥接决定器官移植的手段；③连接到决策的桥梁，包括继续、停止先进技术支持的决策，以及连接到姑息治疗计划的桥梁等。

发表在《复苏》杂志上的研究显示，SAMU应急小组之前采用了以下纳入标准：①目睹心搏骤停；②在5分钟内开始CPR，最小停搏时间；③院前体外生命支持（pre-hospital extracorporeal life support，PH-ECLS）团队可用；④无严重共病；⑤非中毒原因或低温引起的心搏骤停；⑥年龄＜70岁。患者必须在ACL期间有生命迹象。如果在30岁之前未恢复自主循环，则认为心搏骤停是难治性的，为

了减少ECPR启动的延迟。在新策略中注意：①仅在20分钟后确定难治性心搏骤停，ACL的最小值；②预计在60分钟内开始ECPR；③有限的肾上腺素给药；④提前派遣PH-ECLS团队。笔者通过多变量分析和倾向评分发现，他们的新方法与ECPR开始前较短的ACL持续时间和提高生存率有关。故认为，在急诊室启动ECPR可以改善难治性院外心搏骤停患者的预后。

我国也有相关专家共识提出入选标准，认为日前认同度较高的ECPR的适应证如下：①年龄18～75岁；②心搏骤停发生时有目击者，并有旁观者进行CCPR，从患者心搏骤停到开始持续不间断高质量CCPR时间间隔不超过15分钟；③导致心搏骤停的病因为心源性、肺栓塞、严重低温、药物中毒、外伤、急性呼吸窘迫综合征等可逆因素；④CCPR进行20分钟无ROSC、血流动力学不稳定或出现ROSC但自主心律不能维持；⑤心搏骤停患者作为器官捐献的供体或即将接受心脏移植。

关于ECPR最重要的决定与患者选择有关。提供ECPR的治疗必须为患者（如院内心搏骤停或院外心搏骤停）制订预定义的选择标准，在这些群体中，体外生命支持技术有望进一步提高CPR的质量。在准备行ECPR的患者中，患者的选择决定可能很难在实际的复苏时间做出，长时间的讨论将浪费时间。因此，有必要对高危患者进行预先讨论和制订规范的流程，以便在心搏骤停发生的情况下（不同于对心肺衰竭使用ECMO）做出使用或不使用ECMO的决定，并事先确定优化神经和心脏再灌注的血管插管类型。

在临床上，我们要注意预测心搏骤停的风险，并认识到正在演变的低心排血量状态，以及需要升级呼吸支持的呼吸系统受损，应该预先在停搏前进行ECMO支持的讨论，而不是等待心搏骤停发生并在急性CPR期间部署ECMO。ECPR的适应证和禁忌证可以因不同的医疗机构和患者群体而异。这一领域还需

要我们开展更多的临床研究，但我们可以预见到，随着人工智能和"大数据"的新兴时代到来，将有可能对个体患者风险进行评估，并为临床医师何时开展ECPR提供更多决策信息。

三、体外心肺复苏的病理生理

临床上，有很多因素都可以影响心搏骤停患者的最终临床结局。其中，ECPR有能力改善心搏骤停的预后，降低电复律、电除颤的影响，但目前缺乏有效数据证明ECPR对心搏骤停患者的直接影响。ECPR上机后，能够充分替代心脏的泵血功能及肺的气体交换功能，有效恢复患者的大循环和微循环，为呼吸心搏骤停而导致的各器官缺血缺氧提供相对充足的血供及氧气，减轻酸中毒及器官损伤，促进患者体内代谢产物进一步清除，因此能够减轻患者其他器官功能的损伤。

此外，ECPR运行过程中，由于ECMO机器能够替代心肺功能，还能够增加患者主动脉及冠状动脉血液供应，增加心肌灌注，故能进一步提高电除颤成功率，心肌缺氧改善后可降低不可电复律的发生率，有助于改善心肌活力，从而进一步避免患者再次出现呼吸、心搏骤停。体外循环的建立，能够允许在心肺复苏阶段快速实施目标温度的管理，极大地降低了再灌注时的高体温影响，降低脑组织氧耗，同时增加脑组织局部氧供，迅速恢复有氧代谢，减轻脑水肿，保护血脑屏障功能，促进大脑功能恢复。

四、体外心肺复苏的建立和管理

（一）ECPR的建立

依据ECPR的标准启动ECPR的治疗流程，包括难治性停搏、初始电击节律、见证停搏、快速启动旁观者CPR、无限制性共病、生物年龄＜75岁等。对于准备ECPR的患者，我们建议使用LUCAS等相关机械复苏设备在机械胸部持续按压下进行ECMO置管操作。启动医疗人员需要接受了确定的标准培训。入院时，我们建议ECPR的候选人理想情况下应最低pH≥6.9、动脉乳酸≤15mmol/L和预测整个ECMO时间≤60分钟。

支持或反对ECPR的决定是由急诊医学科或者重症医学科等相关学科主导的MDT小组讨论做出的，他们在患者到达后一起召开快速会议。急诊科医师或血管外科医师通过经皮股动脉途径置入VA-ECMO，使用15～17F动脉和22～24F静脉套管。条件允许时可在荧光镜或者超声引导下进行，将顺行和逆行灌注鞘置入。整个置管与预充、上机过程与常规ECMO没有太大区别。

患者ECMO完成后需要接受常规CT、床旁超声、冠状动脉造影（包括必要的干预）等相关检查，如果存在相关ECMO禁忌证或确定为不可逆性疾病，则按照相关伦理进行撤机。ECPR上机后需要至少24小时神经保护性低温、有创血流动力学监测和连续神经监测。收入ICU后需要进行治疗性低温治疗，通常选择主动冷却装置，以选择并保持32℃的恒定目标温度24～48小时，然后控制重新加温（每小时0.25℃），并在常温下再维持72小时。

（二）ECPR的管理

ECPR上机后与常规ECMO的管理类似，需要注意加强流量、抗凝、抗感染等相关管理，减少并发症发生。ECPR后的管理对患者的预后起着至关重要的作用。除了常规的ECMO后管理外，ECPR患者还需要采取一些预防措施。

目标温度管理（TTM）会影响神经系统的预后。Nagao等在2010年报道了171名CCPR失败的患者。所有患者均接受ECPR加IABP置入术，必要时进行经皮冠脉介入治疗（PCI）。他们在34℃的低温下维持3天。171名患者中21名（12.3%）在出院期间神经功能恢复良好。据报道，心搏骤停患者至体外循环

（CPB）的时间间隔为55.5分钟，CPB至34℃的时间间隔为21.5分钟，神经系统的准确率分别为85.4%和89.5%。通常情况下，患者的核心体温33～35℃保持24～48小时。ECPR术后治疗性低温与常温相比，在1年随访中，生存率较低，神经行为结果良好。

五、体外心肺复苏撤机指征

决定撤离ECMO支持的关键是证明心肌损伤得到了充分恢复，原发病得到了恢复，能够为各终末器官提供足够的血液和氧气，以满足代谢需求。因此，在拔管前，终末器官功能障碍，尤其是呼吸衰竭，应通过其他方式（血液透析、机械通气）恢复或支持。可以考虑在撤离ECMO支持前进行治疗性支气管镜检查以减少死亡率。有创血流动力学监测和床旁超声心动图在评估撤离ECMO支持时的血流动力学和心肌功能方面是非常有必要的。

ECPR的撤机指征基本和其他VA-ECMO类似，可以包括以下几点：①小剂量血管活性药物即可维持血流动力学稳定，平均动脉压≥65mmHg，CVP≤15mmHg；②无致命性心律失常；③内环境稳定，无酸碱失衡及电解质紊乱，血乳酸水平正常；④辅助流量减少到正常心排血量的10%～20%或完全断开；⑤超声心动图显示心室无扩大，左心室射血分数≥25%～40%或持续改善，VTI≥10mm。

撤机时，使用额外肝素后，将循环管路夹闭10分钟，观察心律、血压、肺动脉压、血氧饱和度及是否出现致命性心律失常等相关重要指标。如果上述参数在可接受的范围内，且未出现致命性心律失常，则可考虑撤离ECMO。拔出动静脉置管导管有多种方法，主要取决于置管的方法。外科置管通过外科切开和修复血管来撤除导管。经皮静脉置管可以通过撤除导管后横褥式缝合骑跨的血管达到止血，笔者推荐静脉管路可以直接拔管，并进行压迫止血。经皮动脉置管通常需要通过修复血管来撤除导管，人工压迫血管或使用血管封堵装置。但笔者建议在手术室由血管外科医师进行拔管，同时可探查血管内有无血栓及对血管进行修复。中心血管置管的撤除需要心脏外科医师进行手术，关闭切开的胸骨。拔管后，特别是腔静脉等血管内存在血栓时，如无相关抗凝禁忌证，需要抗凝一段时间。

六、体外心肺复苏的并发症和影响预后的因素

美国心脏协会（AHA）的指南建议利用体格检查、电生理检查、颅脑影像学检查和血液标志物预测心搏骤停后的神经功能结果。体格检查（瞳孔直径和脑干反射）、颅脑影像学检查［脑CT、灰白质比率（GWR）和MRI］、电生理检查［脑电图、脑电双频指数（BIS）和近红外光谱（NIRS）］及实验室检查（动脉pH和血清乳酸水平）有助于确定接受ECPR的患者的预后。

ECPR后的大多数并发症与常规ECMO相类似，但ECPR后这些并发症的发生率可能更高，而且各中心之间的报道也有所不同。与常规ECMO相比，ECPR在插管过程中的血管损伤、插管的异常放置和插管失败（高达51.2%）明显更高。这可能是时间限制和进入无脉冲状态的血管造成的。ECPR开始后最常见的并发症是出血（8.2%～70%）。出血可能为插管部位出血、颅内出血、肠道出血、鼻出血或肺泡出血。ECPR患者中3%～15.4%的患者会发生腿部缺血。Maekawa等报道2013年感染率为7.7%，而Lee等报道2016年ECPR后患者感染性休克的发生率为21.7%。脑出血（ICH）/脑卒中的发病率为2.3%～17.4%。

ECPR开始治疗后，很少有因素预测不良结果。它们是酸中毒、血清乳酸、肾衰竭和肝衰竭，在24小时内没有恢复正常。在一小部分患者中进行ECPR后，可以在其开始的最初几小时内看到心肌顿抑。虽然确切原因尚不

清楚，但推测的机制是细胞钙浓度失衡。通常它是自限制性。一些患者可能需要血管扩张剂减轻后负荷、心脏起搏和左心室减压。心肺复苏术后严重的神经损伤可以通过连续的神经特异性烯醇化酶在心搏骤停后48小时预测。Cesana等在2017年比较了ECPR和CCPR，并报道总心搏骤停时间是148名患者生存的独立预测因素。

心搏骤停后脑损伤，第一种是原发性脑损伤，由心搏骤停期间停止供氧引起，另一种是复苏和（或）自主循环恢复（ROSC）再灌注后的继发性脑损伤。当患者心搏骤停时，脑血流量会立即减少，从而导致脑供氧减少，并导致脑缺血（原发性脑损伤）。随着心搏骤停开始，脑氧输送减少，神经元有氧代谢和细胞ATP生成减少。这种能量的缺乏会导致无氧代谢、脑内乳酸积累和细胞内酸中毒。当向大脑输送氧减少时，神经元中的钠离子通道功能受损，导致细胞内去极化和细胞毒性水肿。此外，细胞内钙累积会导致线粒体功能障碍和ATP生成进一步减少。细胞内Ca^{2+}通过N-甲基-D-天冬氨酸通路持续流入，产生Ca^{2+}依赖性酶激活、细胞膜失效、活性氧产生、线粒体功能障碍、ATP生成进一步减少，最终导致细胞死亡。

继发性脑损伤是由ROSC术后脑氧输送和脑氧代谢率失衡引起的，可能由再灌注、微循环功能障碍、高氧/缺氧、高碳酸/低碳酸、低血压和高热等原因引起。再灌注损伤可发生于缺血器官血流恢复时，包括自由基释放、内皮功能障碍、谷氨酸生成、炎性细胞激活和细胞内钙累积。与不利而非有利的神经学结果相关的大脑葡萄糖浓度显著升高可能是受损大脑葡萄糖摄取受损的结果。

根据2019年美国心脏协会重点更新的数据，大多数研究显示短期和长期神经功能结果均有改善。Cesana等在2017年报道了ECPR和CCPR组的心脏恢复和神经恢复相似。2018年，Holmberg等在对国际复苏联络委员会

（ILCOR）高级生命支持和儿科工作组的25项观察性研究进行系统回顾时得出结论，没有确凿证据支持或反对在院内心搏骤停（IHCA）和OHCA中使用ECPR。

Richardson等在2017年对1796名ECPR患者的研究中报道了29%的出院生存率。这是一项国际多中心研究，比较了2003年和2006年与2007年、2010年与2011年和2014年ECPR患者的预后。三组患者经风险调整后的生存率是相同的，但在一段时间内共病率较高，而且ECMO技术也有显著进步。2015年的CHEEL试验显示，在ECPR后，OHCA和IHCA患者的生存率分别为45%和60%，神经功能结果合理。

七、建立体外心肺复苏体外生命支持多学科综合治疗小组

由于ECMO患者的成功取决于团队的建设和努力，笔者于2016年成立了一个ECPR体外生命支持临床多学科综合治疗小组（MDT）。该小组包括急诊医学科医师、重症医学科医师、血管外科医师、介入科医师、心胸外科医师、麻醉医师、心脏病医师、营养师、理疗师和护士等。在这一小组中，急诊医学科医师和血管外科医师扮演ECMO专家的重要角色。笔者开展的ECPR均由EICU管理这些患者。这一小组必须得到医院的认可，因为可能会涉及无法收费及欠费等相关问题。MDT要常态化开展ECPR流程的应急演练，建议每月1次，熟练掌握各种穿刺、预充等技术。

笔者开发了一种ECPR战车，其中包含了所有可能被推到ECPR现场进行快速ECPR启动的必要材料。ECPR套件包含一个预装配的ECMO回路、系列扩张器、各种尺寸的套管、消毒溶液、用于血管通路切开的手术托盘、手术刀片、缝合材料和ECMO同意书。正确的计划和标准操作规程（SOP）对提高ECPR患

者的生存率至关重要。

笔者在急诊医学科的抢救室搭建了一个能够快速开展ECPR的操作单间，配备齐全的手术设备、无影灯、ECMO设备及耗材、床旁便携式超声等，以方便快速开展ECPR。

在ECPR启动过程中，笔者的插管策略是通过经皮进行外周VA-ECMO置管，一般选择股动静脉，如果在5～10分钟可以进入血管，特别是股动脉，则上机顺利。如果不能，将通过暴露血管进行半Seldinger术。所有患者在上机后均留置远端肢体灌注管，以防止下肢缺血坏死发生。

如果有条件，在可能进行ECPR的患者到达抢救室后，预测患者病情可能会进一步加重并出现呼吸心搏骤停之前，可首先置入股动脉导管（可选用深静脉导管或动脉鞘），如患者家属同意进一步行ECPR治疗，则可通过导管置入导丝后替换为ECMO导管。对于以下疾病，如暴发性心肌炎、肺栓塞等，建议应在呼吸循环衰竭出现之前收住ICU，并提前留置股动脉导管，做好上ECMO的准备，必要时可快速上机，而避免ECPR出现，称为可预见性ECPR（P-ECPR）。

（周树生）

第 19 章　儿童体外膜肺氧合

体外膜肺氧合（extracorporeal membrane oxygenation，ECMO），又称体外生命支持（extracorporeal life support，ECLS），作为一种可经皮置入的机械循环辅助技术，具有置入方便、不受地点限制、可同时提供双心室联合呼吸辅助及价格相对低廉等优点，国内在2001年开始应用于常规生命支持无效的各种急性循环和（或）呼吸衰竭。随着ECMO用于循环和（或）呼吸辅助临床经验的积累及生物医学工程技术的进步，更加便携、性能更加稳定的ECMO设备进入临床，成为危重症患者挽救性治疗的重要手段。国内危重症在儿童ECMO技术的开展始于2004年，由于儿童处于生长发育阶段，个体差异较成人大，对临床开展儿童ECMO提出了更高要求。

肾上腺素剂量＞1μg/（kg·min）或血管活性药物指数＞100，考虑ECMO支持。

随着体外生命支持经验增多，新的适应证也不断发展，包括ECMO下紧急复苏（extracorporeal cardiopulmonary resuscitation，ECPR）。ELSO的数据显示，截至2016年，ECPR病例已经占总ECMO病例的9%（6421例）。ECPR对这些患者能改善心肌供氧、减轻心肌负荷、减少升压药和正性肌力药物剂量、降低肺气压伤和胸内压、改善终末器官灌注和氧输送、逆转酸中毒和有针对性的体温控制，从而有可能救治心搏骤停患儿。因此，国际复苏联络委员会提供的最新复苏指南支持在有ECMO专业人员的机构对在院内发生心搏骤停的心脏病儿科患者进行ECPR。

一、儿童行体外膜肺氧合心脏辅助指征

循环的适应证可分为两部分：心脏手术相关和非心脏手术相关。与心脏手术相关指征包括术前稳定、术后体外循环无法撤离、术后低心排血量综合征和心搏骤停。非心脏手术相关指征包括心搏骤停、心肌炎和心肌病、肺动脉高压、顽固性心律失常，以及其他形式的休克，如脓毒症或川崎病。心源性休克对标准药物治疗无反应，并伴有持续性收缩压＜50mmHg，尿量＜1ml/（kg·h），乳酸性酸中毒，中心静脉血氧饱和度（systemic central venous oxygen saturation，Sc-vO$_2$）＜0.60或发绀型先天性心脏病患儿动静脉血氧饱和度差＞0.30，低心排血量引起的精神状态改变；以及难治性脓毒症休克，

二、儿童行体外膜肺氧合呼吸辅助指征

新生儿适用于呼吸支持的情况：①氧合指数≥40持续0.5～6.0小时；②氧合指数＞20超过24小时或呼吸困难持续恶化；③常规治疗下动脉血氧分压（arterial oxygen partial pressure，PaO$_2$）＜40mmHg（1mmHg=0.133kPa）持续2～12小时；④代谢性酸中毒pH＜7.25持续2小时及以上，并伴有低血压；⑤持续进展的肺动脉高压，伴右心功能不全或需要大剂量血管活性药物支持。

儿童适用于呼吸支持的情况：①严重呼吸衰竭导致PaO$_2$/FiO$_2$＜60～80mmHg或氧合指数＞40（儿童无持续时间推荐，参考成人标准PaO$_2$/FiO$_2$＜60mmHg持续3小时以上

或PaO_2/FiO_2＜80mmHg持续6小时以上）；②常频机械通气和（或）其他形式的挽救性治疗（如高频振荡通气、吸入一氧化氮、俯卧位通气等）无效；③高呼吸机压力参数[如平均气道压常频通气时＞20～25cmH_2O（$1cmH_2O=0.098kPa$）或高频通气时＞30cmH_2O或有医源性气压伤表现]；④通气衰竭，给予适当的通气治疗等综合管理，仍存在严重、持续的呼吸性酸中毒（如pH＜7.1），或同时存在缺氧。

三、体外膜肺氧合禁忌证

1. 绝对禁忌证 即致命的染色体异常（如13-三体综合征等），严重的不可逆脑损伤，出生胎龄＜30周或体重＜1kg，无法控制的出血及慢性、恶性疾病终末期。

2. 相对禁忌证 即免疫抑制状态、异基因骨髓移植、慢性多器官功能衰竭、无法纠治的心脏畸形、心肺复苏超过60分钟等。

四、体外膜肺氧合介入前评估

ECMO的介入时机选择应根据各中心的具体情况而定，呼吸机治疗管理经验、ECMO管理经验等都要作为考虑因素，ECMO前评估时应以好的临床结果为重要考虑。

五、体外膜肺氧合运行管理

（一）耗材准备

动力泵控制患者所需的血流量，有不同的设计可供选择，如滚轴泵和离心泵，其中离心泵是目前使用最多的。离心泵通过磁力驱动泵转子并具有轴向控制，通过高转速在泵头中心位置产生负压；血液则通过侧孔排出。所有的离心泵都有特定的控制台，以确保泵的运行，每个都有特定的监控和安全功能（流量、气泡、压力、视觉和听觉警报）。大多数离心泵都有备用电池。任何情况下都应该有备用的泵头（手动泵、备用电机或备用控制台）。如果需要进行ECMO转运，则需要一个安全的可转运的系统。离心泵的性能与转速相关，并依赖于前负荷和后负荷。低流速离心泵最高血流速度为2L/min，适用于新生儿和小体重患儿，但国内暂无法提供。现阶段使用的是高流速离心泵，最高血流速度为8～10L/min。氧合器面积、制作工艺等决定了氧合器的最大氧合能力，即"额定血流"。ECMO辅助的最大血流需要低于"额定血流"以保证疗效。聚氨酯氧合器使用寿命较短，推荐使用聚甲基戊烯氧合器。根据患儿血管粗细和预估流量选择型号适合的ECMO血管插管。型号14F及以下的血管插管用于颈部血管；型号15F及以上的血管插管一般用于股血管，特殊情况下也可用于颈部。双腔静脉-静脉导管用于体重5kg以上患儿，因置管方便快速，有效减少再循环，被认为是较为理想的VV-ECMO血管插管。ECMO管路中国仅有1/4in和3/8in（1in=0.0254m）两种，应根据患儿的年龄、体重和实际连接的血泵、氧合器等耗材进行选择。

（二）EMCO循环管路建立

ECMO回路由离心泵、膜肺和加热水箱3个主要部件组成。静脉血液被引出，然后通过循环温水加热（通常集成在膜肺），经过膜肺，然后血液被泵入患者体内。经过循环氧合后的血液可以返回动脉（VA-ECMO或VV-ECMO）。除套包外，自行组装的系统需要以最短的管路长度达到治疗及必要的移动、转运需求。不同型号的氧合器、血管插管、泵头的连接口大小不同，需要匹配相应的管路。尽量减少接头的使用以减少血细胞破坏、局部血栓形成。使用鲁尔接口的接头完成排气、血标本采集、用药、管路压力监测、连续性肾脏替代治疗（continuous renal replacement therapy,CRRT）等多项功能。VA-ECMO管路通过2个Y形接头在靠近患儿端动静脉管路间连接一路桥路，实现全部或部分自循环，用于自循环、运行时分流及进行撤机试验。ECMO环路连接完毕首先完成晶体预充，多选择醋酸林格液、乳酸林格液等与人体细胞外液相似的等渗晶体液。根据氧合器、泵头、管路长短等估测预充容量。依患儿体重加入适当白蛋白、红细胞、血浆等，以防血液成分过度稀释。根据血细胞比容（hematocrit，HCT）的目标值（0.30～0.40），添加浓缩红细胞{[目标HCT×（血容量+预充量）-患儿HCT×血容量]/红细胞HCT}。环路连接患儿前，依预充液的血气分析，补充碳酸氢钠、钙剂等，使预充液内环境接近人体生理水平。

（三）ECMO插管部位

VA-ECMO用于急性心力衰竭、心脏不能维持身体灌注和代谢需求者。VV-ECMO可用于新生儿和一些幼儿的呼吸支持，也可用于儿童和成人呼吸循环衰竭。由于适合新生儿双腔插管的短缺，以及新生儿静脉内径小所带来的插管困难，大部分中心采用新生儿VA-ECMO支持。

VA-ECMO插管部位：①颈部插管。将静脉插管插入右侧颈内静脉，将动脉插管插入右侧颈总动脉。对于较大的儿童患者和（或）成年患者，可以使用另一种插管策略，使用颈内静脉引流静脉血液，右锁骨下动脉或腋动脉输送氧合血液。还可以使用锁骨下静脉或腋静脉插管技术作为替代，这是因为它允许增加患者的活动度，同时减少腹股沟插管的并发症，同时保留颈动脉（图19-1）。②中心插管。中心插管包括右心房直接静脉插管和升主动脉直接动脉插管，主要用于手术中不能脱离体外循环（cardiopulmonary bypass，CPB）者。CPB用于心脏外科手术期间的短期心肺支持，使用储血器及开放管路，便于药物和容量管理。ECMO可长期使用，采用封闭式配置。CPB和ECMO之间的转换可以使用现有的套管进行。在脓毒症等临床情况下，中心插管可获得更高的血流量，以充分支持患者的代谢需求。与外周VA-ECMO相比，中心插管可以实现更理想

的引流，从而更好地减轻心脏负荷（图19-2，图19-3）。③股静脉和股动脉插管。30kg以上的儿童使用VA-ECMO，通常选用股静脉和股动脉插管。使用股动脉插管，理想状况下应放置一个通向该肢体远端的再灌注导管，以防止肢体缺血，除非插管是使用移植物技术进行的，可以确保有足够的血液流向下肢。ECPR时，由于插管的干扰较少，无须停止胸部按压，经皮插管或切开插管均可获益。由于双循环（自身输出量和ECMO输出量），上半身和下半身之间总会有一定程度的氧合差，这取决于自然左心室和肺功能的状态。当自然的肺功能很差，而左心室收缩能力正在改善时，这种情况会变得更加明显。应评估这种经自体心脏输出的未氧饱和的混合血，因为它可能导致心肌和（或）脑缺血。确保动脉导管放置于右上肢（首选右桡动脉置管），脑氧仪和（或）脉搏血氧饱和度仪与动脉导管放置位置一致非常重要（图19-4）。

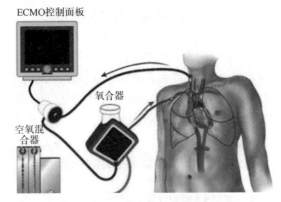

图19-1 颈内静脉-锁骨下动脉插管

VV-ECMO插管部位：①单部位插管。双腔导管插管顶端在右心房；血液通过上腔静脉（superior vena cava，SVC）和右心房（right atrium，RA）引流，氧合后的血液回流到右心房，血流经三尖瓣进入肺动脉（pulmonary artery，PA）。Bicaval导管插管尖端位于下腔静脉（inferior vena cava，IVC），血液通过IVC/SVC引流，氧合血回流右心房，血流朝向三尖瓣

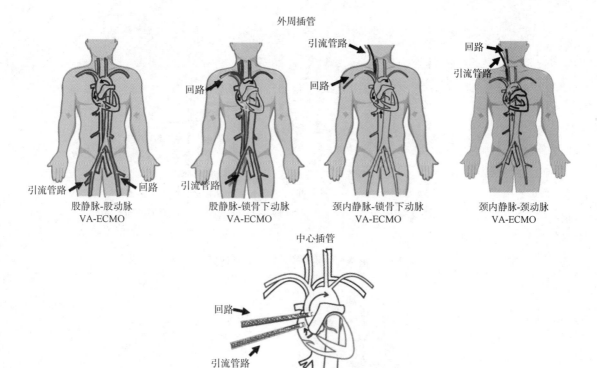

外周插管

引流管路　回路

引流管路　回路

回路　引流管路

回路　引流管路

股静脉-股动脉
VA-ECMO

股静脉-锁骨下动脉
VA-ECMO

颈内静脉-锁骨下动脉
VA-ECMO

颈内静脉-颈动脉
VA-ECMO

中心插管

回路

引流管路

右心房-升主动脉
VA-ECMO

图 19-2　VA-ECMO 插管策略

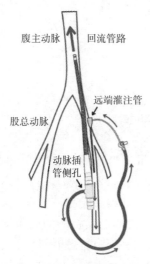

腹主动脉　回流管路

远端灌注管

股总动脉

动脉插管侧孔

图 19-3　VA-ECMO 动脉插管与远端灌注管

回流到肺动脉。双腔插管直接置于肺动脉主干内，此时静脉血从右心房引出，氧合血直接回输到肺动脉内（图19-5，图19-6，附页彩图19-5，附页彩图19-6）。②双部位插管。股静脉/颈静脉，从股静脉引流，回流到颈内静脉；或从颈静脉引

流，血液回流到股静脉。股静脉/股静脉，在股静脉分叉处用较短的插管引流，在右心房或下腔静脉用较长插管回流。股静脉/肺动脉，经股静脉置入右心房的插管用于引流，另一根直接置入肺动脉的插管或经皮（经右颈内静脉）置入肺动脉主干内的插管回输氧合血液。

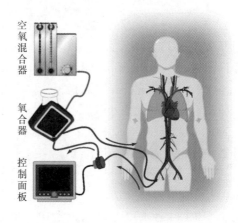

空氧混合器

氧合器

控制面板

图 19-4　静脉 - 动脉（V-A）

股静脉 - 股动脉置管

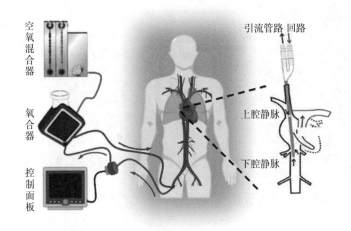

图 19-5 静脉 - 静脉单根置管（右颈内静脉）

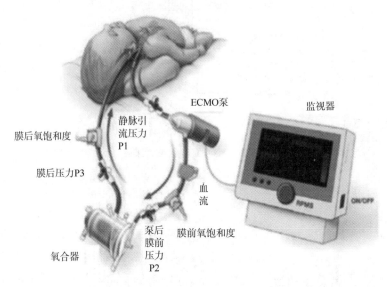

图 19-6 小儿静脉 - 静脉单根插管（右颈内静脉）

1. 抗凝管理 ECMO抗凝首选持续泵注普通肝素，需要个性化使用；ACT和活化部分凝血活酶时间（activated partial thromboplastin time，APTT）为首选抗凝监测指标；发生肝素抵抗或肝素诱导的血小板减少症（heparin induced thrombocytopenia，HIT）时，停用普通肝素，选用直接凝血酶抑制剂。

普通肝素首剂2小时后监测ACT，下降到300秒后给予普通肝素持续泵注。起始剂量为5～10U/（kg·h），维持剂量为10～50U/（kg·h）。ECMO血流量较低时适当提高普通肝素用量。出血难以控制时可12小时或更长时间不用普通肝素。保持血小板计数＞$100×10^9$/L，纤维蛋白原＞1.5g/L，减少出血风险。国内普通肝素抗凝的监测指标仍首选ACT和APTT，同时推荐联合抗 X a和血栓弹力图（thromboelastography，TEG）等。ACT易受凝血因子活性、血小板数量和功能等多种因素影响，控制在180～220秒。APTT可参考成人指标维持在基础值的1.5～2.5倍。抗 X a与普通肝素的相关性优于ACT和APTT，维持抗 X a水平300～700U/L。TEG可实现精准抗凝。普通肝素的抗凝作用受体内抗凝血酶Ⅲ（antithrombin Ⅲ，AT Ⅲ）活性水平（正常80%～120%）影响，儿童AT Ⅲ低，易发生普通肝素抵抗。普通肝素剂量至35～40U/（kg·h）仍无法达到目标ACT值，并AT Ⅲ活性值低于30%～50%或含量低于（0.5～0.7）×10³U/L时，输注重组AT（50U/kg）或新鲜冰冻血浆，维持AT Ⅲ活性高于80%（新生儿）和100%（婴幼儿和儿童）。发生肝素抵抗、HIT时，儿童比伐卢定起始剂量0.05～0.50mg/kg，维持剂量0.03～0.10mg/（kg·h）；阿加曲班维持剂量0.5～1.0μg/（kg·h），均根据APTT滴定目标值至基础值的1.5～2.5倍。ECMO期间不推荐使用低分子肝素抗凝。

2. 营养支持　血流动力学稳定后尽快启动营养治疗，首选肠内营养，营养不良或单靠肠内营养无法实现营养目标时，加用肠外营养。遵循危重症患儿临床营养指南，ECMO治疗48小时之内，评估血流动力学稳定即应尽快启动营养治疗，用Schofield公式评估能量需求，首选肠内营养。第1周结束时应实现至少2/3的日常目标能量，最低蛋白质摄入量1.5g/（kg·d）。无法实现营养目标时，加用肠外营养。氧合器工艺改善，抗渗漏性能增强，静脉营养中可添加脂肪乳剂。

3. 抗感染治疗　动态监测生物标志物和微生物培养指导抗菌药物管理，降低耐药菌感染发生率及ECMO期间对抗菌药物进行血药浓度监测，指导抗菌药物剂量调整。ECMO期间的感染是必须预防的严重并发症，尚无充分证据支持常规预防性使用抗感染药物，但中心插管患儿可酌情考虑。白细胞计数、C反应蛋白、降钙素原等生物标志物的动态变化可能对ECMO期间感染的诊断有一定提示意义，建议每天监测1次。常规每周进行血培养或其他标本培养，结合生物标志物的变化，指导抗菌药物合理使用。ECMO环路尤其是氧合器可通过对抗菌药物的吸附、增加表观分布容积、减少药物的清除等途径对药代动力学产生一定影

响。有条件的单位对抗菌药物进行血药浓度监测，指导剂量调整。

4. 脱机和拔除插管　①撤离ECMO：减少对患者的支持量，以确定患者是否准备好撤离。ECMO撤离时，必须了解制造商建议的通过氧合器的最小流量。为了达到制造商指示的最小流量，可以打开桥管（如果适用）或在回路中添加分流器，这将增加通过氧合器的血流量，同时维持低流量血液流向患者体内。②VA-ECMO：在VA-ECMO撤机行低流量试验时，考虑额外抗凝或增加抗凝水平，以防止血栓形成。根据所在机构的流程，在低流量试验期间逐渐撤机，不要让血流量低于推荐的低血流量限值的时间长于必要。也可以使用泵控制的逆流试验。新生儿和儿童患者拔管前可考虑进行短暂的夹闭试验。③VV-ECMO：关闭通向氧合器的气流，可以断开气体管路，以确保膜肺处不会发生气体交换。因为没有向患者提供心脏支持，VV模式时夹闭试验不需要阻断血流。断开气流通常至少需要持续几小时，以确保患者对拔管的耐受性。

5. ECMO并发症预防和处理　ECMO并发症分为机械并发症和患者并发症。并发症重在预防，应常规巡检，及时发现。机械并发症主要有泵失灵、氧合器故障、血栓、气栓、插管脱出等，需要紧急处理。总体原则即先靠近患儿夹闭灌注管并停泵。一组人员处理患儿，即行CPR、提高呼吸机参数、进行抗休克治疗等；另一组人员解除设备故障，更换系统或耗材，必要时重新置管。患者并发症可发生在躯体各个系统，其中出血最为常见。

设备及管路并发症如下。

（1）体外环路血栓形成：儿科血栓并发症发生率为1%～13%，其中氧合器、储血囊和动脉过滤器等处发生率较高。虽然ECMO通过抗凝剂拮抗血液接触体外循环管壁后产生的凝血激活反应，但抗凝剂抗凝或管壁肝素涂层均不能完全预防血栓形成。易出现血栓的是血流迟滞的管路部位，如氧合器、桥路、管道

接口等处。这些部位在ECMO运转后数小时开始颜色变暗，管路及管道接口处管壁的血栓很容易被发现。在没有明显肉眼血栓及氧合器异常的情况下，可以继续观察。管壁血栓很小时不会对患者造成明显损害。氧合器血流入口及出口压力差变大提示氧合器可能已有血栓形成。有较大血栓形成时还会出现明显溶血、贫血、凝血因子持续消耗及肉眼血栓。此时应考虑对ECMO局部单元或全部管路进行更换。在发现微小血栓后，可以通过适当提高抗凝水平（提高ACT目标值）延缓其发展。在离心泵系统中，泵盒内底部血流淤滞部位也是血栓形成的高发部位。目前新一代离心泵（如Rota泵盒）的血栓并发症发生率较以往明显降低。此外，ECMO连续使用后的管路老化也是产生血栓的因素之一。

（2）体外环路气栓：ECMO气栓发生率约为2%，占ECMO并发症的4%。气栓的程度差异很大，大多数气栓为ECMO环路内微小气泡，导致患者气栓并发症很少。如ECMO环路有大量气栓，可直接导致患者出现气栓并发症。VA-ECMO模式下，体外环路气栓会导致患者动脉系统气栓，危害较大。环路内发生气栓的主要原因为管路内出现高负压，或环路管道及氧合器部位破裂导致气体进入血流。大量气栓一般与机械故障有关。滚轴泵ECMO系统中采用储血囊自动伺服控制系统控制负压段压力。此外，负压段管路的侧孔三通也是气栓容易发生的部位。ECMO氧合器发生气栓现象极少，但当氧合器供气压力过高也可导致氧合膜破裂及气栓。

（3）氧合器故障及渗漏：氧合器是故障率较高的ECMO单元。北美国家大多使用硅胶膜式氧合器，多年来氧合器故障率仅为6%。亚欧国家应用聚丙烯及聚甲基戊烯氧合器较多，其故障发生率为6%～18%。中空纤维膜式氧合器中，新型聚甲基戊烯氧合器的故障率较低。而聚丙烯氧合器故障率较高，主要表现为血浆渗漏。氧合器使用老化表现为氧合能力

下降，在纯氧条件下氧合器输出氧分压低于300mmHg（1mmHg＝0.133kPa）时需要更换氧合器。氧合器内血栓问题至今仍未解决，后者也是氧合器故障及需要更换的主要原因。聚丙烯中空纤维膜式氧合器使用寿命较短，会导致更换频率增高，会造成患者血浆丢失量增加，操作感染概率增高，以及预充、转接氧合器等工作量增加。

（4）ECMO管路破裂：机械并发症中管路崩裂很少见（占0.3%）。环路管道破裂的严重后果为引起患者急性失血、气栓、休克等，同时患者会被迫暂停ECMO支持。环路管道中除氧合器、泵管（滚轴泵）或泵盒（离心泵）外，均为聚氯乙烯材质制成。管路虽然具有较好的韧性及弹性，但在反复碾磨或钳夹或持续高压冲击下，仍可能出现接口松动脱开或管壁破裂。滚轴泵泵管在工作时会被滚柱持续反复碾压，是出现崩裂的高危部位。该部位一般采用韧性更好的专业泵管，同时定时（100小时左右）移动泵内受碾压段管路（也称为"walk"），以此预防管路崩裂。离心泵虽不含泵管，但离心泵泵盒出现碎裂也可产生类似结果。ECMO经常需要钳夹的管道部位（如桥路）使用保护性管夹可以起到保护管壁、降低管道裂损的作用。此外，ECMO环路内有多处管路连接的接口，这些接口与管道连接后其交汇部分用扣带环扎能够防止接口处在高压下出现液体渗漏及连接处脱开。在实际应用中，控制ECMO管路系统内部压力，保持管道安全位置也是防止崩管或管路脱开的有效措施。当出现管路可疑破裂前兆时，应考虑立即更换单元或环路系统。

（5）动静脉置管并发症：ECMO运转时的导管问题有导管梗阻、导管脱出、血管损伤及导管处出血等。报道中发生率为5%～15%。导管梗阻原因有导管扭折、血栓形成、导管位置不佳等。导管位置及梗阻问题可用插管中超声定位、良好的导管固定及抗凝剂维持来解决。ECMO插管后的导管位置应通过X线摄片

或心脏超声进行确认。判断插管位置良好以能满足目标血流[100~150ml/（kg·min）]为标准。动脉端导管回输压很高提示可能存在导管扭折、导管位置不佳或导管内血栓形成。在采用肝素涂层导管后，导管内血栓形成现象已很少见。外科置管的严重损伤很少，最严重的并发症为静脉撕裂及动脉内膜分离。前者会引起大出血，并给ECMO治疗及抗凝治疗造成困难，后者可导致动脉导管插入动脉壁夹层，导致致死性主动脉内膜剥离。动静脉导管意外脱出是很罕见的并发症。动静脉导管脱管造成的后果为失血性休克或气栓等，这些后果足以导致患者死亡。在预防方面应确保导管固定良好，外部导管固定及走行位置合理，导管深度需要记录及监测。儿科患者还需要注意适当镇静药维持及物理束缚，防止自行意外拔管。在移动患儿时应特别注意导管位置。

（6）ECMO设备故障：最新ECMO设备在设计时已充分考虑运行的安全性及耐久性，一般使用中较少出现严重问题。由于ECMO设备中的电力及气源主要依靠外部供给，一旦这两方面出现问题会直接影响ECMO的正常工作。一些设备中设有内部蓄电池，可以在停电时临时进行电源接力。ECMO加热水箱的电功率要求较大，停电时需要外配大容量备用不间断电源（uninterruptible power source，UPS）提供电力。外接UPS电池一般用于ECMO转运，平时需要处于常充电状态，因为当电池耗竭或处于未充电状态下，停电后UPS将无法正常工作。当遇到停电及没有电池接力的情况，可以使用ECMO机配手摇杆（滚轴泵）或手动泵（离心泵）维持ECMO血流运转。ECMO设备一般都配备手摇柄/手摇泵，操作简单，在应急时可以随时取用。人力泵驱动时需要参照患儿原先设定的血泵转速，以此为目标进行操作，同时观察转流效果，包括血流色泽、血压及储血囊容积（仅滚轴泵）等。

（7）其他设备单元故障：ECMO环路各设备单元也会出现故障问题，如热交换单元出现血流阻塞、血栓形成、测温感应器失灵及接口渗漏等。动脉过滤器是一些ECMO中心使用的环路器材，在血栓形成时会发生明显血流阻塞表现。ECMO其他组件也存在磨损故障问题，如环路侧支中的三通开关磨损、侧支管路频繁夹闭等均可能导致故障或损坏。在处理可疑异常的组件时一般应考虑立即更换损坏的组件，防止发生故障及管路破裂导致的严重后果。

6. 患者并发症

（1）出血并发症：ECMO患者在治疗中常存在伤口及穿刺部位局部少量出血（6%~16%），其原因主要与肝素抗凝、血小板消耗及局部损伤等因素有关。少量出血一般通过输注血制品及局部处理可以缓解。内脏出血等一些活动性出血虽然不多见（1.1%~3.9%），但一旦出现，会导致大量失血甚至休克。治疗操作的一些创口也可能是这类出血的部位之一。这类出血的处理有一定困难，临床重点应放在预防。ECMO期间应减少或避免深部穿刺或动脉穿刺。对于一些无法回避的有创操作，不应选择无法压迫止血的部位。对于ECMO中出现的气胸患儿，应避免胸腔穿刺，因后者很可能导致患儿由气胸转为血胸。ECMO气胸的正确处理为降低呼吸机压力或停止正压通气。对于有活动性出血的患儿，可增加输注凝血因子（包括血小板、纤维蛋白原、新鲜冰冻血浆等）、抗纤溶药物等提高凝血功能，暂时降低抗凝水平（降低ACT值）或停用肝素。体表创面出血可以附加沙袋或绷带压迫止血。仍无法止血时可考虑外科手术缝扎止血。严重出血病例还可考虑联合使用重组凝血因子Ⅶ，或及早撤离ECMO。有报道重组凝血因子Ⅶ在有效止血的同时也可能造成患者血栓形成甚至死亡，选用时应慎重。ECMO管路老化后管壁血小板聚集及凝血激活形成弥散性血管内凝血也是导致出血的原因之一。弥散性血管内凝血常继发于ECMO管路老化、使用非抗凝管路、使用无肝素ECMO，或抗凝剂量不够。弥散性血管内凝血患者一般表现为血小板计数降低，出血倾向，C反应蛋白和D-二聚体升高，ACT结果波动或升高，ECMO管路可见多处血栓形成。管路老化问题一般通过更换全部ECMO管路系统及补充血制品等方法解决。

（2）继发感染：由于患者虚弱、插管创面和长时间进行体外循环，其感染危险性随着治疗时间延长而增加。ELSO报道的小儿总感染率为6%～17%。一些患者在ECMO治疗中会出现肺部或血流感染。感染病原通常为葡萄球菌、假单胞菌和真菌。由于患者通常无典型感染的临床表现，治疗期间需要结合病情定期进行血液细菌培养和监测。对怀疑或确诊感染者给予相应抗生素治疗。有报道ECMO治疗7天内的感染率为6%，30天以上的感染率可达30%，总体平均感染率为12%。感染高危因素有ECMO治疗时间长、有免疫耐受或慢性基础疾病等。ECMO患者一旦出现感染，很容易发展为多器官功能衰竭。病原感染途径除从ECMO系统侵入外，也可能来源于其他途径，如肺炎、尿路感染等。许多ECMO中心将预防性抗生素应用列入ECMO诊疗常规，包括开胸ECMO置管和使用心肺外复苏器的患者。但这一措施尚无研究证据支持其有效性。

（3）溶血并发症：ECMO患者中溶血情况很常见，一般呈缓慢渐进性，程度不严重，患者没有明显肉眼血尿及黄疸等症状，血浆游离血红蛋白低于50mg/dl。这些患儿临床上不需要特殊处理。这类溶血主要由ECMO体外机械因素造成。当患儿出现感染、肝功能损害、体外环路极端负压或血栓形成时，可出现急性溶血（9.6%～10.7%）。临床表现为血红蛋白尿、黄疸及进行性贫血。也有报道离心泵ECMO系统高速运转也可引起显著溶血。如溶血程度严重，可能会并发肾衰竭或多器官功能衰竭。针对严重溶血的处理包括原因处理及对症处理。有血栓及管路问题时应立即给予更换。对症处理包括碱化尿液及输血。急性溶血合并肾功能不全时可给予血液净化治疗。在

ECMO日常管理中，保持环路内无血栓状态、静脉引血通畅、减少ECMO血流波动等措施均有助于预防和减少严重溶血。

（4）神经系统并发症：以新生儿颅内出血报道最多，发生率达9%～10%，高于儿童及成年患者。新生儿脑血管与周围脑组织的压力差升高容易导致小血管破裂及出血。新生儿重症患儿常存在酸中毒、缺血缺氧、CO_2潴留、脓毒症、凝血功能障碍、血小板减少、静脉压升高、惊厥、产伤等问题，以及快速输注各种胶体或高张液，这些均使新生儿颅内出血的危险性增高。年龄因素中早产儿颅内出血危险性最大。新生儿呼吸窘迫综合征使用机械通气治疗也是颅内出血的高危因素。与ECMO治疗相关的高危因素包括颈动静脉结扎、肝素抗凝及高血压。颅内出血Ⅱ级以上或颅内出血加重是目前新生儿ECMO的禁忌证及终止ECMO治疗的指征。

颈动静脉结扎导致的颅内血流改变及脑静脉回流阻力增加是否与ECMO颅内出血有关尚有争论。有报道69例ECMO新生儿中8例右侧颅内出血。但其他一些报道并未发现这一现象。无创脑血流研究也未发现脑血供在右颈部血管结扎后出现异常。右侧大脑可以通过大脑动脉环从左侧得到血流。也有学者认为颅内出血主要与原发病有关，而非ECMO所致。ECMO后手术进行颈动脉修补同样存在脑部并发症风险。修补后动脉可能再度出现狭窄、血栓形成或因此再次手术。也有研究报道持相反意见。

新生儿ECMO中高血压是颅内出血的危险因素，有报道认为新生儿ECMO期间收缩压高于90mmHg的颅内出血发生率达44%，严重颅内出血发生率达27%；在降压处理后颅内出血发生率显著降低。

ECMO中普通肝素剂量一般为30U/（kg·h），持续滴注，维持ACT目标值在180秒左右。虽然肝素不直接导致颅内出血，但会使颅内出血部位出血加重。ECMO治疗期间为

降低颅内出血风险，患儿血压、血氧、酸碱平衡、ACT水平需要保持稳定，并适量补充凝血因子及血小板。ECMO上机前，在病情允许时应常规行颅脑影像学检查以鉴别是否有原发性颅内出血。对于ECMO中发生颅内出血的患儿，应降低肝素剂量以降低ACT水平，提高血小板至$125×10^9/L$以上，并考虑及早撤离ECMO，改用呼吸机高参数支持。

VV-ECMO患儿神经系统并发症发生率较低。VV-ECMO和VA-ECMO患儿惊厥、脑梗死发生率分别为6%和13%及9%和14%。但VV-ECMO患儿通常病情相对较轻，两者的可比性存在质疑。

新生儿以外的ECMO患儿的神经系统并发症并不多，对于有出血并发症的患儿，处理方法与新生儿类似。对于难治性休克、低氧血症、心搏骤停患者，应及时实施ECMO支持，防止缺血缺氧性脑损伤及器官功能衰竭引起的颅内继发性出血。

（5）肾脏并发症：ECMO开始后24～48小时患儿尿量减少很常见，症状一般为一过性，之后尿量恢复正常。尿少可能与ECMO导致体内血流分布改变、存在动脉导管未闭或原发疾病有关。如肾功能持续不改善，需要考虑是否存在血流灌注不足。ECMO流量不足、心排血量不足及血容量不足均会导致肾灌注不足。合并急性肾小管坏死的患儿表现为持续少尿，同时伴血清尿素氮、肌酐升高。对于有持续无尿、氮质血症、血容量过多、高钾血症等表现的患儿，可以很方便地在ECMO机上接入血液净化治疗，帮助清除体内过多的液体及维持内环境平衡。对于有消化道出血的患儿，血液净化治疗应慎重。

（6）心血管并发症：体循环血流动力学在VA-ECMO模式下出现不稳定现象很少。即使出现，一般均与血容量不足、导管易位和ECMO管路系统故障等因素有关。有报道严重窒息、低钙血症新生儿在ECMO中仍可出现低血压或心肌顿抑（myocardial stunning，

MS）。在严重心脏病患儿中，VA-ECMO支持下的基础心功能低下症状常被ECMO支持掩盖，在ECMO撤离时这些症状才会表现出来。在VV-ECMO模式下，患儿血流动力学的异常表现能够较真实地反映患儿的实际心功能状态。

（7）预后和随访：儿童时期危重疾病的幸存者有重大的医疗、发育、社会、情感和身体需求，而接受ECMO支持的儿童通常是这些患者中病情最严重和最脆弱的儿童。最新的ELSO注册中心国际汇总数据报道，新生儿和儿童ECMO后的生存率为42%～73%。因此，随着全球ECMO使用率增加，ECMO幸存者的数量不断增加。然而，长期的医疗和神经发育结局仍然值得关注，特别是在某些诊断组，如先天性膈疝（congenital diaphragmatic hernia，CDH）及严重的先天性心脏病。如果这些问题没有得到适当的识别和管理，那么随着时间推移，它们可能会演变为显著的长期神经心理后遗症，对这些儿童的健康、教育和融入社会具有广泛的影响。

1）喂养困难：在撤离ECMO治疗后，影响患儿转出ICU的一个重要因素是经胃肠喂养是否成功。一般ECMO患儿出现喂养问题情况较少。一些ECMO患儿撤机后早期存在喂养困难的主要原因：呼吸困难影响进食，中枢性吸吮吞咽运动障碍，无饥饿反应，颈部伤口疼痛或气管插管损伤疼痛，ECMO插管时迷走神经损伤等。CDH患儿ECMO后出现喂养问题较多。CDH患儿常有前肠异常蠕动、胃食管反流、胃排空延迟，导致喂养困难。一些患儿可能需要长时间经鼻胃管管饲，或胃造瘘喂食。少数需要行胃底折叠术、幽门成形术等治疗干预。虽然大多数患儿后期躯体生长正常，但出现生长障碍情况与正常对照组之间存在明显差异，如ECMO治疗后婴儿头围低于第5百分位者达到10%。小头围通常还与严重后遗症有关。小头围者在5岁随访时大多存在严重残疾。少数头围增大者为新生儿期颅内出血后的继发性脑积水。ECMO患儿躯体生长落后主要

见于CDH和严重慢性肺疾病。

2）慢性肺疾病：许多ECMO存活患儿在之后2年内会因呼吸系统疾病再次住院。在ECMO后5年随访中，患肺炎平均次数为正常对照儿童组的2倍（25% vs 13%），ECMO后肺炎患儿约有50%需要再次住院治疗。新生儿CDH与后续发生的慢性肺疾病有关。ECMO治疗前的机械通气和肺损伤也可能是导致患儿后期慢性肺疾病的发病原因之一。一些CDH患儿脱离ECMO后仍需要支气管扩张剂、利尿剂及氧疗等维持治疗。部分患儿出院时仍需要吸氧，其氧依赖的主要原因是肺动脉高压。新生儿低体重和ECMO前机械通气天数也与患儿28天时的氧依赖有关。新生儿严重呼吸衰竭在出生96小时以后开始ECMO治疗者，出生体重2.0～2.5kg的ECMO患儿发生慢性肺疾病危险度高于正常体重患儿。

3）神经运动发育异常：新生儿期ECMO治疗存活患儿在5岁随访时，50%患儿神经系统发育正常，没有生长迟缓、癫痫或脑瘫。其余随访儿童存在不同程度残疾。17%存在严重残疾，13%智商低于70，6%存在运动障碍，5%听力障碍，2%出现继发性癫痫。患儿家长中60%认为自己孩子存在行为功能障碍。另一项95例新生儿ECMO 5年后问卷随访结果显示：42%健康情况较差，这些患儿的动作能力、体能、行为及认知功能均明显低于正常儿童。其中低胎龄低体重患儿群体残疾情况较严重，以神经感知残疾为主。英国的一项56例ECMO新生儿7年随访分析显示，55%无明显异常表现，其余存在不同程度神经损害征象。该组病例与非ECMO患儿比较分析后未发现两组间有显著差别，由此推测神经损害主要与新生儿期的原发疾病及并发症有关。

ECMO患儿的随访频次分别为出院时、出院后2～6个月、1年、2年、3年、5年各1次。出院时评估包括体格检查、神经系统检查和影像学检查，如CT或MRI、脑干听觉诱发电位、脑电图、脑血流等。如评估正常，患儿在出院6个月内首次随访。若异常，则出院2个月内随访。出院后随访内容包括原发病转归、体格检查和神经系统检查、神经发育评估、行为听力评价、视觉运动整合、语言筛查、社会适应能力评估等。

4）从ECMO中心出院前的神经系统评估：ECMO前（如心搏骤停）有任何神经并发症危险因素的患者进行MRI检查，包括ECMO前/后有任何急性神经事件（如临床或亚临床癫痫发作）的患者。每个新生儿在出院前也应该考虑进行脑MRI检查，因为新生儿的癫痫发作等神经系统事件表现不明显。建议实施常规新生儿/儿科护理计划，以建立持续护理并将患者交接给二级护理提供者。例如，神经发育评估计划，可能包括物理治疗、职业治疗、言语和语言治疗；听力评估/听力测试；营养评估和饮食计划；为家庭提供心理和社会支持的计划；家庭教育；社区教育。

5）神经系统评估和影像学检查：所有撤机和出院的儿童都应进行常规神经系统评估。建议ECMO后进行MRI检查，用于识别临床未识别的脑损伤，对不良神经预后的高风险患者进行分类，进行更密切的神经随访，尤其是患有先天性心脏病的儿童。在一项对81名在出生第1周接受ECMO支持的新生儿的研究中，这些新生儿在平均年龄26天接受了常规脑MRI，显示37例（46%）有神经损伤的影像学证据；然而，他们没有进行神经发育测试。此外，在一个2个中心的研究中，在ECMO期间或ECMO后6周内出现颅脑超声扫描（ultrasound scan, USS）、CT和（或）MRI等新的神经成像异常，与VABS-Ⅱ评分<85分或ECMO后12个月内死亡相关。各种因素会影响MRI的检查结果，包括儿童的年龄、受伤后的扫描时间、损伤的类型、应用治疗性降温，甚至MRI方法和使用的序列。尽管撤机后MRI的最佳检查时机尚不清楚，但出院前或出院后，MRI扫描的时间应避免在缺血损伤后2～14天的"假肿瘤化"。随着MRI的进展，

MRI方法和序列需要标准化，以提高数据采集的一致性，并为未来研究提供统一标准。MRI的敏感度和特异度高，不会产生辐射；然而，仪器是否可用、通气患者能否接受麻醉，以及撤机后转移到二级医疗机构治疗等因素，导致能否统一进行MRI检查取决于各个ECMO中心。在有证据证明常规强制性ECMO后MRI之前，临床医师应关注心搏骤停、癫痫、颈动脉插管方法、ECMO手术后支持的儿童中央插管、任何异常的神经检查或成像（USS/头颅CT）和EEG表现。新生儿脑病婴儿出生后，前2周的光谱检查结果与2年的神经发育结果显著相关。此外，8～16岁新生儿ECMO幸存者的晚期脑MRI成像显示海马体体积减小和记忆障碍。

6）持续的护理和二级医疗机构的参与：接受ECMO治疗的儿童在出院前，可能会从ECMO中心转至二级医疗机构，应制订出院后的持续护理计划。出院前，ECMO中心应开始与相关医疗机构的医师进行沟通，以便继续进行常规儿科护理和特定的ECMO后管理。

7）家庭教育：对患儿父母宣教，告知患儿潜在的后遗症，以及一些ECMO幸存者可能遗留神经发育缺陷，如不明原因的生长发育不良、运动耐受性降低，或神经发育问题，如笨拙、学习表现失败、行为问题、注意力受损、注意力困难或记忆问题，并且一些缺陷只会随着年龄增长才表现明显，早期识别和干预对优化预后至关重要，进而使其了解随访的重要性。

8）社区教育：在英国最近的一项研究中，家长强调了在社区中进行有结构化的随访和支持的必要性，以及与全科医师/家庭医师、社区专业人员和学校进行教育和分享有关ECMO信息的重要性。社区中的专业人员与家庭关系密切，初级和二级医疗机构对其提供关于ECMO后医学和神经发育随访的相关信息非常重要。

ECMO团队由多学科组成，其中ECMO协调员负责联络及具体工作安排，团队成员需要接受定期专业培训，需要加强ECMO质量管理和规范使用，使ECMO能够最大程度地造福危重症患儿。

（许愿愿 金丹群）

一、体外膜肺氧合与急性呼吸窘迫综合征

（一）概述

急性呼吸窘迫综合征（acute respiratory distress syndrome，ARDS）作为疾病并发症的诊断迄今已有50余年的历史。回顾过去的发展过程，其名称经历了数次的改变，如"创伤性湿肺""休克肺""弥漫性肺泡损伤""成人呼吸窘迫综合征"等，直到1992年美国胸科协会（American Thoracic Society，ATS）和欧洲重症监护医学学会（European Society of Intensive Care Medicine，ESICM）联合建议用急性（acute）取代成人（adult），缩写成ARDS，即现在用的"急性呼吸窘迫综合征"名称。随着名称的变化，关于ARDS的诊断标准也不断得到完善。1992年在欧美联席会议（American-European Consensus Conference，AECC）上第一次提出了规范化的ARDS概念和诊断标准，然后被广泛应用于临床。机械通气成为抢救中、重度ARDS患者的重要措施，而小潮气量通气和肺复张策略成为ARDS机械通气支持的基本理念。但应用过程中亦存在争议，如AECC标准未能考虑机械通气及呼气末正压通气（positive end expiratory pressure，PEEP）水平对氧合的影响，未能明确定义急性起病及提出相关危险因素。而治疗方面，不可复张性ARDS成为治疗的难点，病死率居高不下。随着对ARDS临床和基础研究的不断深入，2012年柏林会议提出了新的定义和诊断标准，取消了急性肺损伤（acute lung injury，ALI）的概念及肺动脉楔压（pulmonary arterial wedge pressure，PAWP）的标准，同时进一步完善相关指标，加入最小呼吸机设定条件。柏林定义有助于学术研究，也能提高临床医师对ARDS的认识。

1974年，因一项用于治疗ARDS的前瞻性临床试验，体外膜肺氧合（extracorporeal membrane oxygenation，ECMO）首次引起众多学者关注。该研究比较应用VA-ECMO和传统机械通气治疗严重呼吸衰竭的患者预后，其结果治疗组和对照组病死率都高达90%。笔者认为其原因为VA-ECMO增加了肺栓塞的发生率，以及ECMO支持下呼吸机设置不当致使肺顺应性并无明显改善。实际上，ECMO呼吸支持的意义主要在于利用体外气体交换的优势，让肺休息，避免呼吸机相关性肺损伤（ventilator-induced lung injury，VILI）及VILI导致的系统性生物损伤及多器官功能衰竭。新冠疫情肆虐全球时，再次将ARDS推上了研究的高潮，因为新型冠状病毒感染重症患者被认为是并发了ARDS。在与其做斗争过程中，人们对ARDS的诊疗有了进一步的新认识。至今，ARDS患者接受ECMO治疗的时机尚在争议之中；如何在ECMO体外呼吸支持下，对ARDS机械通气患者实现最好的肺保护仍是巨大的挑战。

（二）ARDS 流行病学

关于ARDS流行病学的大量信息来自LUNG SAFE这项国际多中心前瞻性研究，该研究纳入50个国家的超29 000例患者。结果显示，ARDS占ICU住院患者10%和机械通气患者23%；住院死亡率随着ARDS严重程度加

重而增加，约为40%；而重度ARDS患者的住院死亡率高达45%。据报道，ARDS患者治疗后5年内，仍有明显的生理、心理和认知后遗症，对生活质量有显著影响。

LUNG SAFE研究最重要的结果之一是，约40% ARDS病例没有被首诊医师所明确。对于轻度ARDS尤其如此，被确诊病例的仅占51%；当所有ARDS诊断标准条目都满足时，也仅有34%被明确诊断，这提示在适应性治疗方面存在延迟，特别是机械通气。正因为如此，有些指南推荐的基本治疗措施不再局限于严重ARDS患者适用，而是应用于所有机械通气重症监护患者。

LUNG SAFE研究结果亦显示，所采用的呼吸机设置并没有完全遵循保护性机械通气策略。仅40% ARDS患者测量有平台压（plateau pressure，Pplat）；而在测量有Pplat病例中，仅2/3患者接受了保护性机械通气［即潮气量（tidal volume，VT）≤8ml/kg预测体重（predicted body weight，PBW）和Pplat≤30cmH$_2$O］。分析LUNG SAFE研究结果，PEEP与PaO$_2$/FiO$_2$没有关联；而与之相比，FiO$_2$与SpO$_2$呈负相关，这表明临床医师通过提高FiO$_2$改善低氧血症。另外，仅8%的ARDS患者采用了俯卧位通气，基本上是作为挽救性治疗。

（三）ARDS发病特点

1. ARDS病因　众所周知，ARDS并不是一种疾病，而是一种多种原发病发展而来的临床综合征。引起ARDS的病因包括肺内因素（直接因素）和肺外因素（间接因素）两大类。肺内因素包括重症肺炎、肺挫伤、误吸、肺栓塞、淹溺和有毒物质吸入等；肺外因素包括严重多发性创伤（多发骨折、连枷胸、严重脑外伤和烧伤）、脓毒症、重症急性胰腺炎、休克、大量输注库存血、体外循环、弥散性血管内凝血（disseminated intravascular coagulation，DIC）、药物中毒等。

按照致病原不同，ARDS的病因也可以分为生物致病原和非生物致病原两大类。生物致病原主要包括多种病原体，如病毒、细菌、真菌、非典型病原体和部分损伤相关分子模式（damage-associated molecular pattern，DAMP）和恶性肿瘤等；非生物致病原主要包括酸性物质、药物、有毒气体吸入、机械通气相关损伤等。

2. ARDS肺部病理生理特征　本质上，ARDS是多种炎性细胞（巨噬细胞、中性粒细胞、血管内皮细胞、血小板）及其释放的炎症介质和细胞因子间接介导的一种肺脏炎症过程，可诱导非静水压升高的富含蛋白质的肺水肿。其直接后果是难治性低氧血症、肺顺应性降低、肺内分流和无效腔增加。临床病理方面包括肺泡-毛细血管屏障严重炎症损伤、表面活性物质消耗和肺容积减少。

弥漫性肺泡损伤（diffuse alveolar damage，DAD）是ARDS的病理学本质。电镜下可见损伤的I型肺泡上皮细胞线粒体因嵴被破坏而呈空泡变，内质网扩张，板层小体变性、坏死。发病数天后即可见肺间质内成纤维细胞及II型肺泡上皮细胞大量增生，透明膜极化和胶原沉着，导致肺泡和间质弥漫性纤维化。在ARDS患者的尸检中，DAD是最常见的病理改变，尤其在重度ARDS患者中，DAD比例可达46%。

"小肺""婴儿肺"的概念源于ARDS患者肺部CT的病变影像学特点，肺容积显著缩小如同婴儿的肺；而其他部位肺组织由炎症渗出水肿导致所谓"湿肺"，肺重量增加，且从胸骨到脊柱逐渐叠加，通气逐渐减少以至于肺塌陷，呈现压力性肺不张和晚期吸收性肺不张；部分肺组织发生实变，肺泡被炎性细胞、渗出液所占据，甚至肺纤维化，成为不可复张肺。如此肺部病变的不均一性特点给ARDS患者机械通气的设置带来困难，也正基于此，临床提出了肺保护性（即小潮气量）通气和肺开放策略。

如图20-1所示，可以将ARDS肺看作3种成分的组成，靠近前胸壁的非重力依赖区域的肺泡过度［高通气/血流比值（V/Q）］或正常膨胀（正常V/Q），特别在设置PEEP时更是如此；中间区域的肺泡 V/Q 正常，或同时存在部分 V/Q 稍低的肺泡；而靠近脊柱背部的重力依赖区域的肺主要由塌陷的肺泡组成，一部分在足够压力下可以复张，而亦有部分彻底实变，难以复张。依赖区域 V/Q 趋向0（即分流）。同时，从灌注的角度分析ARDS肺，其特征为血管收缩，合并微血栓形成和毛细血管塌陷，大部分位于依赖区域。血管收缩由通气较差区域的低血氧饱和度混合静脉血所致。在ARDS患者中，类似的生理分流可能与20%～40%的非充气肺组织相关。这里所描述的模型具体在不同ARDS患者可能有很大的个体差异，但它可能是一个有用的模型，便于更好地讨论自然肺和人工肺之间的关系。

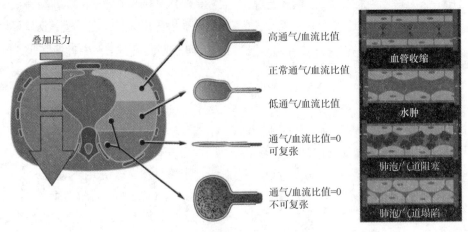

图 20-1　ARDS 肺的代表模型

ARDS病变不均一性的解剖病理生理特点决定了患者气体交换的基本特征，在没有体外支持的情况下，总结如下。

（1）高无效腔通气区域，由非依赖区域典型的高 V/Q，以及可能发生的肺毛细血管中微血栓阻塞导致。

（2）存在的低 V/Q 区域，可能贡献分流的40%，并可以通过增加PEEP而改善气体交换。

（3）存在不同程度的可复张区域，即使被复张，气体量仍然较低。

（4）存在的实变区域，代表静脉血掺杂，即真正的分流。

基于上述模型，在给定氧耗和血流动力学的情况下，纠正低氧血症显然可以采取以下两个步骤。

（1）通过提高 FiO_2 改善低 V/Q 区域导致的低氧。

（2）给予足够的平均气道压（mean airway pressure，Pmean）和PEEP保证陷闭肺泡（至少有部分）开放和通气。

值得注意的是，这两种纠正低氧血症的干预措施本身都不需要机械通气，大多数情况下，只需要简单地通过持续气道正压或高流量氧疗就可以实现。

至于 CO_2 清除，仅仅膨胀肺是不够的。膨胀的区域必须通气，得以保证足够的 CO_2 排出。必须明确膨胀和通气之间的区别。例如，仅需要提供体积等同于从肺泡进入肺毛细血管的氧气，就可以保持肺持续膨胀（类似于窒息通气），但 PCO_2 会持续升高。然而，如果代谢产生的 CO_2 能被人工肺清除，窒息通气下氧合可以无限制延长，让全肺得以休息。因此，提供一根细的管子和与被肺血流量带走的同等体积的氧气，就可以通过持续肺膨胀实现氧合；相反，CO_2 清除需要肺通气。ARDS患者的高无效通气使自主呼吸无法满足 CO_2 清除的高通气需求，此时机械通气替代耗竭的呼吸肌提供通气是必需的，但代价是可能诱发VILI。

（四）ARDS呼吸支持措施

治疗ARDS主要方法包括积极控制原发病、呼吸支持（机械通气）、液体管理及药物治疗等。原发病的治疗是ARDS治疗的首要原则及基础；机械通气主要目的是改善通气、氧合及缓解呼吸肌疲劳并且积极预防和减少VILI。在一些特殊情况下，如气道阻塞、严重肺泡气体交换障碍等可以通过体外循环实现气体交换。实施积极限制性液体管理改善肺水肿。药物治疗主要包括应用β_2受体激动剂、糖皮质激素、白蛋白、一氧化氮（NO）和表面活性物质吸入等，目前尚无确切证据支持这些药物在临床上的常规应用。

柏林定义界定ARDS发病时间在1周内，已知临床发病或呼吸症状新发或加重且合并急性低氧血症[PaO_2/FiO_2（P/F）≤300mmHg]，且机械通气患者PEEP至少5cmH$_2$O，胸部X线片显示的双肺模糊影不能完全用心力衰竭或容量超负荷解释。柏林定义使用P/F区分轻度ARDS（200＜P/F≤300mmHg）、中度ARDS（100＜P/F≤200mmHg）和重度ARDS（P/F≤100mmHg）。图20-2显示根据呼吸窘迫的严重程度对ARDS患者呼吸支持的实施方案。启动一些治疗的决定是在相对"稳定"后做出的，其中包括优化机械通气作为管理的第一步。

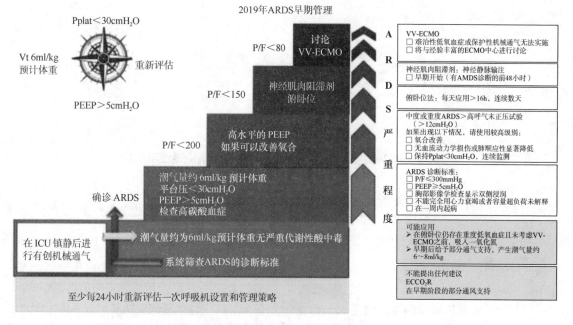

图20-2　ARDS早期管理方案（专家意见）

ARDS. Acute Respiratory Distress Syndrome，急性呼吸窘迫综合征；P/F. partial pressure of oxygen/ inspired oxygen concentration，氧合指数；PEEP. Positive End Expiratory Pressure，呼气末正压；Pplat. Plateau Pressure，平台压；Vt.tidal volume，潮气量；ICU. Intensive Care Unit，重症加强护理病房

1. 机械通气治疗ARDS　过去20多年中，ARDS死亡率下降得益于VILI发生率下降。机械通气并发VILI主要与其导致的容积伤（volutrauma），即与"应力（stress）"和"应变（strain）"密切相关。肺应力对应于跨肺压（transpulmonary pressure，PL），即肺内、外压力差，临床用肺泡压-胸膜压（alveolar pressure-pleural pressure，Plung-Ppl）表示；肺应变是指单位功能残气量（functional residual capacity，FRC）的肺容积变化，有静态（static）

和动态（dynamic）两种情形。

静态肺应变（static strain），指由PEEP的存在所导致的应变，即静态肺应变=V_{PEEP}/FRC。

动态肺应变（dynamic strain），指由潮气量引起的应变，即动态肺应变=V_T/FRC。

整体肺应变（global strain），指静态肺应变+动态肺应变，即整体肺应变=（V_{PEEP}+V_T）/FRC。

当PEEP=0时，ARDS肺应变即指动态肺应变（V_T/FRC）。因此，肺容积伤与损伤肺的过度应力和应变密切相关。高分辨率CT检查和生理学研究显示，ARDS肺病变呈现不均匀分布，损伤或不张的肺与接近正常结构的充气肺泡共存。ARDS并不是一种独立的疾病，它是一种由许多临床和生理学标准界定的综合征。因此，基于潜在病理生理原理的肺保护性通气策略被证明对改善结果有效也就不足为奇了。因此，为减少VILI，就需要减少容积伤（即减少整体应力和应变）。降低气道压具有理论上的双重好处，有利于减轻充气区域的过度肺膨胀和缓解血流动力学方面的不良后果。

2. ARDS接受人工肺治疗的病理生理基础　前述ARDS的肺部病理生理特征决定了此种情况下，人工肺的应用具有积极的临床意义。

危及生命的低氧血症发生时，人工肺可以作为挽救性氧合措施。

（1）VV-ECMO（图20-3A）：膜肺增加混合静脉血氧饱和度的程度主要取决于人工肺血流量与心排血量的比值。值得注意的是，通过增

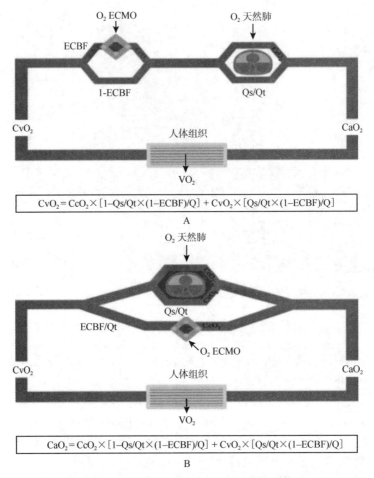

$$CvO_2 = CcO_2 \times [1-Qs/Qt \times (1-ECBF)/Q] + CvO_2 \times [Qs/Qt \times (1-ECBF)/Q]$$

A

$$CaO_2 = CcO_2 \times [1-Qs/Qt \times (1-ECBF)/Q] + CvO_2 \times [Qs/Qt \times (1-ECBF)/Q]$$

B

图 20-3　VV-ECMO 和 VA-ECMO 的作用原理

ECBF.extracorpored blood flow，体外血流量；CcO₂.non-shunt oxygen content，非分流氧含量；Qs/Qt.分流分数；CvO₂.central venous oxygen content，中心静脉血氧含量；CaO₂.arterial oxygen content，动脉血氧含量

加肺分流区域的血氧含量提高动脉血氧含量。因为肺泡-混合静脉血氧分压梯度下降，所以并不增加肺泡-肺毛细血管间氧的转移。混合静脉血氧饱和度增加也可明显降低低氧导致的血管收缩（也一定程度上增加了分流）。在这种情况下，通常设置人工肺血流量3～5L/min，气血比（1～2）：1，即可满足膜肺排出代谢产生的全部CO_2的需求。

（2）VA-ECMO（图20-3B）：在相同的人工肺设置下，输送到动脉系统的氧气总量与通过VV-ECMO输送的氧气总量是相同的。但有以下不同：VV-ECMO保证动脉系统氧供分布均匀（血液混合是发生在右心-肺侧），VA-ECMO动脉血氧分压依赖回输管的位置。更重要的是，VA-ECMO不同程度地替代心功能支持循环，但可能会导致患者肺发生严重低灌

注，故应特别注意机械通气设置，避免发生高V/Q，导致大片肺梗死。

（3）人工肺可以有效清除CO_2，降低通气需求。这样，与CO_2清除的程度相对应，能最大程度减轻机械通气诱发的可能损伤；甚至CO_2完全由人工肺清除，即达到窒息通气，保证肺完全静止休息。

3. ECMO支持下的机械通气设置　表20-1显示的是ECMO支持下的常用机械通气设置。数据来源于3项研究：一项多中心、回顾性研究和2项综述/Meta分析。值得注意的是，在这些研究中并没有对VV-ECMO和VA-ECMO进行区分，也没有报道膜肺CO_2-O_2交换、血流动力学状态、无效腔通气和分流的数据。尽管有其局限，表20-1仍然阐明了ECMO支持时的机械通气的设置原则。

表20-1　ECMO支持下机械通气的设置及其效应

	ECMO前			ECMO期间（早期）		
	Serpa Neto et al.	Marhong et al. [a]	Schmidt et al.	Serpa Neto et al.	Marhong et al. [a]	Schmidt et al.
PBW（kg）	65	67[c]	70[b]	65	67[c]	70[b]
Vt（ml/kg PBW）	6.0	6.1	6.3	4.0	3.9	3.9
PEEP（cmH$_2$O）	13.7	14.0	13.0	12.9	12.0	12.0
FiO$_2$	0.90	0.99	N/A	0.69	0.40	N/A
平台压（cmH$_2$O）	31.1	32.0	32.3	26.2	25.5	26.4
驱动压（cmH$_2$O）	17.7	18.0[b]	19.0	13.7	13.5[b]	13.7
呼吸频率（bpm）	21.9	N/A	22	17.8	N/A	15
静态肺顺应性（ml/cmH$_2$O）	26.8	22.7[c]	23.2	23.2	19.4[c]	19.9[b]
PaO$_2$（mmHg）	64.8	N/A	N/A	95.9	N/A	N/A
PaO$_2$/FiO$_2$	72.6	61.0	67.0	152.5	N/A	N/A
PaCO$_2$（mmHg）	58.3	N/A	66.0	40.3	N/A	N/A
pH	7.27	N/A	N/A	7.39	N/A	N/A
ECBF（l/min）	−	−	−	4.3	3.0	4.5
气流量（l/min）	−	−	−	6.2	3.0	N/A

注：PBW. predicted body weight，预计体重；Vt. tidal volume，潮气量；PEEP. positive end-expiratory pressure，呼气末正压；FiO$_2$. fraction of inspired oxygen，吸入氧浓度；PaO$_2$. partial pressure of arterial oxygen，动脉氧分压；PaO$_2$/FiO$_2$. arterial oxygen partial pressure to fraction of inspired oxygen Ratio，氧合指数；PaCO$_2$. arterial partial pressure of CO_2，动脉二氧化碳分压；ECBF. extracorpored blood flow，体外血流量；ECLS.extracorporeal life support，体外生命支持。a所有2000年后的ECLS研究；b根据提供数据的计算值；c估计值。

（1）适当降低FiO_2（从90%降至70%），亦有些中心在ECMO第1天就降至30%低水平。

（2）适当降低V_T（2ml/kg）和驱动压（即超级肺保护通气策略）。

（3）适当降低呼吸频率（即避免或限制可能的低碳酸血症）。

（4）维持PEEP不变或轻度降低。

与这些措施相伴随的可能有呼吸系统顺应性下降、P/F升高和右向左分流增加。资料显示，一般临床实践中并未采用能提供充分气血交换的高流量ECMO。实际上，在重度ARDS患者接受高流量VV-ECMO和中度ARDS患者接受低流量体外CO_2清除（extracorporeal CO_2 removal，$ECCO_2R$）治疗期间，机械通气设置仅进行轻度调整，大体维持不变。ECMO支持下，机械通气设置应尽可能优化。

1）机械通气FiO_2可以进一步降低，预防VILI和吸收性肺不张。

Gattinoni团队描述了一个精确的数学模型模拟患者和ECMO的交互作用。如表20-1所示，中度ARDS患者ECMO支持下第一个24小时，设置流量4.5L/min，膜肺100%氧合。假设患者氧耗为260ml/min，血红蛋白100g/L，膜肺FiO_2设为70%，计算分流为75%，PaO_2 95mmHg，SaO_2为96%。然后，降低呼吸机FiO_2至50%后导致PaO_2降至83mmHg，SaO_2降至95%。如果这时膜肺FiO_2降至同样水平（50%），此时PaO_2降至62mmHg，SaO_2降至90%。然而，降低膜肺FiO_2，将增加低氧导致的肺血管收缩，从而导致分流率降至43%（理论上等同于ECMO前的分流率），PaO_2升至105mmHg，SaO_2升至90%。这些数据表明ECMO辅助期间FiO_2有较大的下调空间。降低呼吸机FiO_2有以下理论优势：①降低诱发VILI潜在危险因素；②提高肺泡中氮含量，使肺泡更稳定，降低吸收性肺不张的发生率；③在不影响氧输送的前提下将呼吸机FiO_2与膜肺调节一致，预防吸收性肺不张发生（取决于

肺泡-毛细血管氮气分压差）。

因此，考虑到上述各个方面，与膜肺FiO_2为100%的常用设置比较，在保证SaO_2超过90%的前提下，尽可能降低膜肺和呼吸机FiO_2，并保持一致，理论上应有其益处。另外，ECMO期间的高FiO_2与不良预后独立相关。

2）机械通气潮气量和驱动压可以进一步下降，更好实施肺保护策略。

小潮气量和低驱动压是保护性肺通气策略的基础，在没有ECMO支持的ARDS患者中得到广泛应用。在ECMO辅助下，可以进一步下降。然而，过度降低潮气量亦可能存在以下风险：①超保护肺通气策略（正常碳酸血症的严重低通气）在低流量$ECCO_2R$支持时可能导致危及生命的低氧血症，一方面因为吸收性肺不张发生，另一方面因为$ECCO_2R$不能提供足够的氧。然而，类似的吸收性肺不张也可发生在高流量ECMO支持时，但因流量高不会导致低氧血症。②单纯降低V_T或RR将导致Pmean下降，因压缩性肺不张而导致严重肺萎陷，适当增加PEEP可以弥补这一缺陷。

无论是自主呼吸还是机械通气，当V_T或RR降低时，PEEP对维持肺容积至关重要。实际上，健康动物进行窒息通气24小时内，功能残气量（functional residual capacity，FRC）将会降低50%。为维持无任何通气的静态肺容积，PEEP设定必须超过$20cmH_2O$；如果在较低PEEP水平维持肺容积，则需要每分钟至少2次平台压在25～30cmH_2O水平通气。在$ECCO_2R$支持期间窒息通气时，低频率（4次/分）通气有助于维持肺容量，但不利于清除CO_2。正如表20-1所示，临床机械通气设置，Pmean降低同时没有相应提高PEEP补偿，将导致肺塌陷，顺应性下降。显然，尽管增加肺不张，但高ECMO流量仍然可以保证充分氧合；但可能会诱发或加重肺动脉高压，并发右心衰竭，迫使VV-ECMO转为VA-ECMO。

3）ARDS合并右心衰竭宜选择VA-ECMO辅助，需要综合考虑利弊，优化设置。

当ARDS患者存在右心衰竭时，相较于VV-ECMO，选用VA-ECMO更为恰当。正压通气对右心的影响与左心不同，较高的胸腔内压使肺动脉压明显升高，右心后负荷进一步加重，右心衰竭更加恶化。然而，较低气道压时，肺组织塌陷仍然会增加肺血管阻力。因此，在低氧并有严重右心衰竭的VA-ECMO辅助患者中，机械通气的设置需要同时考虑影响右心后负荷的各种因素。另外，肺循环的低灌注易引发肺栓塞。肺的低灌注区域具有高通气是ARDS的特征之一，VA-ECMO可能使之加重。在正常动物的体外循环模型中发现低灌注可能导致严重的组织碱中毒和出血性水肿，所以在VA-ECMO辅助的ARDS患者中需要关注

这一问题。保护性肺通气在VA-ECMO中是同等重要的。

综上所述，体外支持是呼吸支持的强有力措施，能提供完整的呼吸支持，涵盖从全部气体（O_2、CO_2）交换到部分CO_2清除。与没有ECMO支持类似，ARDS患者在接受高流量ECMO支持时，机械通气设置同样需要遵循肺保护性通气策略，降低V_T和FiO_2并同时设置一定水平的PEEP。要注意优化ECMO设置和ECMO时的机械通气目标，否则机械通气和ECMO的双重风险将加载在同一患者身上。表20-2总结了典型ARDS患者机械通气在ECMO应用前的设置、ECMO时的通用设置、ELSO推荐设置及理论最佳设置，并计算出机械功（衡量所造成的肺损伤）。总而言之，选择最佳设置使ARDS肺恢复。

表20-2　ARDS患者ECMO支持前、中的机械通气设置

	ECMO前基线	ECMO期间常规治疗	体外生命支持组织建议	生理限制
体重（kg）	70	70	70	70
Vt/PBW（ml/kg）	6	4	3.5	窒息氧合+3.6（叹息）
Vt（ml）	420	280	245	250
呼吸比	1：1[b]	1：1[b]	2：1	2：1
PEEP（cmH₂O）	13.5	12.0	15.0	22.0
驱动压（cmH₂O）	17.0	13.5	10.0	10.0
平台压（cmH₂O）	30.5	25.5	25.0	32.0
平均气道压（cmH₂O）	21.9	18.8	18.3	23.1
呼吸频率（bpm）	22	16	5	2
机械功（J/min）[a]	22.7	8.4	2.4	1.3
天然肺FiO₂	0.9	0.7	0.5	0.5
膜肺FiO₂	—	1.0	1.0	0.5

注：PBW. predicted body weight，预计体重；Vt. tidal volume，潮气量；PEEP. positive end-expiratory pressure，呼气末正压；FiO₂. fraction of inspired oxygen，吸入氧浓度；PaO₂. partial pressure of arterial oxygen，动脉氧分压；PaO₂/FiO₂. arterial oxygen partial pressure to fraction of inspired oxygen Ratio，氧合指数；PaCO₂. arterial partial pressure of CO₂，动脉二氧化碳分压；ECBF. extracorpored blood flow，体外血流量；ECLS. extracorporeal life support，体外生命支持。

a. 假设气道阻力为10cmH₂O/（L·s）；b. 假设值；c. 估计值。

4. ECMO支持下的俯卧位通气　在通过优化机械通气设置的常规治疗下，ARDS患者仍持续存在低氧时，临床上常采用俯卧位通气。考虑到ARDS肺病变不均一性病理生理特点，以及保护性肺通气和肺复张的需求，ECMO辅助下同样可以考虑俯卧位通气。

早在1974年，俯卧位通气开始应用于儿科患者，后被逐渐推广应用于严重低氧时机械通气的补救措施，可以改善60%～70%患者的氧合。主要通过以下3种机制实现，即增加肺的均一性、使背侧的肺段复张、提高V/Q，最终达到在一定PEEP水平下的最佳肺开放程度，并降低VILI风险。PROSEVA研究和一系列Meta分析表明俯卧位通气可以改善患者的氧合和降低病死率，并且更长时间的俯卧位通气可能效果更显著，但也会产生一定的并发症，危及生命，使在较轻的患者上应用得不偿失。

俯卧位通气可以通过特殊的翻转床实现，也可以通过加强护理操作在普通病床上进行，但都需要足够的靠垫和皮肤保护避免皮肤破溃。其主要并发症包括压疮、气管插管脱出或阻塞、管路和血通路移位及血流动力学不稳定，而这些并发症对于ECMO患者后果更加严重，甚至出现体外生命支持中断，所以应格外小心。

目前只有少数中心对ECMO时的俯卧位通气进行了报道。美国密西根大学对255例ARDS体外生命支持患者进行常规俯卧位通气，每天12～18小时，但并未提供并发症情况。Haefner报道了63例儿科（中位月龄12个月，体重9.8kg）呼吸衰竭患者ECMO辅助下进行俯卧位通气的情况，俯卧位时ECMO管路穿刺部位出血发生率为18%，移位患者2例，无非计划拔管、皮肤溃疡或角膜擦伤的病例。也有中心对ECMO、CRRT和肥胖患者进行了俯卧位通气，并无管路相关并发症发生。总之，ECMO辅助时的俯卧位通气具有一定的安全性、可行性，但仍建议在经验较丰富的

ECMO中心进行。

5. ECMO在新型冠状病毒感染危重症患者中的应用　自2019年末以来，在与新型冠状病毒感染进行斗争的过程中，ECMO在ARDS治疗中的地位再次得到一定的认可。新型冠状病毒感染患者尸检显示，除双侧弥漫性肺泡损伤伴细胞纤维黏液样渗出外，尚有肺水肿伴肺细胞脱落和透明膜形成，从病理上证实了新型冠状病毒感染重型患者呼吸功能不全是源于并发了ARDS。

ECMO曾被推荐用于常规治疗失败亦由冠状病毒感染并发的中东呼吸综合征（Middle East respiratory syndrome，MERS）严重低氧血症患者的"挽救性治疗"。而根据WHO制定的相关指南，尽管有肺保护性通气，ECMO仍应被视为新型冠状病毒感染难治性低氧血症患者的"挽救性治疗"。尽管少有证据表明新型冠状病毒感染并发ARDS患者接受ECMO支持治疗的预后如何，但在新型冠状病毒感染暴发初期发表的一些研究结果显示，接受ECMO治疗的成年新型冠状病毒感染并发ARDS患者的死亡率约为82.4%。来自武汉的一项多中心描述性研究显示，联合ECMO治疗的机械通气患者的死亡率比无ECMO治疗患者死亡率低，但无统计学差异［无ECMO治疗组63.2%（24/38）vs ECMO治疗组57.1%（12/21）；P=0.782］；在ECMO治疗组中，存活者ECMO上机前的$PaCO_2$较非存活者低［54.40mmHg（29.20～57.50mmHg）vs 63.20mmHg（55.40～72.12mmHg）；P=0.006］，上机前pH较非存活者高［7.38（7.28～7.48）vs 7.23（7.16～7.33）；P=0.023］。结论为ECMO可能是新型冠状病毒感染患者的有效挽救治疗方法。ECMO上机前重度CO_2蓄积及酸中毒提示预后不良。总之，接受ECMO治疗的新型冠状病毒感染患者死亡率并没显著下降，并不等于说ECMO疗效不好或死亡率增加，只是目前的资料显示，接受ECMO治疗的新型冠状病毒感染患者可能病情本身极其危重。因此，

恰当的ECMO启动时机可能尤为重要，延迟启动ECMO可能并不能让患者真正获益。

根据EOLIA研究纳入标准，机械通气7天内，在最优的设置条件下（$FiO_2 \geq 80\%$，V_T为6ml/kg理想体重，$PEEP \geq 10cmH_2O$），满足以下指标之一，即应考虑实施ECMO：①P/F＜50mmHg持续超过3小时；②P/F＜80mmHg持续超过6小时；③pH＜7.25且$PaCO_2 \geq 60mmHg$持续超过6小时，且$RR \geq 35$次/分，调整$Pplat \leq 32cmH_2O$。中国医师协会胸外科医师分会建议ECMO启动时机，在给予肺保护性通气（V_T为6ml/kg理想体重，$PEEP \geq 10cmH_2O$）后，且采用了肺复张、俯卧位通气、高频振荡通气等措施，患者仍处于吸入纯氧情况下，并满足以下指标之一时，应考虑启动ECMO作为ARDS的挽救治疗：①P/F＜100mmHg；②P（A-a）O_2＞600mmHg；③pH＜7.2，且$Pplat > 32cmH_2O$，以及$RR \geq 35$次/分；④年龄＜65岁；⑤机械通气时间＜7天；⑥无相关禁忌证。此外，对有潜在并发VILI的患者，超保护性肺通气（低通气、容积和压力）可能导致严重高碳酸血症，在这种情况下，$ECCO_2R$可以作为一个直接从血中清除CO_2的重要工具。符合ECMO指征，且无禁忌证的新型冠状病毒感染危重型患者，应尽早启动ECMO治疗，避免延误时机，导致患者预后不良。

关于新型冠状病毒感染患者ECMO模式的选择，2021年4月国家卫生健康委员会下发的《新型冠状病毒肺炎诊疗方案（试行第八版修订版）》推荐：仅需呼吸支持时选用VV-ECMO，是最为常用的方式；需呼吸和循环同时支持则选用VA-ECMO；VA-ECMO出现头臂部缺氧时可采用VAV-ECMO模式。实施ECMO后，严格实施肺保护性肺通气策略。推荐初始设置：V_T＜4～6ml/kg理想体重，$Pplat \leq 25cmH_2O$，驱动压（driving pressure，DP）＜$15cmH_2O$，PEEP 5～$15cmH_2O$，RR 4～10次/分，FiO_2＜50%。对于氧合功能难以维持或吸气努力强、双肺重

力依赖区实变明显或需要积极气道分泌物引流的患者，可联合俯卧位通气。儿童心肺代偿能力较成人弱，对缺氧更为敏感，需要应用比成人更积极的氧疗和通气支持策略，指征应适当放宽；不推荐常规应用肺复张。

6. ECMO治疗严重ARDS患者的系统评价 ECMO通过体外氧合器进行长时间体外循环，代替或部分代替心肺功能。重度ARDS患者在积极治疗原发病的同时，通过VV-ECMO能保证充分的全血氧合，清除CO_2，并实现肺超保护性通气。然而，ECMO仅仅是一项心肺支持措施，并不能治疗原发病，且作为一项相对复杂的临床操作，不仅创伤较大，并发症亦很明显，管理复杂。直至目前，尚缺乏强有力的证据支持ECMO治疗对重度ARDS患者预后的良好影响。

早期关于ARDS患者接受VV-ECMO治疗的研究数据大多数是观察性的。2009年，在甲型流感（H1N1）大流行期间接受ECMO治疗的患者被报道有良好的预后，H1N1感染诱发ARDS重度患者68例在接受ECMO治疗后病死率为21%，显著低于预期病死率。CESAR研究纳入各种原因所致的病情可逆的严重呼吸衰竭患者，随机分为ECMO治疗组和常规机械通气组，结果显示，相较于常规组，6个月内无残疾生存率在ECMO组显著增加（63% vs 47%；P=0.03）。尽管6个月死亡率降低，但差异无统计学意义（37% vs 45%，P=0.07），该项研究表明了ECMO能够挽救大部分早期重度ARDS患者的生命，改善其生活质量，改善整体的医疗耗费。

2018年，A.Combes等在 N Engl J Med 发表了EOLIA研究，其设计更为合理。249例ARDS患者被随机分为ECMO组124例和常规机械通气组（对照组）125例；结果显示第60天死亡情况，ECMO组44例（35.5%）低于对照组57例（45.6%），但两组差异无统计学意义（RR 0.76；95% CI 0.55～1.04；P=0.09）。与对照组相比，ECMO组在随机分组后60天

内死亡的风险比（hazard ratio，HR）为0.70（95% CI 0.47～1.04；P=0.07），校准重要的预后因素并没有改变结果。实际在ECMO组，1例患者因快速临床改善和2例患者在随机分组后很快死亡而没有接受ECMO治疗，而对照组有35例（28%）患者在随机分组6.5天±9.7天时因为难治性低氧血症而被迫交叉到接受ECMO治疗，因而实际接受ECMO治疗的是156例。转入接受ECMO的对照组患者60天死亡率为57.1%（20/35），而对照组其他患者死亡率为41.1%（37/90）（RR 1.39；95% CI 0.95～2.03）。实际接受ECMO治疗的患者死亡应是62例，死亡率为39.7%（62/156）。早期接受ECMO的患者生存率[65.3%（79/121）]显著高于晚期接受ECMO的患者[即补救性患者，42.9%（15/35）]。而对于次要终点指标，60天治疗失败率在ECMO组[35.5%（44/124）]较对照组[57.6%（72/125）]下降，两组差异有统计学意义（RR 0.62；95% CI 0.47～0.82；P<0.001）。表明接受ECMO治疗是能获益的。可见，在经验丰富的ECMO治疗中心早期进行ECMO支持可能使保守治疗无效的重度ARDS患者获益。

然而，EOLIA研究的试验结果的说服力仍存在缺陷。ECMO治疗的主要终点和次要终点的选择存在问题。在对照组中28%的患者被认为治疗失败而过渡到ECMO进行"补救性治疗"。"向ECMO过渡"的判断缺乏明确的依据，过渡到ECMO组的患者的血氧饱和度并没有明显偏低，这显示出治疗医师的偏好，该决定很可能认为ECMO能获益，因此可以预计在这些"补救性治疗"的患者中，存在可能继续接受机械通气治疗亦能存活下来，这一设计缺陷降低了EOLIA研究结果的可信度。

启动ECMO治疗的时机对研究结果产生很大影响，CESAR与EOLIA研究均排除了机械通气超过7天的患者，而且EOLIA研究结果表明早期进行ECMO支持可以降低病死率。

然而对LUNG SAFE研究数据再分析发现，部分ARDS患者在诊断24小时后病情明显改善，诊断24小时内启动ECMO治疗可能会存在过度医疗的问题，在诊断ARDS的24小时至发病1周内何时启动ECMO支持也是亟待解决的问题。另外，关于ECMO的随机对照研究，基于伦理方面的问题，无法避免治疗无效的对照组患者向ECMO过渡，毕竟ECMO在普遍认识中是挽救难治性低氧血症患者最后的补救措施。目前的研究仅仅以30天、60天生存率作为终点无法明确说明ECMO在ARDS患者中的作用，随着ECMO技术广泛开展、ICU支持水平进步，ECMO管理水平也越来越高，长程ECMO支持也越来越常见。此外，启动ECMO和后续的ECMO管理毕竟是侵入性的、昂贵和危险的，严重感染、大出血等并发症并不少见，甚至很可能因并发症而患者迅速死亡。因此，启动ECMO治疗前应充分权衡利弊，对于治疗过程中的相关并发症应有一定的预见性，能够及早发现并及时正确处理。

总之，对于通过最佳保守治疗（肺保护性通气联合肺开放策略、俯卧位通气、肺血管扩张和应用神经肌肉阻滞剂等）仍然无效的严重ARDS患者应尽早启动ECMO治疗，特别是病程不到1周的患者可能会从ECMO治疗中获益。相信随着技术的进步，ARDS的及早诊断，以及费用的下降，更多的ARDS患者将会从ECMO治疗中获益。

（路　坤　汪华学）

二、暴发性心肌炎与 VA-ECMO

（一）暴发性心肌炎概述

心肌炎指由各种原因引起的心肌炎性损伤所导致的心功能受损，依据病情严重程度，分为非暴发性及急性暴发性心肌炎（acute fulminant myocarditis，AFM）。常见原因为病毒感染、直接损伤、药物、毒素或自身免疫反应。其中病毒感染是急性心肌炎的主要病因，由于检测方法的原因，主要包括柯萨奇病毒、腺病毒和流感病毒。在全球范围内，急性心肌炎的发病率约为每年22/10万，其中心力衰竭发生率为0.5%～4.0%。心肌炎住院患者研究显示约30%的成年患者及超过1/3的儿童患者被诊断为急性暴发性心肌炎。暴发性心肌炎迅速进展为严重心力衰竭、心源性休克和致命性心律失常，儿童死亡率达48%。尽管暴发性心肌炎患者病情凶险，但经积极抢救仍然可获得较好预后。暴发性心肌炎诊断依靠心内膜活检（endomyocardial biopsy，EBM），以及临床、影像、生化、血流动力学。美国心脏协会指出通常伴有血清心肌肌钙蛋白、红细胞沉降率和C反应蛋白升高，由于心肌水肿，心电图呈现QRS低电压、ST段抬高及传导异常。超声心动图可见室壁增厚、心包积液、节段性室壁运动异常、心室血栓或右心室功能不全，心脏磁共振成像发现心肌水肿、瘢痕或活动性炎症。

（二）暴发性心肌炎管理

依据2017年《成人暴发性心肌炎诊断与治疗中国专家共识》急性暴发性心肌炎诊断要点包括：①急性起病伴明显病毒感染前驱症状；②迅速出现严重的血流动力学障碍；③实验室检测显示心肌严重受损；④超声心动图可见弥漫性室壁运动减弱，即可临床诊断暴发性心肌炎。暴发性心肌炎治疗要点：严密监护、抗病毒治疗、免疫调节、生命支持治疗。由于急性暴发性心肌炎早期病死率高，但度过急性危险期后长期预后良好，因此综合管理尤其重要。尽管循环支持手段、治疗方案不断进步，但由于诊断、循环支持的延迟等，急性暴发性心肌炎仍然面临极高死亡率。改善心肌收缩力药物包括左西孟旦、多巴酚丁胺，循环支持治疗包括心室辅助装置、球囊反搏泵、ECMO及Impella系统。由于电复律、抗心律失常药物在治疗急性暴发性心肌炎期间恶性心律失常效果并不满意，对于合并心源性休克、室性心律失常及MODS的急性暴发性心肌炎患者ECMO是最佳辅助治疗。相比于其他原因所致的心源性休克及心搏骤停，ECMO应用于急性暴发性心肌炎显然更有优势。ECMO治疗期间涉及抗凝、镇静、镇痛及抗生素选择。抗凝是ECMO运转期间预防血栓并发症的关键，普通肝素是主要的抗凝剂。免疫抑制剂选择具有争议，心肌炎急性期病毒复制可直接导致心肌坏死，此外，激活的免疫系统加重心力衰竭。皮质类固醇激素在急性期增强病毒复制并影响病毒清除，但在后期治疗的阶段可能获益，因此，机械循环支持联合免疫抑制治疗可能是最佳的选择。免疫抑制通过抑制心肌炎症反应迅速改善左心室射血分数，从而减少ECMO支持的持续时间，改善急性暴发性心肌炎预后。免疫抑制方案依然需要大量随机试验验证。

急性暴发性心肌炎患者在抗病毒基础上静脉注射免疫球蛋白是一种免疫调节疗法。一项多中心研究显示，美国70%的儿童心肌炎患者接受静脉免疫球蛋白治疗，可有效提高儿童心肌炎患者的生存率。

（三）ECMO与暴发性心肌炎

暴发性心肌炎表现为心肌弥漫性损伤，泵功能衰竭，体外生命支持技术是暴发性心肌炎重要救治环节。对于血流动力学不稳定的暴发性心肌炎，推荐尽早启动ECMO治疗。

1. ECMO支持技术与重症心肌炎　ECMO是一种通过体外循环系统为心肺功能衰竭患者提供持续体外生命支持的一种心肺辅助治疗技术，通过外部血泵及氧合器进行气体交换，实现血液氧合和二氧化碳去除。ECMO技术可提供血流动力学和呼吸支持，现已广泛应用于急性暴发性心肌炎、心源性休克、急性循环衰竭和心搏骤停患者。ECMO基础技术为体外循环支持及气体交换，主要类型包括VA-ECMO和VV-ECMO，VA-ECMO用于心力衰竭或心力衰竭和呼吸衰竭，而VV-ECMO用于无心脏损害的呼吸衰竭。超声引导下经皮途径插入或手术直视下放置动脉或静脉套管，套管的尺寸及长度取决于穿刺部位、循环类型及患者体表面积。随着临床经验增加、技术改进，ECMO技术在近20年中取得较为满意结果，技术及并发症问题具有明显下降。目前ECMO套管具有更好流动性、组织相容性以提高运转安全。泵和氧合器中空管纤维膜的应用可降低血流阻力和增强血液组织相容性。

ECMO救治急性暴发性心肌炎得到大量临床数据支持，一项针对37名暴发性心肌炎患者单中心涉及ECMO的临床研究显示，ECMO的中位持续时间为6.5天，生存率约为65%。儿童急性暴发性心肌炎在器官功能衰竭前启动ECMO可获得满意结果，新生儿暴发性心肌炎生存率可达58%，儿童可达63%~81%。研究显示，ECMO启动时机至关重要，早期运行ECMO对避免多器官功能障碍至关重要，而心搏骤停后启动ECMO平均生存率仅为50%。由于ECMO有效降低心肌壁张力、增加冠状动脉血流、恢复心脏传导系统、改善全身灌注促进心室恢复，其现已成为暴发性心肌炎一线机械辅助治疗。

2. 暴发性心肌炎ECMO临床疗效　急性暴发性心肌炎常见恶性心律失常为传导阻滞、室性心动过速，ECMO可缩短急性暴发性心肌炎患者恢复窦性心律的时间。一项回顾性研究显示，急性暴发性心肌炎患者合并恶性心律失常分为ECMO组（7例）和非ECMO组（6例），ECMO组的心律恢复时间明显短于非ECMO组（分别为1.7天和7.3天）。ECMO治疗组总体生存率为78%，随访6个月患者的心功能均显示正常。一项35名急性暴发性心肌炎患者的回顾性单中心研究显示20名患者存活（30天随访住院生存率为57.1%）。此外，高峰值血清肌钙蛋白I水平和24小时乳酸水平是ECMO治疗急性暴发性心肌炎心源性休克的死亡独立危险因素。对需要VA-ECMO辅助的成

年急性暴发性心肌炎患者临床荟萃分析显示，最低及最高出院生存率分别为58%和88%。研究显示，ECMO辅助时间4天内患者具有较高死亡率，第4天撤机生存率最高，2周后死亡率再次上升。虽有长期ECMO支持的幸存者，但大多数患者接受ECMO的时间不到1周。

3. 暴发性心肌炎ECMO适应证　接受ECMO治疗的暴发性心肌炎适应证如下。①难以复律的恶性心律失常且伴血流动力学异常；②心脏指数<2L/（m²·min），射血分数<30%；③代谢性酸中毒；④血管活性药物：多巴胺>15μg/（kg·min），去甲肾上腺素>0.5μg/（kg·min），平均动脉压MAP仍小于60mmHg；⑤尿量小于0.5ml/（kg·min）；⑥心搏骤停。

4. 影响VA-ECMO撤机因素　涉及ECMO上机前因素及运行期间因素。

ECMO上机前因素：患者衰竭、年龄、体重、ECMO开始前的机械通气持续时间、心搏骤停、血流动力学数据、ECMO支持前合并器官功能衰竭、酸中毒等均为影响撤机不利因素。肌钙蛋白峰值的时间、心肌酶学升高、心律失常出现是心肌恢复的关键预测因素。其中，SAVE评分是评价心源性休克预后的重要工具。ECMO运行期间因素：ECMO支持治疗前4天通常是死亡高峰期，支持时间超过6天，死亡率明显降低，且脱机成功率超过50%。ECMO运行期间超声心动图显示左心室射血分数（EF）>35%，二尖瓣环收缩期峰值速度≥6m/s，无左心室扩张，无心脏压塞，最低限度的支持是撤机良好的预测指标。脉压大于50mmHg、收缩压>100mmHg是撤机满意的血流动力学参数。血液灌流不良的血清学标志物与较差的预后相关，VA-ECMO启动后24小时乳酸清除率与脱机及预后相关。

5. VA-ECMO撤机策略

（1）协助VA-ECMO撤机药物选择：升压药物、强心剂及儿茶酚胺等药物治疗通常是ECMO治疗期间的过渡治疗措施。用于协助撤机的药物主要为正性肌力药，包括多巴酚丁

胺、肾上腺素、多巴胺、米力农和左西孟旦。左西孟旦是一种钙增敏剂，可以在不增加细胞内钙和心肌耗氧量的情况下增强心肌收缩力。证据显示，同时使用米力农和左西孟旦有助于VA-ECMO辅助撤机。

（2）VA-ECMO撤机策略：评估撤机先决条件如下。①原发病逆转及得到控制；②心脏以外器官功能恢复并稳定；③患者心功能恢复。VA-ECMO撤机是通过逐渐减少流量来实现的。撤机前需要达到条件：血流动力学稳定，MAP≥60～65mmHg，最小压力支持及乳酸水平<2mmol/L，血流动力学稳定及充分组织灌注。

ECMO撤机策略要点如下。

1）逐步减少VA-ECMO支持流量，0.5～1.0L/min。

2）随着流量下调，评估血流动力学耐受性，心肌对前、后负荷的适应性。

3）经胸超声心动图或经食管超声心动图监测，评估双心室的大小和功能。VA-ECMO撤机流量减少期间，临床医师必须监测血流动力学和超声心动图参数的变化。如出现血流动力学变化、左心功能恶化、右心室扩张功能恶化伴三尖瓣反流，需要终止撤机试验。撤机试验期间血流动力学稳定，提示心肌功能已经恢复，患者可以耐受撤机拔管。

6. VA-ECMO治疗暴发性心肌炎临床及预后观察　针对18名急性暴发性心肌炎患儿的一项回顾性分析研究显示，将其中13例血流动力学损害合并心律失常患者分为ECMO组（7例）和非ECMO组（6例）。ECMO治疗组心律失常恢复时间短于非ECMO组，分别为1.7天和7.3天，且无须接受永久性心脏起搏治疗。ECMO治疗组总体生存率为78%，随访6个月期间患者的心室功能均恢复正常。另一项37例急性暴发性心肌炎患者的单中心回顾性研究显示，持续心律失常及心肌损害程度是决定ECMO撤机的临床因素。同时ECMO辅助治疗生存率为65%，中位撤机

时间为6.5天。有学者回顾了35例ECMO治疗急性暴发性心肌炎成年患者，30天生存率为57.1%。ECMO死亡组患者肌钙蛋白峰值、24小时内乳酸、急性肾损伤发生率均高于生存组。Smith等学者统计体外生命支持组织（Extracorporeal Life Support Organization，ELSO）登记（2002～2012年）的患者分析发现，VA-ECMO支持时间与死亡率关系密切。研究显示，VA-ECMO支持早期阶段（<4天）是死亡的高峰期，第4天撤机患者生存率最高，支持超过2周生存率显著下降。随着VA-ECMO支持时间延长，医院感染率显著增加，导致患者死亡率上升。

（四）总结

急性暴发性心肌炎作为心肌炎中发病迅速、病情危重的特殊类型，其血流动力学不稳定，药物难以维持且效果不佳。心功能恢复及预防多器官损伤对患者至关重要。相比于其他危重病，VA-ECMO对协助急性暴发性心肌炎患者度过急性期具有极其重要的意义。启动时机、生物标志物、患者临床状态是决定临床预后的重要因素。

（郭　伟　陶小根）

三、体外膜肺氧合在其他疾病中的应用

ECMO技术和专业知识在过去的几十年中得到了进步，ECMO使用越来越广，不仅使用于ARDS、暴发性心肌炎、急性冠脉综合征、大面积肺栓塞等救治，也用于其他危重症患者的救治，如烧伤、溺水、困难气道和哮喘等。但目前现有的文献大部分是个案报道或综述，所获得的数据和证据水平是有限的，需要进一步临床研究。下面针对烧伤、溺水、困难气道和哮喘ECMO应用分别阐述。

（一）ECMO 与烧伤

近年来，随着有效的液体复苏、呼吸管理和早期手术切除坏死组织，烧伤患者的生存率有所提高，然而，烧伤的死亡率仍然很高，进行性呼吸衰竭是烧伤患者死亡率的主要决定因素之一，包括吸入性损伤和烧伤后继发并发症。其中吸入性损伤、感染、肺水肿等引起的 ARDS 是严重烧伤患者的主要死亡原因之一。经鼻导管给氧、面罩给氧、无创辅助通气、呼吸机辅助呼吸等是最常用的、经典的氧疗技术和手段，但这些方法是通过提高给氧浓度、流量和压力等提高肺脏自身的通气和换气能力。当这些方法不能满足患者自身需要或不能实施时，是否有更好的方法挽救患者生命是医务人员的重要职责。ECMO 基本上作为第三个肺，使用大导管从患者身上提取脱氧静脉血，将血液通过人工膜气体交换器，增加氧气，并从血液中去除二氧化碳。然后将含氧血返回给患者的静脉或动脉系统，能提供充分氧合和清除二氧化碳，随着 ECMO 技术成熟，ECMO 广泛应用于各种心肺功能衰竭的患者。国际上1994年和1998年分别出现儿童和成人烧伤患者应用 ECMO 的病案报道，国内也于2017年开始报道，ECMO 支持的烧伤患者病死率为12.5%～83.3%，总病死率为48.8%；MODS 和脓毒症是使用 ECMO 的烧伤患者死亡主要原因。ECMO 可能被认为是难治性危及生命的低氧血症的最终抢救治疗，因为不需要肺气体交换 ECMO 是发生严重 ARDS 的烧伤患者是一种可行的治疗选择，有助于 ECMO 治疗非烧伤相关严重 ARDS 的生存率。因此，常规治疗失败且严重呼吸功能不全且怀疑病情恶化的患者应转到烧伤病房或重症医学科，并进行 ECMO 治疗，可能改善这类患者预后。虽然 ECMO 用于烧伤救治大多是个案报道和回顾性研究，无统一公认的 ECMO 烧伤临床应用共识或标准。由于这种干预措施的罕见性，未来的前瞻性多中心观察性或介入性研究将更好地评估患者的选择标准和结果。总之，ECMO 是支持严重烧伤患者的一个可行的选择，ECMO 时机参考重度 ARDS，同时需要评估 ECMO 对严重烧伤患者的风险，如启动全身抗凝的风险 - 效益平衡、局部和全身感染的风险等。

（二）ECMO 与溺水

溺水是造成全球儿童意外死亡的主要原因之一，大多数溺水事件发生于游泳池、湖泊、运河和河流，尽管其病理生理学尚不十分清楚，但其中将水吸入肺，损害表面活性剂，破坏肺泡毛细血管膜，导致肺泡水肿，导致局部急性呼吸窘迫综合征（ARDS）样综合征；很高比例的溺水患者缺氧，PaO_2/FiO_2 ＜300mmHg，肺损伤和逆转缺氧是溺水管理的基石；其生存率很可能与淹溺时间和水温有关。Burke 等分析 ELSO 数据库中247名溺水患者数据，经历难治性呼吸衰竭而没有心搏骤停的 ECMO 患者中，启动 ECMO 取得良好的结果（生存率71.4%），心搏骤停后启动 ECMO，生存率57%；在开始行 ECMO 发生心搏骤停时生存率最低，只有23.4%。在30年的时间里，ELSO 数据库中只有247名溺水患者，显然，在溺水患者中使用 ECLS 并不常见；使用 ECLS 支持患有危及生命的呼吸或心肺衰竭的溺水受害者已经在一些病例报道和病例系列研究中描述；但是使用 ECLS 支持的溺水受害者的结果令人鼓舞；特别是没有经历心搏骤停的患者。这些数据表明，在伴有呼吸功能不全的溺水患者中，早期启动 ECLS 可能有助于降低完全性心肺衰竭和 ECPR 的可能性。此外，ECLS 似乎能改善溺水后心搏骤停患者的生存率。其原因是多发面的：①ECMO 能够快速加热（0.4℃/min），从身体核心而不是外围加热，同时提供循环支持，因为90%的严重低温患者发生心搏骤停；②ECMO 也有利于治疗过程中发生 ARDS（40%的患者富含蛋白液体进入肺泡导致急性呼吸窘迫综合征）、复温后休克（当皮肤表面发热导致周围血管舒张和心脏前负荷减少）。总之，ECMO 是溺水患者接受机械通气和内科治疗等无效患者的可行选择。

（三）ECMO 与困难气道

英国困难气道协会和美国麻醉医师协会制定困难气道处理方法，通常为 4 种基本气道技术，分别为储氧面罩、喉罩（声门上气道）、气管插管和气管切开（颈前气道通路），但指南均没有提及 ECMO 用于困难气道。严重气道阻塞（完全或接近完全），特别是在声门水平或以下，可能会提出上述指南之外的重大挑战。ECMO 是一种生命支持技术，使用机械设备支持心功能和呼吸功能，使用大导管从患者身上提取未氧合静脉血，并将血液通过人工膜气体交换器，增加氧气，并从血液中去除二氧化碳。然后将含氧血返回给患者的静脉或动脉系统，能提供充分氧合和排出二氧化碳。

严重气道阻塞常见于气管肿瘤（31%）、气道狭窄（20%）和头颈部肿瘤（20%）等。Onozawa 等 1999 年首次报道了成功使用 ECMO 治疗由甲状腺癌引起的成人气道阻塞；2015 年，Kim 等评估了 ECMO 在治疗气道阻塞中的效用，在他们的研究中，15 例患者因各种病理导致上呼吸道阻塞接受 ECMO 治疗均取得成功，他们建议当气道阻塞手术需要 ECMO 支持时，借助支气管镜或胸部 CT 检查确定气管通畅程度小于 5mm 时，应考虑选择 ECMO。但是 ECMO 仍未纳入气道管理指南。ECMO 应该纳入气道指南，至少作为一个补充的方法，预计通气不能满足氧合，可以为手术提供一个安全的保障措施。Malpas 等系统性综述了 1976～2017 年发表的 45 例预期困难气道中使用 ECMO（CPB），45 例患者均存活至出院，无明显并发症。因此，ECMO 应该纳入气道指南，至少作为一种补充的方法，可以为手术维持足够的气体交换提供保障。困难气道患者选择的 ECMO 模式首先为 VV-ECMO。困难气道高风险状态：①持续性低氧血症；②严

重酸中毒（pH < 7.1）；③低血压；④心功能障碍。

（四）ECMO 与哮喘

哮喘是儿童中最常见的慢性疾病，影响着美国近 620 万名儿童，也是儿童中最常见急诊就诊的原因。需要气管插管和机械通气难治致死性哮喘（refractory near fatal Asthma，NFA）患者死亡率约为 4%，一项针对成年哮喘患者的体外生命支持组织（ELSO）登记查询显示，生存率接近 85%，哮喘是需要 ECMO 支持的难治性呼吸衰竭患者的最佳预后亚群之一；但是关于需要 ECMO 支持治疗哮喘状态的儿童的结果的数据很少，仅为病例报道或少量数据单中心研究。ELSO 在因呼吸系统衰竭而接受 ECMO 治疗的儿童中，哮喘持续状态的诊断是生存率的独立预测因素，生存率为 83%，而所有儿童呼吸系统 ECMO 患者的生存率仅为 56%；Lascio 等报道了 16 例需要 ECMO 支持的 NFA 患者，生存率为 100%。与机械通气一样，ECMO 在患者从特定的疾病过程或损伤中恢复时提供肺和（或）心脏支持，同样像机械通气一样，ECMO 也不能治愈或逆转潜在的疾病过程，ECMO 通常允许提供者减少呼吸机设置和肺部"休息"。由于难治性哮喘病是一种短期的自限性疾病，它在概念上是 ECMO 支持的理想疾病。如果患者在急性哮喘发作期间可以充分充氧和通气，而不造成明显的肺损伤，那么长期肺恢复的可能性是极好的。哮喘患者首选模式为 VV-ECMO，时机：①ECMO 也可能对经历机械通气并发症并伴有额外肺损伤的哮喘患者有益，包括空气泄漏综合征；②ECMO 适用于其他治疗无效的难治性哮喘；③ECMO 是在心搏骤停之前。小结：只有少数哮喘患者（内科保守和有创通气治疗无效的患者，如图 20-4 所示）需要 ECMO 支持，应尽量在心搏骤停前开始 ECMO 支持，如果在心搏骤停后提供 ECMO 支持，死亡率将显著增加。

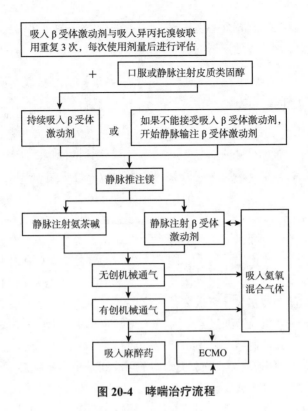

图 20-4　哮喘治疗流程

（潘爱军　童　飞）

彩　　图

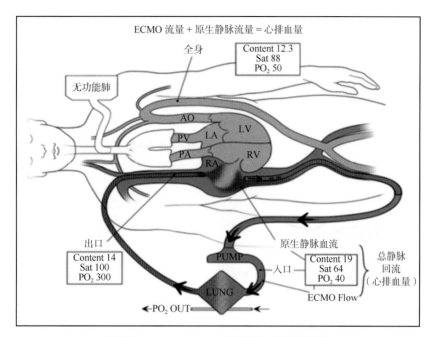

ECMO 流量 + 原生静脉流量 = 心排血量

全身

Content 12.3
Sat 88
PO₂ 50

无功能肺

AO

LA　　LV

PV

PA

RA　　RV

出口

Content 14
Sat 100
PO₂ 300

原生静脉血流

PUMP

入口

Content 19
Sat 64
PO₂ 40

总静脉
回流
（心排血量）

LUNG

ECMO Flow

← PO₂ OUT →

彩图 2-2　VV-ECMO 期间氧含量的示意图

Content. oxygen content，氧含量；PO₂.partial pressure of oxygen，氧分压；Sat.oxygen saturation，血氧饱和度；AO. 主动脉；PV. 肺静脉；
PA. 肺动脉；LA. 左心房；LV. 左心室；RA. 右心房；RV. 右心室；PUMP. 驱动泵；LUNG. 肺

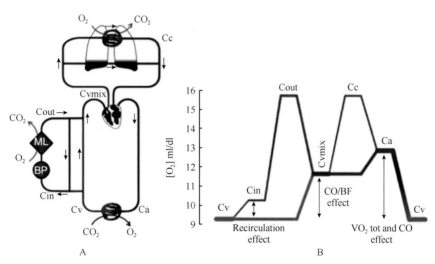

A

B

彩图 3-4　VV-ECMO 模式循环示意图

A.连接到VV-ECMO患者的示意图；B.连接到VV-ECMO支持的患者（Hb10g/dl）的血氧含量。静脉、动脉和体外循环的不同部分
通过颜色和厚度来区分。蓝线代表缺氧血，红色代表含氧血。更厚的血液流动线对应着较多的血液流动。箭头表示VV-ECMO期
间再循环比、心排血量和氧消耗对氧输送的影响。Ca. 动脉；Cv. 静脉；Cin. 回路入口；Cout.回路出口；Cvmix.混合静脉；Cc. 理想的
非分流肺毛细血管；BP. 血泵；ML.膜肺；Recirculation effect.再循环效应；CO/BF effect.心排血量 / 血流量效应；VO₂ tot and CO effect.
总氧耗和心排血量效应

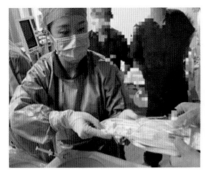 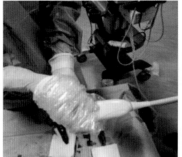 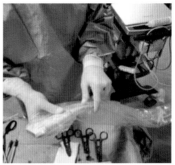

彩图 6-14　术中引导超声准备

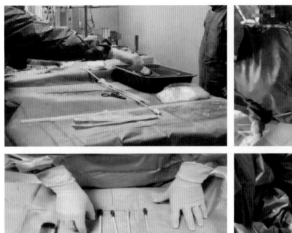 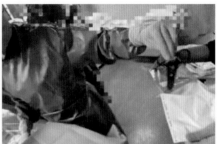

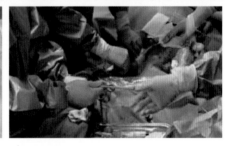

彩图 6-15　穿刺物品准备

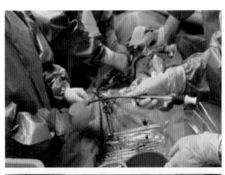 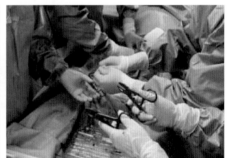

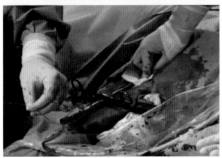

彩图 6-16　置入动静脉（股动脉、股静脉）
穿刺导管

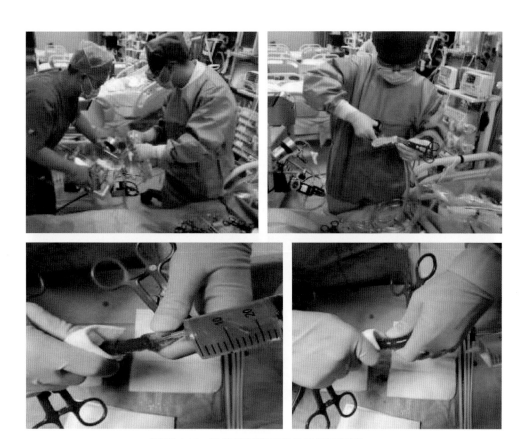

彩图 6-17　动静脉插管连接体外循环管路

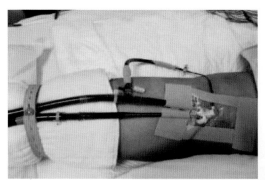

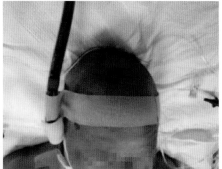

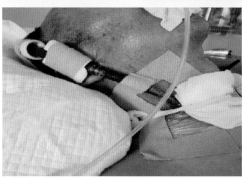

彩图 6-18　不同部位插管的固定方法

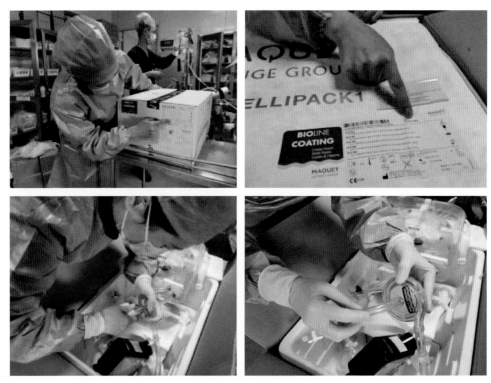

彩图 6-19　检查：核对 ECMO 套包和连接管路

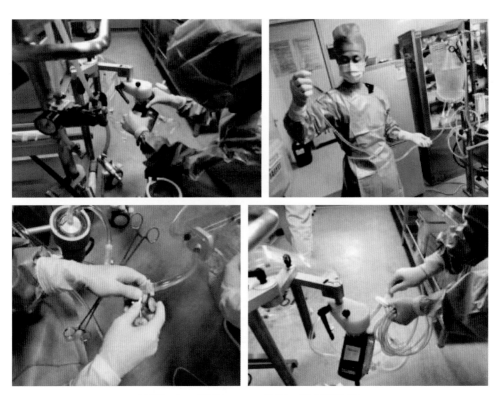

彩图 6-20　固定 ECMO 套包，准备预冲液

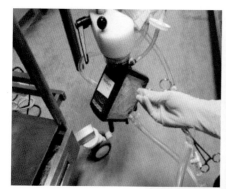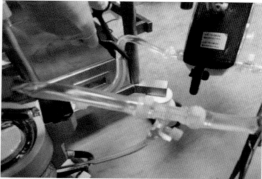

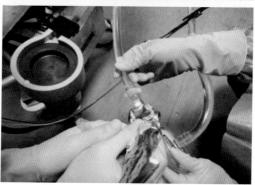

彩图 6-21　手动管路排气

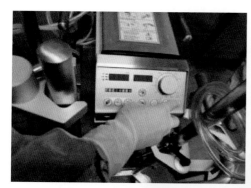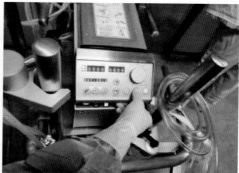

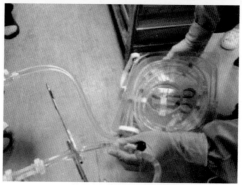

彩图 6-22　机器预充管路

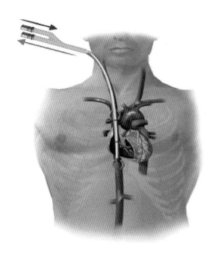

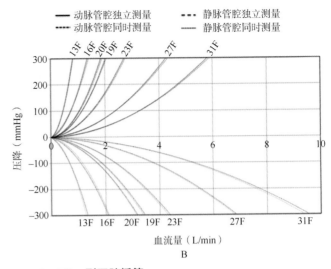

動脈管腔獨立測量 ── 動脈管腔同時測量 ┈┈┈ 靜脈管腔獨立測量 ── ── 靜脈管腔同時測量 ┈┈┈

压降（mmHg）

血流量（L/min）

A

B

彩图 7-2　Avalon Elite 型双腔插管

正压下降表示灌注管，而负压下降表示引流管

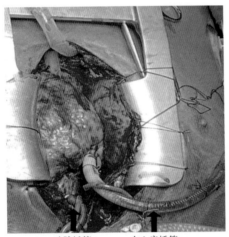

动脉插管　　右心房插管

彩图 7-9　中心 VA-ECMO 插管方案，将多级静脉引流插管插入右心耳，动脉插管插入升主动脉

引自 Mazzeffi M A，Rao V K，Dodd-o J，et al，2021. Intraoperative management of adult patients on extracorporeal membrane oxygenation：an expert consensus statement from the society of cardiovascular anesthesiologists：Part I，technical aspects of extracorporeal membrane oxygenation. Anesthesia & Analgesia，133（6）：1459-1477.

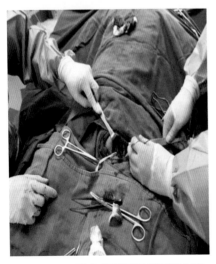

彩图 7-13　股血管半切开后显露血管

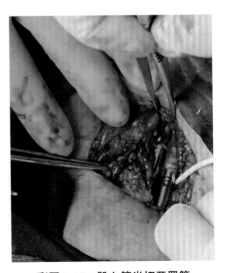

彩图 7-14　股血管半切开置管

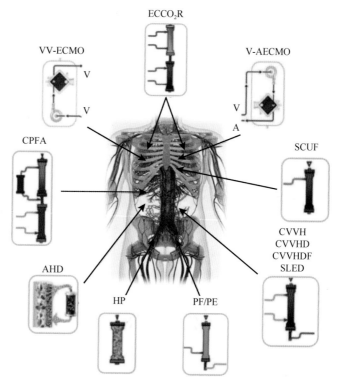

彩图 11-3 应用于 MOST 的简要血液净化技术示意图

CPFA. 连续性血浆滤过吸附；SCUF. 缓慢连续滤过；AHD. 自动化血液透析；SLED. 持续缓慢低效血液透析；CVVH. 连续性静脉-静脉血液滤过；CVVHD. 连续性静脉-静脉血液透析；CVVHDF. 连续性静脉-静脉血液透析滤过；HP. 血液灌流；PF/PE. 血浆置换

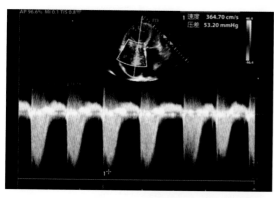

彩图 16-10 通过三尖瓣反流计算肺动脉收缩压

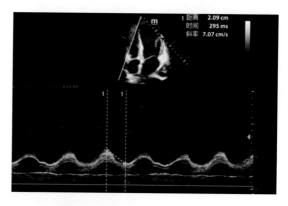

彩图 16-12 三尖瓣环收缩期偏移

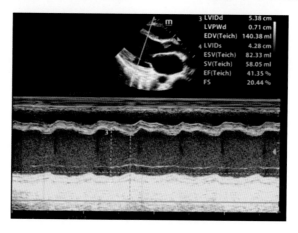

彩图 16-16 M 法测左心室射血分数

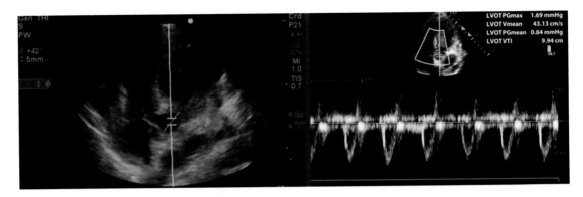

彩图 16-17　VTI

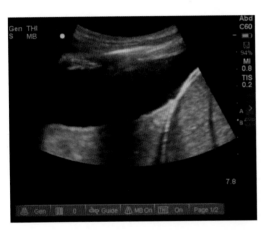

彩图 16-34　胸腔积液

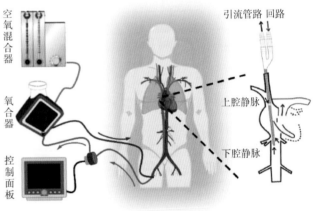

彩图 19-5　静脉 - 静脉单根置管（右颈内静脉）

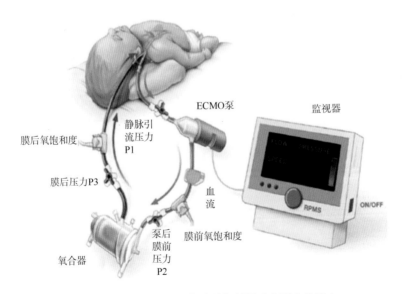

彩图 19-6　小儿静脉 - 静脉单根插管（右颈内静脉）